现代临床疾病护理思维

主编◎ 袁玲玲　等

JC 吉林科学技术出版社

图书在版编目（CIP）数据

现代临床疾病护理思维 / 袁玲玲等主编. — 长春：吉林科学技术出版社，2023.3
ISBN 978-7-5744-0320-8

Ⅰ. ①现… Ⅱ. ①袁… Ⅲ. ①护理学 Ⅳ. ①R47

中国国家版本馆CIP数据核字(2023)第066108号

现代临床疾病护理思维
XIANDAI LINCUHANG JIBING HULI SIWEI

主　　编　袁玲玲　王　静　薛　帅　赵长虹　尹友敏　刘艳丽
出 版 人　宛　霞
责任编辑　史明忠
封面设计　山东道克图文快印有限公司
制　　版　山东道克图文快印有限公司
幅面尺寸　185mm×260mm
开　　本　16
字　　数　510千字
印　　张　21.25
印　　数　1-1500册
版　　次　2023年3月第1版
印　　次　2023年3月第1次印刷

出　　版　吉林科学技术出版社
发　　行　吉林科学技术出版社
地　　址　长春市南关区福祉大路5788号出版大厦A座
邮　　编　130118
发行部电话/传真　0431-81629529　81629530　81629531
　　81629532　81629533　81629534
储运部电话　0431-86059116
编辑部电话　0431-81629510
印　　刷　廊坊市印艺阁数字科技有限公司

书　　号　ISBN 978-7-5744-0320-8
定　　价　170.00元

《现代临床疾病护理思维》编委会

主　编

袁玲玲　临沂市人民医院
王　静　潍坊市中医院
薛　帅　潍坊市人民医院
赵长虹　潍坊市人民医院
尹友敏　潍坊市人民医院
刘艳丽　潍坊市人民医院

副主编

殷少飞　滨州医学院附属医院
宫胜男　潍坊市人民医院
郭春梅　潍坊市人民医院
孙宁宁　潍坊市人民医院
纪娅男　潍坊市人民医院
任馥榕　潍坊市人民医院
邱　慧　潍坊市人民医院
马迎雪　潍坊市人民医院
丁　鑫　潍坊市人民医院
徐登龙　潍坊市人民医院
林子茹　潍坊市人民医院

前　言

近年来，护理学不论在基础理论研究方面，还是在临床实践方面，都已取得了巨大的进展。随着生活水平提高，人们对护理的质量要求越来越高，医务工作者必须不断学习新知识，掌握新技术，才能提高护理质量，缓解医患矛盾，促进社会更加和谐。本书作者参考大量国内外文献资料，结合国内临床实际情况，编写了本书。

随着护理学的发展和护理模式的转变，护理改革不断深化，护理理论、护理知识及护理技能不断更新和拓展。本书《现代临床疾病护理思维》详细介绍了临床常见疾病护理内容，包括呼吸科疾病的护理、血液科疾病的护理、中医内科疾病的护理等，力求全面总结现代临床疾病护理的最新理论、研究进展。资料新颖，内容丰富，覆盖面广，科学实用，充分吸收近几年的新理论、新知识、新技术和新方法，以帮助临床护理人员培养良好的思维判断能力，使护理工作更加条理、清晰、主动。

在编写过程中，由于作者较多，写作方式和文笔风格不一，再加上时间有限，难免存在疏漏和不足之处，望广大读者提出宝贵的意见和建议，谢谢。

编　者

目　　录

第一章　呼吸内科疾病的护理

第一节　呼吸科的常见症状

一、发热

发热是指致热原直接作用于体温调节中枢，体温中枢功能紊乱或各种原因引起的产热过多、散热减少，导致体温升高超过正常范围的情形。正常成年人清晨安静状态下的口腔温度在36.3～37.2℃；肛门内温度36.5～37.7℃；腋窝温度36～37℃。

按体温状况，发热分为：低热，37.4～38℃；中等度热，38.1～39℃；高热，39.1～41℃；超高热，41℃以上。

（一）常见原因及临床表现

发热本身不是疾病，而是一种症状是体内抵抗感染的机制之一。当机体受到外来病原微生物（外致热原）的侵袭，或体内某些物质（内致热原）释放增加，产生发热效应，体温调节中枢将体温调定点上移，引起心搏加快，骨骼肌收缩等，使产热增加；末端血管收缩，汗毛孔关闭等，散热减少，体温上升。

（二）护理

（1）应注意对高热患者体温的监测。每4小时测量体温1次，待体温恢复正常3天后可减至每天测体温2次；同时密切观察其他生命体征，如有异常情况，应立即通知医师。

（2）用冰袋冷敷头部，体温≥39.5℃时进行酒精擦浴或药物降温，降温半小时后测体温并记录。

（3）补充营养和水分。高热时，由于迷走神经兴奋降低，使胃肠活动及消化吸收降低；而另一面，分解代谢增加，营养物质大量消耗，引起消瘦、衰弱和营养不良。因此，应供给高热量，高蛋白质的流质或半流质饮食；并鼓励患者进食，对不能进食者，必要时用鼻饲补充营养，以弥补代谢之消耗。高热可使其机体丧失大量水分，应鼓励患者多饮水，必要时，由静脉补充液体、营养物质和电解质等。

（4）加强口腔护理。长期发热患者，唾液分泌减少，口腔内食物残渣易于发酵，促进细菌繁殖，同时由于机体抵抗力低下及维生素缺乏，易于引起口腔溃疡，应加强口腔护理，减少并发症的发生。

（5）高热患者由于新陈代谢率增快，消耗大而进食少，体质虚弱，应卧床休息，减少活动。在退热过程中往往大量出汗，应加强皮肤护理，及时擦干汗液并更换衣物及床单以防感冒。

（6）高热患者体温骤降时，常伴有大量出汗，以致造成体液大量丢失，年老体弱及心血管患者极易出现血压下降、脉搏细速，四肢冰冷等虚脱或休克表现，应密切观察。一旦出现上述情况，应立即配合医师及时处理，不恰当地使用退热药，可出现类似情况，应慎用。

(7)饮食护理。

①发热期间选用营养高易消化的流质食物，如豆浆、藕粉、果泥和菜汤等。②体温下降病情好转，可改为半流质食物，如面条、粥，配以高蛋白质、高热量菜肴，如豆制品、蛋黄等以及各种新鲜蔬菜。

(8)药物降温护理。

①根据医嘱使用降温药物，了解降温药物作用和不良反应及注意事项等，避免不良反应及过敏反应的发生。②患者使用药物降温后，要密切观察降温的效果及其他不良反应，如体温，脉搏、血压的变化，出汗的情况以及有无不适主诉，有无脱水症状，有无皮疹等。防止体温突然下降，出汗过多而导致虚脱，尤其要注意年老体弱、婴幼儿患者。③药物降温后，应在 30 分钟后复测体温，若体温逐渐下降，说明降温效果好，同时应注意观察有无体温骤降，大量出汗、体弱无力等现象。如有以上虚脱表现应及时通知医师并给予保温，饮热开水，严重者遵医嘱给予静脉输液。④药物降温后应鼓励患者多饮水，如出汗较多者及时更换衣物及床单，保持皮肤清洁干燥，注意保暖。

二、咳嗽

咳嗽是呼吸系统疾病最常见症状，是一种保护性反射动作，呈突然，爆发性的呼气运动，以清除呼吸道分泌物及气道内异物。

(一)常见原因

1.呼吸系统的感染

多见于呼吸道及肺内感染性疾病，如急、慢性支气管炎、气管炎、支气管扩张、肺结核等。

2.物理和环境因素

如吸入刺激性气体、过热或过冷的空气、吸烟或呼吸道有异物，工作环境中有灰尘。

3.过敏因素

呼吸道黏膜接触变应原后可引起咳嗽。

4.其他

支气管肺癌、气胸、二尖瓣狭窄所致肺淤血或肺水肿、膈下脓肿、胸膜炎或胸膜受到刺激等。

(二)临床表现

1.干性咳嗽

即刺激性咳嗽，指咳嗽而无痰或痰量甚少。

2.湿性咳嗽

常由肺部炎症，过敏，肺水肿、肿瘤，理化刺激等引起，咳嗽伴有较多痰液。痰量常提示病变程度，痰的不同性状可提示不同的病原体感染。

(三)护理

(1)注意咳嗽的性质、出现时间及音色，因为这与疾病有密切关系。急性发作的刺激性干咳多是由上呼吸道炎症引起；长期晨间咳嗽多见于慢性咽炎或吸烟者；带金属音的咳嗽，常见于支气管管腔狭窄或受压所致，应警惕肺癌的可能；变换体位时的咳嗽，常见于支气管扩张、肺脓肿等，故注意细节，并准确地向医生表达，可以使医师对疾病进行准确的判断。

(2)注意有无伴随症状,如发热、胸痛、呼吸困难、烦躁不安等表现。

(3)保持室内空气新鲜,温湿度适宜,避免灰尘和烟雾刺激。

(4)咳嗽伴有脓痰者,应注意漱口,随时清除口腔异味,保持口腔清洁。

(5)痰液黏稠不易咳出时,要多饮水,并遵从医嘱做雾化吸入或口服化痰药。

(6)注意休息,频繁咳嗽时往往会消耗体力,患者会感到疲乏,应注意休息。

(7)注意饮食,避免进食辛辣食物,以免刺激引起咳嗽。应给予高营养,高维生素食物。

三、咳痰

咳痰是气管、支气管的分泌物或肺泡内的渗出液,借助咳嗽将其排出的过程。

(一)常见原因

1.呼吸道疾病

上呼吸道感染,慢性支气管炎,肺炎,肺结核、支气管肺癌、支气管扩张、肺脓肿,职业性肺疾病、肺过敏性疾病等。

2.心脏疾病

主要由左心功能不全引起的肺淤血,肺水肿所致。

(二)临床表现

咳痰的临床表现多种多样,应注意痰液的颜色、气味、黏稠度及有无分层。铁锈色痰多见于大叶性肺炎;白色泡沫痰或黏液样痰多见于慢性支气管炎;黄脓性痰多见于呼吸道细菌感染性疾病;脓痰量多且臭,静止后呈分层状,多见于支气管扩张、肺脓肿; 粉红色泡沫状痰多见于肺水肿。

(三)护理

1.深呼吸和有效咳嗽

适用于神志清醒,一般状况良好、能够配合的患者,有利于气道远端分泌物的排除。指导患者掌握有效咳嗽的正确方法。

(1)患者尽可能采用坐位,先进行深而慢的呼吸 5～6 次,其后深吸气至膈肌完全下降,屏气 3～5 秒,继而缩唇,缓慢地通过口腔将肺内气体呼出,再深吸一口气后屏气 3～5 秒,身体前倾,从胸腔进行 2～3 次短促有力的咳嗽,同时收缩腹肌,或用手按压上腹部,帮助痰液排出。也可让患者取俯卧屈膝位,借助膈肌、腹肌收缩,增加腹压,咳出痰液。

(2)经常变换体位,有利于痰液的咳出。

(3)对胸痛不敢咳嗽的患者,应避免因咳嗽加重疼痛,如胸部有伤口可用双手或枕头轻压伤口两侧,可避免咳嗽时胸廓扩展牵拉伤口而引起疼痛。

2.吸入疗法

适用于痰液黏稠和排痰困难者。通常是在湿化的同时加入药物以雾化方式吸入,可在雾化液中加入痰溶解剂、抗生素,平喘药等,达到祛痰、止咳、平喘的作用。

3.胸部叩击

适用于久病体弱,长期卧床,排痰无力者。禁用于未经引流的气胸,肋骨骨折、有病理性骨折史,咯血、低血压及肺水肿的患者。方法:患者取侧卧位或在他人协助下取坐位;叩击者双手手指弯曲并拢,使掌侧成杯状,以手腕力量从肺底自下而上由外向内,迅速而有规律地叩击胸壁，每分钟120～180次，或运用振肺排痰仪进行排痰治疗。

4.机械吸痰

适用于无力咳出黏稠痰液、意识不清或排痰困难者。可经患者的口、鼻、气管插管或气管切开处进行负压吸痰。注意事项：①每次吸引时间小于15秒钟，两次吸痰间隔大于3分钟；②吸痰动作要迅速、轻柔，将不适感降至最低；③在吸痰前、中、后适当提高吸入氧的浓度，避免吸痰引起低氧血症；④严格无菌操作，避免呼吸道交叉感染。

四、咯血

咯血是指喉部以下的呼吸器官出血经咳嗽动作从口腔排出。咯血可分痰中带血、少量咯血（每天咯血量≥100mL），中等量咯血（每天咯血量100～300mL）和大咯血（>300mL/次或>600mL/24h）。

（一）常见原因及临床表现

1.情绪方面

情绪急剧变化可加快心脏搏动和血液循环，血压和肺内压升高，致使受损伤血管破裂而出现咯血。

2.运动方面

大量运动或剧烈咳嗽，可造成肺活量及肺内动脉压上升，使血管破裂、引起咯血。

3.气候方面

当气候出现过冷、过热、忽冷、忽热时咯血的患者也相应增多，这可能与血管张力的变化以及血管脆性的增加有关。

4.疾病方面

（1）呼吸系统疾病：肺结核、支气管扩张、肺癌、肺脓肿、慢性支气管炎肺炎、肺真菌病、尘肺等，其临床表现主要有胸痛、呼吸困难、咳嗽、咳痰偶有血痰或咯血。

（2）心血管系统疾病；风湿性心脏病、二尖瓣狭窄、肺栓塞、肺动静脉瘘。

（3）全身性疾病及其他原因：血液病和其他急性传染病。

（二）护理

咯血发生时应积极采取有效措施配合抢救，保持呼吸道通畅，嘱其采用患侧卧位，有利于健侧通气；向患者说明屏气无助于止血，且对机体不利，应尽量将血咳出，以防窒息；充分做好吸痰、气管插管、气管切开等抢救工作；同时遵医嘱给予止血药。

1.一般护理

咯血患者的居室应保持安静，清洁，舒适、空气新鲜、阳光充足。咯血尤以初春为多。生活上如果注意预防，可以把诱发咯血的因素降低到最低限度。其注意要点是：①注意气候与咯血的关系；②注意生活规律；③注意稳定情绪；④饮食。

2.对症护理

注意咯血的先兆观察，约60％的肺结核咯血患者都有咯血先兆。咯血先兆常表现为胸闷、气急、咽痒、咳嗽、心窝部灼热、口感甜或咸等症状，其中大咯血好发时间多在夜间或清晨。根据咯血发生的规律，严格交接班制度，密切观察其病情变化，加强夜班巡视，尤其是咯血高发时间，特别注意倾听患者的诉说及观察情绪变化，同时及时报告医师，给予有效的处理。

3.心理护理

多数患者都对大咯血有明显的恐惧心理，医护人员应耐心解释，消除顾虑。在大咯血的抢救过程中，患者容易产生埋怨心理，应耐心地做好解释工作，告诉患者止血有一过程，而且还取决于原发病的治疗情况。绝望心理常见于大咯血和多次咯血治疗无效及少量咯血并伴有全身衰竭的重症患者，对这类患者的心理护理仍是难题，给他们讲述严重大咯血抢救成功的病例有一定的积极作用。在大咯血时，患者显得紧张并求救心切，有时因咯血不能说话，常用手势向医护人员表示求救，要多进行鼓励，同时也要告诉患者不必过于担忧，只有放松自己，消除紧张，安静休息，对疾病的恢复才会更有利。

五、胸痛

胸痛主要由胸部疾病，少数由其他部位的病变累及壁层胸膜时所致。

(一)常见原因

1.肺及胸膜病变

如胸膜炎、脓胸、气胸、血胸或胸膜肿瘤；或累及胸膜的肺部疾病，如肺炎，肺栓塞、晚期肺癌等。

2.胸壁疾病

如皮下蜂窝织炎、带状疱疹、肋间神经炎、流行性胸痛、肌炎和皮肌炎、肋骨骨折、强直性脊柱炎等这些疾病，累及或刺激肋间神经和脊髓后根传入神经引起疼痛。

3.胸腔脏器疾病

主要通过刺激支配心脏和血管的感觉神经、支配气管、支气管和食管迷走神经感觉纤维引起胸痛，累及胸膜的病变则主要通过壁层胸膜的痛觉神经。

(1)心血管疾病：如心绞痛、急性心肌梗死、心肌炎、急性心包炎、夹层动脉瘤、肺栓塞、肺梗死。

(2)呼吸系统疾病：如胸膜炎、气胸、肺炎、肺癌等。

(3)纵隔疾病；如纵隔炎、纵隔气肿、纵隔肿瘤、反流性气管炎、食管裂孔疝、食管癌等。

4.其他相邻部位疾病

肝脓肿、膈下脓肿、脾梗死等可引起牵涉性胸痛。

(二)临床表现

胸痛的表现多种多样。如带状疱疹呈刀割样或灼热样剧痛；食管炎多呈烧灼痛；肋间神经痛为阵发性灼痛或刺痛；心绞痛呈绞榨样痛并有重压窒息感，心肌梗死则疼痛更为剧烈并有恐惧，濒死感；气胸在发病初期有撕裂样疼痛；胸膜炎呈隐痛、钝痛和刺痛；夹层动脉瘤常突然发生胸背部撕裂样剧痛或锥痛；肺梗死亦可突然发生胸部剧痛或绞痛，常伴有呼吸困难与发绀。

(三)护理

1.休息与体位

一般胸痛患者可适当活动；如有发热、咯血、气胸，则应卧床休息并采用舒适的半坐卧位或坐位；胸膜炎、肺炎患者可取患侧卧位以减轻疼痛。

2.缓解疼痛

(1)适当使用镇痛药物或镇静药。

(2)疼痛局部肋间神经封闭治疗。

(3)用分散注意力的方法减轻疼痛,如听音乐、看杂志。

(4)胸膜炎、肺炎患者可在呼气末用1.5cm的胶布粘贴患侧胸部,使患侧胸部固定,以减低呼吸幅度而减轻疼痛。

六、呼吸困难

呼吸困难是一种觉得空气不足,呼吸费力和胸部窒息的主观感觉,或者患者主观感觉需要增加呼吸活动,客观表现为呼吸频率,深度及呼吸节律的改变。

(一)常见原因及临床表现

1.呼吸系统疾病引起的肺源性呼吸困难

(1)吸气性呼吸困难:特点为吸气困难,伴有干咳,重者可出现吸气时胸骨上窝、锁骨上窝和肋间隙明显凹陷,即“三凹征”,主要见于急性喉炎、喉头水肿、喉癌、喉与气管异物、气管肿瘤、气管外压性狭窄等。

(2)呼气性呼吸困难:主要见于慢性阻塞性肺疾病(COPD)、支气管哮喘等,特点为呼气费力,呼气时间延长,常伴有干啰音或哮鸣音。

(3)混合性呼吸困难:吸气,呼气都有困难。主要见于重症肺炎,肺结核,肺不张,急性呼吸窘迫综合征;肺栓塞,肺动脉高压;各种类型的肺间质疾病;气胸、大量胸腔积液等。

2.心血管系统疾病引起的心源性呼吸困难

(1)左侧心力衰竭:冠状动脉粥样硬化性心脏病、高血压性心脏病,风湿性心脏病、心肌炎、心肌病等。活动或仰卧位明显,休息或坐位时减轻,严重者可咳出粉红色泡沫痰、大汗。

(2)右侧心力衰竭:肺源性心脏病、心包积液和缩窄性心包炎等。

(3)先天性发绀型心脏病:法洛四联症等。

3.中毒性呼吸困难

(1)各种原因引起的酸中毒多为深大呼吸,如急、慢性肾衰竭,糖尿病酮症酸中毒。

(2)药物和化学物质中毒,表现为呼吸浅表、缓慢,可有节律异常。如吗啡类、巴比妥类药物、有机磷中毒、一氧化碳、亚硝酸盐中毒等。

(3)血液病性呼吸困难:重度贫血、高铁血红蛋白症等。

4.神经精神性呼吸困难

(1)器质性颅脑疾病:表现为呼吸浅慢或呼吸过快和过慢交替,呼吸暂停,比如潮式呼吸、间歇呼吸等。主要见于颅脑外伤,脑血管病、颅内感染和肿瘤等。

(2)精神或心理疾病:焦虑症、癔症等。常表现为呼吸浅表,常因过度通气出现呼吸性碱中毒表现。

(二)护理

(1)提供安静舒适、空气洁净的环境,适宜的温、湿度。重度呼吸困难时患者宜取半坐卧位或端坐卧位,尽量减少活动,避免不必要的谈话,以减少耗氧量。动态观察患者的呼吸状况,判断呼吸困难的类型,必要时监测患者血氧饱和度、动脉血气的变化,及时发现和解决患者的病情变化。

(2)保持有利的换气姿势,改善患者呼吸困难。①借助坐姿,向前倾伏于桌上,半坐卧位等;②指导患者利用放置枕头或靠背架等方法,帮助患者用力呼吸,保持舒适,减少疲劳。

(3)教会患者有效的呼吸技巧,改善呼吸困难,如缩唇呼吸运动。呼吸困难使患者消耗体能,同时增加耗氧量。有效的呼吸技巧可助其减慢呼气的速度,改善呼吸的深度,有效地防止呼吸道发生凹陷。腹式呼吸和缩唇呼气训练,均能增加呼吸运动力量和效率,调动通气的潜力。

(4)指导患者活动时勿屏住呼吸。患者在活动过程中不可屏住呼吸,而应继续维持呼吸状态。在开始活动时正常吸气(不是深吸气),然后在开始执行某一动作时开始呼气,以免发生气喘甚至气胸。

(5)保持呼吸道通畅。

(6)氧疗和机械通气的护理。根据呼吸困难类型、严重程度,进行合理氧疗和机械通气,以缓解症状。

(7)指导患者弯腰时应呼气。肺气肿患者应在弯腰之前正常吸气,弯腰系鞋带或捡东西时则进行呼气,以免发生气喘。

(8)指导患者进行全身锻炼。合理安排休息和活动量,调整日常生活方式,在病情许可的情况下,有计划的逐渐增加运动量和改变运动方式,病情好转后,可让患者下床活动。

第二节　急性呼吸道感染的护理

急性上呼吸道感染是指鼻腔、咽或喉部的急性炎症,是呼吸道最常见的传染病。本病全年均可发病,多为散发,以冬、春季多见。本病大多数由病毒引起,常见的有流感病毒(甲、乙,丙),副流感病毒、鼻病毒、腺病毒、呼吸道合胞病毒等;细菌可继发于病毒感染或直接感染,常见溶血性链球菌,其次为流感嗜血杆菌、肺炎链球菌和葡萄球菌等。病原体常通过飞沫或被污染的用具传播。

(一)病因与诱因

1.病因

急性上呼吸道感染有70%～80%的由病毒引起。其中主要包括流感病毒,副流感病毒、呼吸道合胞病毒、腺病毒、鼻病毒、埃克病毒、柯萨奇病毒、麻疹病毒、风疹病毒等。细菌感染占20%～30%,可直接或继发于病毒感染之后发生,以溶血性链球菌最为多见,其次为流感嗜血杆菌、肺炎链球菌和葡萄球菌等,偶见革兰阴性杆菌。

2.诱因

各种可导致全身或呼吸道局部防御功能降低的原因,如受凉、淋雨、过度紧张或疲劳等均可诱发本病。

(二)发病机制

当机体或呼吸道局部防御功能降低时,原先存在于上呼吸道或外界侵入的病毒和细菌迅速繁殖,引起本病。年老体弱者、儿童和有慢性呼吸道疾病者易患本病。

(三)临床表现

1.症状与体征

根据病因和临床表现不同,分为不同的类型。

(1)普通感冒:又称上呼吸道卡他,俗称伤风或上感。以鼻咽部卡他症状为主。起病急,初期出现咽痒、咽干或咽痛,或伴有鼻塞、喷嚏、流清水样鼻涕,2～3天后变稠。可有流泪、声嘶、干咳或少量黏液痰。全身症状较轻或无,可仅有低热,轻度畏寒,头痛,食欲差等。可见鼻腔黏膜充血,水肿、有分泌物、咽部轻度充血等体征。如无并发症,经5～7天痊愈。

(2)咽炎和喉炎:常由病毒引起。急性咽炎表现为咽部发痒和有灼热感,有轻而短暂的咽痛,当有吞咽疼痛时,常提示有链球菌感染,咳嗽少见。急性喉炎表现为声嘶、说话困难,咳嗽时疼痛,常伴有发热或咽炎,可见喉部充血,水肿,局部淋巴结肿大伴触痛,可闻及喘息声。

(3)疱疹性咽峡炎:主要由柯萨奇病毒A所致。好发于夏季,多见于儿童。表现为咽痛明显,常伴有发热,可见咽充血,软腭、腭垂、咽和扁桃体表面有灰白色疱疹及浅表溃疡,周围有红晕。病程约1周。

(4)细菌性咽-扁桃体炎:多由溶血性链球菌引起。起病急,咽痛明显,伴畏寒,发热,体温可达39℃。可见咽部明显充血,扁桃体肿大、充血,表面有黄色点状渗出物,颌下淋巴结肿大、有压痛。

2.并发症

本病如不及时治疗,可并发急性鼻窦炎、中耳炎、气管-支气管炎。部分患者可继发心肌炎、肾炎、风湿性疾病等。

(四)实验室和其他检查

1.血常规

病毒感染者,白细胞计数正常或偏低,淋巴细胞比例升高。细菌感染者,可见白细胞计数和中性粒细胞增多,并有核左移现象。

2.病原学检查

病毒分离,病毒抗原的血清学检查等,有利于判断病毒类型。细菌培养可判断细菌类型和药物敏感试验。

(五)诊断要点

根据咽部的症状,体征和流行情况,血常规以及胸部X线检查无异常表现,可做出临床诊断。通过病毒分离、血清学检查和细菌培养等,可明确病因诊断。

(六)治疗要点

1.对症治疗

重点是减轻症状,缩短病程和预防并发症。

2.抗感染治疗

目前尚无特异性抗病毒药物。由于常并发细菌感染,临床可根据病原菌和药敏试验选用抗生素。常用青霉素、头孢菌素、氨基糖苷类抗生素,也可口服大环内酯类或喹诺酮类及磺胺类抗菌药物。

3.中医治疗

常用中成药有板蓝根冲剂,感冒清热冲剂,银翘解毒片等。

(七)常用护理诊断及问题

1.舒适的改变

与鼻塞、流涕、咽痛、病毒和(或)细菌感染有关。

2.体温升高

与感染有关。

(八)护理措施

1.一般护理

保持室内适宜的温度、湿度和空气流通;患者应注意休息,减少消耗;给予高热量、丰富维生素、易消化的食物,鼓励患者每天保持足够的饮水量,避免刺激性食物,限烟酒。

2.病情观察

观察鼻塞是双侧还是单侧,是清涕还是脓涕,咽痛是否伴声嘶;注意观察体温变化,有无咳嗽、咳痰及痰液的特点等。监测体温,体温超过38.5℃时给予物理降温,或按医嘱给予解热药,预防高热惊厥,并观察记录用药效果。

3.对症护理

进食后漱口或口腔护理,防止口腔感染;高热时可行物理降温或遵医嘱选用解热镇痛药物;咽痛、声嘶时给予雾化吸入。出汗后及时给患者用温水擦净汗液,更换衣服。加强口腔护理。

4.观察并发症的早期表现

如高热持续不退或退而复升,淋巴结肿大,耳痛或外耳道流脓、咳嗽加重,呼吸困难等。

(九)健康教育

1.避免诱发因素

帮助患者及家属掌握上呼吸道感染的常见诱因,避免受凉、过度疲劳,注意保暖;保持室内空气新鲜、阳光充足;在高发季节少去人群密集的公共场所;戒烟;防止交叉感染。

2.增强免疫力

注意劳逸结合,加强体育活动,提高机体抵抗力及抗寒能力。必要时注射疫苗预防,如流感疫苗。

3.识别并发症并及时就诊

药物治疗后,症状不缓解,或出现耳鸣、耳痛、外耳道流脓等中耳炎症状,或恢复期出现胸闷,心悸,眼睑水肿、腰酸或关节痛者,应及时就诊。

第三节　肺炎的护理

肺炎是指终末气道、肺泡和肺间质的炎症,可由病原微生物、理化因素、免疫损伤、过敏及药物所致。

(一)常见病因

以感染为最常见病因,如细菌、病毒、真菌、寄生虫等,还有理化因素、免疫损伤、过敏及药物等。

正常的呼吸道免疫防御机制使气管隆突以下的呼吸道保持无菌。是否发生肺炎决定于两个因素:病原体和宿主因素。如果病原体数量多,毒力强和(或)宿主呼吸道局部和全身免疫防御系统损害,即可发生肺炎。

病原体可通过下列途径引起肺炎:①空气吸入;②血行播散;③邻近感染部位蔓延。当病原体直接抵达下呼吸道后，滋生繁殖，引起肺泡毛细血管充血，水肿，肺泡内纤维蛋白渗出及细胞浸润。

(二)临床表现

1.症状

细菌性肺炎的常见症状为咳嗽、咳痰，或原有呼吸道症状加重，并出现脓性痰或血痰，伴或不伴痛。肺炎病变范围大者可有呼吸困难、呼吸窘迫。大多数患者有发热。

2.体征

早期肺部体征无明显异常，重症者可有呼吸频率增快，鼻翼扇动，发绀。肺实变时有典型的体征，如叩诊浊音，语颤增强和支气管呼吸音等，也可闻及湿啰音。并发胸腔积液者，患侧胸部叩诊浊音、语颤减弱、呼吸音减弱。

(三)辅助检查

1.胸部X线

以肺泡浸润为主。呈肺叶，段分布的炎性浸润影，或呈片状或条索状影，密度不均匀，沿支气管分布。

2.血液检查

细菌性肺炎可见白细胞计数和中性粒细胞增高，核左移，或细胞内见中毒颗粒。年老体弱、酗酒、免疫功能低下者白细胞计数可不增高，但中性粒细胞比例仍高。

3.病原学检查

痰涂片革兰染色有助于诊断，但易受咽喉部寄殖菌污染。为避免上呼吸道污染，应在漱口后取深部咳出的痰液送检，或经纤维支气管镜取标本送检，结合细菌培养，诊断敏感性较高。必要时做血液、胸腔积液细菌培养，以明确诊断。

4.血清学检查

补体结合试验适用于衣原体感染。间接免疫荧光抗体检查多用于军团菌肺炎等。

(四)治疗原则

给予对症和支持治疗，选用抗生素应遵循抗菌药物治疗原则，即对病原体给予针对性治疗。

(五)护理

1.评估

(1)病史。①患病及治疗经过：询问本病的有关病因，如有无着凉，淋雨劳累等诱因，有无上呼吸道感染史；有无COPD，糖尿病等慢性病史；是否使用过抗生素，激素，免疫抑制药等；是否吸烟，吸烟量有多少。②目前病情与一般情况：日常活动与休息、饮食、排便是否规律，如是否有食欲缺乏、恶心、呕吐、腹泻等表现。

(2)身体评估。①一般状态：意识是否清楚，有无烦躁，嗜睡，反复惊厥、表情淡漠等；有无急性病容、鼻翼扇动。有无生命体征异常，有无血压下降、体温升高或下降等。②皮肤，淋巴结：有无面颊绯红、口唇发绀、皮肤黏膜出血、浅表淋巴结肿大。③胸部：有无三凹征；有无呼吸频率、节律异常；有无胸部压痛，叩诊实音或浊音；有无肺泡呼吸音减弱或消失，异常支气管呼吸音、干湿啰音，胸膜摩擦音等。

(3)实验室检查。①血常规；有无白细胞计数升高、中性粒细胞核左移、淋巴细胞升高；

②X 线检查:有无肺纹理增粗,炎性浸润影等;③痰培养:有无细菌生长,药敏试验结果如何;④血气分析;是否有 PaO_2 减低和(或)$PaCO_2$ 升高。

2.护理要点及措施

(1)休息与生活护理:发热患者应卧床休息,以减少氧耗量,缓解头痛,肌肉酸痛等症状。病房安静,环境适宜,室温 18～20℃,湿度 50%～60%,定时通风。

(2)口腔护理:高热及咳痰的患者应加强口腔护理,保持口腔清洁,预防口舌炎、口腔溃疡的发生。每天 2 次口腔护理,饭前、饭后漱口,口唇干燥者涂液状石蜡。

(3)饮食与补充水分:给予能提供足够热量,蛋白质和维生素的流质或半流质,以补充高热引起的营养物质消耗。鼓励患者多饮水,每天 1～2L。轻症者无须静脉补液,失水明显者可遵医嘱给予静脉补液,保持血钠浓度＜145mmol/L,尿比重＜1.020,补充因发热而丢失较多的水和盐,加快毒素排泄和热量散发,尤其是食欲差或不能进食者。心脏病或老年人应注意补液速度,避免过快导致急性肺水肿。

(4)降温护理:高热时可采用酒精擦浴,冰袋、冰帽等物理降温措施,以逐渐降温为宜,防止虚脱。儿童要预防惊厥,不宜用阿司匹林或其他解热药,以免大汗和干扰热型观察。患者出汗时,及时协助擦汗,更换衣服,避免受凉,使患者感觉舒适。

(5)病情观察:监测并记录生命体征,以便观察热型,协助医生明确诊断。重症肺炎不一定有高热,重点观察儿童、老年人、久病体弱者的病情变化。

(6)用药护理:遵医嘱使用抗生素,观察疗效和不良反应。应用头孢唑啉钠可出现发热,皮疹、胃肠道不适等不良反应,偶见白细胞减少和丙氨酸氨基转移酶增高;喹诺酮类药偶见皮疹、恶心等;氨基糖苷类抗生素有肾、耳毒性,老年人和肾功能减退者,应特别注意观察是否有耳鸣,头晕、唇舌发麻等不良反应的出现。

(7)呼吸困难、咳嗽、咳痰护理:①抬高床头取舒适的平卧位,根据病情及血气分析结果选择给氧方式,重症肺炎或伴有低氧血症的患者出现明显呼吸困难,发绀者,要给予鼻导管或面罩吸氧。②实施胸部物理疗法指导并鼓励患者进行有效的咳嗽、咳痰,以利于排痰;对无力咳嗽或痰液干燥不易咳出时,给予雾化吸入,变换体位,翻身叩背等,使其保持呼吸道通畅。

(8)感染性休克的护理包含以下八个方面。

病情监测。①生命体征:有无心率加快,脉搏细速、血压下降、脉压变小,体温不升或高热、呼吸困难等,必要时进行心电监护;②精神和意识状态:有无精神萎靡、表情淡漠、烦躁不安、神志模糊等;③皮肤、黏膜:有无发绀、肢端湿冷;④出入量:有无尿量减少,疑有休克者每小时应测尿量及尿比重;⑤实验室检查:有无血气分析等指标的改变。

感染性休克的抢救配合:发现异常情况,立即通知医师,并备好物品,积极配合抢救。①体位:患者取仰卧中凹位,头胸部抬高 20°,下肢抬高约 30°,有利于呼吸和静脉血回流。②吸氧;给予高流量吸氧,维持 PaO_2＞60mmHg,改善缺氧症状。③补充血容量:快速建立两条静脉通路,遵医嘱给予右旋糖酐或平衡液以维持有效血容量,降低血液黏稠度,防止弥散性血管内凝血;有明显酸中毒可应用 5%碳酸氢钠静脉滴注,因其配伍禁忌较多,宜单独输入。随时监测患者一般情况、血压、尿量,尿比重、血细胞比容等;监测中心静脉压,作为调整补液速度的指标,中心静脉压≤5cmH_2O 可加快输液速度,达到 10cmH_2O 应慎重,输液不宜过快,以免诱发急性心力衰竭。下列证据提示血容量已补足：口唇红润，肢端温暖、收缩压＞90mmHg，每小时尿量＞30mL 以上。如血容量已补足，每小时尿量＜400mL，比重＜1.018，应及时报告医师，注意有无急性肾衰竭。④用药护理：遵医嘱输入多巴胺、间羟胺等血管活性药物。根据血压调整滴速，以维持收缩压在 90～100mmHg 为宜，保持重要器官的血液供应，改善微循环。输注过程中注意防止液体溢出血管外，以引起局部组织坏死和影响疗效。联合使用广谱抗菌药物控制感染时，应注意药物疗效和不良反应。

(9)心理护理：评估患者的心理状态，有无焦虑等不良情绪，疾病是否影响了患者的日常生活和睡眠。对于病情危重者，医护人员应该陪在患者身边，安慰患者，使其保持情绪稳定，增强战胜疾病的信心。

(六)健康教育

(1)患者及家属了解肺炎的病因及诱因，避免受凉、淋雨、吸烟、酗酒、防止过度劳累。有皮肤痈，疖、伤口感染、毛囊炎、蜂窝织炎时应及时治疗，尤其是免疫功能低下者(糖尿病、血液病、艾滋病、肝病、营养不良等)和慢性支气管炎、支气管扩张者。

(2)保证饮食均衡、营养充足，多饮水，并适当活动锻炼，以增强体质。

(3)室内常通风换气，在天气晴朗时，到室外呼吸新鲜空气，晒太阳。在感冒流行季节，应尽量避免去人多拥挤的场所。必要时佩戴口罩。

(4)指导患者遵医嘱按时服药，了解肺炎治疗药物的疗效，用法、疗程、不良反应，防止患者自行停药或减量，定时随访。

(5)特殊患者的康复护理，慢性病、长期卧床、年老体弱者，应注意经常改变体位，翻身、拍背，咳出气道痰液，有感染征象及时就诊。

(6)根据气温变化合理增减衣服。衣着宽松，保持呼吸通畅。

(7)积极治疗原有的慢性疾病，定期随访。

第四节　急性气管-支气管炎的护理

急性气管-支气管炎是指由物理、化学、过敏等因素引起的气管-支气管黏膜的急性炎症。临床主要表现为咳嗽和咳痰，多见于寒冷季节或气候突变时。

一、病因

(一)感染

由病毒、细菌直接感染或上感迁延而来。病原体常为流感嗜血杆菌，肺炎链球菌、腺病毒、流感病毒等，奴卡菌感染有所上升。

(二)理化因素

寒冷空气、粉尘、刺激性气体或烟雾(氨气、氯气、二氧化硫、二氧化碳等)可刺激气管和支气管黏膜而引起本病。

(三)变态反应

花粉、有机粉尘、真菌孢子等的吸入以及对细菌蛋白质过敏等，均可引起气管-支气管的变态反应。寄生虫(如钩虫、蛔虫的幼虫)移行至肺也可致病。

二、临床表现

(一)症状

起病较急,常先有鼻塞、流涕、咽痛、声嘶等上感症状,继之出现咳嗽、咳痰,先为干咳,胸骨下有闷痛感,2天后咳少量黏液性痰,以后转为黏液脓性痰,痰量增多,咳嗽加剧,偶可见痰中带血;气管受累时,可在深呼吸和咳嗽时感到胸骨后疼痛;伴支气管痉挛时,可有气促,胸部紧缩感。全身症状较轻,可伴低热、乏力等,一般3～5天消退。咳嗽、咳痰可持续2～3周,吸烟者则更长。

(二)体征

胸部听诊呼吸音正常或增粗,并有散在干、湿啰音。咳嗽后,啰音部位、性质改变或消失。支气管痉挛时可闻及哮鸣音。

三、实验室及其他检查

病毒感染时,血常规白细胞计数多正常;细菌感染较重时,白细胞计数和中性粒细胞增高。痰涂片或培养发现致病菌。胸部X线检查多无异常改变,或仅有肺纹理增粗。

四、诊断要点

根据病史咳嗽、咳痰等呼吸道症状,肺部啰音随咳嗽改变等体征,以及血常规和胸部X线检查,可做出临床诊断。痰涂片和培养有助于病因诊断。

五、治疗要点

主要是控制感染和止咳、化痰、平喘等对症治疗。

1.对症治疗

(1)止咳:剧烈干咳者,可选用喷托维林、氢溴酸右美沙芬等止咳药;对于有痰患者,不宜给予可待因等强力镇咳药;兼有镇咳和祛痰作用的复方制剂,如复方甘草合剂在临床中应用较广泛。

(2)祛痰:咳嗽伴痰难咳出者,可用溴己新(必嗽平),复方氯化铵合剂或盐酸氨溴索等祛咳药,也可用雾化吸入法祛痰,也可行超声雾化吸入。一般不用镇咳剂或镇静剂,以免抑制咳嗽反射,影响痰液咳出。

(3)平喘:如有支气管痉挛,可选用支气管舒张药,如茶碱类、β受体激动剂等。

2.抗菌治疗

及时应用抗菌药物控制气管、支气管内炎症,一般选用青霉素、头孢菌素、大环内酯类、喹诺酮类抗菌药物,或根据细菌培养和药敏试验结果选择药物。以口服为主,必要时可静脉滴注。

六、常用护理诊断及问题

1.清理呼吸道无效

与呼吸道感染痰液黏稠有关。

2.气体交换受损

与过敏引起支气管痉挛有关。

七、护理措施

1.一般护理

(1)病室环境要保持舒适、洁净,室温维持在18～20℃,湿度在50%～60%为宜。保持空气新鲜,冬季注意保暖,防止受凉。

(2)给予高蛋白,高维生素,足够热量,易消化饮食;少量多餐,避免油腻,刺激性强、易于产气的食物,防止便秘,腹胀影响呼吸。张口呼吸,痰液黏稠者,应补充足够水分,一般每天饮水1500mL以上,以保证呼吸道黏膜的湿润和病变黏膜的修复。做好口腔护理。

(3)要适当多休息,体位要保持舒适。

2.病情观察

密切观察患者咳、痰、喘的发作,痰液的性质和量,详细记录痰液的颜色、量和性质,正确收集痰标本并及时送检。

3.对症护理

主要为指导,协助患者有效排痰。详细内容见本章咳嗽、咳痰护理措施。

4.老年人群

高度重视老年人群患病者,因为随着年龄的增长,老年人各器官的生理功能逐渐发生衰老和变化。其肺泡数量减少,且胞壁变薄,泡腔增大,弹性降低,呼吸功能也不断下降,对缺氧和呼吸系统的调节功能也随之减低,咳嗽反射减弱,免疫力低下,使老年人容易出现呼吸道感染,加之老年人常患有其他慢性病变,如脑血管病等,一旦卧床,并发并发症,常可危及生命。其护理要点如下。

(1)保持呼吸道通畅;鼓励咳嗽,咳痰,多应用化痰药物治疗以稀释痰液,便于咳出,禁用或慎用镇咳药,以防抑制呼吸中枢,引起呼吸抑制甚至昏迷。加强体位护理,勤翻身、叩背或使用其他物理排痰法。当出现症状时,应尽量取侧卧位。一般健侧卧位利于引痰,可左右交替卧位。

(2)观察生命体征:注意呼吸、脉搏及节律的改变,注意痰的颜色,性质和量的变化,如发现患者精神不振或嗜睡、懒言、不喜活动或呼吸困难及发绀等出现,应高度重视,急查血气分析。

(3)正确指导老年人用药;按时服药,正确使用吸入药物或雾化吸入器,定时留取痰标本,及时检查痰细菌培养,及时调整抗生素的应用。

八、健康指导

1.增强体质

积极参加体育锻炼,根据患者情况选择合适的体育活动,如健身操、太极拳、慢跑等;可增加耐寒训练,如凉水洗脸、冬泳等。

2.避免复发

患者咳嗽、咳痰明显时注意休息,避免劳累;多饮水,进食清淡、富有营养的饮食;保持适当的温、湿度;改善劳动生活环境,防止有害气体污染,避免烟雾、化学物质等有害理化因素的刺激,避免吸入环境中的变应原。

第五节　支气管哮喘的护理

支气管哮喘,简称哮喘,是由嗜酸性粒细胞、肥大细胞和T淋巴细胞等多种炎性细胞及细胞组分参与的气道慢性炎症性疾病。

这种慢性炎症导致气道反应性增加，通常出现广泛多变的可逆性气流受限，并引起反复发作的喘息、气急、胸闷或咳嗽等症状，常在夜间或清晨发作，加剧，可经治疗缓解或自行缓解。

一、疾病概述

1.病因

病因还不十分清楚，大多认为哮喘是与多基因遗传有关的疾病，同时受遗传因素和环境因素的双重影响。

资料显示，哮喘的亲属患病率高于群体患病率，并且亲缘关系越近，患病率越高。哮喘患儿双亲大多存在不同程度气道高反应性。而研究显示与气道高反应性、IgE 调节和特异性反应相关的基因，在哮喘的发病中起着重要的作用。

环境因素中引起哮喘的激发因素，包括吸入物，如尘螨、花粉、动物毛屑等各种特异和非特异吸入物；感染，如细菌、病毒、原虫、寄生虫等；食物、如鱼、虾蟹、蛋类、牛奶等；药物，如阿司匹林等；气候变化、运动、妊娠等。

2.发病机制

发病机制尚不完全清楚，大多认为哮喘与变态反应、气道炎症、气道高反应及神经机制等因素相互作用有关。

(1)变态反应：当变应原进入具有特应性体质的机体后，可刺激机体通过 T 淋巴细胞的传递，由 B 淋巴细胞合成特异性 IgE，并结合于肥大细胞和嗜碱性粒细胞表面的高亲和性的 IgE 受体。当变应原再次进入机体内，可与结合在这些受体上的 IgE 交联，使该细胞合成并释放多种活性介质导致平滑肌收缩，黏液分泌增加、血管通透性增高和炎症细胞浸润等，产生哮喘的临床症状。

根据变应原吸入后哮喘发生的时间，可分为速发型哮喘反应(IAR)，迟发型哮喘反应(LAR)和双相型哮喘反应(OAR)。速发型哮喘反应几乎在吸入变应原的同时立即发生反应，15～30 分钟达到高峰，2 小时后逐渐恢复正常。迟发型哮喘反应 6 小时左右发病，持续时间长，可达数天，而且临床症状重，常呈持续性哮喘发作状态。

(2)气道炎症：气道慢性炎症被认为是哮喘的本质。表现为多种炎症细胞特别是肥大细胞、嗜酸性粒细胞等在气道聚集和浸润，这些细胞相互作用可以分泌出多种炎症介质和细胞因子，使气道反应性增高，气道收缩，黏液分泌增加，血管渗出增多。

(3)气道高反应性：表现为气道对各种刺激因子出现过强或过早的收缩反应，是哮喘患者发生和发展的另外一个重要因素。普遍认为气道炎症是导致气道高反应性的重要机制之一。

(4)神经机制：支气管受复杂的自主神经支配，与某些神经功能低下和亢进有关。

3.病理

显微镜下可见气道黏膜下组织水肿、微血管通透性增加，杯状细胞增生及支气管分泌物增加、支气管平滑肌痉挛等病理改变。若哮喘长期反复发作，表现为支气管平滑肌肌层增厚、气道上皮细胞下纤维化，黏液腺增生和新生血管形成等，导致气道重构。

二、临床表现

1.症状

(1)前驱症状：在变应原引起的急性哮喘发作前往往有打喷嚏、流鼻涕、眼痒、流泪、干咳或胸闷等前驱症状。

(2)喘息和呼吸困难:反复发作性喘息或伴有哮鸣音的呼气性呼吸困难,是哮喘的典型症状。

(3)咳嗽、咳痰:咳嗽是哮喘的常见症状,由气道的炎症和支气管痉挛引起。干咳是哮喘前驱症状,哮喘发作时,咳嗽、咳痰症状反而减轻。哮喘发作接近尾声时,大量分泌物排出,咳嗽、咳痰可能加重。

(4)胸闷和胸痛:哮喘发作时可有胸闷和胸部发紧感。

2.体征

支气管哮喘具有季节性,急性发作时,两肺闻及弥散性哮鸣音,以呼气期为主,可自行缓解或使用支气管扩张药后缓解。

胸部呈过度充气状态,有广泛的哮鸣音,呼气时延长,辅助呼吸肌和胸锁乳突肌收缩加强。心率增快,奇脉,胸腹反常运动,发绀,意识障碍等提示病情严重。

3.分期

根据临床表现分为急性发作期慢性持续期和临床缓解期。

急性发作指气促,咳嗽、胸闷等症状突然发生,常伴呼吸困难;慢性持续期指每周均不同频度和(或)不同程度的出现症状;临床缓解期是指经过治疗或未经治疗症状,体征消失,肺功能恢复到急性发作前水平,并维持3个月以上。

三、辅助检查

1.肺功能检查

第1秒钟用力呼气量(FEV_1)、FEV_1/FVC,呼气流量峰值(PEF)等有关呼气流速的指标,在哮喘发作时全部下降,经有效的支气管扩张药治疗后好转,缓解期逐渐恢复。哮喘发作时还可以有肺活量(VC)降低,残气量、功能残气量,肺总量增加,残气与肺总量比值增高。

2.动脉血气分析

哮喘严重发作时可有不同程度的低氧血症,低碳酸血症、呼吸性碱中毒。病情进一步加剧,可表现呼吸性酸中毒。

3.胸部X线检查

哮喘发作时两肺透亮度增加,呈过度充气状态。并发感染时,可见肺纹理增加和炎症浸润阴影。

4.血液检查

发作时可有嗜酸性粒细胞增多,并发感染时白细胞和中性粒细胞增多,外源性哮喘者血清总IgE增高。

5.痰液检查

涂片可见较多的嗜酸性粒细胞及其退化形成的夏科-莱登结晶、黏液栓等。

6.支气管激发试验

测定气道反应性,吸入激发剂后,FEV_1或PEF下降≥20%,即可确定为支气管激发试验阳性。可作为辅助诊断和评估哮喘严重程度和预后。

7.支气管舒张试验

测定气流受限的可逆性。吸入支气管舒张药后FEV_1或PEF改善率≥15%,可诊断支气管舒张试验阳性，可辅助诊断和指导用药。

8.特异性变应原检测

缓解期检测有利于判断变应原，了解导致个体哮喘发作的危险因素。

四、护理评估

1.健康史

(1)询问患者发作时的症状，持续时间、诱发或缓解因素，了解既往治疗经过和检查。

(2)了解患者对哮喘知识的掌握程度，询问患者是否熟悉哮喘急性发作的先兆和处理方法，发作时有无按医嘱治疗。

(3)评估患者呼吸困难对日常生活、工作的影响程度，了解患者的家族史。

(4)评估与患者哮喘发生的各种病因和诱因，如有无接触变应原、吸烟等。

2.心理-社会评估

哮喘急性和反复发作，可影响患者的睡眠、体力活动，应评估患者有无烦躁，焦虑、恐惧等心理反应，并注意给予心里安慰；因哮喘需要终身防治，评估患者的家庭，社会支持系统，及对疾病治疗的信心，应加强与患者的沟通，增加患者的信心和对疾病的了解。

五、护理问题

1.气体交换受损

与支气管痉挛、气道炎症、黏液分泌增加、气道阻塞有关。

2.清理呼吸道无效

与气道平滑肌痉挛、痰液黏稠，排痰不畅、疲乏有关。

3.知识缺乏

缺乏正确使用吸入药物治疗的相关知识。

4.焦虑

与哮喘反复发作或症状不缓解，患者容易出现焦虑有关。

5.潜在并发症

呼吸衰竭、气胸或纵隔气肿。

六、护理目标

(1)患者呼吸困难缓解，能平卧。

(2)能进行有效咳嗽，痰液能咳出。

(3)能正确使用吸入药物治疗。

(4)尽快使患者胸闷，呼吸困难得到缓解，增加舒适感，心理护理缓解焦虑恐惧情绪。

(5)护士严密监测和管理患者，及时发现并发症并配合医师抢救。

七、护理措施

1.生活护理

①发现和避免诱发因素。询问患者导致发作的因素，如能发现和避免诱发因素，有助于哮喘症状的控制，并保持环境清洁，空气新鲜。②饮食护理。根据需要供给热量，必要时可静脉补充营养。禁食可能诱发哮喘的食物，如鱼、虾蟹、牛奶及蛋类。

2.心理护理

哮喘反复发作可以导致心理障碍，而心理障碍也会影响哮喘的临床表现和治疗效果。正确认识和处理这些心理问题，有利于提高哮喘的治疗成功率。护士应关心，体贴患者。通过暗示、说服、示范、解释、训练患者逐渐学会放松技巧及转移自己的注意力。

3.治疗配合

(1)病情观察。密切观察患者症状体征的变化，了解其呼吸困难的程度，辅助呼吸肌的活动情况，测量和记录体温，脉搏和呼吸及哮喘发作的持续时间。配合医生监测肺功能指标(FEV_1或 PEF)，进行动脉血气分析，防止出现并及时处理危及生命的严重哮喘发作。当PaO_2＜60mmHg，$PaCO_2$＞50mmHg 时，说明患者已经进入呼吸衰竭状态。发现上述情况及时通知医生，并做相应的护理。

(2)对症护理。①体位：让患者取坐位，将其前臂放在小桌上，背部靠着枕头，注意保暖，防止肩部着凉。②氧疗：患者哮喘发作严重，遵医嘱给予鼻导管或面罩吸氧，改善呼吸功能。③保持呼吸道通畅：遵医嘱给予祛痰药和雾化吸入，以湿化气道，稀释痰液，利于排痰。在气雾湿化后，护士应注意帮助患者翻身拍背，引流排痰。④重度哮喘发作有可能导致呼吸衰竭，有窒息等危险，可行气管切开或气管内插管进行机械通气。因此，应备好气管插管和所需物品及各种抢救物品，配合医生抢救。

4.用药护理

(1)糖皮质激素(简称激素)：当前治疗哮喘最有效的药物。可采取吸入，口服和静脉用药。指导患者吸入药物后用清水充分漱口，使口咽部无药物残留，减轻局部反应。长期用药可引起骨质疏松等全身反应，指导患者联合用药，减少激素的用量。口服用药时指导患者不可自行停药或减量。

(2)色甘酸钠：一种非皮质激素抗感染药物。能预防变应原引起速发和迟发反应，以及运动和过度通气引起的气道收缩。少数病例可有咽喉不适、胸闷，偶见皮疹，孕妇慎用。

(3)$β_2$受体激动药(如沙丁胺醇)：可舒张气道平滑肌，解除气道痉挛和增加黏液纤毛清除功能等。吸入后 5～10 分钟即可起效，药效可维持 4～6 小时，多用于治疗轻度哮喘急性发作的患者，用药方法应严格遵医嘱间隔给药。用药期间应注意观察不良反应，如心悸、低血钾和骨骼肌震颤等。但一般反应较轻，停药后症状即可消失，应宽慰患者不必担心。

(4)茶碱：具有松弛支气管平滑肌、兴奋呼吸中枢等作用。主要不良反应为胃肠道症状(恶心，呕吐)，心血管症状(心动过速、心律失常、血压下降)。用药过程最好监测血浆氨茶碱浓度。发热、妊娠、小儿或老年人，患有肝、心、肾功能障碍及甲状腺功能亢进者尤须慎用。

(5)其他药物：半胱氨酰白三烯受体拮抗药主要的不良反应是胃肠道症状，通常较轻微，少数有皮疹，血管性水肿，转氨酶升高，停药后可恢复正常。吸入抗胆碱药物不良反应少，少数患者有口苦或口干感。

5.健康指导

(1)指导患者注意哮喘发作的前驱症状，自我处理并及时就医，鼓励并指导患者坚持每天定时测量峰流速值(PEF)、监视病情变化、记录哮喘日记。指导患者各种雾化吸入器的正确使用方法。

(2)积极参加锻炼,尽可能改善肺功能,最大程度恢复劳动能力,预防疾病向不可逆性发展,预防发生猝死。

(3)指导患者了解目前使用的每一种药物的主要作用,用药的时间,频率和方法及各种药物的不良反应。

(4)指导峰流速仪的使用:

①站立水平位握峰流速仪,不要阻挡游标移动。游标放在刻度的最基底位“0”处。②深吸气,嘴唇包住口器,尽可能快的用力呼气。③记录结果,将游标拨回“0”位,再重复2次,取其最佳值。④当峰流速值用诊断时,首先用患者峰流速值与预计值比较。儿童一般根据性别、身高而调整确定其正常范围,亦可通过2～3周的正规治疗及连续观察,取无症状日的下午所测PEF为患儿个人最佳值。若该值低于一般统计正常值的80%,则考虑为中度发作,应调整原有治疗。

(5)指导患者识别和避免变应原或诱因,并采取相应措施:①在花粉和真菌最高季节应尽量减少外出。②保持居住环境干净、无尘、无烟,窗帘、床单、枕头应及时清洗。③避免香水、香的化妆品及发胶等可能的变应原。④回避宠物,不用皮毛制成的衣物或被褥。如必须拜访有宠物家庭,应提前吸入气雾剂。⑤运动性哮喘患者在运动前应使用气雾剂。⑥充分休息、合理饮食、定期运动、情绪放松、预防感冒。

(6)推荐患者家属参与哮喘的管理,起到监督管理的作用。

八、护理评价

患者呼吸频率、节律平稳、无奇脉、三凹征;正确运用有效咳嗽、咳痰方法,咳嗽、咳痰程度减轻;能正确掌握雾化吸入器的使用方法和注意事项;掌握哮喘发作先兆及相应自我处理方法;消除焦虑情绪。

第六节 支气管扩张的护理

支气管扩张症是由于不同病因引起气道及其周围肺组织的慢性炎症,造成气道壁损伤,继之管腔扩张和变形。临床表现为慢性咳嗽,咳痰,间断咯血和反复肺部感染。

一、疾病概述

1.流行病学

支气管扩张症的发病率并不清楚,其起病多在儿童或青少年时期,由于抗生素和疫苗的应用,发病率有减少的趋势。

2.病因

支气管扩张症的病因有很多种。

(1)感染:细菌、真菌、病毒、结核分枝杆菌及非结核分枝杆菌。

(2)遗传性或先天性缺隔:囊性纤维化、肺隔离症、支气管软骨缺损等。

(3)免疫缺陷:原发性低球蛋白血症、HIV感染、肺移植等。

(4)物理化学因素:放射性肺炎、毒气吸入、吸入性肺炎等。

(5)全身相关疾病:类风湿关节炎等。

3.发病机制

不同原因所致支气管和周围组织慢性炎症,使管壁弹性纤维、平滑肌和软骨受到破坏,管壁变形和扩张,而炎症引起支气管黏膜充血,肿胀,黏液分泌增多,造成支气管堵塞。支气管肺组织反复感染和支气管堵塞,两者相互作用、互为因果,促使支气管扩张的发生和进展。

二、临床表现

因病情轻重不一,临床表现各异,病变早期临床可无症状,随着病情进展可出现以下临床常见症状。

1.症状

(1)慢性咳嗽,大量黏液脓痰:咳嗽和咳痰与体位改变有关,卧床或晨起时咳嗽痰量增多。呼吸道感染急性发作时,黄绿色脓痰明显增加。

(2)间断咯血:因病变部位支气管壁毛细血管扩张形成血管瘤,而反复咯血,咯血程度可分为小量咯血至大量咯血,与病情无相关性。有些患者仅有反复咯血,而无咳嗽、脓痰等症状,或仅有少许黏液痰,临床上称为干性支气管扩张。

(3)全身症状;若支气管引流不畅,痰不易咳出,反复继发感染,可出现畏寒、发热,食欲缺乏,消瘦,贫血等症状。有的患者存在副鼻窦炎,尤其先天性原因引起的支气管扩张。

2.体征

轻症或干性支气管扩张体征不明显。病变典型者可于下胸部、背部的病变部位闻及固定性,局限性湿性啰音,呼吸音减低,严重者可伴哮鸣音。慢性患者可伴有杵状指(趾)。

三、辅助检查

1.胸部 X 线

可见一侧或双侧下肺纹理增多或增粗,典型者可见多个不规则的蜂窝状透亮阴影或沿支气管的卷发状阴影。

2.CT 检查

外周肺野出现囊状,柱状及不规则形状的支气管扩张,囊状支气管扩张其直径比伴行的血管粗大,形成印戒征。

3.纤维支气管镜检查

敏感性可达 97%,是主要的诊断方法。可直接观察气道黏膜病变,可做支气管肺泡灌洗液检查,能进行细菌、细胞病理学、免疫学检查,可进一步明确病因,指导诊断和治疗。

4.痰微生物检查

包括痰涂片、痰细菌培养、抗生素敏感试验等,以指导用药。

5.血清免疫球蛋白和补体检查

有助于发现免疫缺陷病引起呼吸道反复感染所致的支气管扩张。

四、护理评估

1.健康史

(1)了解患者有无儿童时期诱发支气管扩张的呼吸道感染史或其他先天因素。

(2)了解患者患病的年龄、发生时间、诱因，主要症状的性质、严重程度和持续时间、加剧因素等。

(3)询问患者咳嗽的时间，节律，观察患者痰液的颜色、性质、量和气味及有无肉眼可见的异常物质等。

(4)详细询问患者有无咯血，评估患者咯血的量。

(5)了解患者有关的检查和治疗经过，是否按医嘱进行治疗，是否掌握有关的治疗方法。

2.心理-社会评估

支气管扩张的患者多数为幼年，青年期发病，其病程之长，反复发作，使患者产生焦虑，悲观的心理，呼吸困难，反复咯血等症状又使患者感到恐惧，因此应了解患者的心理状态及应对方式；了解患者是否知道疾病的过程、性质以及防治和预后的认知程度；评估患者的家庭成员的文化背景、经济收入及对患者的关心、支持程度。

五、护理问题

1.清理呼吸道无效

与痰液黏稠、量多，无效咳嗽引起痰液不易排出有关。

2.有窒息的危险

与痰多、黏稠、大咯血而不能及时排出有关。

3.营养失调——低于机体需要量

与慢性感染导致机体消耗增加、咯血有关。

4.焦虑

与疾病迁延不愈，不能正常生活工作有关。

六、护理目标

(1)患者能正确进行有效咳嗽，使用胸部叩击等措施，达到有效的咳嗽、咳痰。

(2)患者能保持呼吸道通畅，及时排出痰液和气道内的血液，不发生窒息的危险。

(3)患者能认识到增加营养物质摄入的重要性并能接受医务人员对饮食的合理化建议。

(4)患者能表达其焦虑情绪，焦虑减轻，能配合治疗和康复。

七、护理措施

1.生活护理

患者居室应经常通风换气，换气时注意保护患者避免受凉。室内温湿度适宜，温度保持在22～24℃，湿度保持在50%～60%，保持气道湿润，利于纤毛运动，维护气道正常的廓清功能。因患者慢性长期咳嗽和咳大量脓性痰，机体消耗大，故应进食营养丰富的饮食，特别是供给优质蛋白，如蛋、奶、鱼、虾、瘦肉等。加强口腔护理，大量咳痰的患者，口腔内残有痰液，易发生口腔感染及口腔异味，因此，应嘱患者随时漱口，保持口腔清洁。

2.心理护理

支气管扩张症的患者多数为幼年、青年期发病，因病程长，反复发作，易使患者产生焦虑、悲观的心理，呼吸困难，反复咯血等症状又使患者感到恐惧。因此应为患者提供一个良好的休息环境，多巡视、关心患者，建立良好的护患关系，取得患者的信任，告知患者通过避免诱因，合理用药可以控制病情继续进展，缓解症状，相反，焦虑会加重病情。并教育家属尽可能地陪伴患者,给予患者积极有效地安慰,支持和鼓励。

3.治疗配合

(1)病情观察:慢性咳嗽、咳大量脓性痰、反复咯血、反复肺部感染是支气管扩张症的主要临床表现,痰量在体位改变时,如起床时或就寝后最多每天可达400mL,痰液经放置数小时后可分三层,上层为泡沫,中层为黏液、下层为脓性物和坏死组织,当伴有厌氧菌感染时,可有恶臭味。50%～70%的支气管扩张症患者有咯血症状,其咯血量差异较大,可自血痰到大咯血,应注意观察,及时发现患者有无窒息的征兆。

(2)体位引流:①应根据病变的部位和解剖关系确定正确的体位。通过调整患者的体位,将患肺置于高位,引流支气管开口向下,以利于淤积在支气管内的脓液随重力作用流入大支气管和气管而排出。病变位于上叶者,取坐位或健侧卧位。病变位于中叶者,取仰卧位稍向左侧。病变位于舌叶者,取仰卧位稍向右侧。病变位于下叶尖段者,取俯卧位。②体位引流每天2～4次,每次15～20分钟,两餐之间进行。如痰液黏稠可在引流前行雾化吸入,并在引流时用手轻叩患者背部,使附于支气管壁的痰栓脱落,促进引流效果。③引流过程中注意观察患者反应,如发现面色苍白、出冷汗、头晕、脉率增快、血压下降及有大咯血等,应立即停止引流,并采取相应措施。

(3)咯血的护理:根据咯血量临床分为痰中带血、少量咯血(<100mL/d)、中等量咯血(100～500mL/d)和大量咯血(≥500mL/d,或1次300～500mL)。

咯血量少者适当卧床休息,取患侧卧位,以利于体位压迫止血。进食少量温凉流质饮食。

中等或大量咯血时应严格卧床休息,应用止血药物,必要时可经纤维支气管镜止血,或插入球囊导管压迫止血。

大量咯血时取侧卧或头低足高位,预防窒息,并暂禁食。咯血停止后进软食,忌用咖啡、浓茶等刺激性食品。备好抢救物品及各种抢救药物。

观察再咯血征象,如患者突感胸闷、气急、心慌、头晕、咽喉部发痒、口有腥味并烦躁、发绀、神色紧张、面色苍白、冷汗、突然坐起、甚至抽搐、昏迷、尿失禁等,提示再咯血的可能。应立即置患者于头低足高侧卧位,通知医师并准备抢救。

大咯血时可因血块堵塞大气管而致窒息或肺不张,故须立即将口腔血块吸出,抽吸同时辅以轻拍背部,使气管内的血液尽快进入口腔。

4.用药护理

合并严重感染时可根据细菌药敏选用抗生素,用法、用量应遵医嘱,并及时观察药物过敏反应,毒性反应。局部用药,如雾化吸入,及时协助患者排出痰液。

咯血患者常规留置套管针,建立有效的静脉通路。大咯血时遵医嘱应用止血药,如垂体后叶素,用药过程中注意观察止血效果和毒性反应,如发现患者出现心慌、面色苍白、腹痛等,除通知医师外立即减慢滴速。及时给予氧气吸入,备好抢救物品。如吸引器、简易呼吸器、气管插管、呼吸机、急救药品等。

5.健康教育

(1)患有其他慢性感染性病灶如慢性扁桃体炎、鼻窦炎、龋齿等患者,应劝其积极治疗,以防复发。

(2)指导患者进行体位排痰,可指导患者将以往确定的病变肺叶和肺段置于高位,引流支气管开口向下,使痰液顺体位流至气管,嘱患者深呼吸数次,然后用力咳嗽将痰液咳出,如此反复进行。

(3)指导患者和家属了解疾病的发生,发展和治疗,护理过程及感染,咯血等症状的监测。

(4)嘱患者戒烟,注意保暖,预防感冒,并加强体育锻炼,增强机体免疫力和抗病能力。

(5)建立良好生活习惯,养成良好的心态,防止疾病的进一步发展。

八、护理评价

(1)能有效咳痰,痰液易咳出。

(2)能正确应用体位引流、胸部叩击等方法排除痰液。

(3)及时发现患者窒息征兆,避免窒息发生。

(4)营养状态改善。

(5)能运用有效的方法缓解症状,减轻心理压力。

第七节 慢性阻塞性肺疾病的护理

慢性阻塞性肺疾病(COPD)是一种以气流受限为特征的可以预防和治疗的疾病,气流受限不完全可逆,呈进行性发展。与肺部对香烟烟雾等有害气体或颗粒的异常炎症反应有关,COPD 主要累及肺,也可以引起显著的全身反应。

一、疾病概述

(一)流行病学

COPD 是呼吸系统最常见的疾病之一,据世界卫生组织(WHO)的调查,1990 年全球 COPD 病死率占各种疾病病死率的第 6 位,到 2020 年将上升至第 3 位,我国 COPD 患病率占 40 岁以上人群的8.2%。另有调查显示 COPD 患病率在吸烟者,戒烟者中比不吸烟者明显升高,男性比女性高,40 岁以上者比 40 岁以下者高。

(二)病因

COPD 的病因至今仍不十分清楚,但已知与某些危险因素有关。

1.环境因素

①吸烟。已知吸烟为 COPD 最主要的危险因素,吸烟数量愈大,年限愈长,则发病率愈高。被动吸烟也可以导致 COPD 的发生。②职业性粉尘和化学物质。包括有机或无机粉尘、化学物质和烟雾,如煤尘、棉尘、二氧化硅等。③室内空气污染。用木材、畜粪或煤炭做饭或取暖等,通风不良也可发生 COPD。④室外空气污染。汽车、工厂排放的废气,如二氧化氮、二氧化硫等可引起 COPD 的急性加重。

2.易感性

包括易感基因和后天获得的易感性。①易感基因:比较明确的是表达先天性 ay-抗胰蛋白酶缺乏的基因,是 COPD 的一个致病原因。②出生低体重:学龄儿童调查发现出生低体重者肺功能较差,这些儿童以后若吸烟,可能是 COPD 的一个易感因素。③儿童时期下呼吸道感染:儿童时期患下呼吸道感染者,若以后吸烟,则 COPD 的发病率显著增加。④气道高反应性是 COPD 的一个危险因素。气道高反应性除与基因有关外也可后天获得,继发于环境因素。

3.发病机制

发病机制至今尚不完全明确。

(1)气道炎症:香烟的烟雾与大气中的有害物质能激活气道内的肺泡巨噬细胞,它被激活后释放各种细胞因子,这些因子使气道发生慢性炎症,并损伤气道上皮细胞。气道炎症引起的分泌物增多,使气道狭窄,炎症细胞释放的介质可引起气道平滑肌的收缩,使其增生肥厚,导致阻塞性通气障碍。

(2)蛋白酶与抗蛋白酶的失衡:肺组织中的弹性蛋白酶来自巨噬细胞和中性粒细胞,能够分解弹性纤维,引起肺气肿。弹性蛋白酶抑制因子可抑制此酶的活性,避免肺气肿的发生。当蛋白酶增多和(或)抗蛋白酶减少或功能不足,引起两者失衡时,可发生肺气肿。

4.病理生理

COPD 的主要病理生理改变是气流受限,肺泡过度充气和通气灌注比例(V/Q)不平衡。

(1)气流受限:支气管炎症导致黏膜水肿、增厚,分泌物增多,支气管痉挛,平滑肌肥厚和气管壁的纤维化使支气管狭窄,阻力增加,流速变慢。

肺气肿时由于肺泡壁的弹性蛋白减少,弹性压力降低,呼气时驱动压降低,流速变慢,此外细支气管壁上肺泡弹性蛋白减少,扩张作用减弱,细支气管壁萎陷,气流受限。

(2)肺泡过度通气:由于肺泡弹性压的降低和气道阻力的增加,呼气时间延长,在用力呼气末,肺泡气往往残留较多,使残气容积和功能残气量增加。由于肺容积增加,膈肌低平,在吸气开始时,膈肌的肌纤维缩短,不在原始的位置,因而收缩力减弱,容易发生呼吸肌疲劳。

(3)通气灌注比例不平衡:COPD 患者各个肺区肺泡顺应性和气道阻力常有差异,造成肺泡通气不均,高 V/Q 区有部分气体是无效通气,低 V/Q 区则流经肺泡的血液得不到充分的氧合即进入左心,产生低氧血症。慢性低氧血症会引起肺血管收缩,血管内皮、平滑肌增生和管壁重塑与继发性红细胞增多,产生肺动脉高压和肺心病。

二、临床表现

1.症状

早期患者,即使肺功能持续下降,可毫无症状,及至中晚期,出现咳嗽、咳痰、气短等症状,痰量因人而异,为白色黏液痰,合并细菌感染后则变为黏液脓性。在长期患病过程中,反复急性发作和缓解是本病的特点,病毒或细菌感染常常是急性发作的重要诱因,常发生于冬季。咯血不常见,但痰中可带少量血丝。晚期患者即使是轻微的活动,都不能耐受。合并肺心病时可出现肺、心力衰竭及其他脏器的功能损坏表现。

2.体征

早期无明显体征。随着病情发展可见桶状胸,呼吸活动减弱,辅助呼吸肌活动增强;触诊语颤减弱或消失;叩诊呈过清音,心浊音界缩小,肝浊音界下移;听诊呼吸音减弱,呼气延长,心音遥远等。

晚期患者因呼吸困难,颈、肩部辅助呼吸肌常参与呼吸运动,可表现为身体前倾。呼吸时常呈缩唇呼吸,可有口唇发绀右侧心力衰竭体征。

3.分型

COPD可分两型，即慢性支气管炎型和肺气肿型。慢性支气管炎型因缺氧发绀较重，常常合并肺心病，水肿明显；肺气肿型因缺氧较轻，发绀不明显，而呼吸困难、气喘较重。大多数患者兼具这两型，但临床上以某型的表现为主。

三、辅助检查

1.胸部X线检查与CT

胸廓前后径增大，肋骨水平，肋间隙增宽，膈肌低平，两肺野透明度增高，肺纹理变细、减少。CT上可见低密度的肺泡腔，肺大疱与肺血管减少。

2.肺功能检查

最常用的指标是第1秒用力呼气量(FEV_1)占其预计值的百分比($FEV_1\%$)和FEV_1占用力肺活量(FVC)之比。在诊断COPD时，必须以已使用支气管舒张药后测定的FEV_1为准，FEV<80%预计值，和(或)$FEV_1/FVC<70\%$可认为存在气流受限。

3.动脉血气分析

早期无变化，随病情发展，动脉血氧分压降低，二氧化碳分压增高，并可出现代偿性呼吸性酸中毒，pH降低。

四、护理评估

1.健康史

(1)了解患者患病的年龄，发生时间，诱因，主要症状的性质，严重程度和持续时间，加剧因素等。

(2)有无接触变应原，是否长期在污染的空气，自动或被动吸烟环境或拥挤的环境中生活、工作。

(3)详细询问吸烟史和过敏史，包括吸烟的种类、年限，每天的数量，或已停止吸烟的时间。

(4)询问患者日常的活动量和活动耐力，有无运动后胸闷、气急。

(5)了解患者有关的检查和治疗经过，是否按医嘱进行治疗，是否掌握有关的治疗方法。

2.心理-社会评估

COPD是慢性过程，病情反复发作，对日常生活、工作造成很大的影响，应了解患者的心理状态及应对方式；是否对疾病的发生发展有所认识，对吸烟的危害性和采取有效戒烟措施的态度；评估患者家庭成员对患者病情的了解和关心、支持程度。

五、护理问题

1.气体交换受损

与呼吸道阻塞、呼吸面积减少引起的通气换气功能障碍有关。

2.清理呼吸道无效

与呼吸道炎症、阻塞，痰液过多而黏稠有关。

3.营养失调

与呼吸困难、疲乏等引起患者食欲下降、摄入不足、能量需求增加有关。

4.焦虑

与呼吸困难影响生活、工作和害怕窒息有关。

5.活动无耐力

与日常活动时供氧不足,疲乏有关。

6.睡眠形态紊乱

与呼吸困难、不能平卧有关。

六、护理目标

(1)患者的呼吸频率、节律和形态正常,呼吸困难得以缓解。

(2)患者能正确进行有效咳嗽,使用胸部叩击等措施,达到有效的咳嗽、咳痰。

(3)患者能认识到增加营养物质摄入的重要性。

(4)患者焦虑减轻,表现为平静、合作。

(5)患者能增加活动量,完成日常生活自理。

(6)患者能得到充足的睡眠。

七、护理措施

1.生活护理

(1)急性发作期有发热、喘息时应卧床休息取舒适坐位或半卧位,衣服要宽松,被褥要松软,暖和,以减轻对呼吸运动的限制。保持室内空气的新鲜与流通,室内禁止吸烟。

(2)饮食护理。对心、肝、肾功能正常的患者,应给予充足的水分和热量。每天饮水量应在1500mL以上。充足的水分有利于维持呼吸道黏膜湿润,使痰的黏稠度降低,易于咳出。适当增加蛋白质,热量和维生素的摄入。COPD患者在饮食方面需采用低糖类,高蛋白,高纤维食物,同时避免产气食物。少食多餐,每餐不要吃得过饱,少食可以避免腹胀和呼吸短促。

2.心理护理

COPD患者因长期患病,影响工作和日常生活,出现焦虑、抑郁、紧张、恐惧、悲观失望等不良心理。针对患者病情及心理特征及时给予精神安慰、心理疏导,做好家人及亲友工作,鼓励他们在任何情况下,都要给予患者精神安慰,调动各种社会支持系统给予精神及物质关怀,介绍类似疾病治疗成功的病例,强调坚持康复锻炼的重要性,以取得主动配合,树立战胜疾病的信心。

3.治疗配合

(1)病情观察:患者急性发作期常有明显咳嗽、咳痰及痰量增多,合并感染时痰的颜色由白色黏痰变为黄色脓性痰。发绀加重常为原发病加重的表现。重症发绀患者应注意观察神志、呼吸,心率、血压及心肺体征的变化,应用心电监护仪,定时监测心率、心律、血氧饱和度、呼吸频率、节律及血压变化,发现异常及时通知医师处理。

(2)对症护理:主要为咳嗽、咳痰的护理,发作期的患者呼吸道分泌物增多、黏稠,咳痰困难,严重时可因痰堵引起窒息。因此,护士应通过为患者实施胸部物理疗法,帮助患者清除积痰,控制感染,提高治疗效果。胸部物理疗法包括深呼吸和有效咳嗽,胸部叩击,体位引流,吸入疗法。

深呼吸和有效咳嗽:鼓励和指导病患者行有效咳嗽,这是一项重要的护理。通过深呼吸和有效咳嗽,可及时排出呼吸道内分泌物。指导病患者每2～4小时定时进行数次随意的深呼吸,在吸气末屏气片刻后爆发性咳嗽,促使分泌物从远端气道随气流移向大气道。

胸部叩击：通过叩击振动背部，间接地使附在肺泡周围及支气管壁的痰液松动脱落。方法为五指并拢，向掌心微弯曲，呈空心掌，腕部放松，迅速而规律地叩击胸部。叩击顺序从肺底到肺尖，从肺外侧到内侧，每一肺叶叩击 1～3 分钟。叩击同时鼓励患者深呼吸和咳嗽、咳痰。叩击时间 15～20 分钟为宜，每天 2～3 次，餐前进行。叩击时应询问患者感受，观察面色、呼吸、咳嗽、排痰情况，检查肺部呼吸音及啰音的变化。

体位引流：按病灶部位，协助患者取适当体位，使病灶部位开口向下，利用重力，及有效咳嗽或胸部叩击将分泌物排出体外。引流多在早餐前 1 小时，晚餐前及睡前进行，每次 10～15 分钟，引流期间防止头晕或意外危险，观察引流效果，注意神志、呼吸及有无发绀。

吸入疗法：利用雾化器将祛痰平喘药加入湿化液中，使液体分散成极细的颗粒，吸入呼吸道以增强吸入气体的湿度，达到湿润气道黏膜，稀释气道痰液的作用，常用的祛痰平喘药：氨溴索(沐舒坦)，异丙托溴铵(爱喘乐)。在湿化过程中气道内黏稠的痰液和分泌物可因湿化而膨胀，如不及时吸出，有可能导致或加重气道狭窄甚至气道阻塞。在吸入疗法过程中，应密切观察病情，协助患者翻身、拍背，以促进痰液排出。

(3)氧疗过程中的护理：COPD 急性发作期，大多伴有呼吸衰竭，低氧血症及二氧化碳潴留。Ⅰ型呼吸衰竭患者按需吸氧，根据缺氧程度适当调节氧流量，但应避免长时间、高浓度吸氧，以防氧中毒。Ⅱ型呼吸衰竭患者给予低流量吸氧，以免抑制呼吸。用氧前应向患者家属做好解释工作，讲明用氧目的，注意事项，嘱患者不可擅自调节氧流量或停止吸氧，以免加重病情。在吸氧治疗中应监测患者的心率，血压，呼吸频率及血气指标的变化，了解氧疗效果。注意勿使吸氧管打折，鼻腔干燥时可用棉签蘸水湿润鼻黏膜。

(4)呼吸功能锻炼：COPD 患者急性症状控制后应尽早进行呼吸功能锻炼，教会患者及家属呼吸功能锻炼技术，督促实施并提供有关咨询材料。可以选用下述呼吸方法，一种或两种交替进行。

腹式呼吸锻炼：由于气流受限，肺过度充气，膈肌下降，活动减弱，使呼吸类型改变。通过呼吸肌锻炼，使浅快呼吸变为深慢有效呼吸，利用腹肌帮助膈肌运动，调整呼吸频率，呼气时间延长，以提高潮气容积，减少无效腔，增加肺泡通气量，改变气体分布，降低呼吸功耗，缓解气促症状。方法：患者取立位，体弱者也可取坐位或仰卧位，上身肌群放松做深呼吸，一手放于腹部一手放于胸前，吸气时尽力挺腹，也可用手加压腹部，呼气时腹部内陷，尽量将气呼出，一般吸气 2 秒，呼气 4～6 秒。吸气与呼气时间比为 1∶2 或 1∶3。用鼻吸气，用口呼气要求缓呼深吸，不可用力，每分钟呼吸速度保持在 7～8 次，开始每天 2 次，每次 10～15 分钟，熟练后可增加次数和时间，使之成为自然的呼吸习惯。

缩唇呼吸法；通过缩唇徐徐呼气，可延缓吸气气流压力的下降，提高气道内压，避免胸膜腔内压增加对气道的动态压迫，使等压点移向中央气道，防止小气道的过早闭合，使肺内残气更易于排出，有助于下一吸气进入更多新鲜的空气，增强肺泡换气，改善缺氧。方法为：用鼻吸气，缩唇做吹口哨样缓慢呼气，在不感到费力的情况下，自动调节呼吸频率，呼吸深度和缩唇程度，以能使距离口唇 30cm 处与唇等高点水平的蜡烛火焰随气流倾斜又不致熄灭为宜。每天 3 次，每次 30 分钟。

4.用药护理

按医嘱用抗生素，止咳、祛痰药物，掌握药物的疗效和不良反应，不滥用药物。

(1)祛痰止咳药物应用护理。常用的祛痰类药物如下。①祛痰药：通过促进气道黏膜纤毛上皮运动，加速痰液的排出；能增加呼吸道腺体分泌，稀释痰液，使痰液黏稠度降低，以利于咳出。②黏液溶解药：通过降低痰液黏稠度，使痰液易于排出。③镇咳药：直接作用于咳嗽中枢。④其他还有中药化痰制剂。用药观察：观察用药后痰液是否变稀、容易咳出。及时协助患者排痰。注意事项：对呼吸储备功能减弱的老年人或痰量较多者，应以祛痰为主，协助排痰，不应选用强烈镇咳药物，以免抑制呼吸中枢及加重呼吸道阻塞和炎症，导致病情恶化。

(2)解痉平喘药物应用护理。解痉平喘药物可解除支气管痉挛，使通气功能有所改善，也有利于痰液排出。常用有：①M-胆碱受体阻滞药；②β_2肾上腺素能受体激活药；③茶碱类。用药观察；用药后注意患者咳嗽是否减轻，气喘是否消失。β_2受体兴奋药常同时有心悸、心率加快，肌肉震颤等不良反应，用药一段时间后症状可减轻，如症状明显应酌情减量。茶碱引起的不良反应与其血药浓度水平密切相关，个体差异较大，常有恶心，呕吐，头痛、失眠，严重者心动过速，精神失常、昏迷等，应严格掌握用药浓度及滴速。

八、健康教育

(1)告诉患者及家属应避免烟尘吸入，气候骤变时注意预防感冒，避免受凉以及与上呼吸道感染患者接触。

(2)加强体育锻炼，要根据每个人的病情，体质及年龄等情况量力而行、循序渐进，天气良好时到户外活动，如散步，慢跑、打太极拳、练气功等，以不感到疲劳为宜，增加患者呼吸道对外界的抵抗能力。

(3)教会患者学会自我监测病情变化，尽早治疗呼吸道感染，可在家中配备常用药物及掌握其使用方法。

(4)重视营养的摄入，改善全身营养状况，提高机体抵抗力。

(5)严重低氧血症患者坚持长期家庭氧疗，可明显提高生活质量和劳动能力，改善生命质量。每天吸氧 10～15 小时，氧流量 1～2L/min。并告知家属及患者氧疗的目的及注意事项。

九、护理评价

(1)患者发绀减轻，呼吸频率、深度和节律趋于正常。

(2)能有效咳痰，痰液易咳出。

(3)能正确应用体位引流、胸部叩击等方法排出痰液。

(4)营养状态改善；能运用有效的方法缓解症状，减轻心理压力。

(5)参与日常活动不感到疲劳，活动耐力提高。

第八节　肺脓肿的护理

肺脓肿是肺部的局限性化脓性病变，早期为化脓性肺炎，继而组织坏死，液化，形成脓肿。主要临床特征为急骤起病的高热、咳嗽、咳大量脓臭痰，X 线显示一个或数个含气液平的空洞。

多为混合感染，其中厌氧菌感染占重要地位。多发生于壮年，男多于女。自抗生素广泛应用以来，本病的发生率已大为减少。

一、病因与发病机制

病原体常为上呼吸道、口腔的定植菌，包括需氧，厌氧和兼性厌氧菌。90%的肺脓肿患者合并有厌氧菌感染，毒力较强的厌氧菌在部分患者可单独致病。常见的其他病原体包括金黄色葡萄球菌，化脓性链球菌，肺炎克雷伯菌和铜绿假单胞菌。大肠埃希菌和流感嗜血杆菌也可引起坏死性肺炎。根据感染途径，肺脓肿可分为以下类型。

(一)吸入性肺脓肿

这是最常见的一种肺脓肿，又称原发性肺脓肿。因口鼻咽腔寄居菌经口咽吸入致病，是急性肺脓肿的最主要原因。病原体多为厌氧菌。正常情况下，吸入物经气道黏液-纤毛运载系统、咳嗽反射和肺巨噬细胞可迅速清除。但当有意识障碍如麻醉、醉酒、药物过量、癫痫、脑血管意外时，或存在受寒，极度疲劳等诱因，全身免疫力与气道防御清除功能降低，由于扁桃体炎、鼻窦炎，牙槽脓肿等脓性分泌物、口鼻咽部手术后的血块，齿垢或呕吐物等被吸入肺内，造成细支气管阻塞，病原菌在局部繁殖致病。病灶常为单发性，其部位与支气管解剖和体位有关，右肺居多，仰卧位时，好发于上叶后段或下叶背段；坐位时好发于下叶后基底段，右侧卧位时，则好发于右上叶前段或后段。

(二)继发性肺脓肿

多继发于其他肺部疾病。支气管扩张，支气管囊肿、支气管肺癌、空洞型肺结核等继发感染，可导致肺脓肿。肺部邻近器官化脓性病变，如膈下脓肿、肾周围脓肿、脊柱脓肿或食管穿孔等波及肺也可引起肺脓肿。阿米巴肝脓肿好发于右肝顶部，易穿破膈肌至右肺下叶，形成阿米巴肺脓肿。支气管异物阻塞，也是导致肺脓肿特别是小儿肺脓肿的重要因素。

(三)血源性肺脓肿

皮肤外伤感染、疖痈、中耳炎或骨髓炎、腹腔感染、盆腔感染、右心细菌性心内膜炎等所致的菌血症，菌栓经血行播散到肺，引起小血管栓塞，进而肺组织出现炎症、坏死，形成脓肿。此型病变常为多发性，叶段分布无一定规律，但常为两肺边缘部的多发性中小脓肿。致病菌以金黄色葡萄球菌和链球菌常见。

二、病理

肺脓肿发生的必备条件是有细支气管阻塞及足够量的致病菌。早期吸入部位细支气管阻塞，细菌在局部快速繁殖，肺组织发生炎症，小血管炎性栓塞，肺组织化脓、坏死，约 1 周后液化成脓肿，脓肿破溃到支气管内，出现咳大量脓痰。若空气进入脓腔，则形成气液平面。炎症病变可向周围肺组织扩展，形成一个至数个脓腔。若脓肿靠近胸膜，可发生局限性纤维蛋白性胸膜炎，发生胸膜粘连；如为张力性脓肿，破溃到胸膜腔，则可形成脓胸、脓气胸或支气管胸膜瘘。在急性期如引流通畅，脓顺利排出，加上药物治疗，病变可完全吸收或仅剩少量纤维瘢痕。若支气管引流不畅，导致大量坏死组织残留在脓腔内，炎症持续存在 3 个月以上，则转为慢性肺脓肿。此时脓腔周围纤维组织增生，脓腔壁增厚，周围细支气管受累而致变形或扩张。

三、临床表现

1.症状

急性吸入性肺脓肿以高热，胸痛、咳大量脓臭痰为突出表现。起病急骤，患者畏寒，高热，体温为 39～40℃，伴有咳嗽、咳黏液痰或黏液脓性痰。炎症累及胸膜可引起胸痛，且与呼吸有关。病变范围大时可出现气促。此外还有精神不振、全身乏力、食欲减退等全身中毒症状。10～14 天，咳嗽加剧，脓肿破溃于支气管，咳出大量脓痰，每天为 300～500mL，痰静置后分为 3 层，由上而下为泡沫，黏液及脓渣。由于病原菌多为厌氧菌，故痰带腥臭味。有时痰中带血或中等量咯血。脓排出后，全身症状好转，体温下降，如能及时应用有效抗生素，则病变可在数周内渐好转，体温趋于正常，痰量减少，一般情况恢复正常。血源性肺脓肿多先有原发病灶引起的畏寒，高热等感染中毒症的表现，数日或数周后才出现咳嗽、咳痰，通常痰量不多，极少咯血。慢性肺脓肿患者有慢性咳嗽、咳脓痰，反复咯血、继发感染和不规则发热等，常有贫血、消瘦等消耗状态。

2.体征

肺部体征与肺脓肿的大小和部位有关。早期病灶较小或位于肺脏深部，常无异常体征；脓肿形成后病变部位叩诊浊音或实音，听诊呼吸音减低，数天后可闻及支气管呼吸音，湿啰音；随着肺脓肿增大，可出现空瓮音；病变累及胸膜可闻及胸膜摩擦音或呈现胸腔积液体征。血源性肺脓肿肺部多无阳性体征。慢性肺脓肿因肺组织纤维化而收缩，患侧胸廓略塌陷，叩诊浊音，呼吸音减低，常有杵状指(趾)。

四、辅助检查

1.血常规

急性肺脓肿血白细胞总数为$(20～30)×10^9/L$，中性粒细胞在 90%以上。核明显左移，常有中毒颗粒。慢性患者的血白细胞可稍升高或正常，红细胞和血红蛋白减少。

2.病原学检查

对病情的诊断和治疗极有意义。由于口腔内存在大量厌氧菌，因此普通痰培养的可靠性差，较理想的方法是避开上呼吸道直接在肺脓肿部位或引流支气管内采样。怀疑血源性肺脓肿者血培养可发现病原菌。伴有脓胸或胸腔积液时进行胸腔积液检查可有效确定病原体。

3.胸部 X 线检查

早期炎症表现为大片浓密模糊浸润阴影，边缘不清，或为团片状浓密阴影，分布在一个或数个肺段。肺脓肿形成后，大量脓痰经支气管排出，胸片上可见带有含气液平面的圆形空洞，内壁光滑或略有不规则。痊愈后可残留纤维条索影。慢性肺脓肿，空洞壁厚，脓腔不规则，大小不一，可呈蜂窝状，周围有纤维组织增生及邻近胸膜增厚。血源性肺脓肿表现为肺周边有散在小片状阴影，或呈边缘较整齐的球形病灶，其中可见空腔及平面或液化灶。

4.胸部 CT 检查

对于临床上不易明确诊断的患者应进一步做此项检查。可用于区别肺脓肿和有气液平的局限性脓胸、发现体积较小的脓肿和葡萄球菌肺炎引起的肺气囊腔。

5.纤维支气管镜检查

有助于明确病因和病原学诊断，并可用于治疗。如有气道内异物，可取出异物使气道引流通畅。如疑为肿瘤阻塞，则可取病理标本。

五、诊断要点

根据典型临床表现，如起病急骤、恶寒高热、胸痛和咳大量脓臭痰。结合血常规白细胞和中性粒细胞显著增高、胸部X线含有液平的空腔以及有相关诱因，如吸入性肺脓肿常有意识障碍史，血源性者易有疖痈，创伤感染史。可确立临床诊断。

六、治疗要点

抗菌药物治疗和脓液引流是主要的治疗原则。

1.抗菌药物治疗

(1)吸入性肺脓肿：多为厌氧菌感染，治疗可选用青霉素、克林霉素和甲硝唑。青霉素G最常用，可根据病情严重程度每天640万～1000万U静脉滴注，分4次给予。有效治疗下体温3～10天可下降至正常，此时可将静脉给药转为口服。如青霉素疗效不佳，可予林可霉素或克林霉素治疗。

(2)血源性肺脓肿：多为葡萄球菌和链球菌感染，可选用青霉素或头孢菌素。如为耐甲氧西林的葡萄球菌，应选用万古霉素，替考拉宁或利奈唑胺。

(3)其他：如为阿米巴原虫感染，则用甲硝唑治疗。如为革兰阴性杆菌，则可选用第二代或第三代头孢菌素、氟喹诺酮类(如莫西沙星)，可联用氨基糖苷类抗菌药物。

抗菌药物疗程8～12周，直至X线胸片示脓腔和炎症消失，或仅有少量的残留纤维化。

2.脓液引流

脓液引流为提高疗效的有效措施。患者一般情况较好且热度不高时应采取体位引流排痰。痰液稠不易咳出者可用祛痰药或雾化吸入生理盐水，祛痰药或支气管舒张剂以利痰液引流。但对脓液甚多而身体虚弱者则应慎用体位引流，以免大量脓痰涌出而来不及咳出，造成窒息。有明显痰液阻塞征象时可经纤维支气管镜冲洗及吸引。合并脓胸时尽早胸腔抽液、引流。

3.手术治疗

广泛应用抗生素后，肺脓肿绝大多数可在内科治愈。手术指征为肺脓肿病程超过3个月，经内科治疗脓腔不缩小，或脓腔过大(5cm以上)估计不易闭合者。或存在大咯血，恶性肿瘤、脓胸伴支气管胸膜瘘及不愿经胸腔引流者。

七、护理要点

1.一般护理

急性期高热等毒血症状明显者应安静卧床休息，以减少体力和能力消耗，当毒血症状消退后，可适当下床活动，以利于炎症吸收和组织修复。注意室内温湿度的调节，保持室内空气流通，祛除痰液臭味。做好口腔护理，协助患者使用碳酸氢钠溶液和生理盐水漱口，清洁口腔，减轻口臭。加强营养，提高机体免疫力，宜给予高热量、高蛋白，多维生素饮食，以流质或半流质为主，鼓励患者多饮水。

2.病情观察

细心观察痰液的颜色、性质、量及气味，准确记录24小时排痰量并了解痰液静置后有无分层。出现血痰应立即告知医生，若痰中血量增多且新鲜时则提示大咯血即至，要特别加强监护，床旁准备纤维支气管镜，以便气道被血块阻塞时及时进行插管抽吸血液，防止窒息。

3.促进排痰

鼓励患者有效咳嗽，经常翻身，变换体位，以利于痰液咳出。痰液黏稠者可遵医嘱予以雾化吸入稀释痰液治疗。对支气管通畅，咳痰顺利者，可根据脓肿位置采取适当体位进行脓液引流,但对脓液甚多且身体虚弱者应加强监护,有大咯血,明显呼吸困难、高热和极度衰弱者则不宜进行体位引流,以免造成窒息。

4.用药护理

早期充分、敏感抗菌药物治疗是肺脓肿痊愈的关键。护士应严格遵医嘱按时按量予以静脉抗菌药物治疗,并观察药物疗效及不良反应。告知患者坚持抗菌治疗的重要性,使患者遵从治疗计划,避免病情反复转为慢性肺脓肿。

5.预防护理

凡因各种病因导致意识障碍,如有神志恍惚或昏迷患者,应防止胃内容物误吸入气管。对口腔和胸腹手术病例,要认真细致做好术前准备,术中注意麻醉深度,及时清除口腔、呼吸道血块和分泌物。加强术后口腔呼吸道护理,如慎用镇静、镇痛止咳药物,重视呼吸道湿化,稀释分泌物、鼓励患者咳嗽,保持呼吸道的引流通畅,从而有效防止呼吸道吸入性感染。

八、健康教育

向患者及家属讲解本病的发病原因及感染途径,预防疾病的发生。有口腔、上呼吸道感染灶及早治疗,平素注意口腔卫生,以杜绝污染分泌物误吸入下呼吸道的机会。积极治疗皮肤痈疖或肺外化脓性病灶,不挤压痈疖,可以防止血源性肺脓肿的发病。加强营养,养成良好的生活习惯,不酗酒,防止过度疲劳。

第九节　肺结核的护理

肺结核是结核分枝杆菌引起的肺部慢性传染性疾病。结核分枝杆菌可侵及全身几乎所有器官,但以肺部最为常见,在20世纪仍然是严重危害人类健康的主要传染病。WHO于1993年宣布结核病处于"全球紧急状态",动员和要求各国政府大力加强结核病的控制工作,并把每年3月24日定为"世界结核病防治日"。

在我国,结核病是成年人十大死亡病因之一,属于重点控制的重大疾病之一。2000年统计显示,曾受到结核分枝杆菌感染的人数达到5.5亿,城市人群的感染率高于农村。现有结核病患者500万人,占全球患者的1/4,其中传染性结核病患者达到200万人;每年约有13万人死于结核病;耐药结核病比例高达46%。目前,我国将WHO制定和启动的全程督导短程化学治疗策略(DOTS)作为国家结核病规划的核心内容。

一、病原学

结核分枝杆菌分为人型、牛型、非洲型和鼠型四类,其中引起人类结核病的主要为人型结核分枝杆菌,少数为牛型和非洲型分枝杆菌。结核分枝杆菌的生物学特性有以下几点。

1.多形性

典型的结核分枝杆菌是细长稍弯曲,两端圆形的杆菌,痰标本中的结核分枝杆菌可呈现为"T""V""Y"字形以及丝状、球状、棒状等多种形态。

2.抗酸性

结核分枝杆菌耐酸染色呈红色,可抵抗盐酸酒精的脱色作用,故又称抗酸杆菌。一般细菌无抗酸性，因此，抗酸染色是鉴别分枝杆菌和其他细菌的方法之一。

3.菌体成分

结核菌菌体成分复杂，主要是类脂质、蛋白质和多糖类。类脂质与结核病的组织坏死、干酪液化、空洞发生以及结核变态反应有关。菌体蛋白诱发皮肤变态反应，多糖类与血清反应等免疫应答有关。

4.生长缓慢

结核分枝杆菌的增代时间为14～20小时，培养时间一般为2～8周。结核分枝杆菌为需氧菌，适宜温度为37℃左右，合适酸碱度pH为6.8～7.2，5%～10% CO_2 的环境能刺激其生长。

5.抵抗力强

结核分枝杆菌对干燥、酸、碱、冷的抵抗力较强。在干燥环境中存活数月或数年，在室内阴暗潮湿处，结核分枝杆菌能数月不死，低温条件下－40℃仍能存活数年。

6.耐药性

这是结核菌极为重要的生物学特性，与治疗成败关系极大。目前认为结核菌耐药是药物作用的靶位点突变所致。

二、灭菌方法

结核分枝杆菌对紫外线比较敏感，阳光下曝晒2～7小时，病房内10W紫外线灯距照射物0.5～1m，照射30分钟具有明显杀菌作用。湿热对结核分枝杆菌杀伤力强，80℃ 5分钟，95℃ 1分钟或煮沸100℃ 5分钟即可杀死。常用杀菌剂中，70%酒精最佳，接触2分钟即可杀菌。5%石碳酸（苯酚）或1.5%煤酚皂（来苏儿液）可以杀死痰中结核分枝杆菌，但需时间较长，如5%石碳酸（苯酚）需24小时。将痰吐在纸上直接焚烧是最简单的灭菌方法。除污剂或合成洗涤剂对结核分枝杆菌完全不起作用。

三、流行病学

1.流行过程

(1)传染源：开放性肺结核患者的排菌是结核传播的主要来源。由于结核菌主要是随着痰液排出体外而播散，因而痰里查出结核分枝杆菌的患者具有传染性，才是传染源。传染性的大小取决于痰内菌量的多少。直接涂片法查出结核分枝杆菌者属于大量排菌，直接涂片法检查阴性而仅培养出结核分枝杆菌者属于微量排菌。积极化学治疗是减少结核病传染性的关键。接受化学治疗后，痰内结核分枝杆菌不但数量减少，活力也减弱或丧失。结核病传染源中危害最严重的是那些未发现和未给予治疗管理或治疗不合理的涂片阳性患者。

(2)传播途径：以呼吸道传播为主。飞沫传播是肺结核最重要的传播途径。患者通过咳嗽、喷嚏、大笑、大声谈话等方式把含有结核分枝杆菌的微滴排到空气中，形成飞沫，小于10μm的痰滴可以较长时间漂浮于空气中，吸入后可进入肺泡腔；或带菌痰飘落于地面或滴在其他物品上，干燥后随尘埃被吸入呼吸道引起感染。次要的传播途径是经消化道感染，如频繁地咽下含菌痰液，或饮用消毒不彻底的牛奶，因牛型结核分枝杆菌污染而发生感染，与患者共餐或食用带菌食物也可引起肠道感染。其他经泌尿生殖系统和皮肤等其他途径传播现已罕见。

(3)易感人群:人群普遍易感。婴幼儿细胞免疫系统不完善,老年人、HIV 感染者、免疫抑制剂使用者、慢性疾病患者等免疫力低下的,都是结核病的高危人群。

2.影响传染性的因素

传染性的大小取决于患者排出结核分枝杆菌量的多少,空间含结核分枝杆菌微滴的密度及通风情况、接触的密切程度和时间长短以及个体免疫力的状况。通风换气减少空间微滴的密度是减少肺结核传播的有效措施。当然,减少空间微滴数量最根本的方法是治愈结核病患者。

四、发病机制

在结核病的发病机制中细菌在细胞内的存在和长期存活引发的宿主免疫反应是影响发病、疾病过程和转归的决定性因素。

1.免疫力

人体对结核菌的免疫力,有非特异性免疫力(先天或自然免疫力)和特异性免疫力(后天获得性免疫力)两种。后者是通过接种卡介苗或感染结核菌后获得的免疫力,其免疫力强于自然免疫。T 细胞介导的细胞免疫(CMI)是宿主获得性结核免疫力的最主要免疫反应。它包括巨噬细胞吞噬结核菌以及处理与呈递抗原、T 细胞对抗原的特异性识别与结合,然后增生与分化,释放细胞因子及杀菌等步骤。免疫力对防止结核病的保护作用是相对的。机体免疫力强可防止发病或使病情轻微,而营养不良者、婴幼儿、老年人、糖尿病患者、艾滋病患者及使用糖皮质激素、免疫抑制剂等使人体免疫功能低下时,容易受结核菌感染而发病,或使原已稳定的病灶重新活动。

2.迟发型变态反应(DTH)

结核菌侵入人体后 4～8 周,身体组织对结核菌及其代谢产物所发生的敏感反应称为变态反应,为第Ⅳ型(迟发型)变态反应,可通过结核菌素试验来测定。

3.初感染与再感染

在 1890 年 Koch 观察到,将结核菌皮下注射到未感染的豚鼠,10～14 日后注射局部红肿、溃烂,形成深的溃疡乃至局部淋巴结肿大,最后豚鼠因结核菌播散到全身而死亡。结核菌素试验呈阴性反应。但对 3～6 周前受少量结核菌感染、结核菌素试验阳性的豚鼠注射同等量的结核菌,2～3 日后局部出现红肿,形成表浅溃烂,继之较快愈合,无淋巴结肿大,无全身散播和死亡。此即 Koch 现象,解释了机体对结核菌初感染和再感染所表现的不同反应。前者为初次感染,机体无 DTH 和 CMI。后者由于事先致敏,出现剧烈的局部反应,是 DTH 的表现,而病灶趋于局限化无散播,则是获得 CMI 的证据。

五、病理

结核病的基本病理变化有:①炎性渗出为主的病变,表现为充血、水肿和白细胞浸润;②增生为主的病变,表现为结核结节形成,为结核病的特征性病变;③干酪样坏死,为病变恶化的表现,常发生在渗出或增生性病变的基础上,是一种彻底的组织凝固性坏死,可多年不变,既不吸收也不液化,若局部组织变态反应剧烈,干酪样坏死组织液化,经支气管壁排出即形成空洞,其内壁含有大量代谢活跃、生长旺盛的结核菌,成为支气管播散的来源。上述三种病理变化多同时存在,也可以某一种变化为主,且可相互转化。这主要取决于结核分枝杆菌的感染量、毒力大小以及机体的抵抗力和变态反应状态。

六、临床表现

轻症结核患者可无任何表现，在X线检查时发现。各型肺结核临床表现不尽相同，但有共同之处。

(一)症状

1.全身症状

发热最常见，多为长期午后低热，即体温在下午或傍晚开始升高，翌晨降至正常，可伴有乏力、食欲减退盗汗和体重减轻等，育龄女性可有月经失调或闭经。有的患者表现为体温不稳定，于轻微劳动后体温略见升高，休息半小时以上体温仍难平复。妇女于月经期前体温升高，月经期后体温仍不能迅速恢复正常。若病灶急剧进展播散时，可有高热，呈稽留热或弛张热。患者虽有持续发热但精神状态相对良好，有别于其他感染如败血症发热患者的极度衰弱或委顿。

2.呼吸系统症状

(1)咳嗽、咳痰：肺结核最常见症状。浸润性病灶咳嗽较轻，干咳或少量白色黏液痰。有空洞形成时，痰量增多，若合并其他细菌感染，痰呈脓性；并发厌氧菌感染时有大量脓臭痰；合并支气管结核，则咳嗽剧烈，表现为刺激性呛咳，伴局限性哮鸣或喘鸣。

(2)咯血：1/3～1/2的患者有不同程度咯血，多为小量咯血，少数为大咯血。咯血易引起结核播散，特别是中大量咯血时，患者往往出现咯血后持续高热。

(3)胸痛：病变累及壁层胸膜时胸壁有固定性针刺样痛，并随呼吸和咳嗽加重而患侧卧位减轻，为胸膜性胸痛。膈胸膜受累时，疼痛可放射至肩部或上腹部。

(4)呼吸困难：多见于干酪样肺炎和大量胸腔积液患者。

(二)体征

体征取决于病变的性质范围，病变范围较小者多无异常体征；渗出性病变范围较大或干酪样坏死时可有肺实变体征，如触觉语颤增强、叩诊浊音，听诊闻及支气管呼吸音和细湿啰音。当有较大范围的纤维条索形成时，气管向患侧移位，患侧胸廓塌陷、叩诊浊音、听诊呼吸音减弱并可闻及湿啰音。结核性胸膜炎有胸腔积液体征。支气管结核可有局限性哮鸣音。

(三)发病过程和临床类型

1.原发性肺结核

指初次感染即发病的肺结核病，含原发复合征和支气管淋巴结结核。多见于儿童，或边远山区、农村初进城市的未受感染的成年人。多有结核病密切接触史，结核菌素试验多呈强阳性。

首次入侵呼吸道的结核菌被肺泡巨噬细胞吞噬并在其内繁殖，达到一定数量后结核菌便从中释放出来并在肺泡内繁殖，这部分肺组织即可出现结核性炎症，称为原发病灶。原发病灶中的结核菌沿着肺内引流淋巴管到达肺门淋巴结，引起淋巴结肿大。原发病灶和肿大的气管支气管淋巴结合称为原发复合征，X线胸片表现为哑铃型阴影。若X线仅显示肺门或纵隔淋巴结肿大，则又称为支气管淋巴结结核。此时机体尚未形成特异性免疫力，病菌沿所属淋巴管到肺门淋巴结，进而入血，可形成早期菌血症。4～6周免疫力形成，上述病变可迅速被控制，原发灶和肺门淋巴结炎症自行吸收消退或仅遗留钙化灶,播散到身体各脏器的病灶也逐渐愈合。大多数原发性肺结核症状多轻微而短暂,类似感冒,如低热、轻咳、食欲减退等,数周好转。病灶好发于通气良好的肺区如肺上叶下部和下叶上部,很少排菌。但少数原发性肺结核体内仍有少量结核菌未被消灭,可长期处于休眠,成为继发性结核的潜在来源。

若原发感染机体不能建立足够的免疫力或变态反应强烈,则发展为原发性肺结核病。少数严重者肺内原发病灶可发展为干酪样肺炎;淋巴结干酪样坏死破入支气管引起支气管结核和沿支气管的播散;早期菌血症或干酪样病变侵及血管可引起血行播散型肺结核。

2.血行播散型肺结核

该型结核多发生在免疫力极度低下者,特别是营养不良、患传染病和长期应用免疫抑制剂导致抵抗力明显下降时。急性血行播散型肺结核多由原发性肺结核发展而来,以儿童多见,因一次性或短期内大量结核菌侵入血循环,侵犯肺实质,形成典型的粟粒大小的结节(急性粟粒型肺结核)。起病急,全身毒血症状重,如持续高热、盗汗、气急、发绀等。临床表现复杂多变,常并发结核性脑膜炎和其他脏器结核。若人体抵抗力较强,少量结核菌分批经血流进入肺部,则形成亚急性,慢性血行播散型肺结核,病变局限于肺的一部分,临床可无明显中毒症状,病情发展也较缓慢。急性血行播散型肺结核X线胸片显示双肺满布粟粒状阴影,大小、密度和分布均匀,结节直径2mm左右。X线胸片显示双上、中肺野对称性分布,大小不均匀,新旧不等病灶,则为亚急性或慢性血行播散型肺结核。

3.继发型肺结核

这是由于原发性结核感染后的潜伏病灶内结核菌重新活动、繁殖和释放而发生的结核病(内源性感染),极少数是外源性结核菌的再感染(外源性感染)。可发生于原发感染后的任何年龄,多发生在青春期女性、营养不良、抵抗力弱的群体以及免疫功能受损的患者。此时人体对结核菌有一定的免疫力,病灶多局限于肺内,好发于上叶尖后段和下叶背段。结核菌一般不播散至淋巴结,也很少引起血行播散,但肺内局限病灶处炎症反应剧烈,容易发生干酪样坏死及空洞,排菌较多,有传染性,是防治工作的重点。由于免疫和变态反应的相互关系及治疗措施等因素的影响,继发型肺结核病在病理和X线形态上有多形性,分述如下。

(1)浸润性肺结核:在继发型肺结核中最多见。病变多发生在肺尖和锁骨下。X线胸片显示为小片状或斑点状阴影,可融合形成空洞。渗出性病变易吸收,纤维干酪增生病变吸收很慢,可长期无变化。

(2)空洞性肺结核:空洞形态不一,多呈虫蚀样空洞。空洞型肺结核多有支气管散播病变,临床表现为发热、咳嗽、咳痰和咯血等,患者痰中经常排菌。应用有效的化学治疗后,出现空洞不闭合,但长期多次查痰阴性,空洞壁由纤维组织或上皮细胞覆盖,诊断为“净化空洞”。但有些患者的空洞还残留一些干酪组织,长期多次查痰阴性,临床上诊断为“开放菌阴综合征”,仍须随访。

(3)结核球:多由干酪样病变吸收和周边纤维膜包裹或干酪空洞阻塞性愈合而形成。结核球内有钙化灶或液化坏死形成空洞,同时80%以上的结核球有卫星灶,直径在2~4cm,多小于3cm,可作为诊断和鉴别诊断的参考。

(4)干酪样肺炎:发生在机体免疫力低下、体质衰弱、大量结核分枝杆菌感染的患者,或有淋巴结支气管瘘，淋巴结内大量干酪样物质经支气管进入肺内而发生。大叶性干酪样肺炎症状体征明显，可有高热、盗汗、咳嗽、发绀、气急等。X线呈大叶性密度均匀的磨玻璃状阴影，逐渐出现溶解区，呈虫蚀样空洞，可有播散病灶，痰中能查出结核菌。小叶性干酪样肺炎的症状和体征都比大叶性干酪样肺炎轻，X线呈小斑片播散病灶，多发生在双肺中下部。

(5)纤维空洞性肺结核：肺结核未及时发现或治疗不当，使空洞长期不愈，出现空洞壁增厚和广泛纤维化，随机体免疫力的高低，病灶吸收、修复与恶化交替发生，形成纤维空洞。特点是病程长，反复进展恶化，肺组织破坏重，肺功能严重受损，由于肺组织广泛纤维增生，造成肺门抬高，肺纹理呈垂柳样，纵隔向患侧移位，健侧呈代偿性肺气肿。X线胸片可见一侧或两侧有单个或多个纤维厚壁空洞，多伴有支气管散播病灶和明显的胸膜肥厚。结核菌检查长期阳性且常耐药。常并发慢性支气管炎、肺气肿、支气管扩张，继发肺部感染和肺源性心脏病。若肺组织广泛破坏，纤维组织大量增生，可导致肺叶全肺收缩，称“毁损肺”。初治时给予合理化学治疗，可预防纤维空洞的发生。

(四)其他表现

少数患者可以有类似风湿热样表现，称为结核性风湿症。多见于青少年女性，常累及四肢大关节，在受累关节附近可见结节性红斑或环形红斑，间歇出现。重症或血行播散型肺结核可有贫血、白细胞数减少，甚至三系同时降低，属于骨髓抑制，被称为“骨髓旁”。

七、辅助检查

1.痰结核菌检查

这是确诊肺结核、制订化学治疗方案和考核治疗效果的主要依据。每一个有肺结核可疑症状或肺部有异常阴影的患者都必须查痰。有痰涂片和痰培养。痰菌阳性肯定属活动性肺结核且患者具有传染性。肺结核患者的排菌具有间断性和不均匀性的特点，所以要多次查痰。通常初诊患者要送3份痰标本，包括清晨痰、夜间痰和即时痰，如夜间无痰，宜在留清晨痰后2～3小时再留1份痰标本。复诊患者每次送2份痰标本。

2.影像学检查

(1)胸部X线检查：肺结核的必备检查，可以早期发现肺结核，判断病变的部位、范围、性质、有无空洞或空洞大小、洞壁厚薄等。胸片上表现为边缘模糊不清的斑片状阴影，可有中心溶解和空洞(除净化空洞外)，或出现散播病灶均为活动性病灶。胸片表现为钙化、硬结或纤维化，痰检查不排菌，无任何症状，为无活动性肺结核。

(2)肺部CT：可发现微小或隐蔽性病灶，于诊断困难病例有重要参考价值。

3.结核菌素皮肤试验(TST)

该试验用于检查结核菌感染，不能检出结核病。试验方法是我国推广国际通用的皮内注射法(Mantoux法)，将纯蛋白衍化物(PPD)0.1mK(5IU)PPD原液注入左前臂屈侧上中1/3交界处，使局部形成皮丘，48～96小时(一般为72小时)观察和记录结果，手指轻摸硬结边缘，测量皮肤硬结的横径和纵径，得出平均直径＝(横径＋纵径)/2，而不是测量红晕的直径。硬结是特异性变态反应，红晕是非特异性变态反应。硬结直径≤4mm为阴性，5～9mm为弱阳性，10～19mm为阳性，≥20mm或不足20mm但局部有水疱和淋巴管炎为强阳性。

结核菌素试验反应愈强，对结核病的诊断，特别是对婴幼儿的结核病诊断愈重要。TST

阳性仅表示曾有结核菌感染，并不一定是现症患者，但在3岁以下婴幼儿按活动性结核病论，应进行治疗。成人强阳性反应提示活动性肺结核病可能，应进一步检查。如果2年内结核菌素反应从<10mm增加至10mm以上，可认为有新近感染。

阴性反应结果的儿童，一般来说，表明没有受过结核菌的感染，可以除外结核病。阴性还可见于：①结核感染后4～8周，处于变态反应前期。②免疫力下降或免疫受抑制，如应用糖皮质激素或免疫抑制剂，淋巴细胞免疫系统缺陷、麻疹、百日咳、严重结核病和危重患者。

4.其他检查

活动性肺结核可有血沉增快，血常规白细胞计数可在正常范围或轻度增高。急性粟粒型肺结核时白细胞计数降低或出现类白血病反应。严重病例常有继发性贫血。纤维支气管镜检查对支气管结核的诊断有重要价值。对疑有肺结核而痰标本不易获取的儿童或痰涂阴性的肺结核患者可进行抗原抗体检测。

八、诊断要点

根据结核病的症状和体征、肺结核接触史，结核结核菌素试验，影像学检查，痰结核菌检查和纤维支气管镜检，多可做出诊断。凡咳嗽持续2周以上，咯血、午后低热、乏力、盗汗、女性月经不调或闭经、有开放性肺结核密切接触史，或看结核病的诱因尤其是糖尿病、免疫抑制性疾病、长期接受激素或免疫抑制剂治疗者，应考虑肺结核的可能性，需进行痰结核菌和胸部X线检查。如诊断为肺结核，应进一步明确有无活动性，活动性病变必须给予治疗。明确是否排菌，及时给予隔离治疗。

(一)肺结核病分类标准

按2004年我国实施的结核病分类标准，肺结核病可分为：原发性肺结核病（Ⅰ型）、血行播散型肺结核病（Ⅱ型）、继发型肺结核病（Ⅲ型）、结核性胸膜炎（Ⅳ型）、其他肺外结核病（Ⅴ型）。肺结核对肺功能的损害，与病变的类型有关。原发型肺结核，血行播散型肺结核，浸润性肺结核，经治疗后对肺功能的影响不大；干酪性肺炎，纤维空洞性肺结核则可导致不同程度的肺功能损害。

(二)菌阴肺结核病

菌阴肺结核为3次痰涂片及1次培养阴性的肺结核，诊断标准为：①典型肺结核临床症状和胸部X线表现；②抗结核治疗有效；③临床可排除其他非结核性肺部疾患；④PPD(5IU)强阳性，血清抗结核抗体阳性；⑤痰结核菌PCR和探针检查呈阳性；⑥肺外组织病理证实结核病变；⑦支气管肺泡灌洗液中检出抗酸分枝杆菌；⑧支气管或肺部组织病理证实结核病变。具备①～⑥中3项或⑦⑧中任何1项可确诊。

(三)肺结核病的记录方式

按结核病分类，病变部位，范围，痰菌情况、化学治疗史程序书写。可在化学治疗史后顺序书写并发症（如支扩），并存病（如糖尿病），手术（如肺切除术后）等。

记录举例；纤维空洞性肺结核双上涂（＋），复治，肺不张糖尿病肺切除术后。

有下列情况之一者为初治：①未开始抗结核治疗的患者；②正进行标准化疗治疗方案用药而未满疗程的患者；③不规则化学治疗未满1个月的患者。

有下列情况之一者为复治：①初治失败的患者；②规则用药满疗程后痰菌又复阳的患者；

③不规律化学治疗超过1个月的患者;④慢性排菌患者。

九、治疗要点

(一)化学药物治疗

目标是杀菌、防止耐药菌产生,最终灭菌,杜绝复发。

1.原则

早期、联合、适量、规律和全程。整个治疗方案分强化和巩固两个阶段。

(1)早期:一旦发现和确诊结核后均应立即给予化学治疗。早期化学治疗有利于迅速发挥化学药的杀菌作用,使病变吸收和减少传染性。

(2)联合:根据病情及抗结核药的作用特点,联合使用两种以上抗结核药物,以提高疗效,同时通过交叉杀菌作用减少或防止耐药菌的产生。

(3)适量:严格遵照适当的药物剂量用药,药物剂量过低不能达到有效血浓度,剂量过大易发生药物毒副反应。

(4)规律、全程:用药不规则,未完成疗程是化疗失败的最重要原因之一。患者必须严格遵照医嘱要求规律用药,保证完成规定的治疗期。

2.常用抗结核病药物

根据抗结核病药物抗菌作用的强弱,可分为杀菌剂和抑菌剂。血液中(包括巨噬细胞内)药物浓度在常规剂量下,达到试管内最低抑菌浓度的10倍以上时才能起杀菌作用,否则仅有抑菌作用。

(1)异烟肼(INH)和利福平(RFP):对巨噬细胞内外代谢活跃,持续繁殖或近乎静止的结核菌均有杀菌作用,称全杀菌剂。INH是肼化的异烟酸,能抑制结核菌叶酸合成,可渗透入全身各组织中,为治疗肺结核的基本药物之一。RFP属于利福霉素的衍生物,通过抑制RNA聚合酶,阻止RNA合成发挥杀菌活性。利福霉素其他衍生物利福喷汀(RFT),利福布汀(RBT)疗效与RFP相似。

(2)链霉素(SM)和吡嗪酰胺(PZA):SM对巨噬细胞外碱性环境中结核分枝杆菌作用最强,对细胞内结核分枝杆菌作用较小。PZA能杀灭巨噬细胞内酸性环境中的结核分枝杆菌。因此,链霉素和吡嗪酰胺只能作为半杀菌剂。SM属于氨基糖苷类,通过抑制蛋白质合成来杀菌,目前已少用,仅用于怀疑INH初始耐药者。PZA为类似于INH的烟酸衍生物,为结核短程化疗中不可缺少的主要药物。

(3)乙胺丁醇(cmB)和对氨基水杨酸钠(PAS):为抑菌剂。

为使治疗规范化,提高患者的依从性,近年来有固定剂量复合剂出现,主要有卫非特(INH+RFP+PZA)和卫非宁(INH+RFP)。

3.化学治疗的生物机制

(1)作用:结核菌根据其代谢状态分为A、B、C、D四群。A菌群快速繁殖,多位于巨噬细胞外和空洞干酪液化部分,占结核分枝杆菌的绝大部分。由于细菌数量大,易产生耐药变异菌。B菌群处于半静止状态,多位于巨噬细胞内酸性环境中和空洞壁坏死组织中。C菌群处于半静止状态,可有突然间歇性短暂的生长繁殖。D菌群处于休眠状态,不繁殖,数量很少。随着药物治疗作用的发挥和病变变化,各菌群之间也互相变化。通常大多数抗结核药物可以作用于A菌群,异烟肼和利福平具有早期杀菌作用,在治疗48小时内迅速杀菌,使菌群数量明显减少,传染性减少或消失,痰菌阴转。B和C菌群由于处于半静止状态,抗结核药物的作用相对较差,有"顽固菌"之称。杀灭B和C菌群可以防止复发。抗结核药物对D菌群无作用,须依赖机体免疫机制加以消除。

(2)耐药性:耐药性分为先天耐药和继发耐药。先天耐药为结核分枝杆菌在自然繁殖中,由于染色体基因突变而出现的极少量天然耐药菌。单用一种药物可杀死大量敏感菌,但天然耐药菌却不受影响,继续生长繁殖,最终菌群中以天然耐药菌为主,使该抗结核药物治疗失败。继发耐药是药物与结核分枝杆菌接触后,有的细菌发生诱导变异,逐渐能适应在含药环境中继续生存,因此,强调在联合用药的条件下,也不能中断治疗,短程疗法最好应用全程督导化疗。

(3)间歇化学治疗:结核分枝杆菌与不同药物接触后产生不同时间的延缓生长期。如接触异烟肼和利福平24小时后分别可有6～9天和2～3天的延缓生长期。在结核分枝杆菌重新生长繁殖前再次投以高剂量药物,可使细菌持续受抑制直至最终被消灭。

(4)顿服:抗结核药物血中高峰浓度的杀菌作用要优于经常性维持较低药物浓度水平的情况。每天剂量1次顿服要比每天2次或3次服用所产生的高峰血药浓度高3倍。

4.化学治疗方案

在全面考虑化疗方案的疗效、不良反应、治疗费用、患者接受性和药源供应等条件下,执行全程督导短程化学治疗(DOTS)管理,有助于提高患者在治疗过程的依从性,达到最高治愈。

(二)对症治疗

1.咯血

咯血是肺结核的常见症状,在活动性和痰涂阳肺结核患者中,咯血症状分别占30%和40%。咯血处置要注意镇静、止血,患侧卧位,预防和抢救因咯血所致的窒息并防止肺结核播散。

2.毒性症状

结核病的毒性症状在合理化疗1～2周可很快减轻或消失,无须特殊处理。结核毒性症状严重者可考虑在有效抗结核药物治疗的情况下加用糖皮质激素。使用剂量依病情而定,一般用泼尼松口服每天20mg,顿服,1～2周,以后每周递减5mg,用药时间为4～8周。

(三)手术治疗

适应证是经合理化学治疗无效,多重耐药的厚壁空洞,大块干酪灶,结核性脓胸、支气管胸膜瘘和大咯血保守治疗无效者。

肺结核经积极治疗可望临床治愈。愈合的方式因病变性质、范围、类型、治疗是否合理及机体免疫功能等差异而不同,可有吸收(消散)、纤维化、钙化,形成纤维干酪灶、空洞愈合。上述各种形式的愈合使病灶稳定,并停止排菌,结核毒性症状可完全消失,但病灶内仍可能有结核分枝杆菌存活,并有再次活跃、繁殖而播散的可能。若病灶彻底消除,包括完全吸收或手术切除,或在上述愈合方式中确定病灶内已无结核分枝杆菌存活则为痊愈。

十、主要护理诊断及问题

1.体温过高

与结核分枝杆菌感染有关。

2.疲乏

与结核病毒性症状有关。

3.焦虑

与呼吸道隔离或不了解疾病的预后有关。

4.营养失调——低于机体需要量

与机体消耗增加、食欲减退有关。

5.知识缺乏

缺乏配合结核病药物治疗的知识。

6.潜在并发症

大咯血、窒息、胸腔积液、气胸。

十一、护理措施

1.休息与活动

结核病毒性症状明显或病灶处于高度活动状态时,或有咯血、大量胸腔积液等,应卧床休息。恢复期可适当增加户外活动,如散步、打太极拳、做保健操等,加强体质锻炼,充分调动人体内在的自身康复能力,增加机体免疫力。轻症患者在坚持化学治疗的同时,可进行正常工作,但应避免劳累和重体力劳动,保证充足的睡眠,做到劳逸结合。

2.饮食护理

肺结核病是慢性消耗性疾病,需指导患者采取高热量、高蛋白(1.5～2.0g/kg)、富含维生素的饮食。患者每天应补充鱼、肉、蛋、牛奶、豆制品等含蛋白质的食物,以增加机体的抗病能力及修复能力。每天摄入一定量的新鲜蔬菜和水果,以补充维生素。维生素C有减轻血管渗透性的作用,可以促进渗出病灶的吸收;B族维生素对神经系统及胃肠神经有调节作用,可促进食欲。鼓励患者多饮水,以弥补发热、盗汗造成的水分丢失。

3.用药护理

结核病化疗的成功取决于遵循正确的化疗原则和合理的选用药物。护士应帮助患者及家属系统了解有关抗结核药物治疗的知识,督促患者遵医嘱规律全程服药。不漏服、不随意停药或自行更改方案,以免产生耐药性造成化疗失败。遵医嘱在用药前及用药疗程中定期检查肝功能和听力、视力情况,观察抗结核药物不良反应。不良反应常在治疗初2个月内发生,如出现巩膜黄染、肝区疼痛、胃肠不适、眩晕、耳鸣等不良反应要及时与医生联系,不要自行停药,大部分不良反应经相应处理可以完全消失。

4.心理护理

肺结核病患者常有自卑、焦虑、悲观等负性心理。护士应加强对患者及家属的心理咨询和卫生宣教,告之肺结核的病因明确,有成熟的预防和治疗手段,只要切实执行,本病大部分可获临床治愈或痊愈。消除患者的负性情绪,使其保持良好心态,积极配合治疗。一般来说,痰涂阴性和经有效抗结核治疗4周以上的患者,没有传染性或只有极低的传染性,应鼓励患者过正常的家庭和社会生活,有助于减轻肺结核患者的社会隔离感和因患病引起的焦虑情绪。

5.消毒与隔离

①涂阳肺结核患者住院治疗时需进行呼吸道隔离,室内保持良好通风,阳光充足,每天用

紫外线消毒。②对患者进行治疗护理时要戴口罩,收集痰液时戴手套,接触痰液后用流水清洗双手。留置于容器中的痰液须经灭菌处理再丢弃。③告诫患者注意个人卫生,严禁随地吐痰,不可面对他人打喷嚏或咳嗽,以防飞沫传播。在咳嗽或打喷嚏时,用双层纸巾遮住口鼻,纸巾焚烧处理。外出时戴口罩。④餐具煮沸消毒或用消毒液浸泡消毒,同桌共餐时使用公筷,以预防传染。⑤被褥、书籍在烈日下暴晒6小时以上。

十二、健康教育

肺结核病程长,易复发和具有传染性,必须长期随访,掌握患者从发病、治疗到治愈的全过程。早期发现患者并登记管理,及时给予合理化学治疗和良好护理,是预防结核病疫情的关键。

1.疾病知识指导

应对患者和家属进行结核病知识的宣传和教育,一旦有肺结核可疑征象及早就医,以早期发现结核病、早治疗。教会患者和家属有关消毒和隔离的知识,使患者养成不随地吐痰的卫生习惯,饮食采取分餐制,避免传染他人。居住环境注意保持通风、干燥,有条件尽可能与家人分室、分床就寝,若无条件可分头睡,单独有一套用物。密切接触者应定期到医院进行有关检查,必要时给予预防性治疗。对受结核分枝杆菌感染易发病的高危人群,如HIV感染者、硅肺、糖尿病等,可应用预防性化学治疗。儿童及青少年接种卡介苗(活的无毒力牛型结核分枝杆菌疫苗),使人体产生对结核分枝杆菌的获得性免疫力。卡介苗不能预防感染,但可减轻感染后的发病与病情。

2.日常生活调理

嘱患者戒烟、戒酒。保证营养的补充。合理安排休息,避免劳累。避免情绪波动及呼吸道感染。以促进身体的康复,增加抵抗疾病的能力。

3.用药指导

强调坚持规律、全程、合理用药的重要性,取得患者与家属的主动配合,使DOTS能得到顺利完成。定期复查胸片,痰结核菌和肝、肾功能,了解治疗效果和病情变化。

第十节　肺癌的护理

肺癌是世界上最常见且发病率呈持续增高的少数几种恶性肿瘤之一。世界范围内,其发病构成比占据全部恶性肿瘤的16%,占全部癌死亡原因的28%。在大城市及工业污染重的地区,肺癌已占恶性肿瘤发病率首位,严重威胁着人类健康。

一、流行病学

1.发病率、病死率及流行趋势

(1)发病率和病死率:20世纪初,肺癌尚为少见病种,随着吸烟的普及和工业文明的发展,肺癌的发病水平从20世纪30年代开始明显增加。世界卫生组织国际癌症研究中心的研究报告指出,目前肺癌是全世界发病率最高的癌症,每年新增患者人数为120万人;根据目前癌症的发病趋势,全球每年新增癌症患者人数将达到1500万人。根据2009年我国卫生部编的

《2009中国卫生统计年鉴》,2004—2005年我国肺癌病死率达30.83/10万,居恶性肿瘤病死率首位,其中男性病死率为41.34/10万,女性病死率为19.84/10万。

(2)流行趋势:近年来,肺癌的流行趋势有两个重要特征。一是组织细胞学类型的变化。20多年前,鳞状细胞癌一直是肺癌的主要组织学类型,而目前最常见的是腺癌;另一个重要特征是女性肺癌发病率在上升,Cornere等在新西兰进行的一项对照研究显示,45岁以下肺癌中67%为女性,而且腺癌是最主要的细胞学类型,占48%。

2.人群分布

(1)年龄:近年来肺癌年龄发病曲线出现前移,提前了5～10岁,并且其发病率和病死率随年龄增长而上升。

(2)性别:几乎所有的国家和地区,肺癌的发病率和病死率皆是男性高于女性。近年来的研究表明,欧美等发达国家女性肺癌的发病率和病死率增长速度较男性快,男女发病性别比值不断下降。

(3)职业:肺癌是职业癌中最重要的一种,较为肯定的职业性肺癌包括石棉、砷和砷化合物、铬及铬化合物、镍及镍化合物、氯甲醚所致肺癌和焦炉工人肺癌等。

3.地理分布

肺癌分布的一般规律是工业发达国家比发展中国家高,且存在城乡差别,大城市高于小城市,城市高于农村,近郊高于远郊。世界范围内,以北美和欧洲发病水平高,非洲最低,但各国家地区内部亦存在差异。我国肺癌分布不如食管癌、肝癌集中,东北、沿海及大工业城市相对高发,有由东北向南、由东向西逐步下降的趋势。

二、分子生物学

肺癌起源的生物学行为基于以下两个理论:①癌化,即由于外在或内在的因素影响,所有呼吸道上皮都处于发展成癌的危险中;②多步骤瘤变,肿瘤通过多次基因改变的积累,导致显性改变和癌。

发展中的化学预防策略需要对肿瘤发生过程的理解和能够反映高危状态及治疗效果的生物标记,以下即为可能成为化学预防中生物学的标志:①核视黄醛受体;②肿瘤抑制基因(p53);③原癌基因;④遗传标记,即染色体损伤产生的微核、染色体的多体性,染色体缺失(3p,5q、9p11q、13q17p)。

三、病因学

关于肺癌的确切致病因素尚不清楚,但经过长期的流行病学调查研究认为,常见的以下因素与肺癌的发生有一定的关系。

1.吸烟

研究表明吸烟是肺癌最主要的危险因素,吸烟明显增加肺癌的发病危险,重度吸烟者的肺癌发病危险增加达10倍甚至20倍以上,两者存在明显的量效关系。统计文献报道,美国85%～90%的肺癌和吸烟有关。国内统计证明80%～90%的男性、19.3%～40%的女性肺癌患者与吸烟有关。非吸烟肺癌患者有17%可归因于青少年时期的重度被动吸烟。大量证据表明,每天吸烟量越大,吸烟年限越长,开始吸烟年龄越早,吸入程度越深,烟草中焦油含量越高和吸无过滤嘴香烟等,均可使患肺癌危险性增高。

2.职业暴露

工作场所致癌物的暴露对肺癌发病率的增加亦有重要作用，据统计职业性接触所引起的肺癌占肺癌总数的5%～20%。目前研究较多的是石棉，石棉致癌存在两个特点：①存在量效关系，且与吸烟有明显协同作用；②短时高强度暴露于石棉中也可能是致肺癌的危险因素。所有职业因子是肺癌的独立致病因素，与吸烟无关；但是这些职业因子与吸烟并存时，致肺癌的可能性进一步加大。

3.大气污染和环境污染

全球范围内肺癌发病率均呈上升趋势，除吸烟外，大气和环境污染也是重要原因之一。现代工业和汽车尾气每年排放到大气中的多环芳烃估计为20 000～50 000，其中苯并芘达5000t，后者为一种很强的致肺癌物质，而香烟中致肺癌的主要因子即为多环芳烃。环境污染一方面指大环境的污染，如加工业生产和交通运输不合理排放废气、废渣、废水；另一方面，家庭小环境的污染也不容忽视，取暖、烹调所造成的多环芳烃和油烟雾也可能与肺癌发病相关。

4.饮食营养

越来越多的研究报道认为，饮食营养因素与肺癌的发病相关。Pillow等认为高脂、低蔬菜水果饮食增加了肺癌发病的危险性。有报道，饱和脂肪的摄入量与肺腺癌有较强的关系，食物胆固醇的摄入量与小细胞肺癌危险性有关。Ziegler等认为，增加蔬菜和水果的摄取，无论对吸烟者、被动吸烟者和非吸烟者来说都有可能降低肺癌发病的危险性。

5.遗传因素

肺癌是一系列复杂的基因突变的后果，同一暴露条件下不同人群肺癌发病率不尽相同，即使在重度吸烟者中亦仅约8%的人发生肺癌，说明肺癌易感性存在个体差异。个体基因的差异或缺陷决定了不同个体对致癌物的易感性不同。对肺癌的家族聚集性研究表明，肺癌患者的非吸烟直系亲属比非吸烟人群患肺癌的危险度要增加2～4倍。

四、病理学

肺癌绝大多数起源于支气管黏膜上皮，极少来自肺泡上皮，因而肺癌主要为支气管肺癌。肺癌的分布情况为右肺多于左肺，上叶多于下叶。

1.肉眼分型

依据解剖学位置和形态常可分为中央型、周围型和弥散型三种。

2.组织学分型

临床上较常见的肺癌类型为鳞状细胞癌、腺癌、大细胞癌和小细胞癌四种。

(1)鳞状细胞癌：占肺癌40%以上，是最常见的类型。大多由近肺门处较大支气管黏膜上皮细胞经鳞状化生癌变而成。最常发生的部位是段支气管，其次为肺叶支气管，肉眼观多呈中央型。

(2)腺癌：占肺癌的25%～30%。大多数腺癌是周围型，肿块直径多在4cm以上。腺癌可分为腺泡癌、乳头状癌、细支气管肺泡癌和有黏液形成的实体癌四种亚型，其中绝大多数是乳头状腺癌。

(3)大细胞癌：大细胞癌由多形性，胞质丰富的大细胞组成，约占肺癌的15%。此癌好发于肺的周围部分或肺膜下，与支气管无关。部分大细胞肺癌具有神经内分泌功能。

(4)小细胞癌：小细胞肺癌来源于支气管黏膜的基底细胞或储备细胞，其特点是生长迅速和早期转移。小细胞肺癌是肺癌中恶性程度最高的一种，占肺癌的10％～20％。WHO将小细胞肺癌分为燕麦细胞型、中间型和混合型三种亚型。

五、扩散和转移

1.直接扩散

中心型肺癌穿过支气管壁后，可直接向肺内组织浸润与生长，亦可浸润支气管周围淋巴结，以及心包、心脏、大血管、食管、膈肌、喉返神经等。周围型肺癌常沿支气管或肺泡增生，容易侵犯胸膜、胸壁、肋骨及膈肌。

2.淋巴转移

肺癌转移的重要途径，最常见锁骨上淋巴结的转移，此外包括肺门、纵隔、腋窝及腹腔淋巴结，多无特异性临床症状，淋巴结活检可确定组织类型。淋巴结大小不一定反映病程早晚。

3.血行转移

当癌细胞侵入小静脉、毛细血管或胸导管时，即可进入血管发生远处脏器转移。

不同组织学类型的肺癌，播散的途径也不同。鳞癌以淋巴转移为主；腺癌可侵犯，压迫局部肺组织，经支气管黏膜下淋巴播散，常累及胸膜出现胸腔积液，易发生肺门淋巴结转移，骨、肝、脑是其易转移的器官；大细胞癌易血行转移；小细胞癌早期可有血行和淋巴转移。

六、临床表现

1.由原发灶引起的症状

(1)咳嗽：最常见的临床症状，主要是由于肿瘤侵蚀支气管黏膜而引起的刺激性咳嗽，为一种保护性非自主反射，目的是为了清除呼吸道异物和分泌物。60％的患者以咳嗽为首发症状，80％患者有咳嗽症状。晚期由于支气管狭窄引起咳嗽加重，可带有金属音调。

(2)咯血或痰中带血：肺癌第2常见症状，以此为首发症状者占30％左右。常表现为间断性或持续性，反复少量的痰中带血或少量咯血。持续时间不一，一般较短，仅数日，但也有达数月者。中央型肺癌咯血较常见，周围型肺癌在肿瘤较小时很少见咯血，但当肿瘤增大到一定程度后，由于肿瘤中心缺血坏死引起出血，也会出现咯血症状。

(3)胸痛：为肿瘤侵犯胸膜、肋骨、胸壁及其他组织所致。肺癌早期可有不定时的胸闷、胸部不规则的隐痛和钝痛，当用力、体位改变、咳嗽和深呼吸时患侧胸痛症状将愈加明显。据统计，周围型肺癌中以胸痛、背痛、肩痛、上肢痛和肋间神经痛为首发症状而前来就诊者占25％左右。

(4)呼吸困难：文献报道，肺癌中50％～60％的患者存在呼吸困难，约10％的患者以呼吸困难为首发症状。多见于中央型肺癌，尤其是肺功能较差者。呼吸困难程度因病情严重程度和耐受能力不同而异。

(5)发热：①癌性发热，肿瘤坏死组织被机体吸收所致，抗感染药物治疗无效，有效的抗肿瘤治疗后可以退热；②炎性发热，某一段或叶支气管开口的阻塞或管腔受压迫，引起的相应段或叶的阻塞性肺炎或肺不张引起的发热，多在38℃左右，抗感染治疗虽有效，但常反复发作。

(6)喘鸣：常为管腔内肿瘤或异物阻塞，以及管壁被管外肿大的纵隔淋巴结或侵犯纵隔压迫引起的管腔狭窄所致。喘鸣一般为间歇性，不受咳嗽影响。

(7)体重下降：肺癌晚期由于感染，疼痛等影响食欲及睡眠，肿瘤生长及其所产生的各种毒素引起身体消耗增加而导致患者体重下降,最终形成恶病质。

2.肿瘤局部扩展引起的症状

(1)吞咽困难:一般由纵隔第7、8组淋巴结(隆突下,食管旁淋巴结)转移增大时压迫食管造成,多为下叶肿瘤,并且淋巴结可向前浸润气管,向后浸润食管形成气管-食管瘘,可反复发生吸入性肺炎。

(2)声音嘶哑:由于肺癌纵隔淋巴结转移或癌肿直接侵犯该侧喉返神经,造成患侧声带麻痹,左侧常因主动脉弓下淋巴结转移或压迫所致,右侧常因锁骨上淋巴结转移或压迫所致。

(3)膈肌麻痹:由于癌肿侵犯或压迫膈神经造成,表现为胸闷、气促,患侧肺下界上移,呼吸时膈肌出现矛盾运动(吸气时膈肌上升,呼吸时膈肌下降)。

(4)胸腔积液或心包积液:肿瘤累及胸膜或心包时所致,表现为胸部叩诊为浊音,心脏浊音界扩大,穿刺抽液行细胞学检查可确诊。

(5)上腔静脉综合征(SVCS):常因肺癌直接侵犯或压迫上腔静脉(包括转移纵隔淋巴结),造成上腔静脉及无名静脉的部分或完全堵塞导致静脉回流障碍。表现为气促、上肢和头颈部水肿,颈静脉怒张,胸壁皮肤见红色或青紫色毛细血管扩张,当阻塞发展迅速时还可以导致脑水肿而出现头痛、嗜睡、意识障碍等。

(6)Horner综合征:颈及第1胸交感神经节受肿瘤侵犯或压迫所致,表现为患侧颜面无汗和发红,患侧眼球内陷、眼睑下垂、眼裂狭窄,瞳孔缩小等。

(7)Pancoast综合征:为肺尖发生的支气管肺癌并侵犯肺上沟部,引起肩部和上胸壁疼痛等一系列临床综合征,多为低度恶性鳞癌,生长缓慢,晚期才出现转移。也可合并SVCS。

3.远处转移引起的症状

(1)中枢神经系统转移:脑、脑膜和脊髓转移,主要表现为颅内高压症状,如剧烈疼痛、恶心、喷射性呕吐等;也可表现为脑神经受累症状,如复视、谵妄、意识障碍等。

(2)骨转移:易转移至肋骨、脊椎和骨盆,表现为局部疼痛、压痛、叩击痛,骨质破坏还可导致病理性骨折。

(3)肝转移:可有厌食,肝区疼痛、肝大,黄疸和腹腔积液等,患者多于短期内死亡。

(4)肾及肾上腺转移:肺癌胸外转移中肾转移占16%～23%,可出现血尿;肾上腺转移也较常见,导致艾迪生病。患者多于短期死亡。

4.副癌综合征

肺癌细胞产生并释放的具有内分泌功能物质,产生一种或多种特殊肺外症状而导致的综合征。

(1)肥大性肺性骨关节病:多见于鳞癌,主要表现为杵状指,长骨远端骨膜增生,关节肿胀、疼痛和触痛。

(2)异位促肾上腺皮质激素分泌综合征:肿瘤分泌促肾上腺皮质激素样物,导致库欣综合征样症状,下肢水肿、高血压、高血糖、低血钾、向心性肥胖、精神障碍,多见于小细胞肺癌,特别是燕麦细胞癌。

(3)异位促性腺皮质激素分泌综合征:癌肿分泌黄体生成素(LH)和绒毛膜促性腺激素(HCG)刺激性腺激素产生所致,表现为男性乳房发育伴疼痛,各类型肺癌都可以发生,多见于未分化癌和小细胞肺癌。

(4)抗利尿激素分泌异常综合征(SIADH):肿瘤分泌大量抗利尿激素(ADH)或其类似物质所致,表现为稀释性低钠血症和水中毒症状,多见于燕麦细胞癌。

(5)类癌综合征:肿瘤分泌 5-HT 所致,表现为支气管痉挛性哮喘、皮肤潮红、阵发性心动过速、腹泻、腹痛、消化性溃疡、心瓣膜病变等,多见于腺癌和燕麦细胞癌。

(6)神经-肌肉综合征:小细胞未分化癌多见,病因尚不明确,可能是一种自身免疫疾病,表现为随意肌肌力减退、极易疲劳、共济失调、感觉障碍等。

(7)高钙血症:癌肿分泌甲状旁腺激素或一种溶骨物质所致,多见于鳞癌,临床表现为高钙血症,并有不同程度的代谢性酸中毒。患者常感无力、口渴、多尿、食欲缺乏、烦躁不安。

七、辅助检查

1.痰脱落细胞学检查

可用于肺癌的诊断及早期筛查,方法简便,无痛苦,阳性率达 80%,可确定肿瘤的组织学类型。但由于该法假阴性率高(20%～60%),并有一定的假阳性率(约 2%),且不能定位,故在临床应用中有一定局限性。

2.影像学诊断

(1)胸部 X 线:最基本,应用最广泛的影像学检查方法,包括透视、正侧位胸部 X 线片等,可发现块影或可疑肿块阴影。

(2)计算机体层摄影(CT):目前已经作为手术和放疗前估计肿瘤大小和侵犯程度的常规方法。CT 图像清晰,能发现普通 X 线不易发现的较隐蔽的病灶,能清楚显示病变形态和累及范围,能检查有无淋巴结及远处转移,同时可行 CT 引导下穿刺活检。

(3)磁共振成像(MRI):利用生物组织对中等波长电磁波的吸收来成像,能从横断位、冠状位和矢状位等多个位置对病灶进行观察,可增加对胸部疾病诊断及对肺门区肿瘤和血管的区别能力。

(4)正电子发射断层图(PET):目前唯一利用影像学方法进行体内组织功能、代谢和受体显像的技术,不仅能反映人体解剖结构改变,更可提供体内功能代谢信息,可从分子水平揭示疾病发病机制和治疗效应。通过 PET 可发现早期原发性肺癌和转移灶,并且可以判断手术是否达到根治以及术后是否有转移或者复发。在判断肿瘤分期及疗效方面,PET 优于现有的任何影像学检查。

3.肺癌标志物

目前具有足够灵敏度和特异性的肺癌标志物还不多,对肺癌诊断、分期和监测有一定临床意义的肺癌标志物包括癌胚抗原(CEA)、神经元特异性烯醇化酶(NSE)、鳞状细胞癌抗原(SCC)、组织素肽抗原(TPA)、细胞角蛋白-19 成分和异位激素等。

4.有创检查方法

(1)纤维支气管镜检查:其管径细,可弯曲,易插入段支气管和亚段支气管,直接观察肿块,并且能够取得病理组织进行活检,还能直接对病灶进行处理,已成为确诊肺癌最重要的手段。

(2)胸腔镜检查:适用于肺部肿块,经纤维支气管镜或经皮肺穿刺活检未能得到组织学诊断,且不能耐受开胸手术的患者。其优点在于直观、准确,并可做活检。

(3)纵隔镜检查:一种用于上纵隔探查和活检的方法,由于其具有高度的敏感性和特异性,在国外被广泛应用于肺癌的术前分期。

(4)经胸壁穿刺活检:在CT引导下,用细针穿刺肺部,采取活检组织做病理学或细胞学检查,此方法用于周围型＞1cm的肺部病灶以及不能耐受支气管镜检查或开胸活检的患者,阳性率可达80％。

(5)转移病灶活检:已有颈部、锁骨上、腋下及全身其他部位肿块或结节的患者,可行肿块切除活检,以明确病理类型及转移情况,为选择治疗方案提供依据。

八、治疗要点

1.手术治疗

(1)肺楔形及局部切除术:适用于年老体弱、肺功能低下、难以耐受肺叶切除者的肺周边结节型分化程度较高的原发性癌或转移性病灶。但有报道,无淋巴结转移的Ⅰ期肺癌患者楔形切除的复发率明显高于肺叶切除术,因此对该种术式的选择必须慎重。

(2)肺段切除术:适用于肺内良性病变及老年肺功能差的周围型孤立性癌肿。目前大多用楔形切除术代替。但对于接近肺段根部的肿瘤,肺段切除较为安全彻底。

(3)肺叶切除术:目前国内外均以肺叶切除作为肺癌手术的首选方式,适用于局限一个肺叶内的肿瘤,叶支气管可受累,但须有足够安全切除部分,确保残端切缘无癌浸润。

(4)全肺切除术:指一侧全肺切除,适用于肺功能良好,估计可耐受一侧全肺切除,癌肿病变较为广泛的病例。因全肺切除手术病死率明显高于肺叶切除术,因此在病灶能完全彻底切除的前提下,尽一切努力通过运用支气管成形和血管成形的办法完成肺叶切除术,而避免全肺切除。

(5)支气管袖状肺叶切除术:既可切除累及主支气管的肿瘤,又能保留健康的肺组织,对心肺功能不全或不能耐受全肺切除的患者,此术式安全并取得良好的效果。

(6)隆突切除术:指气管隆峭或邻近区域受肿瘤侵犯时,将隆突和原发病变一并切除,行主支气管、支气管和气管吻合重建呼吸道。此术式复杂,难度大。

(7)电视辅助胸腔镜手术(VATS):一种比较新的微创外科治疗技术,无须采用常规开胸切口即能进行复杂的胸腔手术。有资料显示电视辅助胸腔镜手术与标准开胸手术相比,对患者创伤和生理扰乱小,术后并发症和病死率低,减少了术后疼痛,降低了术后的医疗工作量,缩短了住院时间,可促进患者早日康复。通过电视辅助胸腔镜手术可行肺活检术,肺楔形切除术,肺叶切除术等。但电视辅助胸腔镜手术仍有许多不足之处,如费用高、麻醉要求高、手术适应证有限等。

2.综合治疗

第39届美国临床肿瘤学会(ASCO)大会上将多学科治疗列为肿瘤工作的重点。目前肺癌综合治疗手段除手术外还包括以下几个方面。

(1)术后放、化疗:传统方法,根据患者手术情况给予适当的辅助治疗,在小细胞肺癌(SCLC)已有肯定结果,在非小细胞肺癌(NSCLC)仍有争议。

(2)术前化疗或放疗(新辅助治疗):无论小细胞肺癌和非小细胞肺癌近年来都有比较肯定的结果,非小细胞肺癌(ⅢA期)的术前新辅助化疗目前很受重视,可使N分期下调($N_2 \rightarrow N_1$),获得手术机会,减少术中肿瘤细胞播散概率,消灭微小转移灶。

(3)放化疗结合:对于局部晚期的非小细胞肺癌的治疗,有强烈证据表明放、化疗比单纯放疗好,同期放、化疗优于序贯放化疗。当然,全量的化疗和放疗同期使用的前提,是患者必须有良好的状态和脏器功能,如果达不到这样的条件的话,有循证医学研究的结果是对局部晚期的非小细胞肺癌,为了达到全量和及时的主要目的,宁可选择序贯化放疗模式,而不要一味地强调同期化、放疗模式。

(4)生物治疗包含以下几种。

局部治疗:癌性胸腔积液引流排液后注入生物反应调节药,如溶链菌制剂、白细胞介素-2、干扰素等。

免疫治疗:发挥宿主治疗的自身免疫功能,提高人体防御机制,杀伤肿瘤细胞或抑制肿瘤的转移灶形成,而无损于人体器官功能。现在较为成熟有效的免疫调节药有白细胞介素-2、干扰素、肿瘤坏死因子。文献报道,免疫调节药与化疗联合应用可提高疗效,手术后长期应用免疫调节药有减少转移的作用。

分子靶向治疗:利用肿瘤细胞可以表达特定的基因或基因的表达产物,将抗癌药物定位到靶细胞的生物大分子或小分子上,抑制肿瘤细胞的增生,最后使其死亡。分子靶向药物作用的分子,正常细胞很少表达或不表达,在最大程度杀伤肿瘤细胞的同时,对正常细胞杀伤最小。分子靶向治疗药物包括:①以表皮生长因子受体(EGFR)为靶点的药物,如吉非替尼(易瑞沙)、伊马替尼(格列卫)、HER-2 抑制药(赫赛汀);②以血管内皮生长因子(VEGF)为靶点的药物,如贝伐单抗(阿瓦斯汀)。

基因治疗:大致可分为基因替代、基因修饰、基因添加、基因补充和基因封闭,较为推崇的是基因添加,即额外地将外源基因导入细胞使其表达。目前肺癌的基因治疗策略为将含特异性肿瘤坏死因子(TAAs)编码序列的基因导入人体内,产生免疫应答杀伤肿瘤细胞。

九、护理评估

评估患者是否出现刺激性干咳、痰中带血、间断少量咯血;有无呼吸困难、发绀、杵状指(趾);有无肿瘤压迫、侵犯邻近器官组织引起与受累组织相关征象,如持续性剧烈胸痛等。

十、护理措施

1.呼吸道护理

(1)戒烟:因为吸烟会刺激肺、气管及支气管,使气管、支气管分泌物增加,妨碍纤毛的活动和清洁功能,易致肺部感染,故术前应指导并劝告患者戒烟。

(2)保持呼吸道的通畅:术前痰量超过 50mL/d 的患者应先行体位引流;痰多不易咳出者,可行雾化吸入每天 3～4 次,每次 20～30 分钟,必要时经支气管镜吸出分泌物。注意观察痰液的量、色、黏稠度及气味;遵医嘱给予支气管扩张药、祛痰药、抗生素等,以改善呼吸状况,控制呼吸道感染。

(3)氧气吸入:术后由于麻醉药物的抑制,手术创伤及胸带包扎等,呼吸频率和幅度受限,患者常有缺氧表现,应持续吸氧以维持有效的呼吸功能,必要时使用面罩吸氧。护士应注意监测血氧饱和度,保持其在 90%以上,能够达到 95%为最佳。

(4)雾化吸入:术后第 1 天起需遵医嘱给予雾化吸入治疗,以达到稀释痰液、消炎、解痉、抗感染的目的。若患者痰液黏稠,可酌情增加雾化吸入次数。

(5)有效排痰。

腹式呼吸与咳嗽训练:腹式呼吸及咳嗽是开胸术后患者必须进行的康复锻炼,以促进肺的复张。一般可先进行腹式呼吸数次,将双手置于上腹部,感觉腹肌用力状况,然后执行"咳嗽三部曲",即第一步深吸气、第二步憋住气、第三步声门紧闭,使膈肌抬高,增加胸腔内压力,最后突然放开声门,收缩腹肌使气体快速冲出将痰液咳出。护士需鼓励并协助患者进行,每1~2小时进行1次。护士可在协助患者咳嗽时固定其胸部伤口,以减轻疼痛。

叩击排痰:护士在指导患者进行有效咳嗽的同时,可通过叩击其背部的方法,使痰液松动脱落至气道,利于患者咳出。具体方法为,协助患者取半坐卧位或侧卧位,护士手指并拢弯曲成杯状,利用腕部力量,避开胸部切口,从肺的下叶部开始,自下而上,由边缘向中央有节律地叩拍患者背部,每4~6小时重复1次。叩击不可在肋骨以下、脊柱或乳房上,以避免软组织损伤。叩击用力需适当,老年患者切勿用力过猛,以免造成肋骨骨折、肺泡破裂等意外发生。在患者呼气或咳嗽时,可用双手在胸壁上加压以加强咳嗽效果。每次叩击时间为3~5分钟。

胸骨上窝刺激排痰:当患者咳嗽反应弱,无法掌握有效咳嗽的方法时,可在其吸气终末,用一手指稍用力按压其环状软骨下缘与胸骨交界处,刺激其咳嗽,或稍用力按压胸骨上窝的气管,并同时行横向滑动,可重复数次,以刺激气管促使其深部的痰液咳出,每4小时做1次。在操作过程中,应注意观察患者的神态、面色、脉搏等,防止发生意外。

鼻导管刺激排痰:对于痰多且咳痰无力的患者,在叩击和振动的操作下还不能有效排痰时,可考虑鼻导管刺激法,诱导患者主动排痰。方法为:将吸痰管从鼻腔缓慢放入,在10~15cm长度时(接近声门处)上下轻轻移动,刺激患者产生咳嗽。操作过程中应注意避免误吸的发生。

纤维支气管镜吸痰:各种辅助咳痰方法均无效时,可由医师利用纤维支气管镜进行吸痰。纤维支气管镜可在直视状态下充分清除支气管和肺泡内痰液,避免由于盲吸造成的吸痰管内负压对支气管壁的损伤,并减少呼吸道感染。

气管插管或气管切开:对于上述任何方法都不能有效排痰,患者术后出现因咳痰不畅造成严重低氧血症、心律失常,甚至呼吸衰竭时,可行气管切开术进行急救。通过人工建立的气管切口完成吸痰,并经呼吸机治疗,纠正呼吸衰竭的症状。

2.胸腔闭式引流的护理

胸腔闭式引流的目的是排除胸腔内的积气、积血和积液,重建和保持胸腔内负压,预防纵隔移位,促进肺复张。

(1)置管位置:引流气体时,常放置在锁骨中线第2肋间;引流液体时,常放置于腋中线第6~8肋。一般来说,肺叶切除术、肺楔形切除术者常于开胸侧放置1根胸腔引流管以排出积血、积液;肺上叶、中叶,肺段切除术者需同时安置用于排气和排液的2根胸腔引流管。

(2)胸管的固定:应保证胸腔闭式引流管接水封长玻璃管置于液面下2~3cm,并保持直立位。水封瓶液面应低于引流管胸腔出口平面60~100cm,并放在床下固定位置,防止碰倒或打碎。患者带管下床时应注意引流瓶位置低于膝关节。

(3)胸管的挤压:术后初期每30~60分钟向水封瓶方向挤压引流管1次,促进引流,防止凝结的血块堵塞管道。方法为双手握住引流管距胸腔出口插管处10~15cm,挤压时双手前后相接，后面的手捏闭引流管，前面的手快速挤压引流管，使管路内气体反复冲击引流管口。近年来主动挤压胸腔闭式引流管的做法受到质疑，Joanna Briggs Instiute(JBI)循证护理中心关于"胸腔引流患者的护理"进行了系统综述，推荐的做法是只在管道内出现血块阻塞时才挤压，并且只在阻塞部位局部挤压，保证产生最小的负压。

(4)胸管的观察：护士检查引流管是否通畅的最直接的方法是观察玻璃管水柱是否随呼吸波动，正常水柱上下波动为4～6cm。若引流管水柱停止波动，有以下两种情况：①引流管阻塞，失去引流作用；②引流侧肺复张良好，无残腔。

3.体位护理

(1)手术当日，患者麻醉未清醒前取去枕平卧位，头偏向一侧，以避免舌后坠或呕吐物、分泌物误吸入呼吸道引起窒息。清醒后应给予垫枕并抬高床头30°，可减轻疼痛，有利于呼吸及引流。

(2)术后第1天起，肺叶切除术或肺楔形切除术者，应避免手术侧卧位，最好坐位、半坐卧位或不完全健侧卧位，以促进患侧肺组织扩张；全肺切除术者，应避免过度侧卧，可采取1/4侧卧位，以预防纵隔移位导致呼吸循环功能障碍；气管、隆突重建术后，采用缝线将下颌固定于前胸壁7～10天，以减轻吻合口张力，防止吻合口瘘的发生。术后应避免患者采用头低仰卧位，以防膈肌上升妨碍通气。

4.疼痛护理

开胸手术创伤大，加上胸腔引流管的刺激，胸肌及神经均受到损伤，切口疼痛较剧烈，患者常常不敢深呼吸、咳嗽，引起分泌物潴留，导致肺炎、肺不张。有研究表明，良好的术后镇痛可使术后肺功能改善10%～15%。目前用于临床的开胸术后的镇痛方法主要有以下几种。

(1)临时肌内注射和口服镇痛药，但不良反应较大，如呼吸抑制、恶心呕吐、胃肠道反应等，另外还具有用药不灵活、药物依赖、给药不及时等缺点。

(2)硬膜外置管注射麻醉药或镇痛药的方法，常发生低血压、恶心、呕吐、嗜睡、尿潴留等并发症，且操作较复杂，麻醉平面不易控制，且硬膜外置管还可能引起严重的硬膜外腔感染等并发症。

(3)患者自控镇痛(PCA)可维持药物的有效浓度，避免不同个体使用常规剂量不足或用药过量的情况，但其配方中麻醉药同样具有各种相应的不良反应，年龄过大或过小、精神异常、无法控制按钮及不愿接受者不适合使用，同时仍存在尿潴留、便秘、嗜睡、恶心、呕吐，甚至呼吸抑制等并发症。

(4)肋间神经冷冻，是用高压气流使局部产生低温，使引起疼痛的肋间神经的功能暂时被阻断而处于"休眠"状态而导致无痛的方法。有研究表明，冷冻肋间神经镇痛作用持续时间长，能覆盖整个围术期，不良反应小，无嗜睡、恶心、呕吐、皮肤瘙痒、尿潴留、呼吸困难等不良反应，是一种值得推广的食管癌术后镇痛方法，但近期有研究发现，肋间神经冷冻镇痛后，慢性疼痛发生率增加，是值得注意的事件。

5.术后活动

术后第1天起即可进行主动活动，应注意劳逸结合，量力而行，不进行活动或活动过量均对康复不利。

(1)肩关节活动:术后第1天开始可指导患者进行术侧手臂上举、外展,爬墙以及肩关节向前、向后旋转,拉绳运动等肩臂的主动运动,以使肩关节活动范围恢复至术前水平,预防肩下垂。

(2)下肢活动:主要目的在于预防深静脉血栓形成(DVT)。有资料统计,行外科手术而未采取预防措施者,深静脉血栓形成的发病率为25%。预防深静脉血栓形成的方法包括以下几个方面。

膝关节伸屈运动及足踝主、被动运动,可以增加腓肠肌泵的作用。足踝的屈伸,内外翻及环转运动能增加股静脉的血流速度,其中以主动环转运动对股静脉血流的促进作用最强,预防效果最为理想。术后第1天起即可开始进行,每天不少于3次。

据患者体质、病情,酌情鼓励患者进行术后床旁活动,活动需循序渐进,可于术后第1～2天开始进行。下床活动宜采取逐渐改变体位的方式进行,如坐起→双腿下垂床边→缓慢站立,这样可增加循环系统的适应时间。若患者感觉眩晕,应让其平卧,待症状缓解后,间隔几个小时再下床。床旁活动量不宜过大,以患者不感到疲倦为宜。

应用弹力袜。弹力袜可产生由下到上的压力,适度压迫浅静脉,增加静脉回流量以及维持最低限度的静脉压,可在早期离床活动时穿戴。不足之处是不同患者腿粗细不同,无法完全适合腿形,尤其是腿长型,有可能不能完全符合压力梯度;若使用不当可能引起水肿、浅表性血栓性静脉炎等并发症。

下肢间歇充气泵的应用。下肢间歇充气泵是通过间歇充气的长筒靴使小腿由远而近地顺序受压,利用机械原理促使下肢静脉血流加速,减少血流淤滞,可在手术当天使用。使用器械辅助预防深静脉血栓形成时需注意评估皮肤的情况,观察有无红、肿、痛及皮肤温度的变化,了解血液循环情况。

6.皮肤护理

(1)术前皮肤准备:有研究结果表明,术前适当的清洁手术野皮肤,其预防切口感染的效果同常规术前剃毛相类似,而剃毛则可造成肉眼看不见的表皮组织损伤,成为细菌进入体内的门户,易导致术后切口感染,同时会给患者带来不适。根据国内外学者的研究结果,结合临床实际情况,患者术前以淋浴清洁皮肤为主,只需剃去腋下及胸背部浓密部位毛即可,若手术涉及腹部切口,还应包括会阴部。有国外学者提倡使用脱毛剂脱毛,但其费用较高,对国内患者是否适用有待于进一步探讨。

(2)术后皮肤保护:有研究表明,压力是导致压疮发生的重要原因,并与受压时间密切相关,术后压疮85%发生于骶尾部。护士应对患者的病情及营养状况进行正确评估,对于有压疮风险的患者,可提前在受压部位贴透明敷料保护,帮助改善局部供血供养,减少摩擦力,减少受压部位的剪切力,预防压疮的发生。

7.化疗患者的护理

(1)护士应了解药物的作用与毒性反应,并对患者做详细的说明。

(2)安全用药,选择合适的静脉,注射过程中严禁药物外渗。

(3)密切观察和发现药物的毒性反应,及时给予处理。

评估患者应用化疗药物后机体是否产生毒性反应,严重程度如何。

恶心呕吐的护理:①患者出现恶心呕吐时,嘱家属不要紧张,以免增加患者的心理负担,减慢药物滴注速度,并遵医嘱给予止吐药物,以减轻药物反应;②化疗期间进食较清淡的饮食,少食多餐,避免过热、粗糙的刺激性食物,化疗前后2小时内避免进食;③患者感到恶心时,嘱患者做深呼吸,或饮少量略带酸性的饮料,有助于抑制恶心反射;④如化疗明显影响进食,出现口干、皮肤干燥等脱水表现,应静脉补充水、电解质及营养。

骨髓抑制的护理:①检测患者的白细胞,当白细胞总数降至3.5×10^9/L或以下时应及时通知医师;②当白细胞总数降至1.0×10^9/L时,遵医嘱使用抗生素预防感染,并嘱患者注意预防感冒,做好保护性隔离。

口腔护理:应用化疗药物后患者唾液腺分泌减少,易致牙周病和口腔真菌感染,嘱患者不要进食较硬的食物,用软毛牙刷刷牙,并用盐水漱口。

其他毒性反应:①对患者化疗后产生脱发,向患者解释,停药后毛发可以再生,消除患者的顾虑;②色素沉着等反应影响患者,做好解释和安慰工作。

8.饮食营养

术后患者意识恢复且无恶心现象时,即可少量饮水;肠蠕动恢复后可开始进食清淡流食、半流食;若患者进食后无任何不适可改为普食。术后饮食宜为高蛋白、高热量、丰富维生素、易消化,以保证营养,提高机体抵抗力,促进切口愈合。术后应鼓励患者多饮水,补充足够水分,防止气道干燥,利于痰液稀释,便于咳出,每天饮水量2500～3000mL(水肿、心力衰竭者除外)。

9.心理护理

肺癌患者围术期常存在恐惧、焦虑、抑郁等心理,并且不能很好地去应对,常害怕手术后病情恶化和癌症疼痛的折磨,以及术后化疗、放疗过程中出现的不良反应。护士应给予患者同情与理解,熟悉患者的心理变化,深入患者内心与其进行沟通,取得患者的信任和好感。学会转移和分散患者注意力,帮助患者获得家属和朋友的社会支持,充分调动患者自身内在的积极因素,主动配合手术和治疗,尽可能满足其心理和生理需求。

10.特殊护理

(1)全肺切除术的护理:一侧全肺切除后,纵隔可因两侧胸膜腔内压力的改变而移位。明显的纵隔移位能造成胸内大血管扭曲,心排出量减少并影响健侧肺的通气和换气,最终导致呼吸衰竭。为防止纵隔的摆动,在全肺切除术后早期需夹闭胸腔引流管,使患侧胸腔内保留适量的气体及液体,以维持两侧胸腔内压力平衡。

护士需密切观察患者气管位置是否居中,如发现气管明显向健侧偏移,应立即告知医生,听诊肺呼吸音,在排除肺不张后,由医师开放胸腔引流管,排出术侧胸腔内的部分气体或液体,纵隔即可恢复至中立位。一般放出100～200mL液体及少量气体后夹闭引流管,观察1～2小时后,根据患者情况重复操作。应特别注意开放胸腔引流管,一定要控制引流速度,一次过快过量地放出胸腔内气体和液体,患者可出现胸痛胸闷、呼吸困难、心动过速,甚至低血压、休克。

全肺切除术后的患者应控制静脉输液量和速度,避免发生急性心力衰竭及肺水肿。输血量不宜超过丢失的血量。输液滴速控制在每分钟40滴以内。术后第1个24小时的输液总量在2000mL左右。重力滴注的方法影响因素较多,滴速难以控制,有条件时使用输液泵控制输液速度。液体输注期间,护士应勤巡视,及时调节输液速度,防止输液过程中发生意外情况。

(2)上腔静脉压迫综合征的护理:对于出现上腔静脉压迫综合征的患者,护士需给予持续吸氧,密切观察患者的神志,注意血压、脉搏、呼吸等生命体征变化。测血压时尽量避免使用上肢,最好测量腿部血压。促进患者上身的重力引流,采取抬高床头 30°～45°卧位,以利于上腔静脉回流,减轻压迫症状。而且避免抬高下肢,以增加血液回流至已充盈的躯干静脉。给予化学治疗时应避开上肢静脉,因上腔静脉压迫综合征会造成液体堆积在胸腔内,药物分布不均匀可能造成静脉炎或血栓,选择足背部容易暴露的静脉穿刺给药较为安全。饮食上需严格限制患者液体及食盐的摄入,以减少因钠盐摄入导致的血容量增高。

11.并发症的观察与护理

(1)出血:观察引流液的色、量及性质。正常情况下,手术日第 1 个 2 小时内胸腔积液量 100～300mL;第 1 个 24 小时胸腔积液量在 500mL 左右,色淡红,质稀薄。若引流液达到 100mL/h 呈血性,应高度警惕胸腔内存在活动性出血,需立即通知医师,密切观察病情变化。若胸腔积液量达到 500mL/h,胸腔积液血红蛋白检查≥50g/L 为行开胸止血术的指征。

对于可疑出血者,护士还应严密观察有无失血性休克的表现,可结合以下几方面进行综合观察并记录:①心率,血压的变化;②有无面色、口唇、甲床、眼睑苍白;③有无大汗,皮肤湿冷;④有无烦躁,意识模糊;⑤每小时记录尿量 1 次,正常情况下应在 30mL/h 以上,直至出血征象平稳。

(2)肺栓塞:肺栓塞是来自静脉系统或右心室内栓子脱落或其他异物进入肺动脉,造成肺动脉或其分支栓塞,产生急性肺性心力衰竭和低氧血症。肺栓塞典型的临床表现为呼吸困难、胸痛和咯血,多数患者是在下床活动或排便后出现。当观察到可疑肺栓塞症状时,需及时给予高流量面罩吸氧,心电监护,并及时通知医生处理,尽力做到早发现、早治疗。

将肺栓塞的预防工作前置于术前更加具有现实意义。护士应于术前告知患者及家属术后活动预防深静脉血栓的必要性,指导患者掌握床上、床旁活动原则与方法,明确告知术后勿用力排便,对于高危人群应遵医嘱预防性给予抗凝药物。

(3)肺不张:肺不张多在术后 24～48 小时开始出现症状,一般表现为发热、胸闷、气短、心电监护示心率加快、血氧饱和度降低。肺部听诊可有管状呼吸音,血气分析显示低氧血症、高碳酸血症。胸部 X 线为气管偏向患侧,可见段性不张或一叶肺不张,或仅可见局部一片密度增高的阴影。

鼓励患者深呼吸、咳嗽、雾化吸入等是清除呼吸道分泌物和解除呼吸道阻塞的首选方法,特别是对轻度肺不张者效果最佳。对重度肺不张者,如呼吸道内有大量分泌物潴留并造成呼吸道梗阻的患者,可用纤维支气管镜吸痰。

(4)支气管胸膜瘘:多发生于术后 1 周左右。常见原因有:支气管残端处理不当;术后胸腔感染侵蚀支气管残端;支气管黏膜本身有病变,影响残端愈合;一般情况差、严重贫血等。患者常出现刺激性咳嗽,发热,呼吸短促,胸闷等症状。尤其会随体位变化会出现刺激性的剧烈咳嗽,早期痰量多,陈旧血性痰液,有腥味,性质类似胸腔积液,以后则逐渐呈果酱色,当已发生脓胸时,可咳出胸腔内的浓汁痰。

在支气管胸膜瘘进行保守治疗期间,护士应协助医师做到:①及时行胸腔闭式引流术,保持引流通畅，排出脓液，控制感染；②帮助患者掌握日常管路放置位置，指导带管活动方法，嘱患者取患侧卧位，以防漏出液流向健侧；③注意观察有无张力性气胸；④当引流管间断开放时，应注意观察敷料情况，潮湿时及时更换，保护管口周围皮肤不被脓液腐蚀；⑤遵医嘱给予有效抗生素，积极控制感染；⑥加强营养，改善全身状况，促进瘘口愈合。

十一、健康教育

(1)环境：保持休养环境的安静、舒适，室内保持适宜的温湿度，每天上、下午各开窗通风至少0.5小时，以保持空气新鲜。根据天气变化增减衣服，不要在空气污浊的场所停留，避免吸入二手烟，尽量避免感冒。

(2)饮食：只需维持正常饮食即可，饮食宜清淡、新鲜、富于营养、易于消化。不吃或少吃辛辣刺激的食物，禁烟酒。

(3)活动：术后保持适当活动，每天坚持进行低强度的有氧锻炼，如散步、打太极等，多做深呼吸运动，锻炼心肺功能。注意保持乐观开朗的心态，充分调动身体内部的抗病机制。

(4)其他：术后切口周围可能会出现的疼痛或麻木，属于正常反应，随时间推移，症状会逐渐减轻或消失，不影响活动。出院后3个月复查。如有不适，随时就诊。

第十一节　呼吸衰竭的护理

呼吸衰竭指各种原因引起的肺通气和(或)换气功能严重障碍，以致在静息状态下亦不能进行维持足够的气体交换，导致低氧血症(伴或不伴)高碳酸血症，进而引起一系列的病理生理改变和相应的临床表现的一种综合征。其临床表现缺乏特异性，明确诊断有赖于动脉血气分析：在海平面、静息状态，呼吸空气条件下，动脉血氧分压(PaO_2)$\leqslant$60mmHg，伴或不伴二氧化碳分压($PaCO_2$)>50mmHg，并排除心内解剖分流和原发于心排出量降低等致低氧因素，可诊断为呼吸衰竭。

一、疾病概述

1.病因

呼吸系统疾病如严重呼吸系统感染、急性呼吸道阻塞性病变、重度或危重哮喘、各种原因引起的急性肺水肿、肺血管疾病，胸廓外伤或手术损伤、自发性气胸和急剧增加的胸腔积液，导致通气和(或)换气障碍；急性颅内感染，颅脑外伤、脑血管病变(脑出血、脑梗死)等直接或间接抑制呼吸中枢；脊髓灰质炎、重症肌无力、有机磷中毒及颈椎外伤等可损伤神经-肌肉传导系统，引起通气不足。上述各种原因均可造成急性呼吸衰竭。

2.分类

(1)按动脉血气分析分类。①Ⅰ型呼吸衰竭：缺氧性呼吸衰竭，血气分析特点是PaO_2<60mmHg，$PaCO_2$降低或正常。主要见于肺换气功能障碍性疾病。②Ⅱ型呼吸衰竭：即高碳酸性呼吸衰竭，血气分析特点是PaO_2<60mmHg同时伴有$PaCO_2$>50mmHg。系肺泡通气功能障碍所致。

(2)按发病急缓分为急性呼吸衰竭和慢性呼吸衰竭。①急性呼吸衰竭是指呼吸功能原来正常，由于多种突发因素的发生或迅速发展，引起通气或换气功能严重损害，短时间内发生呼吸衰竭，因机体不能很快代偿，如不及时抢救，会危及患者生命。②慢性呼吸衰竭多见于慢性呼吸系统疾病，其呼吸功能损害逐渐加重，虽有缺氧，或伴二氧化碳潴留，但通过机体代偿适应，仍能从事个人生活活动，称为代偿性慢性呼吸衰竭。一旦并发呼吸道感染，或因其他原因增加呼吸生理负担所致代偿失调，出现严重缺氧、二氧化碳潴留和酸中毒的临床表现，称为失代偿性慢性呼吸衰竭。

(3)按病理生理分为：①泵衰竭，由神经肌肉病变引起；②肺衰竭，由气道、肺或胸膜病变引起。

3.发病机制

各种病因引起的肺通气不足、弥散障碍，通气/血流比例失调，肺内动-静脉解剖分流增加和氧耗增加，使通气和(或)换气过程发生障碍，导致呼吸衰竭。

(1)肺通气不足：肺泡通气量减少，肺泡氧分压下降，二氧化碳分压上升。气道阻力增加、呼吸驱动力弱、无效腔气量增加均可导致通气不足。

(2)弥散障碍：见于呼吸膜增厚(如肺水肿、肺间质病变)和面积减少(如肺不张、肺实变)，或肺毛细血管血量不足(肺气肿)及血液氧合速率减慢(贫血)等。

(3)通气/血流比例失调：①通气/血流大于正常。引起肺有效循环血量减少，造成无效通气。②通气/血流小于正常。形成无效血流或分流样血流。

(4)肺内动-静脉解剖分流增加：由于肺部病变如肺泡萎陷、肺不张、肺水肿，肺炎实变均可引起肺动脉样分流增加，使静脉血没有接触肺泡气进行气体交换，直接进入肺静脉。

(5)机体氧耗增加：氧耗量增加是加重缺氧的原因之一，发热、寒战、呼吸困难和抽搐均将增加氧耗量。

二、辅助检查

1.动脉血气分析

呼吸衰竭的诊断标准是在海平面、标准大气压、静息状态，呼吸空气条件下，动脉血氧分压(PaO_2)＜60mmHg，伴或不伴有二氧化碳分压($PaCO_2$)＞50mmHg。单纯的 PaO_2＜60mmHg 为Ⅰ型呼吸衰竭；若伴 $PaCO_2$＞50mmHg，则为Ⅱ型呼吸衰竭。

2.肺功能检测

肺功能有助于判断原发疾病的种类和严重程度。

3.肺部影像学检查

包括肺部、胸部X线片、肺部CT等，有助于分析呼吸衰竭的原因。

三、护理评估

1.致病因素

询问患者或家属是否有导致慢性呼吸系统疾病，如慢性阻塞性肺疾病、重症肺结核、肺间质纤维化等；是否有胸部的损伤；是否有神经或肌肉等病变。

2.身体状况

(1)呼吸困难：最早、最突出的表现，表现为呼吸浅速，出现“三凹征”，合并二氧化碳麻醉时，则出现浅慢呼吸或潮式呼吸。

(2)发绀:缺氧的主要表现。当动脉血氧饱和度≤90%或氧分压<50mmHg时,可在口唇、指甲、舌等处出现发绀。

(3)精神、神经症状:注意力不集中、定向力障碍、烦躁、精神错乱、后期表现为躁动、抽搐、昏迷。慢性缺氧多表现为智力和定向力障碍。有二氧化碳潴留时常表现出兴奋状态,二氧化碳潴留严重者可发生肺性脑病。

(4)血液循环系统:早期血压升高,心率加快;晚期血压下降,心率减慢,失常甚至心脏停搏。

(5)其他:严重呼吸衰竭对肝、肾功能和消化系统都有影响,可有消化道出血、尿少、尿素氮升高、肌酐清除率下降、肾衰竭。

3.心理-社会状况

呼吸衰竭患者常因呼吸困难产生焦虑或恐惧反应。由于治疗的需要,患者可能需要接受气管插管或气管切开,进行机械通气,患者因此加重焦虑情绪。他们可能害怕会永远依赖呼吸机。各种监测及治疗仪器也会加重患者的心理负担。

四、治疗要点

1.保持气道通畅

气道通畅是纠正缺氧和二氧化碳潴留的先决条件。①清除呼吸道分泌物。②缓解支气管痉挛;用支气管解痉药,必要时给予糖皮质激素以缓解支气管痉挛。③建立人工气道:对于病情危重者,可采用经鼻或经口气管插管,或气管切开,建立人工气道,以方便吸痰和机械通气治疗。

2.氧疗

急性呼吸衰竭患者应使动脉血氧分压维持在接近正常范围;慢性缺氧患者吸入的氧浓度应使动脉血氧分压在60mmHg以上或血氧饱和度(SaO_2)在90%以上;一般状态较差的患者应尽量使动脉血氧分压在80mmHg以上。常用的给氧法为鼻导管、鼻塞、面罩、气管内机械给氧。对缺氧不伴二氧化碳潴留的患者,应给予高浓度吸氧(≥35%),宜将吸入氧浓度控制在50%以内。缺氧伴明显二氧化碳潴留的氧疗原则为低浓度(≤35%)持续吸氧。

3.机械通气

呼吸衰竭时应用机械通气的目的是改善通气、改善换气和减少呼吸功耗,同时要尽量避免和减少发生呼吸机相关肺损伤。

4.病因治疗

对病因不明确者,应积极寻找。病因一旦明确,即应开始针对性治疗。对于病因无特效治疗方法者,可针对发病的各个环节合理采取措施。

5.一般处理

应积极预防和治疗感染、纠正酸碱失衡和电解质紊乱,加强液体管理,保持血细胞比容在一定水平、营养支持及合理预防并发症的发生。

五、护理问题

1.气体交换受损

与肺换气功能障碍有关。

2.清理呼吸道无效

与呼吸道分泌物黏稠,积聚有关。

3.有感染加重的危险

与长期使用呼吸机有关。

4.有皮肤完整性受损的危险

与长期卧床有关。

5.营养失调——低于机体需要量

与摄入不足有关。

6.语言沟通障碍

与人工气道建立影响患者说话有关。

7.恐惧

与病情危重有关。

六、护理目标

(1)患者缺氧和二氧化碳潴留症状得以改善,呼吸形态得以纠正。

(2)患者在住院期间呼吸道通畅,没有因痰液阻塞而发生窒息。

(3)患者住院期间感染未加重。

(4)卧床期间皮肤完整,无压疮。

(5)患者能认识到增加营养的重要性并能接受医务人员的合理饮食建议。

(6)护士和患者能够应用图片、文字、手势等多种方式建立有效交流。

(7)可以和患者进行沟通,患者焦虑、恐惧心理减轻。

七、护理措施

1.生活护理

(1)提供安静、整洁、舒适的环境。

(2)给予高蛋白、高热量、维生素丰富、易消化的饮食,少量多餐。

(3)控制探视人员,防止交叉感染。

(4)急性发作时,护理人员应保持镇静,减轻患者焦虑。缓解期患者进行活动,协助他们适应生活,根据身体情况,做到自我照顾和正常的社会活动。

(5)咳痰患者应加强口腔护理,保持口腔清洁。

(6)长期卧床患者预防压疮发生,及时更换体位及床单位,骨隆突部位予以按摩或以软枕垫起。

2.治疗配合

(1)呼吸困难的护理:教会有效地咳嗽、咳痰方法,鼓励患者咳痰,每天饮水在1500～2000mL/d,雾化吸入。对年老体弱咳痰费力的患者,采取翻身、拍背排痰的方法。对意识不清及咳痰无力的患者,可经口或经鼻吸痰。

(2)氧疗的护理:不同的呼衰类型,给予不同的吸氧方式和氧浓度。Ⅰ型呼吸衰竭者,应提高氧浓度,一般可给予高浓度的氧(>35%),使动脉血氧分压在60mmHg以上或血氧饱和度(SaO_2)在90%以上;Ⅱ型呼吸衰竭者,以低浓度持续给氧为原则,或以血气分析结果调节氧流量。吸氧方法可用鼻导管、鼻塞或面罩等。应严密观察吸氧效果，如果呼吸困难缓解，心率下降，发绀减轻，表示吸氧有效；如若呼吸过缓，意识障碍加重，表示二氧化碳潴留加剧，应报告医师，并准备呼吸兴奋药和辅助呼吸等抢救物品。

(3)机械通气的护理。

(4)酸碱失衡和电解质紊乱的护理：呼吸性酸中毒为呼吸衰竭最基本和最常见的酸碱紊乱类型。以改善肺泡通气量为主。包括有效控制感染，祛痰平喘、合理用氧，正确使用呼吸兴奋药及机械通气来改善通气，促进二氧化碳排出。水和电解质紊乱以低钾，低钠、低氯最为常见。慢性呼吸衰竭因低盐饮食，水潴留，应用利尿药等造成低钠，应注意预防。

3.病情观察

(1)注意观察呼吸频率、节律、深度的变化。

(2)评估意识状况及神经精神症状，观察有无肺性脑病的表现。

(3)昏迷患者应评估瞳孔、肌张力、腱反射及病理反射。

(4)准确记录每小时出入量，尤其是尿量变化。合理安排输液速度。

4.心理护理

呼吸衰竭的患者由于病情的严重及经济上的困难往往容易产生焦虑、恐惧等消极心理，因此从护理上应该重视患者心理情绪的变化，积极采用语言及非语言的方式跟患者进行沟通，了解患者的心理及需求，提供必要的帮助。同时加强与患者家属之间的沟通，使家属能适应患者疾病带来的压力，能理解和支持患者，从而减轻患者的消极情绪，提高生命质量，延长生命时间。

八、护理评价

(1)呼吸平稳，血气分析结果正常。

(2)患者住院期间感染得到有效控制。

(3)患者住院期间皮肤完好。

(4)患者及家属无焦虑情绪存在，能配合各种治疗。

九、健康教育

(1)讲解疾病的康复知识。

(2)鼓励进行呼吸运动锻炼，教会患者有效咳嗽、咳痰技术，如缩唇呼吸、腹式呼吸、体位引流、拍背等方法。

(3)遵医嘱正确用药，熟悉药物的用法、剂量和注意事项等。

(4)教会家庭氧疗的方法，告之注意事项。

(5)指导患者制订合理的活动与休息计划，教会其减少氧耗量的活动与休息方法。

(6)增强体质，避免各种引起呼吸衰竭的诱因：①鼓励患者进行耐寒锻炼和呼吸功能锻炼，如用冷水洗脸等，以提高呼吸道抗感染的能力；②指导患者合理安排膳食，加强营养，达到改善体质的目的；③避免吸入刺激性气体，劝告吸烟患者戒烟；④避免劳累，情绪激动等不良因素刺激；⑤嘱患者减少去人群拥挤的地方，尽量避免与呼吸道感染者接触，减少感染的机会。

第十二节　自发性气胸的护理

胸膜腔为脏层胸膜与壁层胸膜之间不含空气的密闭潜在性腔隙。气体进入胸膜腔，造成积气状态，称气胸。气胸可为自发性，亦可由疾病、外伤、手术、诊断或治疗性操作不当等引起。在无外伤或人为的因素下，因肺部疾病使肺组织及脏层胸膜突然自发破裂，或因靠近肺表面的肺大疱、细小肺泡自发破裂，肺及支气管内气体进入胸膜腔所致的气胸，称为自发性气胸。

一、病因与发病机制

自发性气胸以继发于慢性阻塞性肺疾病及肺结核最为常见，其次是特发性气胸。

1.继发性气胸

继发性气胸为继发于肺部基础疾病，如肺结核、慢性阻塞性肺疾病、肺癌、肺脓肿等，由于形成的肺大疱破裂或病变直接损伤胸膜所致。偶因胸膜上有异位子宫内膜，在经期可以破裂而发生气胸，称为月经性气胸。

2.特发性气胸

特发性气胸又称原发性气胸。常规 X 线检查，肺部无显著病变，但在胸膜下（多在肺尖部）可有肺大疱，一旦破裂所形成的气胸称为特发性气胸。多见于瘦高体形的男性青壮年，其肺大疱可能与非特异性炎症瘢痕或先天性弹力纤维发育不良有关。

二、分类

根据胸膜破口的情况及发生气胸后对胸膜腔内压力的影响，自发性气胸分为以下 3 种类型。

1.闭合性（单纯性）气胸

胸膜破裂口较小，随着肺萎陷及浆液渗出物的作用，胸膜破口自行关闭，空气不再继续进入胸膜腔。胸腔内压视气体量多少可为正压亦可为负压。抽气后，压力下降，不再复升，说明破口已闭合。胸膜腔内残余气体将自行吸收，维持负压，肺随之逐渐复张。

2.交通性（开放性）气胸

胸膜破裂口较大或两层胸膜间有粘连或牵拉，使破口持续开放，吸气与呼气时，空气自由进出胸膜腔。患侧胸膜腔内压测定在 0 上下波动，抽气后可恢复负压，但数分钟后压力又复升至抽气前水平。

3.张力性（高压性）气胸

胸膜破裂口呈单向活瓣或活塞作用，吸气时胸廓扩大，胸膜腔内压变小而开启，空气进入胸膜腔；呼气时胸膜腔内压升高，压迫活瓣使之关闭，吸入气体不能排出，致使胸膜腔内气体不断积聚，胸膜腔内压持续升高，常≥0.1kPa（10cmH_2O），甚至高达 0.2kPa（20cmH_2O），抽气后胸膜腔内压可下降，但又迅速复升，肺脏受压，明显萎陷，纵隔向健侧移位，心脏与血管受压，静脉血回流受阻，心脏充盈减慢，回心血量减少，心排出量降低。此型常可造成严重呼吸循环障碍而危及生命，需急救处理。有时胸膜腔内的高压空气被挤入纵隔，扩散至皮下组织，形成颈部、面部、胸部等处皮下气肿。

三、临床表现

气胸对呼吸和循环功能的影响与基础疾病及肺功能、气胸发生速度、胸膜腔内积气量及压力三个因素有关。发病前部分患者有抬举重物用力过猛、潜水作业、剧咳、屏气、用力排便，甚至大笑等诱发因素。但50%～60%的病例找不到明确病因，而是在正常活动或安静休息状态下发病。

1.症状

(1)胸痛：患侧胸痛，呈突发性，如刀割样或针刺样，持续时间较短，继之伴胸闷、气促。

(2)咳嗽：可有轻到中度刺激性咳嗽，因气体刺激胸膜所致。

(3)呼吸困难：若气胸发生前肺功能良好，肺萎陷小于20%，患者可无明显呼吸困难。若发生在严重肺气肿患者，虽肺仅被压缩10%，却可引起严重呼吸困难与发绀，患者不能平卧，如果侧卧，则被迫使气胸患侧在上，以减轻呼吸困难。大量气胸，尤其是张力性气胸时，患者可表现出烦躁不安、表情紧张、端坐呼吸、窒息感、发绀、冷汗、脉速和血压下降、心律失常，甚至休克、意识丧失、呼吸衰竭。

2.体征

取决于积气量，少量气胸时体征不明显，气胸量在30%以上者，可见呼吸增快，发绀，气管向健侧移位；患侧胸部膨隆，肋间隙增宽，呼吸运动和语颤减弱；叩诊呈过清音或鼓音；右侧气胸可使肝浊音界下降。并发纵隔气肿时可听到与心脏搏动相一致的嘎吱音或吡啪音。有液气胸时，可闻及胸内振水声。

3.并发症

常见脓气胸、血气胸、纵隔气肿、皮下气肿及呼吸衰竭等。

四、辅助检查

1.X线检查

X线是诊断气胸最可靠的方法。X线胸片可见患侧透光度增强，内无肺纹理，肺被压向肺门，呈高密度影，外缘呈弧形或分叶状，如胸腔有积液或积血，可见液平面。肺被压缩面积的大小可根据气胸侧气带的宽度粗略估计，如气带宽度为该侧胸部宽度的1/4、1/3、1/2，则肺被压缩程度分别为35%、50%、65%。

2.胸部CT

表现为胸膜腔内出现极低密度的气体影，伴有肺组织不同程度的压缩萎陷改变。

五、诊断要点

根据突发性胸痛、刺激性干咳或伴呼吸困难及相应的临床体征，可初步诊断，经X线检查有气胸征象可确诊。

六、治疗要点

1.一般治疗

(1)休息：绝对卧床休息，尽量少讲话，使肺活动减少，有利于气体吸收。

(2)吸氧：持续吸入高浓度氧疗法(面罩呼吸，氧流量3L/min)可使气胸患者气体吸收率提高达4.2%，肺完全复张时间缩短至平均5天。

(3)去除诱因。

(4)对症处理:酌情给予镇静、镇痛药物;支气管痉挛者使用氨茶碱等支气管扩张剂;剧烈刺激性干咳可给予可待因。

2.排气治疗

排气适用于积气量较多,肺压缩>20%,症状明显者,或张力性气胸时,需要进行排气治疗。

(1)紧急排气:张力性气胸患者的病情危急,紧急情况下,可迅速将无菌针头经患侧肋间插入胸膜腔,使胸腔内高压气体得以排出,缓解呼吸困难等症状。亦可在大号针头尾部绑扎一橡皮指套,在指套顶端剪一裂口后将针刺入胸膜腔,高压气体从小裂缝排出,待胸腔内压减至负压时,套囊塌陷,裂缝关闭,外界空气不能进入胸腔。还可用 50mL 或 100mL 注射器进行抽气,注射器以胶管与针头相连,以便抽气后钳夹,防止空气进入。穿刺部位常在患侧锁骨中线外侧第 2 肋间隙处或腋前线第 4~5 肋。

(2)人工气胸箱排气:此装置可同时测定胸腔内压和进行抽气。穿刺针刺入胸膜腔后接入工气胸箱,先测压,根据压力变化,判断气胸类型,再抽气。一般 1 次抽气量不超过 1L,以使胸膜腔内压力降至 0~2cmH_2O。压力下降后观察 5 分钟,如压力无回升可拔针,如有回升应行胸腔闭式引流排气。

(3)胸腔闭式引流:可确保有效持续排气,适用于各类型气胸、液气胸及血气胸。于锁骨中线外侧第 2 肋间隙处或腋前线第 4~5 肋经套管针将引流导管插入胸膜腔或行手术切开后置入引流导管,一般导管外端接单瓶水封瓶引流,使胸膜腔内压力保持在 1~2cmH_2O。肺复张不满意时可采用负压吸引闭式引流装置,压力维持在-12~-8cmH_2O 为宜。目前,一次性使用的胸腔引流调压水封贮液瓶已在临床广泛使用。

3.胸膜粘连术

适用于气胸反复发生,肺功能欠佳,不宜手术者。可经胸腔镜窥察后做粘连烙断术,促使破口关闭。或选用粘连剂,如 50%葡萄糖、无菌精制滑石粉、四环素粉针剂、纤维蛋白原加凝血酶等,注入胸膜腔,通过生物、理化刺激,产生无菌性变态反应性胸膜炎症,使两层胸膜粘连,胸膜腔闭锁,达到防治气胸复发的目的。

4.外科手术

手术适用于多次复发性气胸、长期排气治疗的肺不张、大量血气胸或双侧自发性气胸、支气管胸膜瘘者,既可以闭合破裂口,又可对原发病灶进行根治。

5.原发病及并发症处理

积极治疗原发病及诱因,如肺结核应抗结核治疗。同时应注意预防和处理继发细菌感染(如脓气胸)、血气胸、皮下气肿及纵隔气肿。

七、护理要点

1.低效性呼吸

低效性呼吸与肺扩张能力下降、疼痛、缺氧、焦虑有关。

(1)休息:急性自发性气胸患者应绝对卧床休息。如肺被压缩<20%,且为闭合性,症状较轻,PaO_2>70mmHg 时,可仅卧床休息,避免用力、屏气、咳嗽等可增加胸腔内压的活动。血压平稳者取半坐位,有利于呼吸、咳嗽排痰及胸腔引流。卧床期间,协助患者每 2 小时翻身 1 次。如有胸腔引流管，患者翻身时，应注意防止引流管脱落。

(2)吸氧：给予鼻导管或鼻塞，必要时面罩吸氧。氧流量控制在 2～5L/min。吸氧可加快胸腔内气体的吸收，减少肺活动度，促使胸膜裂口愈合。若有纵隔气肿，可给予高浓度吸氧，增加纵隔内氧浓度，有利于气肿消散。

(3)严密观察病情变化：经常巡视患者，及时听取患者的主诉，严密观察呼吸频率、深度及呼吸困难的表现和血氧饱和度变化，必要时监测动脉血气。大量气胸，尤其是张力性气胸时，可迅速出现严重呼吸循环障碍，如患者表现心率加快、血压下降、发绀、冷汗、心律失常，甚至休克，要及时通知医生并配合处理。

(4)心理支持：呼叫器放在患者易取之处，听到呼叫立即应答。患者在严重呼吸困难期间护士应尽量在床旁陪伴，允许患者提问和表达恐惧心理。做各项检查、操作前向患者做好解释，告诉患者采取的治疗措施将是有效的，如抽气后呼吸困难可缓解，气胸可治愈；解释疼痛、呼吸困难等不适的原因，从而消除患者对疾病及治疗紧张、担心的心理，帮助患者树立信心，配合治疗。必要时，按医嘱给予镇静剂，减轻焦虑，促进有效通气。

(5)排气疗法的护理：协助医生做好胸腔抽气或胸腔闭式引流的准备和配合工作，使肺尽早复张，减轻呼吸困难症状。

术前向患者简要说明排气疗法的目的、意义、过程及注意事项，以取得患者的理解与配合。

如行胸腔闭式引流术，术前需要严格检查引流管是否通畅和整套胸腔闭式引流装置是否密闭。引流瓶内需要注入适量无菌蒸馏水或生理盐水；标记液面水平。将连接胸腔引流管的玻璃管一端置于水面下 1.5～2cm，以确保患者的胸腔和引流装置之间为一个密封系统。引流瓶塞上的另一短玻璃管为排气管，其下端应距离液面 5cm 以上。必要时按医嘱连接好负压引流装置，注意保持压力在－0.12～－0.08kPa(－12～－8cmH_2O)，避免过大的负压吸引对肺的损伤。

保证有效的引流：①引流瓶应放在低于患者胸部的地方，其液平面应低于引流管胸腔出口平面60cm，以防瓶内的液体反流进入胸腔。妥善放置引流瓶，防止被踢倒或打破。②保持引流管通畅，密切观察引流管内的水柱是否随呼吸上下波动及有无气体自液面逸出。必要时，可请患者做深呼吸或咳嗽。如有波动，表明引流通畅。若水柱波动不明显，液面无气体逸出，患者无胸闷，呼吸困难，可能患者的肺组织已复张；若患者呼吸困难加重，出现发绀、大汗、胸闷、气管偏向健侧等症状，应立即通知医生紧急处理。③为防止胸腔积液或渗出物堵塞引流管，必要时，应根据病情定期捏挤引流管(由胸腔端向引流瓶端的方向挤压)。④妥善固定引流管于床旁，留出适宜长度的引流管，既要便于患者翻身活动，又要避免过长扭曲受压。

注意观察引流液的量、色、性状和水柱波动范围，并准确记录。

在插管、引流排气和伤口护理时，要严格执行无菌操作，引流瓶上的排气管外端应用1～2层纱布包扎好，避免空气中尘埃或脏物进入引流瓶内。每天更换引流瓶，更换时应注意连接管和接头处的消毒。伤口敷料每 1～2 日更换 1 次，如敷料有分泌物渗湿或污染，应及时更换。

搬动患者时需要用 2 把血管钳将引流管双重夹紧，防止在搬动过程中发生引流管滑脱、漏气或引流液反流等意外情况。更换引流瓶时应先将近心端的引流管用双钳夹住，更换完毕检查无误后再放开，以防止气体进入胸腔。若胸腔引流管不慎滑出胸腔时，应嘱患者呼气，同时迅速用凡士林纱布及胶布封闭引流口，并立即通知医生进行处理。

鼓励患者每2小时进行1次深呼吸和咳嗽练习，或吹气球，以促进受压萎陷的肺组织扩张，加速胸腔内气体排出，促进肺尽早复张。应尽量避免用力咳嗽。

引流管无气体逸出1～2天后，再夹闭管1天，患者无气急，呼吸困难，透视或摄片见肺已全部复张时，应做好拔管的准备。拔管后注意观察有无胸闷、呼吸困难、切口处漏气、渗出、出血、皮下气肿等情况，如发现异常应及时处理。

2.疼痛

胸痛与胸膜腔压力变化、引流管置入有关。

(1)环境与卧位：保持病房安静，保证患者有充足的休息时间。协助患者采取舒适的卧位。半卧位时可在胸腔引流管下方垫1条毛巾，减轻患者的不适，同时防止引流管受压。

(2)活动：与患者共同分析胸痛发生的诱因，教会患者床上活动的方法，如体位改变或活动时，用手固定好胸腔引流管，避免其移动而刺激胸膜，引起疼痛。亦可用枕头或手护住胸部及引流管，减少因深呼吸、咳嗽或活动所引起的胸廓扩张、胸膜受牵拉，导致胸痛。

(3)放松疗法：教会患者自我放松技巧，如缓慢深呼吸、全身肌肉放松、听音乐、广播或看书、看报，以分散注意力，减轻疼痛。

(4)用药护理：患者疼痛剧烈时，按医嘱给予止痛药，及时评价止痛效果并观察可能出现的不良反应，及时与医生联系并有效地处理。置入胸腔引流管的患者，肺完全复张后可引起胸痛，向患者做好解释，以消除患者紧张心理，必要时使用镇静剂，使患者放松，提高痛阈，增强对疼痛的耐受性。刺激性咳嗽较剧烈时，遵医嘱给予适当的止咳药物，但痰液稠多者或慢性呼吸衰竭伴二氧化碳潴留者，禁用可待因等中枢性镇咳剂，防止咳嗽反射受抑制，排痰不畅，造成感染，甚至呼吸抑制，发生窒息。

(5)预防上呼吸道感染：嘱患者注意保暖，预防受凉而引起上呼吸道感染。

(6)排便护理：保持大便通畅，防止排便用力引起的胸痛或伤口疼痛，并防止气胸复发。

第十三节　肺血栓栓塞症的护理

肺栓塞(PE)是以各种栓子阻塞肺动脉系统为其发病原因的一组疾病或临床综合征的总称，常见的栓子为血栓，少数为脂肪、羊水、空气等。肺血栓栓塞症(PTE)为来自静脉系统或右心的血栓阻塞肺动脉或其分支所致的疾病，主要临床特征为肺循环和呼吸功能障碍。PTE为PE最常见的类型，通常所称的PE即指PTE。引起PTE的血栓主要来源于深静脉血栓形成(DVT)。

国外PTE发病率较高，病死率亦高，未经治疗的PTE的病死率为25%～30%，大面积PTE1小时内病死率高达95%，是仅次于肿瘤和心血管病，威胁人类生命的第三大杀手。PTE-DVT发病和临床表现隐匿、复杂，对PTE-DVT的漏诊率和误诊率普遍较高。虽然我国目前尚无准确的流行病学资料，但随着诊断意识和检查技术的提高，诊断例数已有显著增加。

一、病因与发病机制

1.深静脉血栓形成引起肺栓塞

引起PTE的血栓可以来源于下腔静脉径路、上腔静脉径路或右心腔，其中大部分来源于下肢近端的深静脉,即腘静脉、股静脉、髂静脉。腓静脉血栓一般较细小,即使脱落也较少引起PTE。只有当血栓发展到近端血管并脱落后,才易引起肺栓塞。任何可以导致静脉血液淤滞、静脉系统内皮损伤和血液高凝状态的因素均可引起深静脉血栓形成。深静脉血栓形成的高危因素有:①获得性高危因素:高龄、肥胖,大于4天的长期卧床,制动,心脏疾病,如房颤合并心力衰竭、动脉硬化等,手术,特别是膝关节、髋关节、恶性肿瘤手术,妊娠和分娩。②遗传性高危因素:凝血因子V因子突变引起的蛋白C缺乏、蛋白S缺乏和抗凝血酶缺乏等造成血液的高凝状态。患者年龄一般在40岁以下,常以无明显诱因反复发生DVT和PTE为主要临床表现。

2.非深静脉血栓形成引起肺栓塞

全身静脉血回流至肺,故肺血管床极易暴露于各种阻塞和有害因素中,除上述深静脉血栓形成外,其他栓子也可引起肺栓塞,包括:脂肪栓塞,如下肢长骨骨折、羊水栓塞、空气栓塞、寄生虫栓塞、感染病灶,肿瘤的癌栓、毒品引起血管炎或继发血栓形成。

二、病理生理

肺动脉的血栓栓塞既可以是单一部位的,也可以是多部位的。病理检查发现多部位或双侧性的血栓栓塞更为常见。一般认为栓塞更易发生于右侧和下肺叶。发生栓塞后有可能在栓塞局部继发血栓形成,参与发病过程。PTE所致病情的严重程度取决于栓子的性质及受累血管的大小和肺血管床阻塞的范围;栓子阻塞肺血管后释放的5-羟色胺、组胺等介质引起的反应及患者原来的心肺功能状态。栓塞部位的肺血流减少,肺泡无效腔量增大,故PTE对呼吸的即刻影响是通气/血流比值增大。右心房压升高可引起功能性闭合的卵圆孔开放,产生心内右向左分流;神经体液因素可引起支气管痉挛;毛细血管通透性增高,间质和肺泡内液体增多或出血;栓塞部位肺泡表面活性物质分泌减少,肺泡萎陷,呼吸面积减小;肺顺应性下降,肺体积缩小并可出现肺不张;如累及胸膜,则可出现胸腔积液。以上因素导致通气/血流比例失调,出现低氧血症。

急性PTE造成肺动脉较广泛阻塞时,可引起肺动脉高压,出现急性肺源性心脏病,致右心功能不全,回心血量减少,静脉系统淤血;右心扩大致室间隔左移,使左心室功能受损,导致心排出量下降,进而可引起体循环低血压或休克;主动脉内低血压和右心房压升高,使冠状动脉灌注压下降,心肌血流减少,特别是心室内膜下心肌处于低灌注状态,加之PTE时心肌耗氧增加,可致心肌缺血,诱发心绞痛。

肺动脉发生栓塞后,若其支配区的肺组织因血流受阻或中断而发生坏死,称为肺梗死(PI)。由于肺组织接受肺动脉、支气管动脉和肺泡内气体弥散等多重氧供,PTE中仅约不足15%发生PI。

若急性PTE后肺动脉内血栓未完全溶解,或反复发生PTE,则可能形成慢性血栓栓塞性肺动脉高压,继而出现慢性肺源性心脏病,右心代偿性肥厚和右心衰竭。

三、临床表现

(一)PTE表现

1.症状

常见症状有:①不明原因的呼吸困难及气促,尤以活动后明显,为PTE最多见的症状;

②胸痛，包括胸膜炎性胸痛或心绞痛样疼痛；③昏厥，可为 PTE 的唯一或首发症状；④烦躁不安，惊恐甚至濒死感；⑤咯血，常为小量咯血，大咯血少见；⑥咳嗽、心悸等。各病例可出现以上症状的不同组合，具有多样性和非特异性。临床上若同时出现呼吸困难、胸痛及咯血，称为 PTE"三联征"，但仅见于约 20%的患者。大面积肺栓塞时可发生休克，甚至猝死。

2.体征

(1)呼吸系统：呼吸急促最常见，发绀，肺部有时可闻及哮鸣音和(或)细湿啰音，肺野偶可闻及血管杂音；合并肺不张和胸腔积液时出现相应的体征。

(2)循环系统体征：心率快，肺动脉瓣区第二心音(P_2)亢进及收缩期杂音；三尖瓣反流性杂音；心包摩擦音或胸膜心包摩擦音；可有右心力衰竭体征如颈静脉充盈，搏动，肝大伴压痛、肝颈反流征(+)等。血压变化，严重时可出现血压下降甚至休克。

(3)其他可伴发热：多为低热，少数患者有 38℃以上的发热。

(二)DVT 表现

主要表现为患肢肿胀、周径增粗，疼痛或压痛、皮肤色素沉着，行走后患肢易疲劳或肿胀加重。但需注意，半数以上的下肢 DVT 患者无自觉症状和明显体征。应测量双侧下肢的周径来评价其差别。进行大、小腿周径的测量点分别为髀骨上缘以上 15cm 处，髌骨下缘以下 10cm 处。双侧相差≥lcm 即考虑有临床意义。

最有意义的体征是反映右心负荷增加的颈静脉充盈、搏动及 DVT 所致的肿胀、压痛、僵硬、色素沉着及浅静脉曲张等，一侧大腿或小腿周径较对侧大 lcm 即有诊断价值。

四、治疗要点

1.急救措施

(1)一般处理：对高度疑诊或确诊 PTE 的患者，应进行重症监护，绝对卧床 1～2 周。剧烈胸痛者给予适当镇静、止痛对症治疗。

(2)呼吸循环支持，防治休克。

氧疗：采用经鼻导管或面罩吸氧，必要时气管插管机械通气，以纠正低氧血症。避免做气管切开，以免溶栓或抗凝治疗引发局部大出血。

循环支持：对于出现右心功能不全但血压正常者，可使用多巴酚丁胺和多巴胺；若出现血压下降，可增大剂量或使用其他血管加压药物，如去甲肾上腺素等。扩容治疗会加重右室扩大，减低心排出量，不建议使用。液体负荷量控制在 500mL 以内。

2.溶栓治疗

溶栓指征：大面积 PTE 有明显呼吸困难、胸痛、低氧血症等。对于次大面积 PTE，若无禁忌证，可考虑溶栓，但存在争议。对于血压和右心室运动功能均正常的病例，不宜溶栓。溶栓的时间窗一般定为急性肺栓塞发病或复发 14 天以内。症状出现 48 小时内溶栓获益最大，溶栓治疗开始越早，治疗效果越好。

绝对禁忌证：有活动性内出血和近期自发性颅内出血。

相对禁忌证：2 周内的大手术、分娩、器官活检或不能压迫止血部位的血管穿刺；2 个月内的缺血性脑卒中；10 天内的胃肠道出血；15 天内的严重创伤；1 个月内的神经外科或眼科手术；难以控制的重度高血压(收缩压≥180mmHg，舒张压＞110mmHg)；近期曾行心肺复苏；

血小板计数＜100×10^9/L；妊娠；细菌性心内膜炎；严重肝、肾功能不全；糖尿病出血性视网膜病变等。对于致命性大面积 PTE，上述绝对禁忌证亦应被视为相对禁忌证，文献提示低血压和缺氧即是 PTE 立即溶栓的指征。

常用的溶栓药物：尿激酶(UK)，链激酶(SK)和重组组织型纤溶酶原激活剂(rtPA)。三者溶栓效果相仿，临床可根据条件选用。

溶栓方案与剂量：

(1)尿激酶：负荷量 4400IU/kg，静脉注射 10 分钟，随后以 2200IU/(kg·h)持续静脉滴注 12 小时；快速给药：按 2 万 IU/kg 剂量，持续静脉滴注 2 小时。

(2)链激酶：负荷量 25 万 IU，静脉注射 30 分钟，随后以 10 万 IU/h 持续静脉滴注 24 小时。快速给药；150 万 IU，持续静脉滴注 2 小时。链激酶具有抗原性，用药前需肌内注射苯海拉明或地塞米松，以防止过敏反应。链激酶 6 个月内不宜再次使用。

(3)rtPA：推荐 rtPA50mg 持续静脉注射 2 小时为国人标准治疗方案。

使用尿激酶、链激酶溶栓时无须同时使用肝素治疗；但以 rtPA 溶栓，当 rtPA 注射结束后，应继续使用肝素。

3.抗凝治疗

抗凝为 PTE 和 DVT 的基本治疗方法，可以有效防止血栓再形成和复发，为机体发挥自身的纤溶机制溶解血栓创造条件。抗凝药物主要有非口服抗凝剂普通肝素(UFH)、低分子肝素(LMWH)，口服抗凝剂华法林。抗血小板药物阿司匹林或氯吡格雷的抗凝作用不能满足 PTE 或 DVT 的抗凝要求，不推荐使用。

临床疑诊 PTE 时，即可开始使用 UFH 或 LMWH 进行有效的抗凝治疗。用尿激酶或链激酶溶栓治疗后，应每 2～4 小时测定 1 次凝血酶原时间(PT)或活化部分凝血活酶时间(APTT)，当其水平降至正常值的 2 倍时，即给予抗凝治疗。

UFH 给药时需根据 APTT 调整剂量，尽快使 APTT 达到并维持于正常值的 1.5～2.5 倍。LMWH 具有与 UFH 相同的抗凝效果。可根据体重给药，且无须监测 APTT 和调整剂量。UFH 或 LMWH 一般连用 5～10 天，直到临床情况平稳。使用肝素 1～3 天后加用口服抗凝剂华法林，初始剂量为 3.0～5.0mg。当连续 2 天测定的国际标准化比率(INR)达到 2.5(2.0～3.0)时，或 P 延长至正常值的 1.5～2.5 倍时，停止使用肝素，单独口服华法林治疗。根据 INR 或 PT 调节华法林的剂量。一般口服华法林的疗程至少为 3～6 个月。对复发性 VTE，并发肺心病或危险因素长期存在者，抗凝治疗的时间应延长至 12 个月或以上，甚至终生抗凝。

4.其他治疗

如肺动脉血栓摘除术，肺动脉导管碎解和抽吸血栓，仅适用于经积极的内科治疗无效的紧急情况或存在溶栓和抗凝治疗绝对禁忌证。为防止下肢深静脉大块血栓再次脱落阻塞肺动脉，可考虑放置下腔静脉滤器。若阻塞部位处于手术可及的肺动脉近端，可考虑行肺动脉血栓内膜剥脱术。

五、护理要点

1.一般护理

安置患者于监护室，监测呼吸、心率、血压、静脉压、心电图及动脉血气的变化。患者应绝对卧床休息。避免大幅度的动作及用手按揉下肢深静脉血栓形成处，翻身时动作要轻柔，以防止血栓脱落,栓塞其他部位。做好各项基础护理,预防并发症。进食清淡、易消化的高维生素类食物。保持大便通畅,避免用力,以免促进深静脉血栓脱落。大便干燥时可酌情给予通便药或做结肠灌洗。

2.镇静、止痛、给氧

患者胸痛剧烈时遵医嘱给予镇静、止痛药,以减轻患者的痛苦症状,缓解患者的紧张程度。保持呼吸道通畅,根据血气分析和临床情况合理给氧,改善缺氧症状。床旁备用气管插管用物及呼吸机,便于患者出现呼吸衰竭时立即进行机械通气治疗。

3.病情观察

密切观察患者的神志、血压、呼吸、脉搏、体温、尿量和皮肤色泽等,有无胸痛、昏厥、咯血及休克等现象。正确留取各项标本,观察动脉血气分析和各项实验室检查结果,如血小板计数、凝血酶原时间(PT)或活化部分凝血活酶时间(APTT)、血浆纤维蛋白含量、P实验等。

4.心理护理

PTE患者多有紧张、焦虑、悲观的情绪,应减少不必要的刺激,给予相应的护理措施,如护理人员守护在患者床旁,允许家属陪伴,解释病情,满足患者所需等。鼓励患者配合治疗,树立战胜疾病的信心和勇气。

5.溶栓及抗凝护理

用药前:①溶栓前宜留置外周静脉套管针,以方便溶栓中取血监测,避免反复穿刺血管。②测定基础APTT、PT及血常规(含血小板计数、血红蛋白)等。③评估是否存在禁忌证,如活动性出血、凝血功能障碍、未予控制的严重高血压等。必要时应配血,做好输血准备。

用药期间:

(1)注意观察出血倾向:①溶栓治疗的主要并发症为出血,包括皮肤、黏膜及脏器的出血。最严重的是颅内出血,发生率为1%～2%。在用药过程中,观察患者有无头痛、呕吐、意识障碍等情况;观察皮肤黏膜有无紫癜及穿刺点有无渗血;观察大小便的颜色,及时留取标本进行潜血检查。②肝素在使用的第1周每1～2天,第2周起每3～4天必须复查血小板计数1次,以发现肝素诱导的血小板减少症。若出现血小板迅速或持续降低为30%,或血小板计数$<100\times10^9/L$,应停用UFH。③华法林在治疗的前几周,有可能引起血管性紫癜,导致皮肤坏死。华法林所致出血可以用维生素K拮抗。

(2)评估疗效:溶栓及抗凝后,根据医嘱定时采集血标本,对临床及相关辅助检查情况进行动态观察。

六、健康教育

PTE的预防和早期识别极为重要,应做好本病的有关预防和发病表现的宣教。老年、体弱、久病卧床的患者,应注意加强腿部的活动,经常更换体位,抬高下肢,以减轻下肢血液的淤滞,预防下肢深静脉血栓形成。长途空中旅行、久坐或久站,或孕妇妊娠期内引起的下肢和脚部水肿、下肢静脉曲张,可采取非药物预防方法,如穿充气加压袜,使用间歇充气加压泵,以促进下肢静脉回流。已经开始抗凝药物治疗的患者应坚持长期应用抗凝药物并告诉患者注意观察出血倾向。当出现不明原因的气急、胸痛、咯血等表现时,应及时到医院诊治。

第十四节　胸腔积液的护理

正常人胸膜腔内有3～15mL液体，在呼吸运动时起润滑作用，以避免脏层胸膜和壁层胸膜在呼吸时相互摩擦受损。胸膜腔中的液体不断地由壁层胸膜生成，又不断地以相等速度被脏层胸膜吸收，它的产生与吸收常处于动态平衡。若任何全身或局部病变致使胸膜腔内液体生成过快和（或）吸收过缓时，临床产生胸腔积液，简称胸腔积液。

一、病因与发病机制

胸膜毛细血管静水压增高、血浆胶体渗透压降低，胸膜腔负压和胸液的胶体渗透压增加，均可引起胸腔积液。胸腔积液通常分为漏出液和渗出液两大类。

1.漏出液

胸膜毛细血管静水压增高，如充血性心力衰竭、上腔静脉或奇静脉受阻等，胸膜毛细血管内胶体渗透压降低，如低蛋白血症、肝硬化、肾病综合征、急性肾小球肾炎、黏液性水肿等，均可产生胸腔漏出液。

2.渗出液

胸膜炎症（结核病、肺炎）、肿瘤累及胸膜（恶性肿瘤转移，间皮瘤）、肺栓塞、膈下炎症（膈下脓肿、肝脓肿、急性胰腺炎）、结缔组织病等，可使胸膜毛细血管通透性增加，或淋巴引流受阻，产生胸腔渗出液。

最常见的漏出性胸腔积液病因为心功能不全和肝硬化，90%的渗出性胸膜积液则依次为感染性疾病、恶性肿瘤、肺栓塞和胃肠道疾病。中青年者渗出性胸膜积液以结核病尤为常见。中老年胸腔积液，尤其是血性胸液，很可能为恶性病变。偶因胸导管受阻，形成乳糜胸。

二、临床表现

1.症状

临床症状的轻重取决于积液量和原发疾病。

(1)胸痛和呼吸困难：最常见。早期纤维素性渗出，呼吸时两层胸膜摩擦引起胸痛，在深吸气、咳嗽时加重，胸腔积液逐渐增多后，胸痛会有所缓解。少量胸腔积液时常无呼吸困难，当胸腔积液量超过500mL时，由于胸腔积液可使胸廓顺应性下降、膈肌受压、纵隔移位和肺容量下降，可出现胸闷和呼吸困难，并随积液量的增多而加重。

(2)伴随症状：结核性胸膜炎多见于青年人，常有发热；中年以上患者可为肺癌所致胸膜转移。炎性积液多为渗出性，常伴有胸痛及发热。由心力衰竭所致胸腔积液为漏出液。肝脓肿所伴右侧胸腔积液可为反应性胸膜炎，亦可为脓胸。积液量少于300mL时症状多不明显；若超过500mL，患者渐感胸闷。大量积液时，邻近肺组织和纵隔脏器受压，患者可有心悸、呼吸困难。

2.体征

少量积液时，体征不明显或可闻及胸膜摩擦音。范围较小的包裹性胸腔积液以及叶间胸膜积液在体检时也常常难以发现。中等量或以上的胸腔积液可有以下典型体征：①视诊：患侧胸廓饱满,肋间隙增宽、呼吸运动受限,心尖冲动向健侧移位。②触诊:气管移向健侧,患侧呼吸运动减弱,语音震颤减弱或消失。③叩诊:积液区为浊音或实音,左侧胸腔积液时心界叩不出,右侧胸腔积液时,心界向左侧移位。④听诊:积液区呼吸音减弱或消失。

三、辅助检查

1.X线检查

胸腔积液量300～500mL时,患侧肋膈角变钝或消失;典型胸腔积液的表现为下胸部见外高内低上缘呈下凹的均匀致密阴影。大量积液时整个患侧全为致密阴影,纵隔推向健侧,患侧膈肌下降。积液时常遮盖肺内原发病灶。CT检查胸膜病变有较高的敏感性与密度分辨率,可以发现隐蔽性病灶,判断渗出液、血性或脓性胸液。

2.B超声检查

灵敏度高,定位准确。可明确有无胸腔积液、积液部位和积液量,协助胸腔穿刺定位。

3.胸液检查

胸腔穿刺抽液检查有助于确定胸液的性质和病因,对诊断和治疗有重要意义。

(1)外观:漏出液呈淡黄色,透明清亮,静置不凝固,比重＜1.016～1.018。渗出液则色较深,呈草黄色,稍混浊,比重＞1.018。血性胸液呈程度不等的洗肉水样或静脉血样。

(2)细胞:正常胸液中有少量间皮细胞或淋巴细胞。漏出液细胞数常$<100\times10^6/L$,以淋巴细胞与间皮细胞为主。渗出液的白细胞常$\geqslant500\times10^6/L$。中性粒细胞增多时,提示为急性炎症;淋巴细胞为主则多为结核性或恶性。胸液中红细胞$>5\times10^9/L$时,可呈淡红色,多由恶性肿瘤或结核所致。应注意与胸腔穿刺损伤血管引起的血性胸液相鉴别。恶性胸液中约有60%可查到恶性肿瘤细胞。

(3)pH:结核性胸液常为pH＜7.30;漏出液常为pH＞7.30,若pH＞7.40,应考虑恶性胸液。

(4)蛋白质:渗出液的蛋白含量高于30g/L,胸液/血清比值大于0.5,黏蛋白试验(Rivalta试验)阳性。漏出液蛋白含量较低(＜30g/L),以清蛋白为主,Rivalta试验阴性。若胸液癌胚抗原(CEA)值＞10～15μg/L,或胸液/血清CEA＞1,铁蛋白含量增高,常提示为恶性胸液。

(5)葡萄糖:漏出液与大多数渗出液的葡萄糖含量正常;结核性、恶性、类风湿关节炎及化脓性胸腔积液中葡萄糖含量可＜3.35mmol/L。若胸膜病变范围较广,如肿瘤广泛浸润,可使葡萄糖含量较低。

(6)酶:胸液乳酸脱氢酶(LDH)含量增高,大于200U/L,且胸液LDH/血清LDH比值大于0.6,提示渗出液。胸液LDH活性可反映胸膜炎症的程度,其值越高,表明炎症越明显。LDH＞500U/L常提示为恶性肿瘤或胸液已并发细菌感染。胸液淀粉酶升高可见于胰腺炎、恶性肿瘤等。结核性胸膜炎时,胸液中腺苷脱氨酶(ADA)可高于100U/L。

(7)病原体:胸液涂片查找细菌及培养,有助于病原诊断。

4.胸膜活检

当胸腔积液原因不明时,应考虑做皮胸膜活检。必要时可行胸腔镜活检。恶性肿瘤侵犯胸膜引起的胸腔积液,称为恶性胸液。胸膜活检,胸腔镜检查对恶性胸腔积液的病因诊断率较高。

5.免疫学检查

结核性与恶性胸腔积液时，T 淋巴细胞增高；系统性红斑狼疮及类风湿性关节炎引起的胸腔积液中补体 C3、C。成分降低，免疫复合物的含量增高。

四、诊断要点

根据临床表现和相关辅助检查，可明确有无胸腔积液和积液量的多少。胸液检查大致可确定积液性质。

五、治疗要点

胸腔积液为胸部或全身疾病的一部分，病因治疗尤为重要。漏出液常在纠正病因后可吸收。渗出性胸膜炎的常见病因为结核病、恶性肿瘤和肺炎，为本部分重点介绍内容。

1.结核性胸膜炎

(1)凡有明显全身中毒症状或胸腔积液在中等量以上者应住院治疗，卧床休息，予以营养支持和规范的抗结核药物治疗。

(2)胸腔抽液：不仅是诊断需要，也是治疗结核性胸膜炎的必要手段。胸腔抽液有助于减少纤维蛋白的沉着和胸膜增厚，避免肺功能受损。大量胸液者每周抽液 2～3 次，直至胸液完全吸收。每次抽液量不应超过 1000mL，抽液过多、过快易使胸腔压力骤降，发生肺水肿或循环障碍。一般情况下无须做胸腔内药物注入。伴有结核性脓胸者须反复穿刺抽脓(一般每周抽脓 2～3 次)，或置管冲洗，冲洗液为生理盐水或 2%碳酸氢钠，然后注入抗生素。

(3)糖皮质激素治疗：急性结核性渗出性胸膜炎全身毒性症状严重，胸液较多者，在抗结核药物治疗的同时，加用糖皮质激素，可减轻机体的变态反应和炎症反应，使胸液迅速吸收，减少胸膜粘连增厚。通常用泼尼松或泼尼松龙 25～30mg/d，分 3 次日服。待体温正常，全身毒性症状消退、胸液明显减少时，逐渐减量以至停用，疗程为 4～6 周。

2.恶性胸腔积液

这是晚期恶性肿瘤的常见并发症，故应积极治疗原发肿瘤。全身化疗对于部分小细胞肺癌所致胸腔积液有一定疗效。纵隔淋巴结有转移者，可行局部放射治疗。因胸腔积液压迫引起严重呼吸困难时，可间断抽液减轻压迫症状。抽液后，胸腔内注入阿霉素、顺铂、氟尿嘧啶等抗肿瘤药物，亦可注入生物免疫调节剂。

3.类肺炎性胸腔积液

肺炎住院患者 40%有胸腔积液，大多数为胸膜反应性渗出，液量较少，随肺炎好转而吸收，积液量较多，pH<7.2 时应尽早胸腔闭式引流。

六、护理要点

1.休息与活动

大量胸腔积液致呼吸困难或发热者，应卧床休息。待体温恢复正常及胸液抽吸或吸收后，鼓励患者逐渐下床活动，增加肺活量，以防肺失去功能。胸液消失后继续休养 2～3 个月，避免疲劳。

2.胸腔抽液的护理

大量胸腔积液者，应做好抽液准备和患者的护理。

3.病情观察

注意观察患者胸痛及呼吸困难的程度、体温的变化。监测血氧饱和度或动脉血气分析值的改变。对胸腔穿刺抽液后患者,应密切观察其呼吸、脉搏、血压的变化,注意穿刺处有无渗血或液体渗出。

4.胸痛的护理

可嘱患者患侧卧位,必要时用宽胶布固定胸壁,以减少胸部活动幅度,减轻疼痛。或遵医嘱给予止痛药。

5.呼吸锻炼

胸膜炎患者在恢复期,要经常进行呼吸锻炼以减少胸膜粘连的发生,提高通气量。每天督导患者进行缓慢的腹式呼吸。

6.保持呼吸道通畅

如有痰液,鼓励患者积极排痰,保持呼吸道通畅。

第十五节　睡眠呼吸暂停低通气综合征的护理

睡眠呼吸暂停低通气综合征(SAHS)是指各种原因导致睡眠状态下反复出现呼吸暂停和(或)低通气,引起低氧血症和高碳酸血症,从而使机体发生一系列病理生理改变的临床综合征。呼吸暂停是指睡眠过程中口鼻呼吸气流完全停止10秒以上;低通气是指睡眠过程中呼吸气流强度(幅度)较基础水平降低50%,并伴有动脉血氧饱和度较基础水平下降≥4%。睡眠呼吸暂停低通气指数是指每小时睡眠时间内呼吸暂停加低通气的次数。

一、分类

1.阻塞性睡眠呼吸暂停(OSAHS)

在睡眠中因上气道阻塞引起呼吸暂停,表现为口鼻腔气流停止而胸腹呼吸动作尚存在。有家庭集聚性和遗传因素,多数有上呼吸道特别是鼻、咽部位狭窄的病理基础。部分内分泌疾病也可合并该病。

2.中枢性睡眠呼吸暂停(CSAS)

口鼻腔气流和胸腹呼吸动作同时停止。主要由于中枢神经系统的呼吸中枢功能障碍或支配呼吸肌的神经或呼吸肌病变,虽然气道可能无堵塞,但呼吸肌不能正常工作导致呼吸停止。

3.混合性睡眠呼吸暂停(MSAS)

上述两者并存,以中枢性呼吸暂停开始,继之表现为阻塞性睡眠呼吸暂停。

二、病因与发病机制

OSAHS主要是睡眠时上呼吸道的阻塞或狭窄造成的,因此,从前鼻孔到气管上口,任何一个部位的狭窄或阻塞,都可能导致呼吸暂停,常见的有下列疾病。

1.鼻或鼻咽部疾病

各种原因造成的鼻腔狭窄或阻塞,如急慢性鼻炎、鼻窦炎、鼻中隔偏曲、血肿、脓肿、鼻腔粘连、鼻息肉、鼻腔、鼻旁窦肿瘤及其他占位性病变等。鼻咽部有腺样体肥大、鼻咽部肿瘤、鼻咽腔闭锁、颅底肿瘤等。

2.口及口咽部疾病

如舌体肥大或巨舌，舌体、舌根、口底的肿瘤，颌下脓肿，先天性小下颌或下颌后缩等。扁桃体肥大，软腭低垂、肥厚，腭垂过长、肥大，咽侧索肥厚、口咽腔瘢痕狭窄、咽旁间隙的肿瘤，脓肿等。下咽部舌根淋巴组织增生，舌根肿瘤、巨大会厌囊肿、脓肿、会厌肿瘤、下咽后壁或侧壁的脓肿、肿瘤等。

3.其他疾病

病理性肥胖，肢端肥大症，甲状腺功能低下，颈部巨大肿瘤等。

OSAHS的发病是一个渐进的过程，常常是几种病因共同起作用的结果，特别在肥胖、老年、上呼吸道感染、心脏病、仰卧位睡眠、饮酒及服用安眠药等诱因下病情会明显加重。其发病机制可能与睡眠状态下上气道软组织，肌肉的塌陷性增加，睡眠期间上气道肌肉对低氧和二氧化碳的刺激反应性降低有关，此外，还与神经、体液、内分泌等因素的综合作用有关。

三、临床表现

OSAHS好发于中老年人群，随年龄增长而增加，尤其是肥胖(体重指数BMI＞28，颈围＞40cm)，中老年更常见。本病是高血压、冠心病、心律失常、脑卒中等多种疾病的独立危险因素，甚至可发生夜间猝死。症状主要来自上呼吸道狭窄、阻塞和由此造成的血氧饱和度下降。主要临床表现有以下几种。

1.打鼾

睡眠中打鼾是由于空气通过口咽部时使软腭振动引起。打鼾是OSAHS的特征性表现，鼾声响亮，不规则，时而间断，常常是鼾声—气流停止—喘气—鼾声交替出现。

2.睡眠行为异常

表现为反复出现呼吸暂停及觉醒，或呼吸暂停后憋醒、突然坐起，伴心悸、胸闷感，严重者大汗淋漓，有濒死感。患者在睡眠中多动不安，常发生类似拍击样、震颤样四肢运动，有时还会出现梦游现象。夜尿增多，部分患者出现遗尿。

3.白天临床表现

由于夜间睡眠质量不高，患者晨起常感头痛、头晕乏力。注意力不集中，精细操作能力下降、记忆力和判断力下降。有焦虑，烦躁，易激惹等。日间极度嗜睡是最常见表现，患者可立即入睡，而无法控制。严重时吃饭、与人谈话时即可入睡，甚至发生严重的后果，如驾车时打瞌睡导致交通事故。

四、并发症

OSAHS由于反复发作的低氧血症，高碳酸血症可致神经功能失调，儿茶酚胺、内皮素及肾素-血管紧张素系统失调，内分泌功能紊乱及血流动力学改变，影响全身多器官多系统功能，可出现与全身各脏器损害有关的远期并发症，主要有以下几个方面。

1.心脑血管

血氧过低可刺激肾脏，分泌红细胞生成素，引起继发性红细胞增多症，导致血黏度增加，血流缓慢，脑血栓的机会增多。另可加速动脉粥样硬化，使心血管疾病发生增加。故OSAHS常合并肺动脉高压、高血压病、冠心病、心律失常等。

2.肾脏

OSAHS可以合并蛋白尿或肾病综合征,其临床表现为夜尿增多和水肿,严重者可出现肾功能不全的一系列表现。

3.神经精神系统

由于缺氧和循环障碍引起的脑损害可造成智力减退、记忆力下降和性格改变等。精神障碍以抑郁、焦虑、疑病等症状为著。老年人可出现痴呆。

4.内分泌系统

患有阻塞性睡眠呼吸暂停的患儿,由于快速眼动睡眠的减少,生长激素的释放有不同程度减少,影响患儿生长发育。

五、辅助检查

1.多导睡眠图仪监测

多导睡眠图仪(PSG)监测是诊断OSAHS最权威的方法,它不仅可判断其严重程度,还可全面定量评估患者的睡眠结构、睡眠中呼吸紊乱、低血氧情况,以及心电、血压的变化。特别是借助食道压检测,还可与中枢性和混合性睡眠呼吸暂停相鉴别。PSG检查应在睡眠呼吸实验室中进行至少7小时的数据监测。PSG检测的项目包括脑电图、眼电图、颏肌电图、胫前肌电图、心电图、胸腹壁呼吸运动、膈肌功能、口鼻气流以及血氧饱和度等。

2.X线头影测量

该测量可间接了解气道以及检查气道阻塞部位,并且对OSAHS做出初步诊断。

3.鼻咽纤维镜检查

在局麻下,在立位和卧位分别检查患者鼻咽、口咽及下咽和喉的情况,包括软组织情况,气道阻塞部位和程度,排除气道及周围有无肿物和肿块。

另外,除确认睡眠中气道阻塞的存在及阻塞发生的部位以及严重程度,尚需针对全身重要生命器官功能进行相关检查。

六、诊断要点

OSAHS的诊断,应在全面而详细的病史、多学科的全身针对性体检、颅颌面局部的检查、X线头影测量、PSG、鼻咽纤维镜的研究基础上,进行综合分析,做出正确的诊断。诊断标准:患者有典型的夜间打鼾及呼吸不规则、白天过度嗜睡,经PSG监测显示夜间7小时睡眠过程中呼吸暂停及低通气反复发作30次以上或者睡眠呼吸暂停低通气指数(AHI)≥5次/h。根据AHI和夜间最低动脉血氧饱和度区分病情为轻度、中度或重度。

七、治疗要点

OSAHS除病因治疗外,分为非手术治疗和手术治疗两类。

1.非手术治疗

(1)呼吸机治疗:经鼻持续气道正压呼吸(NCPAP)是目前治疗OSAHS最有效的非手术治疗方法,疗效为90%~95%。NCPAP犹如一个上气道的空气扩张器,可以防止吸气时软组织的被动塌陷,并刺激颏舌肌的机械感受器,使气道张力增加。可单独作为一种疗法,也可和外科手术配合使用。双水平气道正压通气(BiPAP)多用于治疗中、重度OSAHS患者。自动调压智能(Auto-CPAP)疗效和耐受性高于NCPAP,可提供患者治疗的依从性。

(2)口腔矫治器:睡眠时戴口腔正畸及矫治器可以抬高软腭,牵引舌主动或被动向前,以及下颌前移,达到扩大口咽及下咽部,改善呼吸的目的,可减轻打鼾,但耐受性差,对重症患者无效。

(3)其他治疗:药物治疗疗效不肯定,可试用茶碱、乙酰唑胺、都可喜、黄体酮等呼吸中枢兴奋药。单纯吸氧对 OSAHS 无明显疗效,原因在于氧疗使缺氧对外周化学感受器的刺激消失,应结合呼吸机进行氧疗。

2.手术治疗

手术治疗的目的在于减轻和消除气道阻塞,防止气道软组织塌陷。青春期前有扁桃体,腺样体增生所致的儿童患者可进行扁桃体、腺样体切除术。由于鼻中隔偏曲,鼻息肉或鼻甲肥大引起鼻气道阻塞者,可行鼻中隔成形术,鼻息肉或鼻甲切除,以减轻症状。腭垂腭咽成形术(UPPP)对单纯性口咽部阻塞有一定的疗效,但手术后复发较常见。其他手术方式还有激光辅助咽成形术、低温射频消融咽成形术、正颌手术等。

八、护理要点

1.一般护理

肥胖者应协助患者减肥。应用饮食、运动、心理和行为疗法,纠正患者不良饮食、生活习惯,让患者自觉控制饮食,在规定时间内降低体重的 5%~10%。劝其戒除烟酒。睡眠前避免使用镇静剂。教会患者控制睡眠姿势,取右侧卧并抬高床头,避免仰卧位,以缓解症状。做好心理护理,缓解患者不敢入睡或睡眠时易梦魇所致的焦虑情绪。

2.NCPAP 护理

有效的 NCPAP 压力是治疗成功的关键。①向患者及家属讲解治疗的原理、过程和反应,消除疑虑和恐惧心理,取得配合。②应用 NCPAP 改善通气时,要根据患者脸型及胖瘦选择合适的鼻罩型号,以不漏气为宜。鼻罩应严密罩住鼻,用多头带固定好。③患者进行闭嘴用鼻呼吸,与治疗仪做同步呼吸,防止气流从口漏出。④应使管道紧密连接并固定,NCPAP 是一个密封系统,如有漏气会造成压力不稳。⑤做好呼吸管理,保持气道畅通,及时清除口鼻腔及气道分泌物,定时清洁鼻塞、鼻孔。⑥NCPAP 装置设有加温湿化罐,气体加温应在 33~35℃,相对湿度为 60%以上,可保障吸入气的加温及湿化,避免机体失热失水,保护气道黏膜及防御机制,减少机体氧耗量。注意湿化温度不能过高,以免损伤呼吸道黏膜。

3.病情观察

患者夜间入睡后应加强巡视,特别是凌晨时段。观察患者打鼾及呼吸暂停等症状,若呼吸暂停时间过长,应及时叫醒患者,以免发生因窒息缺氧所致猝死。有条件时应实施血氧饱和度监测仪持续监护,以便观察患者缺氧情况,把握处理时机。警惕心脑血管疾病的发生,睡前、晨起测量血压并记录。

重度患者易发生心律失常,应持续心电监护,床旁准备压舌板、舌钳、气管切开包等抢救物品备用。

九、健康教育

向患者及家属讲解疾病知识,使患者认识治疗的重要性和必要性。在家中长期应用 NCPAP 治疗的患者,应教会其正确放置传感器、电极、佩戴鼻罩和调节治疗压力。嘱患者定期复诊,以早期发现该病导致的心脑血管损害,并根据病情的变化调整 NCPAP 治疗的压力。

第十六节　肺间质纤维化的护理

肺间质纤维化是一种原因不明的、以普通型间质性肺炎(UIP)为特征性病理性改变的慢性炎症性肺疾病,表现为弥散性肺泡炎、肺泡单位结构紊乱和纤维化。

一、病因与发病机制

病因不明确,可能与病毒、真菌、环境因素和有害因子有关,肺免疫细胞参与发病过程引起免疫或炎性反应,或直接损伤肺上皮或内皮细胞。肺间质纤维化可能是持续炎症、组织损伤和修复互相共同作用的结果。肺间质纤维化病理符合普通型间质性肺炎的组织学类型。其特点是病理改变轻重不一,新老并存,病变时相的不均一性。

二、临床表现

1.症状

(1)咳嗽:刺激性干咳,伴有少量白痰,感染时可咳出黄痰。

(2)呼吸困难:最突出的症状,进行性加重,活动后明显。

(3)全身症状:消瘦、乏力、食欲减退、关节痛等,一般无肺外表现,发热少见。

2.体征

(1)爆裂音(Velcro 啰音):两肺底明显,有诊断意义。

(2)杵状指:约 50%的患者出现,在早期就可存在。

(3)发绀:晚期患者出现。

(4)肺动脉高压、肺源性心脏病、右侧心力衰竭征象:偶有发生。

三、辅助检查

1.血清学检查

某些患者可有以下改变:红细胞沉降率增快;球蛋白增高;乳酸脱氢酶增高;循环免疫复合物阳性。

2.影像学检查

(1)胸部 X 线片。①两肺基底部、周边部或胸膜下区分布的网状或网状结节阴影;②蜂窝肺;③肺容积减少。

(2)胸部 HRCT 检查。早期病变多位于两中下肺野胸膜下,逐渐进展可扩大到全肺。①斑片状实变影;②磨玻璃样阴影;③小结节;④线状网状阴影;⑤牵引性支气管扩张;⑥蜂窝肺。

3.肺功能检查和动脉血气分析

①典型的限制性通气功能障碍:肺活量、肺总量、功能残气量和残气量均呈比例下降,FEV_1/FVC 正常或增加;②肺弥散功能障碍;③动脉血气分析为低氧血症。

4.纤维支气管镜检查

①中性粒细胞数和百分数增加(5%以上);②晚期可有嗜酸性粒细胞增加;③$CD4^+$/$CD8^+$降低。

5.其他

肺组织活检。

四、治疗原则

多采取综合治疗。临床上常用的有糖皮质激素和免疫抑制药,可单独或联合应用,少数患者有效。

1.药物治疗

①糖皮质激素;②免疫抑制药/细胞毒性药;③其他抗纤维化药。

2.对症处理

对老年人以及肺部影像显示广泛肺纤维化或蜂窝肺者,不主张应用糖皮质激素和免疫抑制药,以氧疗、营养支持和预防感染为主。

3.肺移植

适应证包括严重肺功能不全,持续恶化的低氧血症,日常生活明显受限,但营养状况尚可,不伴有其他严重心、肝、肾等疾病。

五、护理

1.评估

(1)病史评估:肺间质性疾病是一类原因不明的疾病,对病因的评估存在困难。护士应针对患者出现症状的时间,包括咳嗽、咳痰时间,有无呼吸困难及进展程度进行评估。

(2)病情评估:肺间质病变的进展需要经历一个演变过程。初始症状无或较轻微,往往不易引起重视,患者多在出现呼吸困难、胸闷、气短、咳嗽时就诊。因此,对病情评估需注意以下几个方面。

呼吸困难程度:是否与活动或体力劳动有关。

咳嗽、咳痰:痰液的颜色、性质,如痰液为白色泡沫状,一般无肺内感染;如痰液微黄色且黏稠,不易咳出,多合并有感染。评估咳嗽对正常生活的影响程度。

评估血气分析结果:如有低氧血症应立即采取吸氧等措施。

评估营养状态:肺泡蛋白质沉积症患者病程较长时,患者可出现电解质紊乱等情况,需及时评估实验室检查指标。

(3)健康行为与心理状态评估:由于此病原因不明,临床上多出现进行性加重性呼吸困难,加之大量和长时间应用糖皮质激素,患者思想负担大,心情郁闷,可出现各种心理问题,因此,需及时发现患者不良心理状态和情绪的改变,尤其应注意评估心理问题导致的影响治疗等行为的改变。

2.护理要点及措施

(1)一般护理:患者需要保持卧床休息,降低机体氧耗。病情平稳后可适当下床活动。保持空气新鲜,室内定时通风,室内空气相对湿度在70%以上。做好生活护理,给予必要的生活辅助。

(2)氧疗护理:肺间质病变患者大多有不同程度的缺氧而无明显二氧化碳潴留,因此,尽量给患者吸高浓度氧。但对于痰量多或老年人应定期监测血气分析,以防呼吸道阻塞,而致二氧化碳潴留。吸氧前,要对患者做必要的解释,按医嘱要求给氧,避免自行调节氧流量。对于吸氧后低氧血症改善不明显者,应及时应用机械通气呼吸支持疗法。

(3)用药护理:指导患者严格遵医嘱用药。尤其是糖皮质激素,防止因停药过急而出现“反跳”现象。联合用药应用免疫抑制药时,要预防合并感染发生。对应用糖皮质激素存有顾虑的患者,要做好解释教育工作,以解除患者的误解。

(4)呼吸行为训练:肺间质病变多为慢性过程,且以限制性的肺功能改变为主,对此,指导患者进行呼吸功能锻炼,如深呼吸训练、有效咳嗽、咳痰训练、扩胸运动等,以促进肺功能的恢复。

(5)预防院内感染:严格无菌操作,采取保护性隔离措施,限制探视人员,保持空气新鲜,定时留取痰培养标本,并观察痰量、形状和颜色的变化。注意体温波形的变化,防止合并其他部位感染。

(6)心理护理:了解患者疾病发展不同时期的心理变化,及时给予心理疏导。尤其要重视用药后患者所出现的恐惧、焦虑等不良应激反应,给予必要的理解,鼓励患者配合治疗。

六、健康教育

(1)鼓励患者保持乐观情绪,树立长期治疗决心。

(2)注意营养均衡,以高蛋白质、高维生素、低盐饮食为主,吸烟者需忌烟。

(3)保持良好的卫生习惯,注意口腔卫生。

(4)避免到人多的地方活动,以防发生交叉感染。

(5)坚持呼吸功能锻炼,促进肺功能恢复。

(6)定期随访,及时发现病情变化,掌握及时就医指征。

(7)遵医嘱长期正确用药,切忌自用、自停药物。

第十七节　肺毛霉菌病的护理

毛霉菌是引起毛霉菌病的病原体。该病由毛霉目、毛霉科中的毛霉属、根霉属、犁头霉属及被孢霉科、被孢霉属中数种真菌引起。毛霉菌引起以急性坏死性炎症为主的疾病,主要侵犯血管,引起血栓,并可经血液转移。全身性毛霉菌一旦发生,最终多致死。根据侵犯人体的部位分为5型:脑型、皮肤型、肺型、胃肠型和全身型。

肺毛霉菌病是一种罕见,但病死率极高的真菌感染,病死率高达50%,预后较差。肺毛霉菌首例由德国人Kurchenmeister于1855年报道,毛霉菌属于结合菌亚门,广泛存在于自然环境中,引起食物霉变,属于机会性感染,通常发生于免疫力下降时,如血液系统疾病、HIV感染、糖尿病、肺结核、器官移植术后免疫抑制及骨髓干细胞移植术后广谱抗生素的长期应用等原因。

一、常见病因与发病机制

毛霉菌的发病机制目前的认识认为是免疫力下降及血流中游离铁增多所致。正常人中性粒细胞有杀伤毛霉菌丝作用,但机体防御机制被削弱或被破坏时,病原菌可经呼吸道、皮肤黏膜及肠道等途径感染,毛霉菌释放蛋白水解酶毒素,侵犯血管,引起血管梗死及组织坏死,经血管播散到其他器官、组织。

二、临床表现

肺毛霉菌病临床症状体征及起病方式多种多样，无特异性，在肺部的表现一般呈暴发性，此症状一般可持续4～6个月，但大多患者在3～30天死亡。基本症状为发热、抗生素治疗无效、咳嗽、咳痰及胸痛、咯血及声音嘶哑。

三、辅助检查

影像学并无特异性，胸部X线片上有时可见纵隔增宽及肺不张，CT毛霉菌病具有侵袭肺血管的特点，与侵袭性曲霉菌有相似的影像学表现。

主要影像学表现：渗出性阴影，软组织密度结节，肿块影，晕伦征（halo征），肺实变，空洞形成，胸腔积液，边缘性强化。

如果有毛霉菌病的影像学发现和临床表现，就应进行组织活检；显微镜下发现有右角分支的无间隔菌丝就可确定诊断。这是明确诊断的唯一方法。但是痰液直接涂片，培养及支气管灌洗液培养找到毛霉菌的阳性率都很小。通常通过侵入性检查，如活组织检查、手术病理、尸体解剖在病理组织切片中发现在血管壁内菌丝方可确诊。虽然毛霉菌容易侵犯血管，但血培养很少阳性。

四、治疗原则

纠正和控制引起毛霉菌病的病因。如果是糖尿病患者，则应该在确诊肺毛霉菌病后，首先应积极控制糖尿病，纠正酮症酸中毒和代谢紊乱等基础疾病，尽量避免使用广谱抗菌药物。对于接受免疫功能抑制药治疗特别是糖皮质激素的患者，应把药物减至最小剂量，并加强全身支持治疗。

早期应用抗真菌药物进行全身治疗是提高生存率的关键。

五、护理

1.评估

（1）病史。①询问本病的有关病因，如有血液系统疾病、HIV感染、糖尿病、肺结核、器官移植术后免疫抑制及骨髓干细胞移植术后广谱抗生素的长期应用等。②询问目前病情与一般状况。

（2）身体评估。询问是否有发热、咳嗽、咳痰、胸痛、咯血及声音嘶哑等症状。评估痰液的颜色、性质、量、气味、有无异物等。

（3）实验室及其他检查。活检或刮片是否可见大量真菌；相关的影像学检查、气管镜检查结果。

2.护理要点及措施

1）一般护理

（1）保持病房整洁、安静，要有充分的日照和通风，调节好室内温度和湿度。

（2）保证充分的营养、水分和各种维生素的供给，食物要清淡、可口、易于消化。

（3）预防医院交叉感染，由于患该疾病的患者一般都免疫力低下，常发生多种机会性感染，故应全面细致地观察，及时发现并积极控制感染，延缓疾病的进展。尽量减少不必要的探视，避免新的感染。

2)症状护理

(1)发热的护理:定时监测体温,对超过 38℃的患者,每天测 4 次体温,对超过 39℃的患者,每天测 6 次体温。保持病房内空气清新;鼓励患者进食流质食物,并根据医嘱及时给予解热处理,如温水或酒精擦浴,冰袋冷敷,对于持续高热的患者,可考虑使用冰毯机等。

(2)疼痛的护理:向患者告知发生胸痛的原因,及时通知医生进行处理,认真询问患者有无咯血症状,必要时应遵医嘱给予镇痛药镇痛。

(3)咯血的护理:护士应及时观察病情变化,做好应急救治准备。肺型毛霉菌病的病程中,患者易出现因毛霉菌破坏肺组织而导致的大咯血,如抢救不及时,极易出现窒息死亡,故对此类患者除严密监测生命体征变化外,还应严密监测咳嗽、咳痰情况和胸部 X 线片变化,观察并记录痰液的量、性状、颜色,早期发现病情变化。如出现痰中带血或少量咯血时,须提高警惕,严密观察病情变化,绝对卧床休息,床头备好急救器材(吸痰器、气管切开包、人工呼吸器、心电监护仪等)药品,以便及时正确处理,提高患者的生存率。

(4)心理护理:该疾病发展迅速,病情变化快,疗程长,费用高,患者和家属思想负担较重。护士应做好心理护理,主动安慰患者,允许患者和家属表达内心的感受,并向患者和家属讲解病情变化和国内外治疗成功病例,使患者积极配合治疗护理,勇于面对疾病,帮助患者树立战胜疾病的信心。

(5)用药护理:在现有的抗真菌药物中,两性霉素 B 是作用最强、抗菌谱最广的抗真菌药物之一。但因其不良反应严重,限制了其在临床中的应用。近年来国外研制开发了两性霉素 B 脂质体(L2AmB),这种抗真菌药物采用脂质体包被 AmB,既保留了 AmB 的抗真菌活性,又显著减弱了其毒性,在临床得到了广泛的运用。两性霉素 B 的不良反应和护理措施如下。

药物的配制:在配制两性霉素 B 脂质体溶液时,先用无菌注射用水将药物溶解后再加入 5%葡萄糖注射液中使用避光输液器避光静脉输注。必须用无菌注射用水溶解,否则药物效价降低。切不可将药液与其他药物混合,如通过正在使用的输液管,在给药前用 5%葡萄糖注射液冲洗输液管,或使用单独的输液管。

药物的滴速:在药物使用过程中,应严格控制输液滴速,防止因药物输注过快而导致患者血压下降。一般初次使用时滴速为每分钟 6～8 滴,使用过程中严密监测血压变化,根据患者血压及生命体征变化调节输液速度,待患者静脉输注药液 1 周后如血压无明显变化,可适当增加速度,但一般不宜超过每分钟 15 滴。

药物不良反应观察:两性霉素 B 为治疗毛霉菌感染的首选药物,其不良反应较为严重,包括有肾毒性、肝毒性、骨髓抑制、恶心、呕吐、腹泻、食欲缺乏、发热、血压下降、心律失常等,故在护理过程中应严密观察药物毒性及不良反应的发生情况。发热反应的预防:患者静脉输注两性霉素 B 后会出现体温升高,可于输注两性霉素前使用抗组织胺和皮质类固醇来预防,并鼓励患者适当增加饮水量,必要时可给予对症处理。在用药过程中应密切监测患者肾功能情况,准确记录出入液量,测量尿比重;并定期对肝功能、肾功能、血清电解质、血常规、凝血酶原反应时间等进行监测。由于该药对消化系统的不良反应,可将此药改为三餐之后的晚间输入。

保护静脉血管:在患者静脉输注两性霉素 B 过程中,该药对静脉血管破坏较严重。在使用两性霉素 B 过程中护士应注意对患者静脉血管的保护,尽可能先从远端小血管逐级向上使用,并尽量避免重复使用同一条静脉血管,避免药液外渗。如发生药液外渗应积极进行处理。如治疗周期较长,病情允许的情况下,应留置中心静脉输入。

第十八节 慢性阻塞性肺疾病的护理

慢性阻塞性肺疾病(COPD)是一种具有气流受限特征的、可以预防和治疗的疾病,其气流受限不完全可逆,呈进行性发展。COPD 主要累及肺脏,也可引起肺外的不良效应。

COPD 占全球死亡原因的第 4 位,在我国居死亡原因的第 3 位,居农村死亡原因的首位。由于 COPD 可引起肺功能进行性减退,严重影响患者的劳动力和生活质量,从而造成巨大的社会经济负担。

COPD 与慢性支气管炎及肺气肿密切相关。慢性支气管炎是指除外慢性咳嗽的其他各种原因后,患者每年慢性咳嗽、咳痰达 3 个月,并连续 2 年,不一定伴有气流受限。肺气肿是指肺部远端的气室到末端的细支气管出现异常持久的扩张,并伴有肺泡壁和细支气管的破坏而无明显肺纤维化。当慢性支气管炎和(或)肺气肿患者肺功能检查出现气流受限并且不能完全可逆时,则诊断为 COPD。

一、病因与发病机制

(一)吸烟

吸烟是 COPD 重要的发病因素,吸烟者慢性支气管炎的患病率比不吸烟者高 2～8 倍,吸烟时间越长,吸烟量越大,COPD 的患病率越高。烟草中的焦油、尼古丁和氢氰酸等化学物质可损伤气道上皮细胞,致纤毛运动障碍和巨噬细胞吞噬功能下降,促使支气管黏液腺和杯状细胞增生肥大,黏液分泌增多,使气道净化能力下降,还可使氧自由基产生增多,诱导中性粒细胞释放蛋白酶,破坏肺弹力纤维,诱发肺气肿形成。

(二)职业粉尘和化学物质

接触职业粉尘和化学物质,如烟雾、过敏原、工业废气及室内空气污染等,浓度过高或时间过长时,均可导致 COPD 的发生。

(三)空气污染

大气中的二氧化硫、二氧化氮、氯气等有害气体及微小颗粒物可损伤气道黏膜上皮,使纤毛清除功能下降、黏液分泌增加,并为细菌感染创造条件。

(四)感染因素

与慢性支气管炎类似,感染亦是 COPD 发生,发展的重要因素之一。

(五)蛋白酶-抗蛋白酶失衡

蛋白水解酶对组织有损伤和破坏作用;抗蛋白酶对弹性蛋白酶等多种蛋白酶有抑制功能,其中 α-抗胰蛋白酶(α-AT)是活性最强的一种。蛋白酶增多或抗蛋白酶不足均可导致组织结构破坏,导致肺气肿。

吸入有害气体、有害物质可以导致蛋白酶产生增多或活性增强,而抗蛋白酶产生减少或灭活加快;同时,氧化应激、吸烟等危险因素也可以降低抗蛋白酶的活性。先天性 α-抗胰蛋白酶缺乏多见于北欧血统的个体，我国尚未见正式报道。

(六)氧化应激

有许多研究表明，COPD患者的氧化应激增加。氧化物可直接作用并破坏许多生化大分子，导致细胞功能障碍或细胞死亡。氧化应激还可以破坏细胞外基质、引起蛋白酶-抗蛋白酶失衡，促进炎症反应。

(七)炎症机制

气道、肺实质及肺血管的慢性炎症是COPD的特征性改变，中性粒细胞、巨噬细胞、T细胞等炎症细胞均参与了COPD的发病过程。中性粒细胞活化和聚集是COPD炎症过程的一个重要环节。

(八)其他

自主神经功能失调、营养不良，气温变化等都有可能参与COPD的发生、发展。

二、临床表现

(一)症状

本病起病缓慢，病程较长，反复急性发作，主要症状包括以下几个方面。

1.慢性咳嗽

常晨间咳嗽明显，夜间有阵咳或伴有排痰，随病程发展，咳嗽可终身不愈。

2.咳痰

清晨排痰较多，一般为白色黏液或浆液性泡沫痰，偶可带血丝。急性发作期痰量增多，可有脓性痰。

3.气短或呼吸困难

早期在劳累时出现，逐渐加重；以致在日常活动甚至休息时也感到气短，是COPD的标志性症状。

4.喘息和胸闷

重度患者或轻度患者急性加重时可出现喘息、胸闷。

5.其他

晚期患者有体重下降、食欲缺乏等症状。

(二)体征

早期可无异常，随疾病进展出现以下体征：视诊有桶状胸，呼吸变浅、频率增快，严重者可有缩唇呼吸等；触诊语颤减弱；叩诊呈过清音，心浊音界缩小，肺下界和肝浊音界下降；听诊两肺呼吸音减弱、呼气延长，部分患者可闻及湿啰音和(或)干啰音。

(三)COPD病程分期

根据患者的症状和体征的变化分为急性加重期和稳定期。

1.急性加重期

指在疾病发展过程中，短期内出现咳嗽、咳痰、气短和(或)喘息加重、痰量增多，呈脓性或黏液脓性痰，可伴发热等症状。

2.稳定期

指患者咳嗽、咳痰、气短等症状稳定或较轻。

（四）COPD 并发症

COPD 可并发慢性呼吸衰竭、自发性气胸、慢性肺源性心脏病等。

三、实验室及其他检查

（一）肺功能检查

肺功能检查是判断气流受限的主要客观指标，对 COPD 的诊断、严重程度评价、疾病进展，预后及治疗反应等有重要意义。

（1）FEV_1/FVC 与 FEV_1 占预计值的百分数分别为评价气流受限的敏感指标和评估 COPD 严重程度的良好指标。吸入支气管舒张剂后 FEV_1/FVC＜70％及 FEV_1＜80％预计值者，可确定为不能完全可逆的气流受限。

（2）肺总量（TLC）、功能残气量（FRC）和残气量（RV）增高，肺活量（VC）减低，表明肺过度充气，有参考价值。

（3）一氧化碳弥散量（DLCO）及其与肺泡通气量（VA）比值下降，对诊断有参考价值。

（二）胸部 X 线检查

COPD 早期胸片可无变化，以后可出现肺纹理增粗、紊乱等非特异性改变，也可出现肺气肿改变。X 线胸片改变对 COPD 诊断特异性不高，主要用于肺部并发症及与其他肺部疾病的鉴别。

（三）血气分析检查

血气分析检查对确定低氧血症高碳酸血症、酸碱平衡失调及判断呼吸衰竭的类型有重要价值。

（四）其他

COPD 并发细菌感染时，外周血白细胞增高、核左移。痰培养可能检出病原菌。常见病原菌为肺炎链球菌、流感嗜血杆菌、卡他莫拉菌、肺炎克雷白杆菌等。

四、诊断要点

COPD 主要根据存在吸烟等高危因素、症状、体征及肺功能检等综合分析确定。不完全可逆的气流受限是 COPD 诊断的必备条件。吸入支气管舒张剂后 FEV_1/FVC＜70％及 FEV_1＜80％预计值可确定为不完全可逆的气流受限。

有少数患者无咳嗽、咳痰症状，仅在肺功能检查时 FEV_1/FVC＜70％，除外其他疾病后，亦可诊断为 COPD。

五、治疗要点

（一）稳定期治疗

稳定期治疗的主要目的是减轻症状，阻止 COPD 病情发展，缓解或阻止肺功能下降，改善 COPD 患者的活动能力，提高其生活质量，降低病死率。

1.教育与管理

劝导吸烟的患者戒烟是减慢肺功能损害最有效的措施。因职业或环境粉尘，刺激性气体所致者，应脱离污染环境。

2.支气管舒张药

短期按需应用以缓解症状，长期规律应用以减轻症状。

（1）β_2 肾上腺素受体激动剂。可通过吸入或口服应用。沙丁胺醇气雾剂每次 100～200μg

(1～2 喷),定量吸入,疗效持续 4～5 小时。长效制剂(如沙美特罗等)每天仅需吸入 2 次。

(2)抗胆碱能药。异丙托溴铵气雾剂定量吸入,每次 40～80μg(2～4 喷),每天 3～4 次。

(3)茶碱类。茶碱缓(控)释片 0.2g,每 12 小时 1 次;氨茶碱 0.1g,每天 3 次。

3.祛痰药

对痰不易咳出者可选用盐酸氨溴索 30mg,每天 3 次。N-乙酰半胱氨酸 0.2g,每天 3 次;或羧甲司坦 0.5g,每天 3 次。

4.糖皮质激素

目前认为,FEV_1＜50％预计值,有并发症或反复加重的 COPD 患者可规律性吸入糖皮质激素治疗,有助于减少急性发作频率,提高生活质量。

5.长期家庭氧疗

长期氧疗可以对伴有慢性呼吸衰竭的 COPD 患者的血流动力学、运动能力、肺生理和精神状态产生有益影响,从而提高生存率。适用于Ⅲ级重度 COPD 患者,具体指征:PaO_2＜55mmHg 或 SaO_2＜88％,有或没有高碳酸血症;PaO_2 55～70mmHg 或 SaO_2＜89％,并有肺动脉高压、心力衰竭、水肿或红细胞增多症。一般用鼻导管吸氧,氧流量为 1～2L/min,吸氧持续时间＞15 小时/d。氧疗的目的是使患者在海平面水平、静息状态下,达到 PaO_2＞60mmHg 和(或)SaO_2升至 90％。

6.夜间无创机械通气

部分严重夜间低氧血症的 COPD 患者能够获益于夜间无创机械通气,目前常用方法包括经鼻持续气道正压通气(CPAP)、经鼻间歇正压通气(NIPPV)和经鼻/面罩双水平气道正压通气(BiPAP)。

(二)急性加重期治疗

首先确定导致急性加重期的原因,最常见的是细菌或病毒感染,使气道炎症和气流受限加重,严重时并发呼吸衰竭和右心衰竭。应根据病情严重程度决定门诊或住院治疗。

1.支气管舒张药

同稳定期,有严重喘息症状者可通过小型雾化器给予较大剂量雾化吸入治疗。

2.低流量吸氧

发生低氧血症者可用鼻导管吸氧,或通过文丘里面罩吸氧。鼻导管给氧时,吸入的氧浓度与给氧流量有关。估算公式:吸入氧浓度 FiO_2(％)＝21＋4×氧流量(L/min)。一般吸入氧浓度为 25％～29％,避免吸入氧浓度过高而引起二氧化碳麻醉现象,加重呼吸衰竭。

3.控制感染

根据病原菌种类及药物敏感情况,给予 β-内酰胺类/β-内酰胺酶抑制剂、头孢菌素类、大环内酯类或喹诺酮类抗生素治疗。

4.糖皮质激素

对需住院治疗的急性加重期患者可口服泼尼松龙 30～40mg/d,或静脉给予甲泼尼龙 40～80mg/d,连续 5～7 天。

5.祛痰剂

给予溴己新 8～16mg,每天 3 次;或盐酸氨溴索 30mg,每天 3 次。

六、常见护理诊断/问题

(一)气体交换受损

与气道阻塞,通气不足、呼吸肌疲劳、分泌物过多和肺泡呼吸面积减少有关。

(二)清理呼吸道无效

与分泌物增多而黏稠、气道湿度减低和无效咳嗽有关。

(三)焦虑

与健康状况的改变,病情危重、经济状况有关。

(四)活动无耐力

与疲劳,呼吸困难,氧供与氧耗失衡有关。

(五)营养失调——低于机体需要量

营养低于机体需要量与食欲缺乏、摄入减少、腹胀、呼吸困难,痰液增多有关。

七、护理措施

(一)休息与活动

中度以上 COPD 急性加重期患者应卧床休息,协助患者采取舒适体位,极重度患者宜采取身体前倾位,使辅助呼吸肌参与呼吸。

视病情安排适当的活动,以不感到疲劳、不加重症状为宜。室内保持合适的温、湿度,冬季注意保暖,避免直接吸入冷空气。

(二)饮食护理

呼吸功能的增加可使热量和蛋白质消耗增多,导致营养不良。应制订高蛋白、高维生素、足够热量的饮食计划。

正餐进食量不足时,应安排少量多餐,避免在餐前和进餐时过多饮水。腹胀的患者应进软食。避免进食产气食物,如汽水、啤酒、豆类、马铃薯和胡萝卜等;避免进食易引起便秘的食物,如油煎食物、干果、坚果等。

(三)病情观察

观察患者咳嗽、咳痰及呼吸困难的程度,痰液的颜色、量及性状,以及咳痰是否顺畅。监测动脉血气分析和水、电解质、酸碱平衡情况。

(四)对症护理

1.氧疗的护理

呼吸困难伴低氧血症者遵医嘱给予氧疗。一般采用鼻导管持续、低流量吸氧,流量 1～2L/min,应避免吸入氧浓度过高而引起的二氧化碳潴留。提倡长期家庭氧疗,指导患者和家属知晓氧疗的目的,必要性及注意事项;氧疗安全,供氧装置周围严禁烟火,防止氧气燃烧爆炸;氧疗装置定期更换、清洁、消毒。氧疗有效的指标:患者呼吸困难减轻、呼吸频率减慢、发绀减轻、心率减慢、活动耐力增加。

2.呼吸功能锻炼

指导患者进行缩唇呼吸、膈式或腹式呼吸等呼吸功能锻炼,以加强胸、隔呼吸肌的肌力和耐力,保持气道通畅,以改善呼吸功能。

(1)缩唇呼吸。缩唇呼吸的技巧是通过缩唇形成的微弱阻力来延长呼气时间,增加气道压力，延缓气道塌陷。患者闭嘴经鼻吸气，然后通过缩唇(吹口哨样)缓慢呼气，同时收缩腹部。吸气与呼气时间比为1∶2或1∶3。缩唇的程度与呼气流量以能使距口唇15～20cm处、与口唇等高水平的蜡烛火焰随气流倾斜又不至于熄灭为宜。

(2)膈式或腹式呼吸。患者可取立位、平卧位或半卧位，双手分别放于前胸部和上腹部。用鼻缓慢吸气时，膈肌最大程度下降，腹肌松弛，腹部凸出，手感到腹部向上抬起。呼气时经口呼出，腹肌收缩，膈肌松弛，膈肌随腹腔内压增加而上抬，推动肺部气体排出，手感到腹部下降。

(五)用药护理

遵医嘱应用抗生素、支气管舒张药和祛痰药，注意观察药物疗效及不良反应。喷托维林是非麻醉性中枢镇咳药，不良反应有口干、恶心、腹胀、头痛等。溴己新偶见转氨酶增高，消化性溃疡者慎用。盐酸氨溴索是润滑性祛痰药，不良反应较轻。

(六)心理护理

COPD患者因长期患病、社会活动减少，经济收入降低等因素失去自信，易形成焦虑和抑郁的心理状态，部分患者因此不愿配合治疗，护士应帮助患者消除导致焦虑的原因，并教会患者缓解焦虑的方法，如听轻音乐、下棋、做游戏等娱乐活动，以分散注意力，减轻焦虑。护士应针对患者及其家属对疾病的认知和态度，以及由此引起的心理、性格、生活方式等方面的改变，与患者和家属共同制订和实施康复计划，消除诱因，定期进行呼吸肌功能锻炼，坚持合理用药，减轻症状，增强战胜疾病的信心。

八、健康教育

(一)预防疾病

戒烟是预防COPD的重要措施，应对吸烟者采取多种宣教措施，劝导戒烟。避免或减少有害粉尘、烟雾或气体的吸入。防治呼吸道感染对预防COPD也十分重要，对于患有慢性支气管炎的患者应指导其进行肺通气功能的监测，及早发现慢性气流阻塞，及时采取措施。

(二)疾病指导

教会患者和家属依据呼吸困难与活动之间的关系，判断呼吸困难的严重程度，以便合理安排工作和生活。使患者理解康复锻炼的意义，发挥患者的主观能动性，制订个体化锻炼计划，进行腹式呼吸或缩唇呼吸训练，以及步行、慢跑等体育锻炼。建议患者坚持进行长期家庭氧疗。

(三)随访指导

指导患者识别使病情恶化的因素，吸烟者戒烟能有效延缓肺功能进行性下降。潮湿、大风、严寒气候时避免室外活动，根据气候变化及时增减衣物，避免受凉感冒，病情变化随诊。

九、预后

COPD预后与病情轻重和是否合理治疗有关。积极治疗可延缓病情进展。

第十九节　慢性肺源性心脏病的护理

慢性肺源性心脏病简称慢性肺心病，是指由于肺组织、肺血管或胸廓的慢性病变引起肺组织结构和(或)功能异常,产生肺血管阻力增加,肺动脉压力增高,使右心室扩张和(或)肥厚,伴或不伴右心衰竭的心脏病,并排除先天性心脏病和左心病变引起者。慢性肺心病的患病率存在地区差异,寒冷地区高于温暖地区,高原地区较平原地区高,农村高于城市,并随年龄增加而增加。吸烟者比不吸烟者患病率明显增多,男女无明显差异。冬春季节和气候骤变时,易出现急性发作。

一、病因与发病机制

引起右心室扩大,肥厚的因素很多。肺功能和结构的不可逆改变是先决条件,发生反复的气道感染和低氧血症,导致一系列体液因子和肺血管的变化,使肺血管阻力增加,肺动脉血管的结构重塑,产生肺动脉高压。

(一)肺动脉高压的形成

1.肺血管阻力增高的功能性因素

缺氧、二氧化碳潴留和呼吸性酸中毒导致肺血管收缩、痉挛。缺氧是形成肺动脉高压最重要的因素,而体液因素在缺氧性肺血管收缩中占重要地位,缺氧可使肺组织中血管活性物质的含量发生变化,收缩血管物质的作用占优势,使血管收缩,如前列腺、白三烯、5-羟色胺、血管紧张素Ⅱ、血小板活化因子等。其次,内皮源性舒张因子和收缩因子的平衡失调,在缺氧性肺血管收缩中也起了一定作用。缺氧可直接使肺血管平滑肌细胞膜对 Ca^{2+} 的通透性增加,使肺血管平滑肌收缩。另外,高碳酸血症时,H^{+} 产生增多,使血管对缺氧的敏感性增强,致肺动脉压增高。

2.肺血管阻力增加的解剖因素

各种慢性胸肺疾病可导致肺血管解剖结构的变化,形成肺循环血流动力学障碍。主要原因包括如下。

(1)肺血管炎症,长期反复发作的慢性阻塞性肺疾病及支气管周围炎,累及邻近肺小动脉,引起血管炎,导致管壁增厚、管腔狭窄或纤维化,甚至完全闭塞,使肺血管阻力增加,产生肺动脉高压。

(2)细血管网的毁损,当肺泡毛细血管床减损超过70%时可出现肺循环阻力增大。

(3)肺血管重塑,慢性缺氧使肺血管收缩,管壁张力增高。缺氧时肺内产生多种生长因子,可直接刺激管壁平滑肌细胞、内膜弹力纤维及胶原纤维增生,使肺血管构型重建。

(4)血栓形成,部分慢性肺心病急性发作期患者可存在肺微小动脉原位血栓形成,引起血管阻力增加,加重肺动脉高压。此外,肺血管疾病、肺间质疾病、神经肌肉疾病等可引起肺血管的狭窄、闭塞,使肺血管阻力增加,导致肺动脉高压。在慢性肺心病肺动脉高压的发生机制中,功能性因素较解剖学因素更为重要。

3.血液黏稠度增加和血容量增多

一方面,慢性缺氧产生继发性红细胞增多,血液黏稠度增加,血流阻力随之增高;另一方面,缺氧可使醛固酮分泌增加,并使肾小动脉收缩,肾血流量减少,导致水钠潴留,血容量增多。血液黏稠度增加和血容量增多,可使肺动脉压进一步升高。

(二)右心功能的改变

肺循环阻力增加时,右心发挥代偿作用,在克服肺动脉压升高的阻力时发生右心室肥厚。

随着病情进展,肺动脉压持续升高,右心失代偿而致右心衰竭。

(三)其他重要器官的损害

缺氧和高碳酸血症可导致重要器官(如脑、肝、肾、胃肠)及内分泌系统、血液系统的病理改变,引起多器官的功能损害。

二、临床表现

本病发展慢,临床上除原有肺、胸疾病的各种症状和体征外,会逐步出现肺、心功能衰竭及其他器官损害的表现。按其功能的代偿期与失代偿期进行分述。

(一)症状

1.肺、心功能代偿期

咳嗽、咳痰、气促,活动后可有心悸、呼吸困难、乏力和活动耐力下降。急性感染可加重上述症状。

2.肺、心功能失代偿期

(1)呼吸衰竭:呼吸困难加重,夜间为甚,常有头痛、失眠、食欲下降、白天嗜睡,甚至出现表情淡漠、神志恍惚、谵妄等肺性脑病的表现。

(2)右心衰竭:明显气促、心悸、食欲缺乏、腹胀、恶心等。

(二)体征

1.肺、心功能代偿期

可有不同程度的发绀和肺气肿体征,偶有干、湿啰音,心音遥远。有右心室肥厚的体征,部分患者可有颈静脉充盈。

2.肺、心功能失代偿期

(1)呼吸衰竭:明显发绀,球结膜充血,水肿,严重时有颅内压升高的表现,腱反射减弱或消失,出现病理反射,可出现皮肤潮红、多汗。

(2)右心衰竭:发绀更明显,颈静脉怒张,心率增快,可出现心律失常,剑突下可闻及收缩期杂音,甚至出现舒张期杂音。肝大并有压痛,肝颈静脉回流征阳性,下肢水肿,重者可有腹腔积液。少数患者可出现肺水肿及全心衰竭的体征。

(三)并发症

常见的并发症有肺性脑病、电解质及酸碱平衡紊乱、心律失常、休克、消化道出血和弥散性血管内凝血等。

三、实验室及其他检查

(一)X线检查

除原有肺、胸基础疾病及急性肺部感染的特征外,尚有肺动脉高压症,如右下肺动脉干扩张,其横径≥15mm;其横径与气管横径比值≥1.07;肺动脉段明显突出或其高度≥3mm;中央动脉扩张,外周血管纤细,形成“残根征”;右心室增大征,皆为诊断慢性肺心病的主要依据。

(二)心电图检查

心电图检查的主要表现有电轴右偏、肺性P波,也可见右束支传导阻滞及低电压图形,可作为慢性肺心病的参考条件。

(三)超声心动图检查

右心室流出道内径≥30mm,右心室内径≥20mm,右心室前壁厚度≥5mm,左右心室内径比值<2,右肺动脉内径或肺动脉干及右心房增大等,可诊断为慢性肺心病。

(四)血气分析

当 PaO_2<60mmHg,$PaCO_2$>50mmHg 时,提示呼吸衰竭。

(五)血液检查

红细胞及血红蛋白可升高,全血及血浆黏滞度增加;合并感染时白细胞总数增高,中性粒细胞比例增加。部分患者可有肝、肾功能的改变。

(六)其他

肺功能检查对早期或缓解期慢性肺心病患者有意义。痰细菌学检查可指导抗生素的选用。

四、诊断要点

根据患者有慢性支气管炎、肺气肿、其他胸肺疾病或肺血管病变,临床上有肺动脉高压、右心室增大或右心功能不全的表现,心电图、X 线胸片和超声心动图有右心增大肥厚的象征,可做出诊断。

五、治疗要点

(一)急性加重期

应积极控制感染,保持呼吸道畅通,改善呼吸功能,纠正氧和二氧化碳潴留,控制呼吸衰竭和心力衰竭,积极处理并发症。

1.控制感染

参考痰细菌培养及药敏试验结果选择抗生素。没有培养结果时,根据感染的环境及痰涂片结果选择抗生素。常用青霉素类、氨基糖苷类及头孢菌素类药物。注意继发真菌感染的可能。

2.缺氧

保持呼吸道畅通,给予面罩吸氧,以纠正缺氧和二氧化碳潴留。

3.控制心力衰竭

慢性肺心病患者一般经积极控制感染,改善呼吸功能后,心力衰竭能得到改善,患者尿量增多,水肿消退,不需使用利尿药。但对治疗无效者,可适当选用利尿药、正性肌力药或血管扩张药。

(1)利尿药。利尿药具有减少血容量,减轻右心负荷、消除水肿的作用。原则上选用作用轻的利尿药,宜短期、小剂量使用,如氢氯噻嗪 25mg,每天 1～3 次,一般不超过 4 天。重度而急需利尿者可用呋塞米 20mg,口服或肌内注射。

(2)正性肌力药。由于慢性缺氧和感染,患者对洋地黄类药物的耐受性降低,易发生毒性反应。应选择作用快、排泄快的洋地黄类药物,剂量宜小,一般为常规剂量的 1/2 或 2/3。应用指征:感染已控制,呼吸功能已改善,用利尿剂后仍有反复水肿的心力衰竭患者;以右心衰竭为主要表现而无明显感染的患者;合并急性左心衰竭者。

(3)血管扩张药。血管扩张药可使肺动脉扩张,减低肺动脉高压,减轻右心负荷,但效果不理想。钙拮抗剂和前列环素等有降低肺动脉压的作用，具有一定的疗效。

4.控制心律失常

一般经抗感染、纠正缺氧等治疗后，心律失常可自行消失。若持续存在，可根据心律失常的类型选用药物。

5.抗凝治疗

应用普通肝素或低分子肝素防止肺微小动脉原位血栓的形成。

(二)缓解期

原则上采用中西医结合的综合治疗措施，目的是增强免疫功能，去除诱发因素，减少或避免急性加重的发生，使肺、心功能得到部分或全部恢复，如长期家庭氧疗，调节免疫功能和营养疗法等。

六、常见护理诊断/问题

(一)气体交换受损

与肺血管距离增高引起的肺淤血，肺血管收缩导致的肺血流量减少有关。

(二)清理呼吸道无效

与呼吸道感染，痰多而黏稠有关。

(三)活动无耐力

与心、肺功能减退有关。

(四)体液过多

与心排出量减少，肾血流灌注量减少有关。

(五)营养失调——低于机体需要量

营养低于机体需要量与呼吸困难、疲乏等引起的食欲缺乏有关。

(六)有皮肤完整性受损的危险

与水肿、长期卧床有关。

(七)潜在并发症

常见的潜在并发症有肺性脑病、心律失常、休克、消化道出血等。

七、护理措施

(一)休息与活动

在肺、心功能失代偿期，嘱患者绝对卧床休息，协助其采取舒适体位，如半卧位或坐位，减少机体耗氧量，促使心、肺功能的恢复，减慢心率和减少呼吸困难；代偿期以量力而行、循序渐进为原则，鼓励患者进行适量活动，活动量以不引起疲劳、不加重症状为度；对于卧床患者，应协助定时翻身、更换姿势。依据患者的耐受能力，指导患者在床上进行缓慢的肌肉松弛活动，鼓励患者进行呼吸功能锻炼，提高活动耐力。

指导患者采取既有利于气体交换，又能节省能量的姿势，如站立时背倚墙，使膈肌和胸廓松弛，全身放松。坐位时凳高合适，两足正好平放在地，身体稍向前倾，两手摆在双腿上或趴在小桌上，桌上放软枕，使患者胸椎与腰椎尽可能在一直线上。卧位时抬高床头，并略抬高床尾，使下肢关节轻度屈曲。

肺性脑病患者应绝对卧床休息，呼吸困难者取半卧位，有意识障碍者使用床挡进行安全保护，必要时专人护理。

(二)饮食护理

给予患者高纤维素、易消化的清淡饮食，防止因便秘、腹胀而加重呼吸困难。避免进食含糖量高的食物，以免引起痰液黏稠。若患者出现水肿、腹腔积液或少尿时，应限制钠水摄入，每天钠盐<3g，水分<1500mL，蛋白质1.0～1.5g/kg，因糖类可增加CO_2的生成量，增加呼吸负担，故一般糖类≤60%。少食多餐，减少用餐时的疲劳，进餐前后漱口，保持口腔清洁。必要时遵医嘱静脉补充营养。

(三)病情观察

观察患者的生命体征及意识状态，注意有无发绀、呼吸困难，定期监测动脉血气分析，观察有无右心衰竭的表现，密切观察患者有无头痛、烦躁不安、神志改变等。

肺性脑病患者应定期监测动脉血气分析，密切观察病情变化，出现头痛、烦躁不安、表情淡漠、神志恍惚、精神错乱、嗜睡和昏迷等症状时，及时通知医生并协助处理。

肺心病患者常有营养不良和身体下垂部位水肿等症状。若长期卧床，极易形成压疮，故应注意观察患者全身的水肿情况、有无压疮发生。指导患者穿宽松、柔软的衣服，定时更换体位，受压处垫海绵，或使用气垫床。

(四)用药护理

(1)对二氧化碳潴留、呼吸道分泌物多的重症患者慎用镇静剂、麻醉药、催眠药，若必须用药，使用后注意观察是否有呼吸抑制和咳嗽反射减弱的情况。

(2)应用利尿剂后易出现低钾、低氯性碱中毒而加重缺氧，过度脱水引起血液浓缩，痰液黏稠不易排出等不良反应，应注意观察及预防。使用排钾利尿剂时，督促患者遵医嘱补钾。利尿剂尽可能在白天给药，避免夜间频繁排尿而影响患者睡眠。

(3)使用洋地黄类药物时，应询问患者有无洋地黄用药史，遵医嘱准确用药，注意观察药物毒性反应。

(4)应用血管扩张药时，注意观察患者的心率及血压情况。血管扩张药在扩张肺动脉的同时也扩张体循环动脉，往往容易造成血压下降，反射性心率增快、氧分压下降、二氧化碳分压上升等不良反应。

(5)使用抗生素时，注意观察感染控制的效果、有无继发性感染等。

(6)肺性脑病患者遵医嘱应用呼吸兴奋剂，观察药物疗效和不良反应。出现心悸、呕吐、震颤、惊厥等症状时，应立即通知医生。

(五)心理护理

给予患者关心，耐心解释病情和治疗措施，陪在患者身边，指导正确呼吸，给予心理疏导和安慰，消除过度紧张情绪，这些对患者的康复治疗有重要意义。

八、健康教育

(一)预防疾病

对高危人群进行宣传教育，劝导戒烟，积极防治COPD等慢性支气管肺疾病，以降低发病率。

(二)疾病指导

指导患者和家属了解疾病发生、发展的过程,减少疾病发作的次数。积极防治原发病,避免和防治各种可能导致病情急性加重的诱因,坚持家庭氧疗等。加强饮食营养,以保证机体康复。病情缓解期应根据心、肺功能及体力情况进行适当的体育锻炼和呼吸功能锻炼,如散步、打太极拳、腹式呼吸、缩唇呼吸等,改善呼吸功能,提高机体免疫功能。

(三)随访指导

告知患者及其家属病情变化的征象。例如,体温升高、呼吸困难加重、咳嗽剧烈、咳痰不畅、尿量减少、水肿明显或发现患者神志淡漠、嗜睡、躁动、口唇发绀加重等,均提示病情变化或加重,需及时就诊。

九、预后

慢性肺心病常反复急性加重,随肺功能的进一步损害,病情逐渐加重,多数预后不良,病死率为10%~15%,但经积极治疗可以延长寿命,提高患者的生活质量。

第二十节 肺血栓栓塞症的护理

肺血栓栓塞症(PTE)是肺栓塞的最常见类型。肺栓塞(PE)是指各种栓子阻塞肺动脉系统时所引起的一组以肺循环和呼吸功能障碍为主要临床和病理生理特征的临床综合征,当栓子为血栓时,称为肺血栓栓塞症。大多数肺栓塞由血栓引起,但导致肺栓塞的栓子也可以是脂肪、羊水和空气等。肺动脉发生栓塞后,若其所支配区域的肺组织因血流受阻或中断而发生坏死,称为肺梗死(PD)。

引起PTE的血栓主要来源于深静脉血栓形成(DVT)。PTE与DVT是一种疾病过程在不同部位、不同阶段的表现,两者合称为静脉血栓栓塞症(VTE)。

一、病因与发病机制

PTE由来源于下腔静脉径路、上腔静脉径路或右心腔的血栓引起,其中大部分血栓来源于下肢深静脉,特别是从腘静脉上端到髂静脉的下肢近端深静脉(占50%~90%)。近年来,由于颈内静脉和锁骨下静脉内插入或留置导管及静脉内化疗的增加,使来源于上腔静脉径路的血栓较以前增多。

(一)原发性因素

原发性因素主要由遗传变异引起,包括V因子突变、蛋白C缺乏、蛋白S缺乏和抗凝血酶缺乏等,以40岁以下的年轻患者无明显诱因反复发生DVT和PTE为特征。

(二)继发性因素

继发性因素是指后天获得的易发生DVT和PTE的病理生理改变、医源性因素及患者自身因素,如创伤和(或)骨折、脑卒中、心力衰竭、急性心肌梗死、恶性肿瘤、外科手术、植入人工假体、中心静脉插管、妊娠及产褥期、口服避孕药、因各种原因的制动/长期卧床、长途航空或乘车旅行、高龄等。这些因素可单独存在,也可同时存在并发挥协同作用。其中,高龄是独立的危险因素。

(三)血栓脱落

外周静脉血栓形成后,一旦血栓脱落,即可随静脉血流移行至肺动脉内,形成PTE。

二、临床表现

(一)症状

患者多于栓塞后即刻出现不明原因的呼吸困难,尤其是在活动后明显,此为PTE最常见的症状;早期可有干咳或伴少量白痰;胸痛,包括胸膜炎性胸痛或心绞痛样疼痛;昏厥,可为PTE的唯一或首发症状;由于严重呼吸困难和剧烈胸痛,可引起烦躁不安,惊恐甚至濒死感;常有小量咯血,大咯血少见,急性PTE时,咯血主要反映局部肺泡的血性渗出,并不意味病情严重。当呼吸困难、胸痛和咯血同时出现时,称为"肺梗死三联征"。

(二)体征

患者出现呼吸急促、发绀;肺部可闻及哮鸣音和(或)细湿啰音;合并肺不张和胸腔积液时出现相应的体征;颈静脉充盈或异常搏动;心率加快,严重时可出现血压下降甚至休克;肺动脉瓣区第二心音亢进或分裂,三尖瓣区收缩期杂音;多存在低热,少数患者体温可达38℃;若肺栓塞继发于下肢深静脉血栓形成,可伴有患肢肿胀、周径增粗,疼痛或压痛,皮肤色素沉着和行走后患肢易疲劳或肿胀加重。

(三)并发症

若急性PET后肺动脉内血栓未完全溶解或PET反复发生,可形成慢性血栓栓塞型肺动脉高压,继而出现慢性肺源性心脏病和右心衰竭。

三、实验室及其他检查

(一)实验室检查

血浆D-二聚体(D-dimer)测定可作为PTE的初步筛选指标。急性PTE时,D-dimer升高,若D-dimer含量低于50μg/L,可基本排除急性PTE。动脉血气分析表现为低氧血症、低碳酸血症,肺泡-动脉血氧分压差[P_{A-a},O_2]增大。

(二)心电图与超声心动图

大多数PTE患者可出现非特异性心电图异常,以窦性心动过速最常见。当有肺动脉及右心压力升高时,可出现V_1~V_4导联ST段异常和T波倒置,SⅠQⅢTⅢ征(Ⅰ导联出现明显的S波,Ⅲ导联出现大Q波且T波倒置)等,观察到心电图的动态改变要比静态异常更具临床意义。超声心动图表现为右心室和(或)右心房扩大,室间隔左移及运动异常,近端肺动脉扩张、三尖瓣反流和下腔静脉扩张等。

(三)下肢深静脉超声检查

本法为诊断DVT最简便的方法,若阳性可以诊断为DVT,同时对PTE有重要的提示意义。

(四)影像学检查

1.胸部X线检查

肺栓塞的典型X线征象为尖端指向肺门的楔形阴影,但不常见。多数表现为区域性肺纹理变细、稀疏或消失,肺野透亮度增加。右下肺动脉干增宽或伴"截断征",肺动脉段膨隆,右心室扩大。有肺不张侧的横膈抬高,偶见少量胸腔积液。

2.螺旋CT

螺旋CT是目前最常用的PTE确诊手段,直接征象为肺动脉内低密度充盈缺损,部分或完全包围在不透光的血流之间("轨道征"),或呈完全充盈缺损。间接征象包括肺野楔形密度增高影，条带状高密度区或盘状肺不张，中心肺动脉扩张及远端血管分支减少或消失。

3.放射性核素肺通气/灌注扫描

本法是 PTE 的重要诊断方法，以肺段分布的肺血流灌注缺损，并与通气显像不匹配为典型征象。

4.磁共振显像(MRI)

MRI 用于诊断肺段以上肺动脉内血栓及对碘造影剂过敏的患者。

5.肺动脉造影

肺动脉造影以肺动脉内造影剂充盈缺损，伴或不伴“轨道征”的血流阻断为直接征象，是目前临床诊断 PTE 的经典方法。但由于本检查为有创性检查，有发生严重甚至致命性并发症的可能，不作为首选和常规检查。

四、诊断要点

若患者有 DVT 危险因素存在，出现突发，原因不明的呼吸困难，呼吸急促、胸痛和心动过速，应高度怀疑本病的可能，及时安排相应的检查。诊断程序一般包括疑诊、确诊、求因三个步骤。疑诊是当患者出现上述临床症状、体征时，特别是存在 DVT 危险因素的患者出现不明原因的呼吸困难、胸痛、昏厥、休克，或伴有单侧或双侧不对称下肢肿胀、疼痛等时，应进行相应的实验室、心电图和超声检查。对于上述检查提示 PTE 者，应安排 PTE 的确诊检查，包括螺旋 CT、放射性核素肺通气/灌注扫描、MRI 和肺动脉造影四项，其中 1 项检查阳性即可明确诊断。同时，应寻找 PTE 的成因和危险因素(求因)，明确有无 DVT 并寻找发生 DVT 和 PTE 的诱发因素。

五、治疗要点

(一)一般处理

对高度疑诊或确诊 PTE 的患者，应进行严密监护，监测呼吸、心率、血压、静脉压、心电图及动脉血气的变化。患者应卧床休息，并保持大便通畅，避免用力，以免促进深静脉血栓脱落。必要时可适当使用镇静、止痛、镇咳等对症治疗。

(二)呼吸循环支持

有低氧血症者可经鼻导管或面罩给氧。对于出现右心功能不全但血压正常者，可使用小剂量多巴酚丁胺和多巴胺；若出现血压下降，可增加多巴胺剂量或使用其他血管加压药(如去甲肾上腺素等)。

(三)溶栓治疗

1.适应证

溶栓治疗可迅速溶解部分或全部血栓，恢复肺组织灌注，降低 PTE 患者的病死率和复发率，主要适用于大面积 PTE 患者。对于次大面积 PTE 患者，若无禁忌证可考虑溶栓；而对于血压和右心室运动功能均正常的患者，则不宜溶栓。溶栓的时间窗一般为 14 天以内，但若近期有新发 PTE 征象，可适当延长。溶栓应尽可能在 PTE 确诊的前提下慎重进行，但对有明确溶栓指征的患者，宜尽早开始溶栓。

2.禁忌证

溶栓治疗的主要并发症为出血，以颅内出血最为严重，发生率为 1%～2%，发生者近半数死亡。因此，用药前应充分评估出血的危险性，溶栓治疗的绝对禁忌证有活动性内出血、近期自发性颅内出血。相对禁忌证包括：近期有大手术、分娩、器官活检或不能压迫止血部位的血管穿刺、胃肠道出血，严重创伤，神经外科或眼科手术，心肺复苏史，以及血小板计数减少、缺血性脑卒中，难于控制的重度高血压，妊娠，细菌性心内膜炎，严重肝肾功能不全，糖尿病出血性视网膜病变等。对于致命性大面积 PTE，上述绝对禁忌证亦应视为相对禁忌证。

3.常用溶栓药物

(1)尿激酶(UK)：负荷量 4400IU/kg，静脉注射 10 分钟，随后以 2200IU/(kg·h)持续静脉滴注 12 小时，或以 20 000IU/kg 剂量持续静脉滴注 2 小时(称为 2 小时溶栓方案)。

(2)链激酶(SK)：负荷量 250 000IU，静脉注射 30 分钟，随后以 10 000IU/h 持续静脉滴注 24 小时。链激酶具有抗原性，故用药前需肌内注射苯海拉明或地塞米松，以防止过敏反应，且 6 个月内不宜再次使用。

(3)重组组织型纤溶酶原激活剂(rtPA)：50mg 持续静脉滴注 2 小时。

(四)抗凝治疗

抗凝治疗能够有效预防血栓再形成和复发，为机体发挥自身的纤溶机制、溶解血栓创造条件，是 PTE 和 DVT 的基本治疗方法。常用药物包括肝素和华法林，当临床疑诊 PTE 时，即可开始使用肝素进行抗凝治疗。

1.肝素

肝素包括普通肝素和低分子肝素。普通肝素首剂负荷量为 80IU/kg 或 3000～5000IU 静脉注射，继以 18IU/(kg·h)持续静脉滴注，应用时根据活化部分凝血活酶时间(APTT)调整剂量，尽快使 APTT 达到并维持于正常值的 1.5～2.5 倍。肝素亦可用皮下注射方式给药。低分子肝素根据体重给药，每日 1～2 次皮下注射，不需要监测 APTT 和调整剂量。一般肝素或低分子肝素需使用 5 天，直至临床情况平稳。大面积 PTE 或髂骨静脉血栓者需延长至 10 天或更长。

2.华法林

在肝素开始应用后的第 1～3 天加用华法林口服，初始剂量为 3.0～5.0mg。由于华法林需要数天才能发挥全部作用，故需在连续 2 天测定的国际标准化比值(INR)为 2.0～3.0 时，或凝血酶原时间(PT)延长至正常值的 1.5～2.5 倍时，方可停用肝素，单纯口服华法林治疗，并根据 INR 或 PT 调节华法林的剂量。口服华法林的疗程一般为 3～6 个月。育龄妇女服用华法林者需注意避孕，对于计划怀孕的妇女或孕妇，应在妊娠前 3 个月和最后 6 周禁用华法林，改用肝素或低分子肝素治疗。产后和哺乳期妇女可以服用华法林。

(五)肺动脉血栓摘除术

肺动脉血栓摘除术风险大，病死率高，需具备较高的技术条件，仅适用于经积极内科治疗无效的紧急情况(如大面积 PTE)或有溶栓禁忌证者。

(六)肺动脉导管碎解和抽吸血栓

本法是指经导管碎解和抽吸肺动脉内的巨大血栓，并局部注射小剂量溶栓制剂，使血栓溶解，适用于肺动脉主干或主要分支的大面积 PTE。

(七)放置腔静脉滤器

为预防再次发生栓塞,可根据 DVT 的部位放置下腔静脉或上腔静脉滤器,置入滤器后若无禁忌证,宜长期服用华法林抗凝,定期复查有无滤器上血栓形成。

(八)慢性血栓栓塞性肺动脉高压的治疗

若阻塞部位处于手术可及的肺动脉近端,可考虑行肺动脉血栓内膜剥脱术;每天口服华法林 3.0～5.0mg,根据 INR 调整剂量,保持 INR 为 2.0～3.0;反复下肢深静脉血栓脱落者,可放置下腔静脉滤器。

六、常见护理诊断/问题

(一)气体交换受损

与肺血管阻塞所致的通气/血流比例失调有关。

(二)恐惧

与突发的严重呼吸困难、胸痛有关。

(三)有受伤的危险:出血

与溶栓抗凝治疗有关。

七、护理措施

(一)休息与活动

患者应绝对卧床休息,抬高床头或取半卧位,指导患者进行深慢呼吸,并通过采用放松术等方法减轻恐惧心理,降低耗氧量。急性期:患者除绝对卧床外,还需避免下肢过度屈曲,一般在充分抗凝的前提下卧床时间为 2～3 周;保持大便通畅,避免用力,以防下肢血管内压力突然升高,使血栓再次脱落而形成新的危及生命的栓塞。恢复期:需预防下肢血栓形成,若患者仍需卧床,下肢须进行适当的活动或被动关节活动,穿抗栓袜或气压袜,不在腿下放置垫子或枕头,以免加重下肢循环障碍。

(二)饮食护理

应提供清淡、易消化、足够热量的饮食,同时增加纤维素的摄入,保持大便通畅,避免便秘的发生,指导患者适当增加液体摄入,防止血液浓缩。

(三)病情观察

1.呼吸状态

当出现呼吸浅促、动脉血氧饱和度降低、心率加快等表现时,提示呼吸功能受损、机体缺氧。

2.意识状态

监测患者有无烦躁不安、嗜睡、意识模糊、定向力障碍等脑缺氧的表现。

3.循环状态

需监测患者有无颈静脉充盈、肝大,肝颈静脉回流征阳性、下肢水肿及静脉压升高等右心功能不全的表现。当较大的肺动脉栓塞后,可使左心室充盈压降低,心排出量减少,故需严密监测血压和心率的改变。

4.心电图活动

肺动脉栓塞时可导致心电图的改变,当监测到心电图的动态改变时,有利于肺栓塞的诊断。溶栓治疗后若出现胸前导联 T 波倒置加深,可能是溶栓成功、右室负荷减轻、急性右心扩张好转的表现。另外,严重缺氧的患者可导致心动过速和心律失常,需要密切监测患者的心电图改变。

5.观察下肢深静脉血栓形成的征象

由于下肢深静脉血栓形成以单侧下肢肿胀最为常见,故需测量和比较双侧下肢周径,并观察有无局部皮肤颜色的改变,如发绀。下肢周径的测量方法:大、小腿周径的测量点分别为髌骨上缘以上 15cm 处和髌骨下缘以下 10cm 处,双侧下肢周径差＞1cm 有临床意义。检查是否存在 Homan 征阳性。

6.其他

若患者出现右心功能不全的症状,需按医嘱给予强心剂,限制水、钠摄入,并按肺源性心脏病进行护理。当患者心排出量减少,出现低血压甚至休克时,应按医嘱给予静脉输液和升压药物,记录液体出入量,当患者同时伴有右心功能不全时,尤应注意液体出入量的调整,平衡低血压需输液和心功能不全需限制液体之间的矛盾。

(四)用药护理

1.溶栓剂应用护理

按医嘱给予溶栓剂,应注意对临床及相关实验室检查情况进行动态观察,评价溶栓效果。溶栓治疗的主要并发症是出血,最常见的出血部位为血管穿刺处,严重的出血包括腹膜后出血和颅内出血,后者发生率为 1%～2%,一旦发生,预后差,约半数患者死亡。因此,对溶栓治疗患者应密切观察出血征象,如皮肤青紫、血管穿刺处出血过多、血尿、腹部或背部疼痛、严重头疼、神志改变等;严密监测血压,当血压过高时及时报告医生,以便及时进行适当处理;给药前宜留置外周静脉套管针,方便溶栓过程中取血监测,避免反复穿刺血管。静脉穿刺部位压迫止血需加大力量并延长压迫时间;用尿激酶或链激酶溶栓治疗后,应每 2～4 小时测定 1 次 PT 或 APTT,当其水平降至正常值的 2 倍时,按医嘱开始应用肝素抗凝。

2.抗凝剂应用护理

(1)肝素:在开始治疗后的最初 24 小时内,每 4～6 小时监测 APTT,达到稳定治疗水平后,改为每天监测 APTT。肝素治疗的不良反应包括出血和肝素诱导的血小板减少症(HIT)。HIT 的发生率较低,但一旦发生,常比较严重、故在治疗的第 1 周应每 1～2 天、第 2 周起每 3～4 天监测血小板计数,若出现血小板迅速或持续降低 30%及以上,或血小板计数≤100×10^9/L,应报告医生停用肝素。

(2)华法林:华法林的疗效主要通过监测 INR 是否达到并保持在治疗范围来进行评价,故在治疗期间需定期监测 INR。在 INR 未达到治疗水平时需每天监测,达到治疗水平时每周监测 2～3 次,共监测 2 周,以后延长到每周监测 1 次或更长。华法林的主要不良反应是出血,发生出血时用维生素 K 拮抗。在用华法林治疗的前几周还可能引起血管性紫癜,导致皮肤坏死,需注意观察。

(五)心理护理

当患者突然出现严重的呼吸困难和胸痛时,医务人员需保持冷静,避免出现紧张慌乱的情况,从而加重患者的恐惧心理。护士应尽量陪伴患者,告诉患者目前的病情变化,用患者能够理解的方式解释各种设备、治疗措施和护理操作，并采用非语言性沟通技巧，如抚摸、握住患者的手等方式增加患者的安全感，减轻其恐惧。当病情剧变时，亲人的陪伴可有效地降低患者的焦虑和恐惧心理，故在不影响抢救的前提下，可允许家属陪伴患者。鼓励患者充分表达自己的情感，应用适当的沟通技巧促使患者表达自己的担忧和疑虑。

八、健康教育

(一)预防疾病

(1)对存在 DVT 危险因素的人群，应指导其避免可能增加静脉血流瘀滞的行为，如长时间保持坐位(特别是坐时跷二郎腿)、穿束膝长筒袜、长时间站立不活动等。

(2)对于卧床患者，应鼓励其进行床上肢体活动，不能自主活动的患者需进行被动关节活动，病情允许时需协助早期下地活动和走路。不能活动的患者，将腿抬高至心脏以上水平，可促进下肢静脉血液回流。

(3)卧床患者可利用机械作用，如穿加压弹力抗栓袜、应用下肢间歇序贯加压充气泵等促进下肢静脉血液回流。

(4)指导患者适当增加液体摄入，防止血液浓缩。由于高脂血症、糖尿病等疾病可导致血液出现高凝状态，应指导患者积极治疗原发病。

(5)对于血栓形成高危患者，应指导其按医嘱使用抗凝制剂，防止血栓形成。

(二)疾病指导

向患者介绍 DVT 和 PTE 的表现。对于长时间卧床的患者，若出现一侧肢体疼痛、肿胀，应注意发生 DVT 的可能；在存在相关发病因素的情况下，突然出现胸痛，呼吸困难、咯血等表现时，应注意 PTE 的可能性，需及时告诉医护人员或及时就诊。

(三)随访指导

指导患者观察病情，出现病情变化及时就诊。

九、预后

目前，VTE 已成为世界性的重要医疗保健问题，其发病率和病死率均较高，西方国家 DVT 和 PTE 的年发病率分别约为 1.0‰和 0.5‰。美国每年新发病例超过 60 万例，其中 DVT 患者 37.6 万人，PTE 患者 23.7 万人，每年因 VTE 死亡的病例数超过 29 万例。我国目前尚无 PTE 的流行病学资料，但随着诊断意识和检查技术的提高，诊断例数明显增加，PTE 已不再视为少见病。PET 患者的病情严重程度取决于发病机制的综合作用，栓子的大小和数量，栓塞次数及间隔时间，是否同时存在其他心肺疾病等对发病过程和预后有重要影响。

第二章　神经内科疾病的护理

第一节　三叉神经痛的护理

一、概述

三叉神经痛系指三叉神经分布区的一种反复发作的、短暂的、难以忍受的阵发性剧痛。三叉神经痛归属于神经病理性疼痛。

二、病因

三叉神经痛分原发性和继发性两种类型。原发性三叉神经痛尚无确切病因；继发性三叉神经痛有明确病因，多为脑桥小脑角占位病变压迫三叉神经及多发性硬化等所致。

三、发病机制及病理

三叉神经感觉根切断术活检可见：神经节细胞消失，神经纤维脱髓鞘或髓鞘增厚，轴索变细或消失。部分患者后颅窝有异常小血管团，压迫三叉神经根或延髓外侧。

四、诊断要点

（一）临床表现

1.年龄性别

70%～80%发生于40岁以上中老年，女性略多，男女比例约为3∶2。

2.疼痛部位

严格限于三叉神经分布区内，以第二、三支受累最为常见，95%以上为单侧发病。

3.疼痛发作

多为突发性剧痛，发作持续时间数秒到2min不等，间歇期完全正常。发作可数日一次至每日数百次。大多有随病程延长而发作频率增加的趋势，很少自愈。

4.疼痛性质

常为电灼样、刀割样、撕裂样或针刺样，严重者可伴同侧面肌反射性抽搐，称为痛性抽搐。

5.症状表现

发作时患者表情痛苦，可伴有面部潮红、皮温增高、球结膜充血、流泪等，常用手掌或毛巾紧按或揉搓疼痛部位。患者多出现面部皮肤粗糙、色素沉着、眉毛脱落等现象。

6.扳机点

在疼痛发作的范围内常有一些特别敏感的区域，稍受触动即引起发作，成为“扳机点”，多分布于口角、鼻翼、颊部或舌面，致使患者不敢进食、说话、洗脸、刷牙，故面部和口腔卫生差，情绪低落，面色憔悴，言谈举止小心翼翼。

7.原发性三叉神经痛患者神经系统检查

常无阳性体征，继发性则多伴有其他脑神经及脑干受损的症状和体征。

(二)辅助检查

1.头颅 CT 或 MRI。

2.必要时行脑脊液检查,寻找病因。

五、治疗

原发性三叉神经痛迅速有效止痛是关键,抗癫痫药物治疗有效。继发性者则主要针对病因治疗。

(一)药物治疗

1.卡马西平

首选药物。初始剂量为 0.1g,2～3 次/日,以后每次增加 0.1g,疼痛停止后,逐渐减量,最小有效维持剂量常为 0.6～0.8g/d,有效率约 70%,孕妇忌用。常见不良反应有头晕、嗜睡、口干、恶心、行走欠稳,数日后消失。若出现皮疹、白细胞下降,须停药。若出现共济失调、复视、再障和肝功能障碍,须立即停药。

2.其次

可选用苯妥英钠、氯硝西泮、氯丙嗪、氟哌啶醇,轻者可服用解热镇痛药物。

(二)封闭治疗

将无水乙醇或其他药物,如维生素 B_{12}、泼尼松龙等,注射到三叉神经分支或半月神经节内,可达到止痛目的。疗效可持续 6～12 个月。

(三)经皮半月神经节射频电凝疗法

采用射频电凝治疗对大多数患者有效,可缓解疼痛数月至数年,但可能有面部感觉异常、角膜炎、复视、咀嚼无力等并发症。

(四)手术治疗

原发者手术方式。

1.三叉神经感觉根部分切断术。

2.三叉神经脊髓束切断术。

3.三叉神经显微血管减压术。

近年较多进行显微血管减压术,止痛同时不产生感觉及运动障碍,并发症有面部感觉减退,滑车神经、展神经或面神经损伤等。

(五)γ刀或 X 线刀治疗

靶点是三叉神经感觉根,定位要求特别精确。

六、主要护理问题

(一)疼痛

与三叉神经病变有关。

(二)营养失调

低于机体需要量。

(三)焦虑

与疼痛困扰、担心疾病预后有关。

(四)知识缺乏

缺乏疾病、药物及护理等相关知识。

(五)家庭运作异常

与调整的需要、角色紊乱,以及不确定的愈合有关。

七、护理目标

1.疼痛缓解或消失。

2.营养平衡。

3.情绪稳定,配合治疗。

4.患者及家属了解疾病相关知识。

5.人际关系良好,家庭和谐。

八、护理措施

(一)标准化的床旁评估

应包括以下组成部分:对触、压、针刺、冷、热、振动刺激的反应及时间总和效应,并以正常、释低、增高记。

(二)心理护理

向患者介绍与本病有关的知识,帮助患者认清疾病的本质。尤其对那些久治不愈的患者应使其认识到目前对他所患疾病还没有一种特定的最好方法,只能试用各种疗法。使患者心中既充满希望又不至于对某种治疗期望过高。

安排患者到有相似病种并恢复较好的患者病室,促进患者之间的交流使其得到良好的影响。

指导家属如何照顾、关心患者,使其感到家庭的支持。

主动接近因害怕疼痛而不愿讲话的患者,理解、承认患者的痛苦,鼓励患者表达自身感受。

转移注意力,引导患者将注意力放在工作上,培养兴趣爱好,让其忘记病痛,在工作成绩和兴趣爱好上找到安慰和满足。

针对个体情况进行针对性心理护理。

(三)饮食

在间歇期鼓励患者进食,给予营养丰富的流质或半流质等,防止营养不良。饮食勿辛辣、油腻、避免用力咀嚼诱发疼痛。

对食欲不佳的患者,尽量调整食物的色、香味,以增进食欲。

对担心进食会引起疼痛的患者,要耐心讲解饮食的重要性,鼓励进食。

(四)休息

保证休息和睡眠对疼痛患者来说至关重要。应合理安排镇痛药和镇静剂的服用时间,为患者提供安静、舒适的睡眠环境,必要时提供单间。

(五)基础护理

不能洗脸和刷牙的患者应给予口腔护理,1～2 次/日,保持口腔清洁,预防感染。

(六)健康宣教

向患者及家属讲解疾病相关知识,介绍一些缓解疼痛的方法。

(七)药物指导

合理使用缓解疼痛的药物,注意用药时间、剂量,以及药物的不良反应,防止药物依赖或毒麻药成瘾。

做好患者的疼痛评估,了解患者疼痛程度。

在饮水、吃饭、剃须、洗脸、漱口等动作时不要触及患者的"触发区"而加重疼痛。

(八)疼痛发作时的护理

指导患者用盐水漱口或湿毛巾轻轻擦拭面部,切记避开"疼痛触发区"。

当疼痛发作或加剧时,可暂停各种活动,置患者于舒适位置。

提供各种起居方面的方便。

疼痛缓解时可使用吸管饮水,减少唾液分泌,帮助吞咽。

疼痛无法缓解的患者必要时到疼痛科由专科医生给予外周神经阻滞治疗缓解疼痛。效果不佳的极个别患者可在CT引导下做三叉神经单支毁损术。

九、并发症的处理及护理

三叉神经痛最常出现的并发症是微血管减压术后头晕、恶心、口角疱疹、脑脊液漏、面瘫、肺部感染等。具体护理措施如下。

(一)头晕、头痛、恶心呕吐

予以止痛、止吐、护胃等药物对症护理,提高口腔卫生,以免引起呼吸困难和口腔感染,保证病房环境卫生,提高舒适度。头痛和呕吐严重者要及时通知医生,行CT检查。

(二)口角疱疹

予以抗生素药物治疗,并做好口腔护理。

(三)脑脊液漏

术后体征检测若发现脑脊液漏应及时通知医生,行切口二次缝合处理,对切口处进行加压包扎,腰穿排空脑脊液,避免二次感染。

(四)面瘫、面部麻木、耳鸣、听力下降

密切关注患者面部五官对称性及面部颜色,眼睛闭合不严注意保护患者眼角膜,予以解痉药物治疗,保证机体健康。

(五)高热

予以激素药物治疗,辅助冰敷等物理降温,降温护理可持续3日左右。

(六)肺部感染

给予抗生素药物治疗,感染严重的患者行体位引流,可配合拍背、支纤镜下吸痰等方法。

(七)后颅窝硬膜下血肿

及时清除血肿,给予抗生素治疗,加强常规护理,提高并发症中的舒适度。

十、预防

对不同发作程度的患者选用合适的治疗方法。指导患者生活规律,保持情绪稳定和愉快心情,培养多种兴趣爱好,适当分散注意力,保持正常作息和睡眠,洗脸、刷牙动作宜轻柔,食物宜软,忌生硬、油炸食物。

十一、特别关注

1.三叉神经痛的疼痛部位、性质、特点。

2.三叉神经痛的心理护理、饮食护理、疼痛发作时的护理。

3.三叉神经痛的用药观察和用药指导。

第二节　特发性面神经麻痹的护理

一、概述

特发性面神经麻痹是茎乳孔(面神经管)内面神经的非特异性炎症引起的周围性面肌瘫痪,又称为面神经炎或 Bell 麻痹。

二、病因

病因尚不完全清楚,多数认为是病毒感染、风寒、自主神经功能障碍,导致面神经局部的营养血管痉挛、缺血、水肿,压迫面神经而发病。近些年的研究结果证实了受损面神经存在单纯疱疹病毒感染。

三、发病机制及病理

发病机制尚未完全阐明,病理变化主要是神经水肿,严重者并发髓鞘脱失、轴索变性。

四、诊断要点

(一)临床表现

1.任何年龄和季节均可发病,男性略多于女性。

2.发病前多有受凉史,发病前后患病一侧的耳后乳突区可有轻度疼痛。

3.起病迅速,症状在数小时或 1～3 日内达到高峰。

4.典型表现:一侧面部表情肌瘫痪。病侧面部额纹消失,不能皱额蹙眉,睑裂变大,眼睑闭合无力或闭合不全,鼻唇沟变浅。示齿时口角歪向健侧,鼓腮和吹口哨动作时,患侧漏气。颊肌瘫痪使食物常滞留于齿颊之间。下眼睑松弛、外翻,使泪点外转,泪液不能正常引流而表现出流泪。

5.Bell 征:通常闭目时眼球向上外方转动,患侧因无法闭目而露出巩膜。

6.面神经病变在中耳鼓室段者可出现说话时回响过度和病侧舌前 2/3 味觉缺失。影响膝状神经节者,除上述表现外,还出现病侧乳突部疼痛,耳郭与外耳道感觉减退,外耳道或鼓膜出现疱疹,称为 Hunt 综合征。

(二)辅助检查

部分患者需做头颅 CT 或头颅 MRI 检查,以排除其他疾病。

五、治疗

(一)急性期治疗原则

减轻面神经水肿,改善局部血液循环与防止并发症。

1.肾上腺皮质激素治疗

泼尼松 30～60mg,每日一次,连用 5 日,7～10 日以后逐渐减量。也可以用地塞米松 10～

15mg/d,静脉滴注,1周后改用泼尼松30mg,每日一次,1周后逐渐减量。

2.B族维生素的补充

口服或肌内注射维生素 B_1、维生素 B_{12} 等。

3.抗病毒治疗

阿昔洛韦10～20mg/(kg·d),3次/日静脉滴注,连续用2周。

2.恢复期治疗原则

促进神经功能恢复。

(1)继续使用B族维生素。

(2)针灸、按摩等治疗方法。

3.后遗症期治疗

少数在发病2年后仍留有不同程度的后遗症,严重者可以做面-副神经、面-舌下神经吻合术。但疗效不肯定。

六、主要护理问题

(一)焦虑/恐惧

与突然起病、担心预后有关。

(二)自我形象紊乱

与面部表情肌瘫痪有关。

(三)营养失调(低于机体需要量)

与颊肌瘫痪、咀嚼困难有关。

(四)舒适的改变

与口角歪斜、眼睑闭合不全等有关。

七、护理目标

1.患者焦虑/恐惧程度减轻,情绪稳定,治疗信心提高。

2.患者及家属能接受其形象改变。

3.患者营养状况得到维持。

4.患者主诉不适感减轻或消失。

八、护理措施

(一)常规护理

1.心理护理

向患者介绍与本病有关的知识,使其了解其病程及预后。

安排患者到有相似病种并恢复较好的患者房间,促进患者间的交流,以获得对治疗的信心。

指导家属对患者照顾,使患者能感到来自家庭的支持。

鼓励患者表达自身感受。

针对个体情况进行针对性心理护理。

2.饮食

给予营养丰富的半流质或普食,以增强机体抵抗力。

3.休息

保证充足睡眠,以增强机体抵抗力,利于疾病恢复。

4.基础护理

协助患者做好口腔护理、保持口腔清洁。

5.健康宣教

向患者及家属讲解相关疾病知识,并行用药指导。

(二)特别指导

1.注意保暖,防受风寒;温水洗脸,刷牙。

2.进食时食物放在患侧颊部,细嚼慢咽,促进患侧肌群被动训练。

3.注意保护角膜、结膜,预防感染。必要时使用眼药水和眼罩。

(三)康复指导

面瘫后自我锻炼、按摩、理疗非常重要,主要为防止麻痹肌的萎缩及促进康复。具体做法是指导患者注意面部保暖,耳后部及病侧面部行温热敷。因面肌瘫痪后常松弛无力,而且面肌非常薄,故病后即应进行局部按摩,按摩用力应柔软适度,持续稳重。方法:对镜用手紧贴于瘫痪侧面肌上做环形按摩,每日 3 次,每次 10～15min,以促进血液循环,并可减轻瘫痪肌受健侧的过度牵引。当神经功能开始恢复后,鼓励患者练习瘫痪侧面肌的随意运动。

面瘫主要累及额肌、眼轮匝肌、提上唇肌、颧肌、提口角肌、下唇方肌和口轮匝肌。每日应针对这些肌肉进行功能训练,每个动作 20 次,每日 1～2 次。

1.抬眉训练

让患者尽力上抬双侧眉目。

2.皱眉训练

让患者双侧同时皱眉。

3.闭眼训练

让患者双眼同时闭合。

4.耸鼻训练

让患者往鼻梁方向用力耸鼻。

5.努嘴训练

让患者用力收缩口唇并向前方努嘴。

6.示齿训练

让患者的口角向两侧同时用力示齿。

7.张嘴训练

让患者用力张大口。

8.鼓腮训练

让患者鼓腮,漏气时让其用手上下扶住口轮匝肌进行训练。

康复训练有利于改善面部表情肌的运动功能，使患者面部表情肌对称协调。增强患者自信心，早日恢复健康。

第三节　多发性硬化的护理

一、概述

多发性硬化(MS)是以中枢神经系统白质炎性脱髓鞘病变为主要特点的自身免疫疾病，常累及脑室周围白质、视神经、脊髓、脑干和小脑。主要临床特点是中枢神经系统白质散在的多灶性与病程呈现的缓解复发，症状和体征的空间多发性和时间多发性。

二、病因

MS的病因仍不明确，但目前认为该病是一种由遗传和环境因素共同作用所引起的自身免疫性复杂性疾病。部分弱作用基因相互作用决定了MS的发病风险。

(一)病毒感染

MS与儿童期接触的某种环境因素如病毒感染有关，曾高度怀疑嗜神经病毒，但从未在MS患者脑组织证实或分离出病毒。推测病毒感染后体内T细胞激活生成抗病毒抗体可与结构相同或相似的神经髓鞘多肽片段发生交叉反应，从而引起脱髓鞘病理改变。

(二)自身免疫反应

目前资料支持MS是自身免疫性疾病。MS的组织损伤及神经系统症状被认为是直接针对自身髓鞘抗原的免疫反应所致，如针对自身髓鞘碱性蛋白产生的免疫攻击，导致中枢神经系统白质髓鞘的脱失，临床上出现各种神经功能的障碍。

(三)遗传因素

MS有明显的家族倾向。MS遗传易患性可能由多数弱作用基因相互作用决定MS发病风险。家族中两同胞可同时患病，约15%的MS患者有一个患病的亲属。患者的一级亲属患病风险较一般人群大12～15倍。

(四)环境因素

MS发病率随纬度增高而呈增加趋势，离赤道愈远发病率愈高，高危地区患病率可达40/10万或更高。我国为低发病区，中国MS患病率的大规模研究较少，目前上海一项研究得出的MS患病率为1.39/10万。

三、发病机制及病理

迄今发病机制仍不明确。多发性硬化的特征性病理改变是中枢神经系统白质内多发性脱髓鞘斑块，多位于侧脑室的周围，伴反应性神经胶质增生，也可有轴突损伤。病变可累及大脑白质、脊髓、脑干、小脑和视神经。镜下可见急性期髓鞘崩解和脱失，轴突相对完好，少突胶质细胞轻度变性和增生，可见小静脉周围炎性细胞浸润。病变晚期轴突崩解，神经细胞减少，代之以神经胶质形成的硬化斑。

四、诊断

(一)临床表现

1.肢体无力

最常见的症状之一,多为不对称痉挛性轻截瘫,约50%的患者首发症状为一个或多个肢体无力。

2.感觉异常

往往由脊髓后柱或脊髓丘脑束病损引起。病灶多见于颈髓,或见皮质型感觉障碍。最常见的主诉为麻刺感、麻木感,也可有束带感、烧灼感、寒冷感或痛性感觉异常。

3.精神异常

多表现为抑郁、易怒和脾气暴躁,部分患者出现兴奋,也可表现为强哭强笑。

4.言语障碍

多因小脑病损和(或)假性延髓性麻痹,引起构音肌共济失调或痉挛,而致构音不清、语音轻重不一。严重时可有声带瘫痪。

5.眼部症状

常表现为急性视神经炎或球后视神经炎,多为急性起病的单眼视力下降或双眼视力同时受累。

6.运动功能障碍

手部动作笨拙和意向性震颤及下肢易于绊跌都是常见的早期症状。也见言语呐吃与痛性强直性肌痉挛。

7.其他病症

少数患者起病时即有尿频、尿急,后常打尿潴留或失禁。部分男性患者有阳痿与性欲减退。

(二)辅助检查

1.脑脊液(CSF)检查

脑脊液单个核细胞数轻度增高或正常,一般在$15\times10^6/L$以内,通常不超过$50\times10^6/L$。约40%MS病例脑脊液蛋白轻度增高。

2.磁共振(MRI)检查

可见大小不一类圆形的T_1低信号,T_2高信号,常见于侧脑室前脚与后脚周围,半卵圆中心及胼胝体,或为融合斑,多见于侧脑室体部;脑干、小脑和脊髓可见斑点状不规则T_1低信号及T_2高信号斑块;病程长的多数患者可伴脑室系统扩张,脑沟增宽等脑白质萎缩征象。

3.诱发电位

50%～90%的MS患者视觉诱发电位,脑干听觉诱发电位和体感诱发电位中可有一项或多项异常。

4.电子计算机X线断层扫描(CT)

可见病损部位有斑块异常信号。

(三)诊断标准

多年来习惯采用的诊断标准完全基于临床资料。

1.从病史和神经系统检查,表明中枢神经系统白质内同时存在着两处以上的病灶。

2.起病年龄在10～50岁之间。

3.有缓解与复发交替的病史,两次发作的间隔至少1个月,每次持续24h以上;或呈缓解进展方式而病程至少6个月以上。

4.可排除其他疾病。如符合以上4项,可诊断为“临床确诊的多发性硬化”;如仅为一个发病部位,首次发作,诊断为“临床可疑的多发性硬化”。

五、治疗

MS治疗的主要目的是抑制炎性脱髓鞘病变进展,包括急性发作期的治疗和缓解期的治疗,晚期采取对症和支持疗法。临床常用的有以下几种疗法。

(一)肾上腺皮质激素治疗

常用的是大剂量甲泼尼龙短程疗法和口服泼尼松治疗MS的急性发作。激素治疗的方法:从1g/d开始,共3日:然后剂量减半并改用口服,每3日减半量,每个剂量用3日,直到减完,一般28日减完。激素具有抗炎和免疫调节作用,是MS急性发作和复发的主要治疗药物,可加速急性复发的恢复和缩短复发期病程,但不能改善恢复程度。目前对激素的短期疗效基本认可,但对于它的长期疗效,还缺乏肯定的结论,但不良反应较多,因此一般不主张对MS患者长期应用激素治疗。

(二)免疫球蛋白疗法

大剂量免疫球蛋白静脉滴注(IVIg):0.4g/(kg·d),连续3～5日。对降低R-R型患者复发率有肯定疗效,但最好在复发早期使用。

(三)β-干扰素疗法

具有免疫调节作用,可抑制细胞免疫。常用的有IFNβ-1a和IFNβ-1b两类重组制剂。常见不良反应为流感样症状,持续24～48h,2～3月后通常不再发生。IFNβ-1a可引起注射部位红肿及疼痛、肝功能损害及严重变态反应如呼吸困难等。1FNβ-1b可引起注射部位红肿、触痛,偶引起局部坏死、血清转氨酶轻度增高、白细胞减少或贫血。妊娠时应立即停药。

(四)环磷酰胺疗法

环磷酰胺用于治疗此病可能有助于终止继发进展型MS病情进展,但尚无定论,宜用于快速进展型MS。

(五)血浆置换疗法

血浆置换疗法包括特异性淋巴细胞去除、淋巴细胞去除、免疫活性物质去除等。血浆置换对MS的疗效不肯定,通常不作为急性期的首选治疗,仅作为一种可以选择的治疗手段。

六、主要护理问题

(一)焦虑

与患者对疾病的恐惧、担心预后有关。

(二)躯体移动障碍

与肢体无力有关。

(三)视力障碍

与病变引起急性视神经炎或球后视神经炎有关。

(四)排尿异常

与膀胱功能障碍有关。

七、护理目标

1.患者焦虑程度减轻,配合治疗及护理。

2.患者能使用辅助器械进行适当活动,在允许范围内保持最佳活动能力。

3.患者能使用适当工具弥补视觉损害。

4.患者排尿形态正常,未发生尿路感染。

八、护理措施

(一)一般护理

1.休息

保持病室安静、整洁,常通风,条件允许下每日用紫外线灯对病区进行消毒,空气新鲜、减少环境中的不良刺激,保持病区的环境卫生,床单位清洁、舒适。

指导患者及家属掌握有关疾病知识及自我护理方法。

重症患者应绝对卧床;病情好转后,可适当活动。

2.瘫痪护理

应给予皮肤护理,每 2h 翻身一次,预防压疮。

小便失禁:应保持床铺干燥、清洁,及时更换床单。

注意皮肤护理,保持会阴部清洁。

3.尿潴留护理

应在无菌条件下给予保留导尿。

按医嘱给予膀胱冲洗,防止泌尿系感染。

4.病情观察

定时测 T、P、R、BP 并记录,注意心率、心律心电图变化密切观察病情变化,以便尽早进行处置。

全面了解病情,掌握复发病的特点及容易引起复发的因素。

5.心理护理

向患者及家属介绍本病的性质及发展,取得家属的最大配合,稳定患者的情绪(MS 患者情绪易于激动,或强哭、强笑、抑郁反应也不少见)。

个体化心理指导,用科学的语言进行耐心细致的宣教。

介绍以往成功病例,增强对疾病的治疗信心,尤其是复发病例。

主动与患者交流,解除患者思想顾虑,积极配合治疗。

6.饮食护理

给予低脂、高蛋白、营养丰富、富含纤维素的食物,补足身体的营养需要量。蛋白质在患者3餐食物中配比:早餐应占患者摄取总热能的30%,午餐占40%~50%,晚餐占20%。

教会患者和家属按顺时针方向即肠蠕动方向按摩腹部,养成定时排便习惯,防止便秘。

有吞咽困难者:予以留置胃管,按时鼻饲流质饮食。

由于MS患者多应用大剂量激素冲击治疗,易损伤消化道黏膜,应指导患者注意保护胃黏膜,避免进食辛辣、过京、过热、过硬等刺激性食物,不可饮用浓茶、咖啡等刺激性饮料。

7.用药护理

密切观察药物的不良反应,如发现不良反应,应及时通知医师并协助予以处理。

将诊疗期间观察药物不良反应的方法教会患者,由其自我掌握。

遵医行为教育:嘱患者不要擅自更改剂量或突然停药,以防止病情变化。

(二)专科护理

1.眼部护理

视野障碍时须留陪护,眼睑不能闭合时,遵医嘱用药和予以护理。

劳逸结合,避免过度用眼,严密观察有无异常。

伴有视力减退时,避免强光照射、阅读小字和长时间读书写作,整理环境,排除障碍物,使其行动方便。

失明的时候,将物品放置清楚,固定位置,以便患者拿取。

2.体像障碍的护理

若患者心理恐惧,予以安慰、关心和精神鼓励及时向医生汇报,给予及时处理。

经常检查有无感觉障碍,防止意外损伤,保证患者安全。

3.语言功能障碍的护理

正确把握语言障碍的种类与症状,确定治疗方法。

要求患者慢慢地一句一句地诉说,利用笔谈、文字或单词来沟通,用确定是或不是的表现法,循序渐进,进行语言功能训练。

4.运动、感觉障碍的护理急性发作期

保证患者安全,保持麻痹肢体处于最佳位置,以防止挛缩及变形。

对于感觉障碍严重的患者,注意避免烧(烫)伤;同时注意预防压疮,感觉障碍伴有疼痛时,轻者,给予按摩、体位变换及交谈等;重者遵医嘱给予药物治疗。

5.慢性期

与康复科协作,制订计划,进行主动运动和被动运动,以保持和提高残存功能,根据麻痹的程度。考虑使用步行器、轮椅等工具。

患者自己能做的事情尽量让其自己完成,不能做的事情,给予帮助,并给予一些基本动作的指导。

6.恢复期

鼓励患者适当的体育锻炼,但不应剧烈运动。

(三)康复功能训练

包括肢体运动功能训练和膀胱功能训练。

1.肢体无力常导致患者行走困难或卧床不起，故早期的功能训练尤为重要。采取被动运动和主动运动相结合的原则。对瘫痪肢体，早期注意肢位的摆放，行被动按摩及屈伸运动，鼓励和指导患者坚持生活自理能力的训练，如穿、脱衣服及进餐等。条件许可则尽早下床活动，遵循扶杆、拄拐站立、移动、步行等循序渐进的原则，做到劳逸结合，从而使肢体功能恢复，防止肌肉萎缩、关节强直发生残障。

2.膀胱功能训练：也是康复功能训练的一项重要内容。MS 患者常因排尿障碍需留置尿管，应加强尿道口护理，防止尿路感染，同时指导患者膀胱训练的方法和步骤，教会其排尿方法，达到自行排尿的目的。

九、并发症的处理及护理

(一)排尿异常的护理

留置尿管者每日进行尿道口清洁、消毒，鼓励患者多饮水，2000～3000mL/d，注意观察尿液颜色、量、性质，必要时每日给予膀胱冲洗。

(二)排便异常的护理

便秘患者指导其多食用粗纤维食物，以促进肠蠕动，指导其按摩下腹部，并养成定时排便的习惯，严重便秘者给予保留灌肠。

(三)保持皮肤的完整性

加强翻身，每 1～2h 1 次，运用掌部大小鱼际按摩受压部位，必要：时应用气垫床，以防压疮。

(四)预防坠积性肺炎

长期卧床患者会出现肺纤毛运动减少，翻身的同时给予叩背，叩背时五指并拢呈腕状，借助腕关节的力量由下而上、由外向内依次震动叩击背部。

十、预防

(一)一级预防

目前 MS 的病因和发病机制迄今不明，一般人群尚无明确方法预防此病。

(二)防止复发

告知患者及家属 MS 容易在疲劳、感染、感冒、体温升高及手术创伤后复发，应注意避免。避免热疗，沐浴时水温不宜过高。女性首次发病后 2 年内应避孕。

第四节 急性播散性脑脊髓炎的护理

一、概述

急性播散性脑脊髓炎(ADEM)是一种免疫介导、临床表现多样、广泛累及中枢神经系统白质的特发性炎症脱髓鞘疾病，通常发生于感染或疫苗接种后，部分无前驱事件，但临床表现相似，且组织学、微生物学或血清学相同，故统称为ADEM。临床主要分为脑型、脊髓型、脑脊髓型。其病理特点为广泛累及中枢神经系统小静脉周围的炎性脱髓鞘。

二、病因及流行病学

ADEM的病因迄今未明确，目前较多研究认为与病毒感染、疫苗接种有关，但仍未明确。ADEM发病率为每年(0.2～0.8)/10万，好发于儿童及青壮年。儿童发病存季节性，春冬季为高峰，可能与上呼吸道感染高发有关。约2/3儿童和1/2成人有前驱感染或疫苗接种的临床证据，其后数日或数周出现神经系统症状，潜伏期为4～13天。

三、发病机制及病理

目前有研究认为可能有两种发病机制：①分子模拟理论。②炎症瀑布反应理论。ADEM主要的病理改变为大脑、脑干、小脑、脊髓播散性的脱髓鞘改变，以脑室周围由质、颞叶、视神经最为显著，脱髓鞘改变多以小静脉为中心，其外层有以单个核细胞为主的围管性浸润，即血管“袖套”，静脉周围白质髓鞘脱失，并有散在胶质细胞增生。

四、诊断

(一)临床表现

1.本病好发于儿童和青壮年，在感染或疫苗接种后1～2周急性起病，多为散发，无季节性，病情严重，有些病例病情凶险。

2.脑炎型首发症状为头痛发热及意识模糊，严重者迅速昏迷和去大脑强直发作，可有痫性发作，脑膜受累出现头痛、呕吐和脑膜刺激征等。脊髓炎型常见部分或完全性弛缓性截瘫或四肢瘫、传导束型或下肢感觉障碍、病理征和尿潴留等。可见视神经、大脑半球、脑干或小脑受累的神经体征。发病时背部中线疼痛可为突出症状。

3.急性坏死性出血性脑脊髓炎又称为急性出血性白质脑炎，认为是ADEM暴发型。起病急骤，病情凶险，病死率高。表现高热、意识模糊或昏迷进行性加深、烦躁不安、痫性发作，偏瘫或四肢瘫；CSF压力增高、细胞数增多，EEG弥散活动，CT见大脑、脑干和小脑白质不规则低密度区。

(二)辅助检查

1.脑电图检查(EEG)

常见弥散的θ和δ波，亦可见棘波和棘慢复合波。

2.CT检查

显示白质内弥散性多灶性大片或斑片状低密度区，急性期呈明显增强效应。

3.MRI 检查

可见脑和脊髓白质内散在多发的 T_1 低信号、T_2 高信号病灶。

4.外周血

白细胞增多，血沉加快。

5.脑脊液检查

脑脊液压力增高或正常，CSF、MNC 增多，急性坏死性出血性脑脊髓炎则以多核细胞为主，红细胞常见，蛋白轻度至中度增高，以 IgG 增高为主，可发现寡克隆带。

(三)诊断标准

由于缺乏特异性生物学标志物，急性播散性脑脊髓炎的诊断主要依赖临床表现和影像学特点。临床主要表现为双侧视神经受累、皮质症状与体征、周围神经受累、意识改变、认知功能障碍，脑脊液白细胞计数增加、寡克隆区带阴性或阳性后迅速转阴，均支持急性播散性脑脊髓炎的诊断。

1.临床表现

首次发生的急性或亚急性发病的多灶性受累的脱髓鞘疾病，表现为多种症状并伴脑病表现(行为异常或意识改变)，糖皮质激素治疗后症状可好转，亦可遗留残留症状；之前无脱髓鞘特征的临床事件发生，并排除其他原因，发病后 3 个月内出现的新症状或原有症状波动应列为本次发病的一部分。

2.神经影像学表现

以局灶性或多灶性累及脑白质为主，且未提示陈旧性白质损害。头部 MRI 扫描表现为大的(1～2cm)、多灶性位于幕上或幕下白质、灰质，尤其是基底核和丘脑的病灶，少数患者表现为单发孤立大病灶，可见弥散性脊髓内异常信号伴不同程度强化。

五、治疗

1.目前糖皮质激素被认为是一线治疗药物，但药物种类、剂量和减量方法至今尚未统一。现主张静脉滴注甲泼尼 500～1000mg/d 或地塞米松 20mg/d 冲击治疗，后逐渐减量。若不能耐受糖皮质激素治疗、存在禁忌证或治疗效果欠佳，可选择静脉注射丙种球蛋白(IVIG)，为二线治疗药物，2g/kg(总剂量)分 2～5 日静脉滴注。血浆置换疗法主要用于对糖皮质激素治疗无反应的急性爆发性中枢神经系统脱髓鞘疾病，隔日行血浆置换疗法，共 5～7 次。

2.对症治疗：给予脱水降颅内压、抗感染、营养脑细胞等治疗。

六、主要护理问题

(一)焦虑

与恐惧与患者与家属对疾病的恐惧、担心预后有关。

(二)排尿异常

与膀胱功能障碍有关。

(三)潜在并发症

压疮、坠积性肺炎与长时间卧床、免疫力差有关。

(四)躯体移动障碍

与肢体无力有关。

七、护理目标

1.患者焦虑和恐惧程度减轻,配合治疗及护理。

2.患者排尿形态正常,未发生尿路感染。

3.患者未出现相关并发症。

4.患者能使用辅助器械进行适当活动,在允许范围内保持最佳活动能力。

八、护理措施

(一)一般护理

1.心理护理

与患者共同讨论病情:使患者了解本病的病因、病程,常出现的症状、体征、治疗目的、方法及预后。

指导患者掌握自我护理技巧:循序渐进,不要勉强患者,避免增加其痛苦和心理压力。

鼓励家属多陪伴患者,以获得更多的社会支持。

介绍一些恢复较好的病例,使患者处于最佳身心状态,积极接受治疗,提高患者治愈率和生活质量。

2.癫痫发作的护理

进行各项护理操作时应轻柔,限制探视,使患者处于安静环。

用床档保护,床上不放边角尖锐的玩具,床边备压舌板,开口器等抢救物品。

3.膀胱功能训练

尿潴留者:在无菌条件下行导尿术,予以留置导尿管,每日会阴护理2次。

保持会阴部的清洁、干燥。

鼓励患者做提臀运动及会阴部肌肉收缩和放松交替运动训练:每次20～30min,3次/日,促进膀胱功能的恢复。

4.吞咽困难护理

呈半坐卧位或坐位:患者进食时应抬高床。

进食速度:宜慢,以防发生呛咳和误咽。

以流质或半流质为主,注意进食情况。

不能吞咽的患者予以插鼻饲管,按时给予鼻饲流质。

做好口腔护理。

5.高压氧治疗护理

告知患者该治疗的优势,能促进受损神经细胞的恢复,利于患者康复。

做好保暖,避免受凉。

密切观察病情:如出现高热、抽搐及局灶性癫痫发作等高压氧治疗的相对禁忌证,应及时告知医生,暂停高压氧治疗。

6.加强肢体

告知患者早期功能锻炼的重要性鼓励患者下床活动。

7.功能锻炼

不能下床活动者：指导患者进行被动运动，具体方法是每日在床上做各关节伸、屈被动运动，并进行轻柔而有节奏的按摩；指导患者在床上进行主动运动，一般在肢体肌力有一定恢复时进行，具体方法是做各关节的主动屈曲和伸展；时间由短到长，循序渐进。

(二)用药护理

大剂量激素冲击和大剂量丙种球蛋白(IVIG)治疗，是本病的治疗重点，也是本节的重要护理内容。

1.不良反应

告知患者及家属在治疗过程中可能出现的不良反。

激素冲击疗法可致满月脸、向心性肥胖，但停药后可自行恢复。

易加重感染，导致消化道出血、低钾、骨质疏松、心律不齐。

2.饮食

多进食高热量、高蛋白、富含维生素及高钾、高钙、低糖饮食，少食生冷和难消化的食物。

3.大便观察

注意大便的颜色，及时发现有无上消化道出血。

出现柏油样便时，立即报告医生，做好生活护理，保持患者床单位清洁、卫生，降低感染发生率。

4.安全护理

加强病房的巡视工作。

有专人陪伴：告知患者及家属激素治疗易引起骨质疏松，发生骨折。

活动时注意安全，防止引起外伤。

5.静脉滴注护理

严格控制滴注速度：使用IVIG治疗时易出现皮疹、寒战、发热等变态反。

首次使用IVIG时滴速：控制在20滴/分，输入30min后，无不良反应，可调至40～60滴/分。

生理盐水冲管：在输注前后使用，一般用生理盐水100mL冲管，禁止与任何其他液体混合输入。

(三)健康宣教

1.指导患者严格按照医嘱服药，尤其在服用激素期间，不得随意更改药量和停药。

2.告知患者肢体功能锻炼的重要性及方法，指导患者坚持肢体功能锻炼。

3.指导患者保持良好生活习惯，合理饮食，注意保暖，避免感染等诱因。

4.指导患者按要求时间定期复诊。

九、并发症的处理及护理

1.预防压疮发生因患者需要长期卧床，需要勤翻身，条件许可可使用气垫床，保持床单位清洁、干燥。

2.预防坠积性肺炎的发生平卧时头偏向一侧,利于分泌物流出,侧卧时勤拍背,必要时给予吸痰。遵医嘱应用消炎药,并做好口腔、会阴护理,预防感染。

十、预防

进一步改进疫苗制备工艺,使之既保存较好的抗原性,又减少激起或诱导预防接种性脑脊髓炎的作用,改变预防方法等均能减少预防接种后脑脊髓炎的发生。

第五节　帕金森病的护理

帕金森病(PD)又称震颤麻痹,是一种常见于中老年人的神经系统变性疾病。临床主要表现为静止性震颤、肌强直、运动迟缓和姿势步态异常。65 岁以上人群的患病率高达 1%,随年龄增加而升高,男性略高于女性。良好的生活管理及正确的服药对延缓疾病的发展具有重要的意义。

一、病因与发病机制

(一)年龄老化

本病多发生于 60 岁以上的中老年人,40 岁以前发病少见,提示衰老与发病有关。研究表明自 30 岁以后,随着年龄的增长,黑质多巴胺能神经元呈退行性变,多巴胺能神经元进行性减少。按照正常老化速度,60 岁时,黑质多巴胺能神经元丢失总量少于 30%,纹状体内多巴胺递质含量减少不超过 50%。而只有当黑质多巴胺能神经元减少 50%以上,纹状体多巴胺递质减少 80%以上时,可出现帕金森病的相关症状,因此年龄老化仅是帕金森病的一个促成因素。

(二)环境因素

流行病学调查显示,长期接触杀虫剂、除草剂或某些化学品可能是本病的危险因素。研究发现,海洛因毒品中含有一种副产品 1-甲基-4-苯基-1,2,3,6-四氢吡啶(MPTP),MPTP 可诱发人类及其他灵长类动物出现帕金森病的病理改变及临床表现。

MPTP 在化学结构上与某些杀虫剂、除草剂相似,因此,有学者认为环境中与该神经毒结构类似的化学物质可能是帕金森病的病因之一。

(三)遗传因素

绝大多数患者为散发病例,约 10%左右的 PD 患者有家族史,多具有常染色体显性遗传或隐性遗传特征。遗传因素在年轻患者(小于 40 岁)发病中起着较为重要的作用。基因易感性如细胞色素 P4502D,基因可能是 PD 的易感基因之一。

目前普遍认为帕金森病并非单一因素所致,而是多种因素共同参与的结果。遗传因素使患病易感性增加,但不一定发病,只有与环境因素和衰老的共同作用下,导致黑质多巴胺能神经元大量变性、丢失而发病。

二、病理生理

(一)病理

主要病理改变有两大特征，其一为黑质多巴胺能神经元和其他含色素的神经元大量变性丢失。黑质致密部多巴胺能神经元丢失最为严重，当出现临床症状时，多巴胺能神经元至少丢失达到50%以上，丢失越严重症状越明显；其二是在残留的神经元胞质中出现嗜酸性包涵体，即路易小体。

(二)生化病理

通过黑质一纹状体通路，黑质多巴胺能神经元将多巴胺输送到纹状体，参与基底核的运动调节。PD患者的黑质多巴胺能神经元大量变性丢失，纹状体多巴胺递质浓度大幅降低，一般出现临床症状时纹状体多巴胺浓度降低达80%以上。患者症状严重程度与多巴胺递质降低的程度相一致。

多巴胺(DA)和乙酰胆碱(Ach)为纹状体的两种重要神经递质，两者功能相互拮抗，保持两者平衡对基底核环路活动起重要的调节作用。PD患者由于纹状体多巴胺含量显著降低，导致乙酰胆碱功能相对亢进，产生震颤、肌强直、运动减少等症状。多巴胺替代药物和抗胆碱药物对PD的治疗可纠正递质失衡。

三、临床表现

(一)静止性震颤

常为首发症状，多始于一侧上肢远端。震颤的特点为静止时明显，精神紧张时加重，随意运动时减轻，睡眠后消失，故称为静止性震颤，典型表现是拇指与屈曲的示指间呈“搓丸样”(pill-rolling)动作，频率为4～6Hz。

(二)肌强直

表现为被动运动关节时伸肌和屈肌张力同时增高，检查者感受到均匀一致增高的阻力，类似弯曲软铅管的感觉，称之为“铅管样强直”。肌强直同时伴有静止性震颤的患者，在屈伸关节时，检查者感觉到在均匀的阻力中存在断续的停顿，如同转动齿轮感，称为“齿轮样强直”。

(三)运动迟缓

表现为随意运动减少，动作缓慢。早期表现为手指的精细动作缓慢，例如：解扣、系鞋带困难；随着疾病的发展，出现全面性随意运动减少、缓慢；晚期合并肌张力增高，出现起床、翻身困难。表现为动作开始困难和缓慢，如行走时起步、变换方向、停止困难。出现面容呆板，瞬目减少，常出现双眼凝视，称为“面具脸”。书写时字体越写越小，呈现出“写字过小征”。

(四)姿势步态异常

姿势步态异常是疾病进展的重要标志，同时也是致残的重要原因。主要指由于平衡功能减退，姿势反射消失而引起的姿势、步态不稳。疾病的早期表现为患侧下肢拖曳，上肢自动摆臂动作减少或消失。随着疾病的进展，步伐变小变慢，启动、转弯或遇障碍物时步态障碍表现明显。有时行走过程中突然全身僵直，双脚不能抬起，称为“冻结”现象。步伐小且越走越快，不能立刻停止，为帕金森病的特有体征，称为“慌张步态”。

(五)其他

口、咽、腭肌运动障碍导致语速慢、流涎;吞咽活动减少导致口水过多、吞咽障碍;自主神经症状较为常见,如便秘、出汗异常、性功能减退等。

四、辅助检查

(一)生化检测

放免法检测脑脊液生长抑素含量降低。高效液相色谱和高效液相色谱—电化学法能够检测出脑脊液和尿液中高香草酸含量降低。

(二)功能影像学检测

PET或SPECT利用特定放射性核素进行检测,疾病早期可显示患者脑内多巴胺转运体功能明显降低,D2型多巴胺受体的活性早期为超敏,后期低敏,多巴胺递质合成减少,对帕金森病早期诊断、病情进展检测和鉴别诊断具有一定的价值。

(三)基因诊断

部分有家族史患者,可采用DNA印迹技术、DNA序列分析、PCR、全基因组扫描等,可能发现基因突变。

(四)血液、脑脊液常规化验

均无异常,CT、MRI检查无特征性改变,但可作为临床鉴别诊断依据。

五、诊断与鉴别诊断

(一)诊断

中老年发病且疾病进展缓慢;必备运动迟缓,同时具备静止性震颤、肌强直、姿势步态障碍中的一项;多巴胺治疗有效;患者无小脑体征、眼外肌麻痹、锥体系损害和肌萎缩等。

(二)鉴别诊断

需与其他原因所引起的帕金森综合征进行鉴别。在所有帕金森综合征中,约75%为原发性帕金森病,约25%为其他原因所引起的帕金森综合征。

1.继发性帕金森综合征

病因较明确。①药物或中毒:神经安定剂(吩噻嗪类及丁酰苯类)、甲氧氯普胺、利血平、锂、氟桂利嗪等导致可逆性帕金森综合征,一氧化碳、MPTP及其结构类似的杀虫剂和除草剂、锰、汞、二硫化碳等亦可引起继发性帕金森综合征。②血管性:多发性脑梗死病史、假性延髓性麻痹、腱反射亢进等可提供证据。③外伤:频繁脑震荡患者。④感染:病毒性脑炎患者病愈期也可出现帕金森综合征的表现,但症状一般都轻微、短暂。

2.遗传性(变性)帕金森综合征

①以痴呆、幻觉、帕金森综合征运动障碍为临床特征的弥散性路易体病,痴呆较早出现,进展速度快,可出现肌痉挛,对左旋多巴的反应不佳,但对其不良反应敏感。②肝豆状核变性可引起帕金森综合征,青少年发病,可有一侧或两侧上肢粗大震颤,随意运动时即加重,静止时减轻,以及肌强直、不自主运动、动作缓慢等。但患者有肝损害及角膜色素环,血清铜、铜蓝蛋白、铜氧化酶活性降低、尿铜增加等。③亨廷顿病如运动障碍以运动减少、肌强直为主,则易被认为是帕金森病,此时可根据家族史或伴痴呆进行鉴别,遗传学检查可确诊。

3.帕金森叠加综合征

多系统萎缩、进行性核上性麻痹、皮质基底核变性均可导致出现帕金森叠加综合征。①多系统萎缩：累及基底核、脑桥、橄榄、小脑和自主神经系统，可有帕金森病症状，但多数患者对左旋多巴不敏感。②可有肌强直及运动迟缓，震颤不明显，早期有姿势步态不稳和跌倒，核上性眼肌麻痹，常伴有额颞痴呆、假性延髓性麻痹、锥体束症及构音障碍，对左旋多巴反应差。③除有肌强直、姿势不稳、运动迟缓、肌张力障碍和肌阵挛等表现，亦可有皮质复合感觉缺失、一侧肢体忽略、失语、失用及痴呆等皮质损害症状，体检见眼球活动障碍和病理征，左旋多巴治疗无效。

六、治疗原则及要点

药物治疗的原则为小剂量开始，逐渐增加，以较小剂量达到最为满意疗效。

(一)抗胆碱能药

主要有苯海索，适用于震颤明显且年轻患者，老年患者慎用，前列腺肥大和闭角型青光眼患者禁用。

(二)金刚烷胺

对少动、强直、震颤有改善作用，对伴异动症患者有一定治疗作用。肾功能不全和癫痫患者慎用，哺乳期妇女禁用。

(三)复方左旋多巴

为目前治疗帕金森病最基本、最有效的药物，对震颤、强直、运动迟缓等有较好疗效。初始服用剂量为 62.5～125mg，每日 2～3 次，根据病情逐渐增加剂量直至疗效满意和不出现不良反应。

1.复方左旋多巴分为标准剂、控释剂、水溶剂等不同剂型。①标准剂：多巴丝肼和卡左双多巴控释片，为常规选用治疗剂型。②控释剂：血药浓度较稳定，药效作用时间长，有利于控制症状波动，缺点为生物利用度低，起效缓慢，适用于伴症状波动或早期患病者。③水溶剂：易在水中溶解、便于口服、吸收迅速、起效较快，适用于晨僵、吞咽困难、餐后“关闭”者。

2.长期服用左旋多巴制剂的患者，可出现症状波动和异动症。症状波动有两种形式：①疗效减退亦称为剂末恶化：指药物的有效作用时间逐渐缩短，症状随血药浓度发生规律波动。②开-关现象：指症状在突然缓解(开期)与加重(关期)之间波动，“开期”常伴有异动症。异动症表现为不自主的舞蹈样、肌张力障碍样动作，可累及头面部、四肢和躯干，常表现为摇头、怪相以及双臂、双腿和躯干的各种异常运动。

(四)多巴胺受体激动药

目前大多推荐多巴胺受体激动药为首选药物，尤其用于年轻患者或疾病初期。此类药物可避免纹状体突触后膜多巴胺受体产生“脉冲”样刺激，从而减少或延迟运动并发症的发生。多巴胺受体激动药分为麦角类和非麦角类。

1.麦角类

常用药物包括溴隐亭、培高利特等，麦角类多巴胺受体激动药可导致心脏瓣膜病变及肺胸膜纤维化，现已不主张使用。

2.非麦角类

无麦角类不良反应,可安全使用。

七、护理评估

(一)健康史

1.起病情况

评估患者是否以静止性震颤为首发症状,是否始于一侧上肢远端。评估患者是否隐匿起病,缓慢进展。

2.病因与危险因素

评估患者的年龄,评估患者的职业、工作及生活环境,评估患者是否接触杀虫剂、除草剂等。

3.既往病史

评估患者是否有家族史、药物过敏史。

4.生活方式与饮食习惯

评估患者进食情况及营养状况,评估患者的生活方式是否健康。

(二)身体状况评估

患者是否出现静止性震颤、肌强直、运动迟缓及姿势步态异常等症状。

评估震颤的特点,是否具有静止时震颤明显、活动时减轻,紧张或激动时加剧,入睡后消失。

患者的肌强直是否表现为屈肌和伸肌肌张力均增高。

患者是否出现随意运动减少、减慢,面部表情呆板。

评估患者是否出现走路拖步。

评估患者是否有外伤发生。

评估患者有无自主神经症状,如便秘、性功能减退、出汗异常、流涎、口水过多、吞咽困难等。

评估患者是否伴有抑郁、睡眠障碍和痴呆。

(三)辅助检查

1.评估脑脊液生长抑素含量是否降低,评估高效液相色谱和高效液相色谱-电化学检测脊液和尿液中高香草酸含量是否降低。

2.通过PET或SPECT评估患者脑内多巴胺转运体功能是否降低,D2型多巴胺受体的活性是否正常。

3.通过基因诊断评估是否有突变的基因。

八、护理诊断/问题

(一)躯体活动障碍

与疾病所致震颤、肌强直运动迟缓、姿势步态异常有关。

(二)有受伤的危险

与疾病所致震颤、肌强直运动迟缓、姿势步态异常有关。

(三)营养失调(低于机体需要量)

与疾病所致吞咽困难及震颤所致机体消耗量增加有关。

(四)便秘

与活动量减少和(或)胃肠功能减退有关。

(五)长期自尊低下

与流涎、震颤、肌强直等形象改变,言语障碍及生活需依赖他人有关。

(六)知识缺乏

缺乏疾病相关知识及药物治疗相关知识。

(七)有皮肤完整性受损的危险

与疾病所致躯体活动障碍有关。

九、护理目标

1.患者日常生活需要能够得到满足。

2.患者安全,无外伤发生。

3.患者营养摄入能够满足机体需要。

4.患者无便秘发生或便秘得到缓解。

5.患者无自尊低下。

6.患者了解疾病及相关知识。

7.患者无皮肤破损。

十、护理措施

(一)一般护理

(1)因部分患者手部震颤,不能进行手部精细活动,因此应避免选择系扣衣物,可选粘贴式或拉链式衣服。患者生活区域内如病室、卫生间、走廊等可增加扶手并调整室内座椅、病床和卫生间设施的高度,以方便患者使用。日常用品放置于患者易于取拿的位置,床旁设置呼叫器。

(2)为患者提供辅助行走的工具,下床活动前做好准备工作,先给予双下肢肌肉按摩,但应避免过度用力,以免造成患者疼痛或骨折。

(3)指导患者规律排便,根据个人排便习惯,选择舒适体位进行尝试性排便。便秘患者可遵医嘱给予口服缓泻剂或灌肠。

(4)卧床患者应保持床单位清洁无渣屑,给予患者翻身叩背,防止出现压疮及坠积性肺炎。将肢体置于功能位,在骨隆突处垫软枕。

(二)病情观察

观察疾病晚期患者是否出现吞咽困难和饮水呛咳,观察药物疗效及是否出现开一关现象和剂末恶化。

(三)用药物护理

1.药物不良反应及应对方法

(1)抗胆碱能药:不良反应有口干、视物模糊、排尿困难、便秘,甚至出现幻觉、妄想。

(2)金刚烷胺:不良反应有失眠、头晕、头痛、恶心、下肢网状青斑、踝部水肿等。

(3)复方左旋多巴:服用早期可出现恶心、呕吐、直立性低血压等不良反应,可减少药物剂量或调整服药时间,以缓解症状。当出现严重的精神症状如幻觉、欣快、意识模糊、精神错乱时,需将患者置于无易碎品、危险品的单人病房内,专人看护。若患者极度烦躁不安,有自伤的危险时,可经家属同意并签署知情同意书后给子保护性约束,并定时给予松解。

长期服用左旋多巴制剂出现剂末恶化时,可增加每日服药次数或增加每次服药剂量,或改用缓释剂,或加用其他辅助药物。食物中的蛋白质对左旋多巴的吸收有一定的影响,因此,宜在餐前 1 小时或餐后 1.5 小时服药,出现开一关现象时可加用多巴胺受体激动药。

(4)多巴胺受体激动药:不良反应与复方左旋多巴相近,差别在于直立性低血压和精神症状的发生率稍高,症状波动和异动症的发生率低。

2.药效观察

观察用药后患者震颤、运动迟缓、肌强直、语言功能是否有改善,改善程度如何,通过观察患者行走姿势、讲话的流利程度、系纽扣、书写等动作完成程度,确认药物疗效。

(四)安全护理

1.病室内避免摆放易碎物品,保持地面防湿、防滑,去除门槛,方便患者出入。

2.对于震颤、动作弛缓患者,给予使用不易碎钢制碗盘和大手柄的汤匙,指导患者勿独自倒热水和使用刀具等,以免发生烫伤、割伤。

3.对有抑郁、意识模糊、幻觉、精神错乱或智能障碍的患者,专人进行看护,防止发生碰伤、摔伤等。

4.严格查对患者服药情况,药物专人管理,专人按时发放,以确保患者无错服、漏服发生。

(五)饮食护理

1.鼓励患者每日摄入足够的营养及水分,以满足患者机体消耗。指导患者进食高热量、高纤维素、高维生素、易咀嚼、易消化、无刺激性的食物,亦可选择进食适量的优质蛋白及营养素,补充机体需要。鼓励患者进食粗纤维食物,指导患者多饮水,预防便秘的发生。

2.为患者创造良好的进餐环境及选择舒适的体位,可取坐位或半坐位进食和饮水。给予患者充足的进餐时间,不打扰、不催促,若患者进食时间过长,导致食物变凉,可将食物再次加热后食用。

3.部分患者胃肠功能、咀嚼及吞咽功能会有所减退,常导致机体营养摄入不足,加之肢体震颤消耗能量,因此,可鼓励少食多餐。咀嚼功能减退患者进食时,可将食物切成小块状或选择软食或半流食,便于咀嚼及吞咽。如吞咽障碍、进食量少无法满足机体需要时,可遵医嘱给予鼻饲置管。

4.评估患者营养摄入情况,评估患者饮食情况,调整进食量及种类,观察患者的体重和精神状态。

(六)心理护理

帕金森患者早期可完成自我照顾,但外在形象的改变,如流涎、肢体震颤、动作迟钝等,可使患者可产生自卑心理,寡言,逐渐远离人际交往。随着疾病的发生发展,患者逐渐需要依靠他人生活,产生焦虑、抑郁甚至绝望。护士应密切观察患者的心理变化,诚恳、和善地与患者沟通,耐心倾听,充分了解患者心理及生活需要。

(七)康复护理

1.疾病初期,鼓励患者参加社交活动和体育锻炼,使身体各关节及肌肉适当活动。

2.疾病中期,生活仍可基本自理,可通过日常活动进行功能训练,如穿脱衣服、洗漱、拖地等。鼓励患者进行大踏步训练,踏步时应专心且目视前方,双臂自然摆动,避免突然加速或转弯,转弯时应以弧线形前移,勿原地转弯。如出现突然僵直,不宜强行拉拽患者前行,应指导患者放松,先向后退一步,再前行。疾病中期常出现运动障碍或某些特定动作困难,可针对特定动作进行功能锻炼。如患者坐起困难,可在患者进行功能锻炼后,进行反复起坐练习。

3.疾病晚期,卧床患者不能进行主动功能锻炼,需给予被动功能锻炼,可选择被动关节活动、按摩四肢肌肉,以保持关节灵活度及防止肌肉萎缩。

4.言语及吞咽功能障碍的患者,可进行伸舌、龇牙、鼓腮、吹吸、紧闭口唇等动作锻炼面部肌肉功能。言语障碍者,可指导患者读单字、词汇、短句,进行循序渐进的练习,以锻炼患者协调发音。

十一、健康指导

(一)药物指导

帕金森病主要的治疗方法为药物治疗,患者需长期服药或终身服药,向患者讲解常用药物的种类、服用方法、服用时间、疗效和用药后不良反应的观察。督促患者需严格遵守医嘱服药,不可随意增减或擅自停药,以免加速病情进展。

(二)生活指导

汗液分泌较多或卧床患者的皮肤抵抗力较差,易发生压疮,应及时给予清洁皮肤,更换干净、柔软的衣物,定时翻身,以改善局部皮肤血液循环,预防压疮。指导患者养成良好的生活习惯,保证充足睡眠,避免过度劳累。鼓励患者培养兴趣爱好,坚持适量运动,进行自我照顾。生活需依靠家人者,鼓励患者树立信心,进行力所能及的自我照顾,通过日常生活进行功能锻炼。避免从事高危,紧张工作,如攀高、操控精密仪器等工作。日常生活中勿独自进行有危险的活动,如使用热水器、燃气、锐器等。避免接触危险物品,如暖水瓶、瓷碗等。患者需随身携带填有患者姓名、家庭住址、家人联系方式、疾病诊断等的个人信息卡。

(三)饮食指导

合理膳食,少食多餐,多饮水,防止便秘发生。

(四)康复指导

疾病初期,鼓励患者参加社交活动和体育锻炼。疾病中期,鼓励患者进行自我照顾。疾病晚期,指导家属为患者进行被动功能锻炼。

十二、护理评价

通过治疗和护理,患者是否:①学会使用辅助器具,在他人协助下生活需要得到满足。②安全,无外伤发生。③营养摄入能够满足机体需要。④有便秘发生。⑤自信。⑥了解疾病及相关知识。⑦皮肤无破损。

第六节 肝豆状核变性的护理

肝豆状核变性(HLD)是一种常染色体隐性遗传的铜代谢障碍导致肝功能损害和基底核变性的疾病,又称 Wilson 病,是 Wilson 在 1912 年首先报道的。主要临床表现为进行性加重的锥体外系症状、角膜色素环(K-F 环)、肝硬化、精神症状、肾功能损害等。患病率为(0.5～3)/10 万。本病为铜代谢障碍疾病,因此控制铜摄入,完善的饮食护理对疾病的治疗起重要作用。

一、病因与发病机制

本病为常染色体隐性遗传的铜代谢障碍性疾病,阳性家族史可达 25%～50%,多见同胞一代发病或隔代遗传,罕见连续两代发病,人群中的杂合子频率为 1/200～1/100。肝豆状核变性的致病基因定位于染色体 13q14.3 区,编码一种由 1411 个氨基酸组成的 P 型铜转运 ATP 酶,此酶含有金属离子结合区、ATP 酶功能区、跨膜区三个功能区,目前已发现本病的基因突变点位于 ATP 酶功能区,且存在多种突变型。

正常人摄入的铜从肠道吸收入血,铜先与清蛋白疏松结合,然后进入肝细胞,与 α_2-球蛋白牢固结合成铜蓝蛋白,分泌到血液中。铜蓝蛋白具有氧化酶活性,因呈深蓝色而得名。循环中约 90%～95%的铜与铜蓝蛋白结合,铜作为辅基参与多种重要酶的合成。约 70%的铜蓝蛋白存在血浆中,其余部分存在组织中。多余的铜则以铜蓝蛋白的形式通过胆汁、尿和汗液排出体外。病态时,血清中过多的游离铜大量沉积在肝细胞内,造成肝细胞坏死。当肝细胞无法容纳时,铜通过血液向各个器官散布、沉积,沉积在脑、肾、肝外组织及角膜等而致病。

二、病理

本病病理改变主要累及脑、肝、肾和角膜等,肝脏表面及切面均可见大小不等的假小叶或结节,逐渐发展为肝硬化。脑部的损害主要以壳核最明显,其次是苍白球和尾状核,大脑皮质也可受累,显示软化、萎缩、色素沉着甚至形成空洞。光镜下可见神经元明显减少或完全缺失及星形胶质细胞增生。角膜边缘后弹力层和内皮细胞质内有棕黄色细小铜颗粒沉积。

三、临床表现

本病多发生于儿童期或青少年期,以肝脏症状起病者平均年龄约为 11 岁,以神经症状起病者平均年龄约为 19 岁。如未经治疗最终会出现肝脏损害及神经系统损害。

(一)神经及精神症状

患者出现锥体外系症状,表现为手足徐动、舞蹈样动作、肌张力障碍、怪异表情、肌强直、运动迟缓、震颤、构音障碍、吞咽困难、屈曲姿势及慌张步态等。20 岁前起病者多以肌张力障碍或帕金森综合征为主,也可有广泛的神经损害,皮质损害表现为注意力不集中、记忆力减退、反应迟钝、智能障碍、行为或情感异常、对周围环境缺乏兴趣等,晚期可出现幻觉等器质性精神病症状;下丘脑损害可产生肥胖、高血压、持续高热等,少数患者出现癫痫发作;小脑损害导致语言障碍和共济失调;锥体系损害可出现腱反射亢进、病理征及延髓性麻痹等。症状常发展缓慢,可阶段性加重或缓解,也存在进展迅速者,特别是年轻患者。

(二)肝脏症状

约80%患者出现肝脏症状，多数表现为慢性肝病症状，表现为无力、倦怠、食欲缺乏、肝大或缩小、肝区疼痛、蜘蛛痣、脾大及脾功能亢进、黄疸、腹腔积液、食管静脉曲张破裂出血等。肝功能损害可导致体内激素代谢异常，致内分泌紊乱，出现月经不调或闭经、青春期延迟等。脾大可出现血小板减少症和溶血性贫血。极少数患者以急性肝衰竭和急性溶血性贫血起病，多在短期内死亡。

(三)眼部症状

角膜色素环(K-F环)为本病的重要体征，约95%～98%患者会出现K-F环，个别见于单眼，多数见于双眼。K-F环位于角膜与巩膜交界处，在角膜内表面上，呈暗棕色或绿褐色，宽约1.3mm，当光线斜照时观察得较清楚，早期需用裂隙灯检查才能观察到，典型者肉眼也可以看到，是铜沉积于后弹力膜所致。

(四)其他

部分患者出现皮肤色素沉着，面部及双小腿尤为明显。亦可出现肾损害，表现为肾性糖尿、蛋白尿、氨基酸尿等，少数患者出现肾小管性酸中毒。钙、磷代谢障碍导致骨质疏松、骨和软骨变性等。

四、辅助检查

1.血清铜蓝蛋白、血清铜、尿铜及肝铜

(1)铜蓝蛋白正常值为0.26～0.36g/L，本病明显降低，甚至为零，<0.08g/L是诊断本病的重要证据，但血清铜蓝蛋白值与病情、病程及治疗效果无关。

(2)正常人血清铜含量为14.7～20.5μmol/L，本病患者约90%血清铜含量降低。血清铜与病情及治疗效果无关，诊断意义比铜蓝蛋白低。

(3)正常人24小时尿铜排泄量少于50μg，本病患者24小时尿铜排泄量明显增加，多为200～400μg。

(4)肝铜量为诊断本病的金标准之一，正常肝铜含量为50μg/g干重，大部分患者肝铜量大于250μg/g干重。

2.血、尿常规

(1)血常规：肝硬化伴脾功能亢进者，血常规可见血小板、白细胞和(或)红细胞减少。

(2)尿常规：镜下可见微量蛋白尿、血尿等。

3.肝、肾功能检查

(1)肝功能：以锥体外系症状为主要临床表现的患者，早期可无肝功能异常。以肝功能损害为主要表现者可出现不同程度的肝功能异常，例如球蛋白增高、血清总蛋白降低，晚期发生肝硬化。肝活检显示大量铜过剩。

(2)肾功能：肾功能损害者可出现尿素氮、肌酐增高及尿蛋白等。

4.影像学检查

CT显示双侧豆状核区低密度影、大脑皮质萎缩；MRI显示T_1低信号、T_2高信号。骨关节X线片可见骨关节炎、骨质疏松或骨软化。

5.裂隙灯检查

可见 K-F 环。

6.基因诊断

本病具有高度的遗传异质性，利用常规手段无法确诊的病例，或对症状前期患者或基因携带者筛查时，可应用基因检测。

五、诊断与鉴别诊断

（一）诊断

1.肝病史或肝病征/锥体外系病症。

2.血清铜蓝蛋白显著降低和（或）肝铜增高。

3.角膜色素环。

4.阳性家族史。

符合1、2、3或1、2、4可确诊为 Wilson 病；符合1、3、4很可能为典型 Wilson 病；符合2、3、4很可能为症状前的 Wilson 病；符合4条中2条者可能为 Wilson 病。

（二）鉴别诊断

由于本病临床表现复杂多样，鉴别应从肝脏系统及神经系统症状和体征进行考虑，重点鉴别急、慢性肝炎、肝硬化、小舞蹈病、亨廷顿病、帕金森病、扭转痉挛及精神病。

六、治疗原则及要点

治疗原则为低铜饮食、用药物减少对铜的吸收和增加铜的排出。治愈越早越好，对症状前期患者也需尽早治疗。

（一）低铜饮食

降低或限制饮食中的铜含量，同时选择高蛋白、高氨基酸食物，促进铜排泄。

（二）抑制铜吸收药物

锌剂在早期治疗效果较好，通过竞争机制抑制铜在肠道内的吸收，增加尿铜和粪铜的排泄。锌剂也可增加肠细胞与肝细胞合成金属硫蛋白，从而减弱游离铜的毒性。

（三）促进铜排泄药物

1.D-青霉胺，是治疗本病的首选药物，可促使铜排出，同时能与铜在肝脏中形成无毒的复合物而清除铜在游离状态下的毒性。应用此药前应先进行青霉素过敏试验，皮试阴性者方可用药。成人服用量为每日1～1.5g，儿童服用量为每日20mg/kg，分3次口服。此药口服容易吸收，起效慢，有时数月方起效，需终生用药。可通过动态观察血清铜代谢指标及检查 K-F 环监测效果。长期服用 D-青霉胺患者，医生建议同时服用维生素 B_1，防止继发视神经炎。

2.三乙基四胺，是一种络合剂，疗效及药理作用与 D-青霉胺基本相同，成人服用量为每日1.2g，其不良反应小，可用于青霉胺出现毒性反应的患者。

3.二巯基丁二钠以竞争机制抑制铜在肠道的吸收。

4.二巯基丁二钠为含双巯基的低毒高效重金属络合剂，可与血中游离铜、组织中与酶结合的铜离子相结合，形成低毒性硫醇化合物从尿液中排出。可将1g二巯基丁二钠溶于10%葡萄糖溶液40mL中缓慢静脉注射，每日1～2次，5～7日为一个疗程，可间断应用多个疗程。

七、护理评估

(一)健康史

1.起病情况

评估患者发病的年龄,是否在青少年期或儿童期发病,评估患者是否起病缓慢。评估患者起病症状,是否以肝脏症状、神经或精神系统症状起病。

2.病因与危险因素

评估患者是否有家族遗传史。

3.生活方式与饮食习惯

评估患者的饮食习惯,是否经常进食含铜量较高的食物。

4.其他

评估患者有无青霉素过敏史。

(二)身体状况评估

患者是否有锥体外系症状,如手足徐动、舞蹈样动作、肌张力障碍、怪异表情、肌强直、运动迟缓;评估患者是否出现肝脏症状;评估患者的言语能力、行走能力及肢体活动度等;评估患者是否有注意力不集中、反应迟钝、智能障碍等;评估患者是否出现肝损害症状及眼部 K-F 环;评估患者体表是否出现色素沉着;评估患者是否出现蛋白尿、肾性糖尿病或氨基酸尿。

(三)辅助检查

1.评估患者血清铜蓝蛋白、血清铜、尿铜及肝铜含量是否正常。

2.血尿常规:评估病人血常规中血小板、白细胞和(或)红细胞是否减少;评估患者尿液中是否可见微量蛋白尿、血尿等。

3.肝、肾功能检查:评估有无肝、肾功能异常。

4.CT 评估是否双侧豆状核区异常、大脑皮质萎缩;评估 MRI 是否显示异常信号。骨关节 X 线片评估是否出现骨关节炎、骨质疏松等。

5.裂隙灯检查:评估是否出现 K-F 环。

(四)心理-社会评估

评估患者职业、家庭经济状况及家族中是否出现其他发病成员;评估患者对疾病的了解程度及是否出现心理问题。

八、护理诊断/问题

(一)有受伤的危险

与肢体活动障碍,精神、智能障碍有关。

(二)营养失调(低于机体需要量)

与食欲减退或吞咽困难导致摄入不足有关。

(三)长期自尊低下

与疾病所致个人形象改变有关。

(四)潜在并发症

肝衰竭。

(五)知识缺乏

与缺乏疾病知识有关。

九、护理目标

1.患者无外伤发生。

2.患者营养摄入充足,满足机体需要。

3.患者无自尊低下。

4.患者无并发症发生。

5.患者了解疾病相关知识。

十、护理措施

(一)一般护理

嘱患者卧床休息,勿进行有危险性的活动。

(二)病情观察

观察患者肝功能损害症状有无加重,黄疸是否加深,有无肝区疼痛、肝脾大及水肿,有无皮下、牙龈、鼻及消化道出血。监测患者的血清电解质与尿铜的变化,及早发现急性肝衰竭或肝性脑病。

(三)用药护理

指导患者严格遵照医嘱长期服药,同时告知患者服药的注意事项及观察用药后是否出现不良反应。

1.锌剂不良反应较轻,偶可有恶心、呕吐等消化道症状。

2.促进铜排泄药物:①D-青霉胺不良反应有发热、皮疹、肌无力、震颤、白细胞减少,极少数发生骨髓抑制、狼疮综合征、肾病综合征等严重不良反应。②三乙基四胺不良反应小。③二巯基丁二钠不良反应较轻,可出现鼻腔或牙龈出血,服药期间应观察患者是否有鼻腔或牙龈出血,是否有头痛、乏力、恶心、四肢酸痛等不适症状。

(四)饮食护理

1.指导患者避免使用铜制的餐具和锅具,选择低铜或无铜食物,减少铜的摄入,可选择进食面条、牛奶、西红柿等,避免进食含铜量高的食物,如牡蛎、贝壳类、坚果类、巧克力、玉米、香菇、蜜糖、动物肝和血、蚕豆等。食管静脉曲张患者宜选择少渣食物,避免进食油腻、油炸、粗纤维食物,进食时应细嚼慢咽。

2.饮食原则:低铜、低脂、高热量、高蛋白、高维生素、易消化食物。多进食含氨基酸和蛋白质食物,可促进肝细胞修复和尿铜的排出。规范饮食可减少铜在肝脏内的积聚,减慢或减轻对肝细胞的损害程度。

3.食欲减退患者,可鼓励少食多餐,选择平日喜爱的低铜食物,增加患者食欲。

(五)心理护理

由于本病多为家族遗传疾病,在一个家庭中可有多个成员患病,因此给患者带来较大的心理压力。精神症状起病的患者由于反应迟钝、注意力不集中而导致自我照顾能力下降,也会对患者的心理产生一定的影响,轻则自卑,不愿与人沟通,重则会产生绝望的心理。护士应关心患者,耐心倾听患者所表达的意愿,不应厌烦或歧视患者,避免使用伤害患者自尊的语言。针对患者存在的心理问题，给予适当的心理疏导。

（六）肝衰竭的护理

1.指导患者卧床休息，保持病室安静。

2.向患者及家属讲解饮食的原则及重要性，给予患者低铜或无铜饮食。

3.严密观察患者疾病进展，有无腹腔积液、意识改变与出血征象等，监测患者的尿铜及电解质的变化，尽早发现并发症。

十一、健康指导

（一）疾病知识指导

向患者讲解本病为基因隐性遗传病，是铜代谢障碍所导致的肝功能损害和脑部病变的疾病。告知患者疾病知识及治疗方案，让患者对疾病及自身治疗有所了解。告知患者和家属选择低铜或无铜饮食的原则和重要性。患者婚前应进行检查，基因携带者之间应禁忌结婚；长期服药的妇女应避孕，未婚妇女在病情稳定的情况下，可以在妇产科和神经科医生共同监测和指导下选择生育。

（二）用药指导

指导患者按照医嘱连续服药，如有不适及时告知医护人员。指导患者服药期间监测血清铜。

（三）饮食指导

指导患者及家属出院后仍需继续选择低铜或无铜食物，如牛奶、鸡鸭肉、瘦猪肉等。

（四）日常生活指导

早睡早起，保证充足睡眠，避免过度劳累及情绪激动。鼓励患者多与他人沟通，主动表达内心想法。

十二、护理评价

通过治疗和护理，患者是否：①安全，无外伤发生。②营养摄入满足机体需要。③无自尊低下。④未发生并发症。⑤了解疾病相关知识。

第七节　重症肌无力的护理

重症肌无力（MG）是乙酰胆碱受体抗体介导的，细胞免疫依赖及补体参与的神经-肌肉接头处（NMJ）传递障碍的自身免疫性疾病。病变主要累及神经一肌肉接头突触后膜上的乙酰胆碱受体。依骨骼肌受累的范围和病情的严重程度，可分为成年型重症肌无力、儿童型重症肌无力、少年型重症肌无力。

重症肌无力的发病率为8～20/10万，患病率约50/10万，护士在护理时应密切观察呼吸频率及节律的改变、有无重症肌无力危象的发生，同时应给予疾病相关知识指导，减少患者对疾病的恐惧心理，做好生活护理及用药指导。

一、病因与发病机制

尽管该病早在1672年就被Willis描述，但直到20世纪60年代才被发现其与自身免疫，功能障碍有关，即神经肌肉接头的突触后膜乙酰胆碱受体被自身抗体攻击而引起的自身免疫性疾病。

其依据有：①将鳗鱼放电器官纯化的 AchR 注入家兔，可引起重症肌无力样表现，且其血清中可测到 AchR 抗体，其突触后膜的 AchR 数目大量减少。②90％的重症肌无力患者血清中可以检测到 AchR 抗体，血浆交换可改善肌无力症状。③将患者的血清输入小鼠可产生类重症肌无力的症状和电生理改变。患本病的母亲生产的新生儿也可患重症肌无力。④80％的重症肌无力患者有胸腺肥大，淋巴滤泡增生；20％的患者有胸腺瘤。胸腺切除可改善 70％的临床症状，甚至可痊愈。⑤患者常合并其他自身免疫性疾病，如甲状腺功能亢进、甲状腺炎、系统性红斑狼疮、类风湿关节炎和天疱疮等。

本病主要为体液免疫介导的疾病，其发病机制为：在补体参与下，体内产生的 AchR 抗体与突触后膜的 AchR 产生免疫应答，使 AchR 受到破坏，以致不能产生足够的终板电位，突触后膜传递障碍而产生肌无力。之外，有人也发现细胞免疫在重症肌无力的发病中也起到一定的作用，即患者周围血中辅助性 T 淋巴细胞增多，抑制性 T 淋巴细胞减少，造成 B 淋巴细胞活性增强而产生过量抗体。

引起重症肌无力免疫应答的始动环节仍不明确，家族性重症肌无力的发现及与人类白细胞抗原的密切关系提示重症肌无力的发病与遗传因素有关。

二、病理

约 70％的成人型 MG 的胸腺不退化，重量较正常人重，腺体有淋巴细胞增生；约 15％的 MG 患者有淋巴上皮细胞型胸腺瘤，淋巴细胞为 T 细胞。神经-肌肉接头病理改变可见突触皱褶丧失或减少，突触间隙加宽，AchR 密度减少。用免疫化学方法可证实，残余的突触皱褶中有抗体和免疫复合物存在。

三、临床表现

1.本病起病隐袭

多数患者眼外肌最先受累，表现为眼睑下垂、斜视和复视；面部肌肉和口咽肌受累则出现表情淡漠、苦笑面容、连续咀嚼无力、进食时间长、说话带鼻音、饮水呛咳、吞咽困难；若胸锁乳突肌和斜方肌受累则颈软、抬头困难，转颈、耸肩无力；颈肌及四肢近端肌群受累时表现为屈颈抬头无力、四肢乏力；呼吸肌受累出现呼吸困难，是本病致死的直接原因。

2.临床特点

(1)重症肌无力在我国南方发病率较高，任何年龄均可发病，但有两个发病年龄高峰，即 20～40 岁和 40～60 岁，前者女性多于男性，后者男性多见，多合并胸腺瘤。

(2)本病全身骨骼肌均可受累。常从一组肌群无力开始，逐步累及其他肌群，直到全身骨骼肌。部分患者在短期内同时出现全身肌肉无力现象。

(3)大多数为隐袭起病，呈进展性或缓解与复发交替性发展，部分严重者呈持续性。偶有亚急性起病，进展较快。部分患者发病后 2～3 年可自然缓解。仅表现为眼外肌麻痹者可持续 3 年左右，且多数不发展至全身肌肉。病程长短不一，可数月、数年，甚至数十年。

(4)受累肌肉呈病态疲劳，呈规律的“晨轻暮重”波动性变化。

(5)无论任何肌肉受累或严重程度如何，首次采用抗胆碱酯酶药物治疗都有明显的效果。

3.各型临床表现

(1)成人型：分为6种类型。

Ⅰ型：眼肌型(15%～20%)，病变仅限于眼外肌，出现上睑下垂和复视。

ⅡA型：轻度全身型(30%)，可累及眼、面、四肢肌肉，生活多可自理，无明显咽喉肌受累，对药物敏感。

ⅡB型：中度全身型(25%)，四肢肌群受累明显，除伴有眼外肌麻痹外，还有较明显的咽喉肌无力症状，如说话含糊不清、吞咽困难、饮水呛咳、咀嚼无力，但呼吸肌受累不明显。

Ⅲ型：急性重症型(15%)，急性起病，常在数周内累及延髓肌、肢带肌、躯干肌和呼吸肌。肌无力严重，有重症肌无力危象，需做气管切开或借助呼吸机辅助呼吸，死亡率较高。

Ⅳ型：迟发重症型(10%)，病程达2年以上，常由Ⅰ、Ⅱ、Ⅲ。型发展而来，症状同Ⅲ型，常合并胸腺瘤，预后较差。

Ⅴ型：肌萎缩型，少数患者肌无力伴肌萎缩。

(2)儿童型：①新生儿型：母亲患MG，约有10%可将AchR抗体IgG经胎盘传给新生婴儿而使之产生肌无力。婴儿出生后即哭声低、吸吮无力、肌张力低、动作减少。经治疗多在1周至3个月缓解。②先天性肌无力综合征：出生后短期内出现持续的眼外肌麻痹，常有阳性家族史，但其母亲未患MG。

(3)少年型：多在10岁以后发病，多为单纯眼外肌麻痹，部分伴吞咽困难及四肢无力。

四、辅助检查

(一)血、尿、脑脊液检查

血、尿、脑脊液检查正常。常规肌电图检查基本正常。神经传导速度正常。

(二)神经肌肉电生理检查

神经肌肉电生理检查是诊断本病客观、关键的检查指标。常进行以下3项检查。

1.重复神经电刺激

典型改变为低频和高频重复刺激尺神经、面神经和副神经等运动神经时，出现动作电位波幅递减，且低频刺激递减程度在10%～15%以上，高频刺激递减程度在30%以上，即为阳性。

2.常规肌电图和神经传导速度

一般正常，且可除外其他肌肉病。

3.单纤维肌电图

用特殊的单纤维针电极测量同一神经支配的肌纤维电位间的间隔时间是否延长来反映神经肌肉接头处的功能，重症肌无力时表现为颤抖增宽和阻滞。

(三)AchR抗体滴度测定

对重症肌无力的诊断具有重要的参考价值。80%以上重症肌无力病例的血清中AchR抗体浓度明显升高，但眼肌型病例的AchR抗体升高不明显，且抗体滴度与临床症状的严重程度不成比例。

(四)胸腺CT、MRI或X线断层扫描检查

主要是了解有无胸腺增生、肥大或肿瘤。

五、诊断与鉴别诊断

(一)诊断

根据病变主要侵犯骨骼肌、症状的波动性及晨轻暮重特点、服用抗胆碱酯酶药物有效等通常可确诊。可疑病例可通过下述检查确诊：

1.疲劳试验

一般用于病情不严重，尤其是症状不明显者。具体做法有以下几种：①嘱患者用力眨眼30次后，眼裂明显变小。②两臂持续平举后出现上臂下垂，休息后恢复则为阳性。③起蹲10～20次后不能再继续进行。

2.新斯的明试验

新斯的明试验是最常采用的方法。一次性肌内注射新斯的明1.5mg(成人)，10～20分钟后症状明显减轻者为阳性。为防止新斯的明不良反应，一般同时注射阿托品0.5mg。

3.依酚氯铵试验

依酚氯铵10mg用注射用水稀释至1mL，静脉注射2mg，观察20秒，如无出汗、唾液增多等不良反应，再给予8mg，1分钟内症状好转为阳性，持续10分钟后又恢复原状。

(二)鉴别诊断

1.Lambert-Eaton肌无力综合征

为自身免疫性疾病，约2/3伴发癌肿，尤其是燕麦细胞型支气管肺癌。临床表现为四肢近端肌无力，需与重症肌无力鉴别。此患者虽然活动后即感疲劳，但短暂用力收缩后肌力反而增强，而持续收缩后又呈疲劳状态，脑神经支配的肌肉很少受累。另外，约半数患者伴有自主神经症状，如口干、少汗、便秘、阳痿。新斯的明试验可阳性，但不如重症肌无力敏感；神经低频重复刺激时波幅变化不大，但高频重复刺激波幅可高达200%以上；血清AchR抗体阴性。

2.肉毒杆菌中毒

临床表现为对称性脑神经损害和骨骼肌瘫痪。但患者多有肉毒杆菌中毒的流行病学史，新斯的明试验或依酚氯铵试验阴性。

3.肌营养不良症

多隐匿起病，症状无波动，病情逐渐加重，肌萎缩明显，抗胆碱能药治疗无效，新斯的明试验阴性。

4.多发性肌炎

表现为四肢近端肌无力，多伴有肌肉压痛，无晨轻暮重的波动现象，病情逐渐进展，血清肌酶明显增高。

六、治疗原则及要点

(一)胸腺治疗

1.胸腺切除

胸腺切除适用于伴有胸腺肥大和高AchR抗体效价者；伴胸腺瘤的各型重症肌无力患者；年轻女性全身型MG患者；对抗胆碱酯酶药治疗反应不满意者。约70%的患者术后症状缓解

或治愈。

2.胸腺放射治疗

对不适于做胸腺切除者可行放射治疗。

(二)药物治疗

1.抗胆碱酯酶药物

小剂量服用,逐步加量,以维持日常生活起居为宜。常用药物为溴吡斯的明,成人每次口服60～120mg,每日3～4次;新斯的明:每次口服15～30mg,每日3～4次,可在餐前30分钟口服。

2.糖皮质激素

甲泼尼龙1000mg,静脉滴注,每日1次,连用3～5天,随后每日减半量,即500mg、250mg、125mg,继之改口服泼尼松50mg并酌情减量;应用地塞米松10～20mg,静脉滴注,每日1次,连用7～10天,之后改为口服泼尼松龙50mg,并逐渐减量;口服泼尼松60～100mg,症状减轻后,酌情减量。应用激素治疗后,症状明显减轻或消失,依个体差异可酌情减量,直至停止。维持量一般在5～20mg,应用时间依患者病情不同而异,至少在1年以上,个别可长达十余年。

3.免疫抑制剂

免疫抑制剂适用于激素疗效不佳或不能耐受。

(1)硫唑嘌呤:每次口服50～100mg,每日1次,可长期应用。

(2)环磷酰胺:每次口服50mg,每日2～3次。

(3)环孢素A:口服6mg/(kg·d),12个月为一疗程。

4.禁用和慎用药物

氨基糖苷类抗生素、新霉素、多黏菌素、巴龙霉素等可加重神经-肌肉传递障碍;奎宁、奎尼丁等药物可以降低肌膜兴奋性;另外吗啡、地西泮、苯巴比妥、苯妥英钠、普萘洛尔等药物也应禁用或慎用。

(三)免疫球蛋白

0.4g/(kg·d),3～5日为1个疗程,可每月重复1个疗程。

(四)血浆置换

通过正常人血浆或血浆代用品置换患者血浆,起效快,但疗效持续时间短,仅维持1周至2个月,随抗体水平增高而症状复发且不良反应大,仅适用于危象和难治性重症肌无力。

(五)危象处理

常见危象有肌无力危象、胆碱能危象、反拗危象,发生危象时须紧急抢救。

七、护理评估

(一)健康史

1.起病情况

询问起病的时间、方式、病程、肌无力分布特点及肌无力特点。

2.病因与危险因素

了解患者的年龄、性别、有无家族史、起病时有无诱发因素。多数重症肌无力患者初次发病一般没有明显诱因，部分患者或复发患者可先有感染、精神创伤、过度疲劳、妊娠和分娩史。

3.既往病史

询问患者既往的健康状况和过去曾经患过的疾病；有无外伤手术、预防注射、过敏史；询问患者既往是否反复发生过肌无力，是否有胸腺增生和胸腺瘤，重症肌无力80%以上的患者胸腺不正常，65%胸腺增生，10%～20%患者为胸腺瘤且好发于年龄较大者。

4.生活方式与饮食习惯

注意是否饮食营养摄入不合理或缺乏体育锻炼；是否平时免疫力低，容易感冒；生活是否规律，有无烟酒嗜好。

5.其他

患者的一般状况，如睡眠、二便及营养状况等。

(二)身体状况

1.生命体征

监测体温、脉搏、呼吸、血压是否异常。重点评估患者呼吸形态，防止呼吸肌麻痹而窒息，重症肌无力患者有发生重症肌无力危象的危险。

2.意识状态

评估患者有无意识障碍、其类型和严重程度。

3.头颈部检查

评估两侧瞳孔的大小是否相等，是否同圆，对光反射是否灵敏；评估视野有无缺损，有无眼球运动受限、眼睑下垂及闭合不全；评估有无饮水呛咳、吞咽困难或咀嚼无力。

4.四肢躯干检查

检查有无肢体运动和感觉障碍；评估肢体无力程度，检查四肢肌力、肌张力及关节活动。

5.神经反射

腱反射是否异常，是否有病理反射。

(三)辅助检查评估

神经肌肉电生理检查有无异常；评估胸腺CT、MRI检查有无胸腺增生和肥大，评估实验室检查结果是否异常。

(四)心理-社会评估

评估患者及家属对疾病的病因、病程经过、治疗及预后的了解程度；评估患者的心理反应，对疾病接受程度，对疾病治疗的配合情况；评估家庭人员结构、知识文化程度、经济状况、家庭环境；评估家属对患者的关心程度。

八、护理诊断/问题

(一)自主呼吸受损

与发生肌无力危象有关。

(二)如厕/进食/卫生自理缺陷

与眼外肌麻痹、眼睑下垂或四肢无力、运动障碍有关。

(三)有误吸的危险

与病变侵犯咽、喉部肌肉造成饮水呛咳有关。

(四)知识缺乏

缺乏疾病相关知识。

(五)语言沟通障碍

与口咽肌受累或气管切开等所致构音障碍有关。

九、护理目标

1.患者正常的呼吸功能得到维持。

2.患者的日常生活需要得到满足。

3.患者未发生误吸,无肺部感染发生。

4.患者对疾病了解,能够叙述用药注意事项,并能够主动配合治疗,去除诱因。

5.患者能够采用有效的沟通方式交流。

十、护理措施

(一)一般护理

1.休息与活动

指导患者充分休息,避免疲劳。活动宜选择清晨、休息后或肌无力症状较轻时进行,自我调节活动量,以省力和不感疲劳为原则。

2.生活护理

肌无力症状明显时,应协助做好洗漱、进食、个人卫生等生活护理,保持口腔清洁,防止外伤和感染等并发症。

(二)病情观察

密切观察病情,注意呼吸频率、节律与深度的改变,观察有无呼吸困难加重、发绀、咳嗽无力、唾液或喉头分泌物增多等现象;观察患者的意识、瞳孔、血压、脉搏、体温;避免感染、手术、情绪波动、过度紧张等诱发肌无力危象的因素;掌握肌无力危象的表现,随时做好抢救准备。

(三)用药护理

严格遵医嘱给予口服药物,避免因服药不当而诱发肌无力危象和胆碱能危象。应用抗胆碱酯酶药物时密切观察有无恶心、呕吐、腹痛、腹泻、出汗、流涎等不良反应;应用糖皮质激素期间要注意观察有无消化道出血、骨质疏松、股骨头坏死等并发症,摄入高蛋白、低糖、含钾丰富的饮食,必要时服用抑酸剂、胃黏膜保护剂;应用免疫抑制剂的患者加强保护性隔离,减少医源性感染。

(四)危象的护理

1.鼓励患者咳嗽和深呼吸,及时吸痰,清除口腔和鼻腔分泌物,遵医嘱给予氧气吸入,备好新斯的明、人工呼吸机等抢救药品和器材,尽快解除危象,必要时配合行气管插管、气管切开和人工辅助呼吸。

2.应用机械通气后,须严格执行气管插管/气管切开的护理常规。

3.依不同类型的危象采用不同处理办法,严格执行用药时间及剂量,配合医生合理使用药物,同时进行对症治疗,尽快解除危象。

(五)心理护理

重症肌无力症状影响患者的正常生活,病程长且易复发,患者往往精神负担重,易出现悲观、恐惧,影响治疗效果。护理人员应对患者做好心理护理,增强患者战胜疾病的信心。耐心解释病情,详细告诉本病的病因、临床过程、治疗效果,让患者积极配合治疗。

此外,告知患者家属给予情感支持,使患者保持良好心态,有助于早日康复。

(六)饮食护理

给予高热量、高蛋白、高维生素,富含钾、钙的软食或半流食,避免干硬和粗糙食物。进食时尽量取坐位,进餐前充分休息或服药15～30分钟后产生药效时进餐,进餐时给患者充足的时间,鼓励患者少量多餐,细嚼慢咽,重症患者可给予鼻饲饮食,必要时遵医嘱给予静脉营养。

(七)康复护理

1.语言康复训练

鼓励患者多与他人交流,并为其准备纸、笔、画板等交流工具,指导患者采用文字形式和肢体语言表达需求。

2.躯体移动障碍

正确摆放肢体功能位并保持,避免由于痉挛产生的异常姿势影响患者的生活质量。注意体位变换、床上运动训练(Bobath握手、桥式运动、关节被动运动)、坐位训练、站立训练、步行训练、平衡共济训练等。

十一、健康指导

(一)疾病知识指导

避免感染、精神创伤、过度疲劳、妊娠、分娩等,以免加重病情,甚至诱发重症肌无力危象。重症肌无力患者一般预后良好,但危象的死亡率较高,特别1～2年内,易发生肌无力危象。

(二)用药指导

介绍所用药物的名称、剂量、常见不良反应等,指导患者遵医嘱正确服用抗胆碱酯酶药物,避免漏服、自行停服和更改药量,防止因用药不足或过量导致危象发生或加重病情。因其他疾病就诊时应主动告知患有本病,以避免误用药物而加重病情。

(三)饮食指导

指导患者掌握正确的进食方法,当咽喉、软腭和舌部肌群受累出现吞咽困难、饮水呛咳时,不能强行服药和进食,以免导致窒息或吸入性肺炎。教会患者和家属自我观察营养状况的方法,出现食物摄入明显减少、体重减轻或消瘦、精神不振、皮肤弹性减退等营养不良表现时,及时就诊。

(四)日常生活指导

生活规律,养成良好的作息习惯;眼肌型重症肌无力的患者注意不要用眼过度,多注意眼睛休息,减少看电视时间;劳逸结合,根据病情选择合适的锻炼方法,但不可操之过急;重症肌无力的患者本身抵抗力差,常因感冒诱发或加重病情,因此生活中注意预防感冒,做好保暖措施,避免加重病情。

十二、护理评价

通过治疗及护理，患者是否：①肌无力危象得到及时救治。②日常生活需要得到满足。③住院期间无呼吸衰竭、吸入性肺炎等并发症发生。④能够说出疾病相关知识及用药注意事项。⑤能够采取有效的沟通方式交流。

第八节　颅内压增高的护理

颅内压增高是神经外科常见临床病理综合征，是颅脑损伤、脑肿瘤、脑出血、脑积水和颅内炎症等疾病引起颅腔内容物体积增加，导致颅内压持续在 2.0kPa（200mmH_2O 以上，并出现头痛、呕吐、视神经盘水肿等相应的综合征，称为颅内压增高。如不能及时诊断和解除引起颅内压增高的病因或采取相应的缓解措施，患者将因意识丧失、呼吸抑制等脑疝综合征而死亡。

一、病因与发病机制

颅内压（ICP）指颅腔内容物对颅腔壁所产生的压力，通常以侧卧位时腰段脊髓蛛网膜下隙穿刺所测得的脑脊液压为代表。成人的正常颅内压为 0.7～2.0kPa（70～200mmH_2O），儿童的正常颅内压为 0.5～1.0kPa（50～100mmH_2O）。颅内压还可以通过采用颅内压监护装置，进行持续的动态观察。病理情况下，当压力超过 2kPa（200mmH_2O）时，即颅内压增高。

（一）脑体积增加

各种因素（物理性、化学性、生物性等）导致的脑水肿形成颅内压增高的原因。临床上常将脑水肿分为血管源性脑水肿和细胞（毒）性脑水肿，其发生机制与血脑屏障破坏和脑细胞代谢障碍有关。根据累及范围，脑水肿可分为局限性和弥散性两型：前者常见于颅内肿瘤、局限性脑挫裂伤或炎症灶周围；后者则常因全身系统性疾病、中毒、缺氧等引起。

（二）颅内血容量增加

呼吸道梗阻或呼吸中枢衰竭引起的二氧化碳蓄积和高碳酸血症，或脑干部位自主神经中枢和血管运动中枢遭受刺激，可引起脑血管扩张，脑血容量增加，导致颅内压增高。

（三）颅内脑脊液量增加

常见的原因：①脑脊液分泌过多，如脉络丛乳头状瘤。②脑脊液吸收障碍，如颅内静脉窦血栓形成等。③脑脊液循环障碍，如先天性导水管狭窄或闭锁。

（四）颅内占位病变

为颅腔内额外增加的内容物，包括肿瘤、血肿、脓肿等。病变本身使颅内空间相对变小，加之病变周围的脑水肿，或因阻塞脑脊液循环通路所致的脑积水，使颅内压进一步增高。

（五）其他

先天性畸形如颅底凹陷症、狭颅症；或大片凹陷性骨折，颅腔狭小也可引起颅内压增高。

影响颅内压增高的因素包括：①年龄：婴幼儿及小儿的颅缝未闭合或尚未牢固融合，或老年人由于脑萎缩，使颅内的代偿空间增多，均可使颅腔的代偿能力增加，从而缓和或延长了病情的进展。②病变的进展速度：Langlitt 1965 年用狗做颅腔内容物的体积与颅内压之间的关系的实验。得出颅内压力与体积之间的关系是指数关系，两者之间的关系可以说明一些临床现象，如当颅内占位性病变时，随着病变的缓慢增长，可以长期不出现颅内压增高症状，一旦由于代偿功能失调，颅内压急骤上升，则病情将迅速发展，往往在短期内即出现颅内高压危象或脑疝。③病变部位：在颅脑中线或颅后窝的占位性病变，容易阻塞脑脊液循环通路导致颅内压增高症状；颅内大静脉窦附近的占位性病变，由于早期即可压迫静脉窦，引起颅内静脉血液的回流或脑脊液的吸收障碍，使颅内压增高症状亦可早期出现。④伴发脑水肿的程度：脑寄生虫病、脑脓肿、脑结核、脑肉芽肿等由于炎症性反应均可伴有明显的脑水肿，早期即可出现颅内压增高的症状。⑤全身系统性疾病：其他系统的严重病变如尿毒症、肝昏迷、毒血症、肺部感染、酸碱平衡失调等都可引起继发性脑水肿而导致颅内压增高。高热可加重颅内压增高的程度。

颅内压持续增高，可引起一系列中枢神经系统功能紊乱和病理变化。主要病理改变是脑血流量的降低和脑疝。脑血流量的降低造成脑组织缺血缺氧，加重脑水肿，使颅内压增高。脑疝主要是脑组织移位，压迫脑干。两者均导致脑干衰竭(呼吸、循环衰竭)。

二、临床表现

头痛、呕吐、视神经盘水肿是颅内压增高的“三主征”。但出现时间并不一致，也可以以其中一项为首发症状。

(一)代偿期

颅腔内容尚未超过代偿容积，颅内压可保持正常，临床上也不会出现颅压增高的症状。代偿期的长短，取决于病变的性质、部位和发展速度等。

(二)早期

病变继续发展，颅内容增加超过颅腔代偿容积，逐渐出现颅压增高的表现，如头痛、呕吐等。此期脑血管自动调节功能良好，脑血流量相对稳定，如能及时解除病因，脑功能容易恢复，预后良好。

(三)高峰期

病变迅速发展，脑组织有较严重的缺血缺氧。患者出现明显的颅内压增高“三主征”。头痛是颅压增高最常见的症状，以早晨或晚间较重，部位多位于额部及颞部，可从颈枕部向前方放射至眼眶，性质以胀痛和撕裂痛为多见，当用力、咳嗽、喷嚏、弯腰或低头活动时常使头痛加重。头痛剧烈时，常伴恶心、呕吐，呈喷射状，虽与进食无关，但较易发生于饭后。视神经盘水肿是颅内压增高的重要客观征象，因视神经受压、眼底静脉回流受阻引起。表现为视神经乳头充血，边缘模糊不清，中央凹陷消失，视网膜静脉怒张，严重者可见出血。若长期不缓解，则出现继发性视神经萎缩，表现为视神经乳头苍白，视力减退，甚至失明。此外，患者可出现不同程度的意识障碍。慢性颅内压增高的患者可出现嗜睡，反应迟钝等。病情急剧发展时，常出现血压上升、脉搏缓慢有力、呼吸深慢等生命体征改变。此期脑血管自动调节反应丧失，主要依靠全身血管加压反应。如不能及时采取有效治疗措施，往往迅速出现脑干功能衰竭。

(四)衰竭期

病情危重，患者深昏迷，双侧瞳孔散大，去大脑强直，血压下降，心率快，脉搏细速，呼吸不规则甚至停止。此时脑组织几乎无血液灌流，脑细胞活动停止，脑电图呈水平线。即使抢救，预后极差。

三、实验室及其他检查

(一)头颅 CT 及 MRI

目前 CT 是诊断颅内占位性病变的首选辅助检查措施。可见脑沟变浅,脑室、脑池缩小或脑结构变形等,通常能显示病变的位置、大小和形态。在 CT 不能确诊的情况下,可进一步行 MRI 检查。

(二)脑血管造影或数字减影血管造影(DSA)

主要用于疑有脑血管畸形或动脉瘤等疾病的检查。

(三)头颅 X 线片

颅内压增高时,可见脑回压迹增多、加深,鞍背骨质稀疏及蝶鞍扩大,颅骨的局部破坏或增生等,小儿可见颅骨骨缝分离。X 线片对于诊断颅骨骨折,垂体瘤所致蝶鞍扩大以及听神经瘤引起内耳道孔扩大等具有重要价值。

(四)腰椎穿刺

腰椎穿刺可以直接测量压力,同时获取脑脊液作化验。但对颅内压明显增高的患者作腰椎穿刺有促成脑疝的危险,应尽量避免。

(五)颅内压监护

颅内压监护是将导管或微型压力传感器探头置于颅内,导管或传感器的另一端与颅内压监护仪连接,将颅内压力变化转为电信号,显示于示波屏或数字仪上,并用记录器连续描记,以随时了解颅内压的一种方法。根据颅内压高低和波形,可及时了解颅内压变化,判断病情,指导治疗,估计预后。

四、诊断要点

头痛的原因很多,大多并非颅内压增高所致。头痛伴有呕吐者,则应高度警惕颅内压增高的存在。出现头痛、呕吐、视神经盘水肿,颅内压增高的诊断即可成立。如果需要,且病情允许,可作上述辅助检查,以利早期诊断。

五、治疗要点

(一)病因治疗

病因治疗是最根本和最有效的治疗方法,如切除颅内肿瘤、清除颅内血肿、穿刺引流或切除脑脓肿控制颅内感染等。病因一旦解除,颅内压即可能恢复正常。

(二)对症治疗——降低颅内压

1.脱水治疗

①限制液体入量:颅内压增高较明显者,摄入量应限制在每日 1500～2000mL,输液速度不可过快。②渗透性脱水:静脉输入或口服高渗液体,使脑组织内的水分向血循环转移,从而使脑水肿减轻,脑体缩小,颅内压降低。常用 20%甘露醇溶液,125～250mL,静脉快速滴注,紧急情况下可加压推注,每 6～12h 一次;甘油果糖,250mL,静脉滴注,每 8～12h 一次。③利尿性脱水:常与渗透性脱水剂合用。氢氯噻嗪(双氢克尿塞),25mg,每日 3～4 次,口服。呋塞米(速尿),20～40mg,每 8～12h 一次,静脉或肌内注射。

2.激素治疗

肾上腺皮质激素能改善血脑屏障通透性,减轻氧自由基介导的脂质过氧化反应,减少脑脊液生成。常用地塞米松5～10mg,静脉或肌内注射。在治疗中应注意防止并发高血糖、应激性溃疡和感染。

3.冬眠低温治疗

是应用药物和物理方法降低患者体温,以降低脑耗氧量和脑代谢率,减少脑血流量,改善细胞膜通透性,增加脑对缺血缺氧的耐受力,防止脑水肿的发生和发展;同时有一定降颅内压作用。临床上一般采用轻度低温(33～35℃)和中度低温(28～32℃)治疗。适应证:中枢性高热、原发性脑干损伤或严重脑挫裂伤的患者;脑血管疾病脑缺氧及脑室内手术后高热及自主神经功能紊乱的患者;各种原因引起的严重脑水肿导致颅内高压居高不降时。禁忌证:全身衰竭、休克、老年、幼儿及严重心血管功能不良禁用此法。

4.辅助过度换气

目的是使体内CO_2排出,增加血氧分压,减少脑血流量,使颅内压相应下降。

5.施行手术减压

施行手术减压包括侧脑室穿刺引流,颞肌下减压术和各种脑脊液分流术等。

六、常见护理诊断/问题

1.疼痛

与颅内压增高有关。

2.脑组织灌注量改变

与脑血流量持续增加有关。

3.体液不足/有体液不足的危险

与颅内压增高引起剧烈呕吐及应用脱水剂有关。

4.有受伤的危险

与意识障碍、视力障碍有关。

5.潜在并发症

脑疝与颅内压增高有关。

七、护理措施

(一)一般护理

1.体位

抬高床头15°～30°,以利于颅内静脉回流,减轻脑水肿。

2.吸氧

持续或间断吸氧,改善脑缺氧,使脑血管收缩,降低脑血流量。

3.适当限制入液量

补液量应以能维持出入量的平衡为度,一般每天不超过2000mL,且保持尿量在600mL以上。注意补充电解质并调节酸碱平衡,防止水电解质紊乱。

4.生活护理

做好口腔、皮肤的护理工作,注意饮食调整,适当限制钠盐。保护患者防止受伤。

(二)病情观察

密切观察患者的意识状态、生命体征瞳孔等变化,持续监测颅内压及其波型变化,警惕脑疝的发生。

(三)防止颅内压骤然升高的护理

1.休息

劝慰患者安心休养、避免情绪激动,以免血压骤升而增加颅内压。

2.保持呼吸道通畅

及时清除呼吸道分泌物和呕吐物。舌根后坠者可托起下颌或放置口咽通气道。对意识不清的患者及排痰困难者,行气管切开术。以避免呼吸道梗阻引起的胸腔内压力及 $PaCO_2$ 增高所导致脑血管扩张、脑血流量增多、颅内压增高。

3.避免剧烈咳嗽和便秘

避免并及时治疗感冒、咳嗽。颅内压增高引起的头痛致自主神经功能紊乱,抑制规律性排便活动,恶心、呕吐及脱水药物的应用,导致患者不同程度的脱水,引起便秘。鼓励患者多吃蔬菜与水果预防便秘,对已形成便秘者可用开塞露 1～2 支射肛或用少量高渗液(如 500g/L 甘油盐水 50mL)行低位、低压灌肠,禁止大量灌肠,以免颅内压骤然增高。

4.及时控制癫痫发作

癫痫发作可加重脑缺氧及脑水肿,遵医嘱定时定量给予患者抗癫痫药物;一旦发作应协助医师及时给予抗癫痫及降颅内压处理。

5.躁动的处理

对手躁动患者应寻找并解除引起躁动的原因,如颅内压增高、呼吸道不通畅、尿潴留、大便干硬、冷、热、饥饿等,勿盲目使用镇静剂或强制性约束,以免患者挣扎而使颅内压进一步增高。适当加以保护以防外伤及意外。若躁动患者变安静或由原来安静变躁动,常提示病情发生变化。

(四)用药护理

应用脱水药物时注意输液速度,观察脱水治疗的效果。尤应注意儿童、老人及心功能不良者;为防止颅内压反跳现象,脱水药物应按医嘱定时、反复使用,停药前逐渐减量或延长给药间隔时间。应用激素治疗时注意观察有无因应用激素诱发应激性溃疡出血、感染等不良反应。

(五)辅助过度换气的护理

根据病情按医嘱给予肌松剂后,调节呼吸机各项参数。过度换气的主要不良反应是脑血流量减少,有时会加重脑缺氧,应及时进行血气分析,维持患者 PaO_2 在 12～13.33kPa、$PaCO_2$ 在 3.33～4.0kPa 水平为宜。过度换气持续时间不宜超过 24h,以免引脑缺血。

(六)冬眠低温疗法护理

①调节室温 18～20℃,室内备氧气、吸引器、血压计、听诊器、水温计、冰袋或冰毯、导尿包、集尿袋、吸痰盘、冬眠药物、急救药物及器械、护理记录单等,由专人护理。②根据医嘱首先给予足量冬眠药物,如冬眠Ⅰ号合剂(包括氯丙嗪、异丙嗪及哌替啶)或冬眠号合剂(哌替啶、异丙嗪、双氯麦角碱),待自主神经被充分阻滞,患者御寒反应消失,进入昏睡状态后方可加用物理降温措施。否则,患者一旦出现寒战,可使机体代谢率升高、耗氧量增加、无氧代谢加剧及体温升高,反而增高颅内压。物理降温方法可采用头部冰帽,在颈动脉、腋动脉、肱动脉、股动脉等主干动脉表浅部放置冰袋等,降温速度以每小时下降 1℃为宜,体温降至肛温 33～34℃,腋

温 31～33℃较为理想。体温过低易诱发心律不齐、低血压、凝血障碍等并发症，且患者反应极为迟钝，影响观察；体温高于 35℃，则疗效不佳。冬眠药物最好经静脉滴注，以便调节给药速度及药量，以控制冬眠深度。③严密观察病情。在治疗前应观察并记录生命体征、意识状态、瞳孔和神经系统病症，作为治疗后观察对比的基础。冬眠低温期间，若脉搏超过 100 次/分，收缩压低于 13.3kPa，呼吸次数减少或不规则时，应及时通知医师停止冬眠疗法或更换冬眠药物。④保持呼吸道通畅，预防肺部并发症；搬动患者或为其翻身时，动作要缓慢、轻稳，以防发生直立性低血压；防止冻伤。⑤缓慢复温，冬眠低温治疗时间一般为 2～3d，可重复治疗。停用冬眠低温治疗时应先停物理降温，再逐步减少药物剂量或延长相同剂量的药物维持时间直至停用。为患者加盖被毯，让体温自然回升，必要时加用电热毯或热水袋复温，温度应适宜，严防烫伤；复温不可过快，以免出现颅内压“反跳”、体温过高或酸中毒等。

(七)脑室引流的护理

脑室持续引流是经颅骨钻孔行脑室穿刺后或在开颅手术中，将带有数个侧孔的引流管前端置于脑室内，末端外接一无菌引流瓶，将脑脊液引出体外的一项技术。是神经外科常用的急救手段，尤其对于高颅压的危重患者，实施脑室引流术可以避免或减缓脑疝的发生，挽救生命。

1.密切观察引流是否通畅

①肉眼观察：在引流通畅状况下，脑室引流调节瓶内玻璃管中的液面可随患者的心跳与呼吸上下波动。波动不明显时，可采用按压双侧颈静脉方法，证明引流是否通畅。②仪器监测：脑室引流连接颅内压监测仪时，应定时观察监测仪上颅内压力的波形和参数。正常的波形是在一个心动周期内由 3 个脉搏波组成，波幅为 0.40～0.67kPa，并随心跳与呼吸上下波动，若波形近似直线，证明引流管腔已阻塞，应寻找原因并及时处理。

2.观察引流液的量、颜色

①引流液量，每 24h 测量并记录一次：正常脑脊液的分泌量是每 24h 分泌 400～500mL。在颅内有继发性感染、出血及脑脊液吸收功能下降或循环受阻时，其分泌量将相对增加。②引流液颜色：正常脑脊液是无色、清亮、透明的。若脑室内出血或正常脑室手术后，脑脊液可呈血性，但此颜色应逐渐变淡，直至清亮；若引流液的血性程度突然增高，且引流速度明显加快，可能为脑室内再出血，应尽早行头颅 CT 检查，以查清病因；密切观察脑脊液有无混浊、沉淀物，定时送常规检查。如患者出现体温升高、头痛、呕吐及脑膜刺激征等颅内感染征象时，应作脑脊液细菌培养与药物敏感试验，给予抗生素治疗。

3.脑室引流速度的调控

①脑室引流调节瓶悬挂的高度应高于侧脑室平面 10～15cm，以维持正常的颅内压。②根据患者颅内压监测数值随时调节引流瓶的高度，使颅内压逐渐下降到正常水平。术后第一日，应保持颅内压不低于原高颅压水平的 30％～50％，以后使之逐渐降至 0.98～1.47kPa，若颅内压大于 3.92kPa 者，引流瓶悬挂的高度应以保持颅内压在 1.96～2.45kPa 为宜，防止因颅内压骤降而发生小脑幕切迹疝或颅内出血。③严格遵守无菌操作，更换引流瓶(袋)时，应先夹闭引流管以免管内脑脊液逆流入脑室，注意保持整个装置无菌。

4.引流管的拔除

开颅术后脑室引流管一般放置 3～4d，拔管指征：患者意识好转，自觉头痛感减轻；颅内压＜1.96kPa；原血性脑脊液的颜色变淡，红细胞＜20×10^9/L；或原脓性脑脊液的颜色已转为清亮，白细胞＜20×10^6/L；脑脊液细菌培养证实无菌生长；置管时间超过第7d，如需继续引流则需重新更换部位。拔管前一天应试行抬高引流瓶（袋）或夹闭引流管24h，以了解脑脊液循环是否通畅，有无颅内压再次升高的表现。若患者出现头痛、呕吐等颅内压增高症状，应立即放低引流瓶（袋）或开放夹闭的引流管，并告知医师。拔管时应先夹闭引流管，以免管内液体逆流入脑室引起感染。拔管后，切口处若有脑脊液漏出，也应告知医师妥善处理，以免引起颅内感染。

5.脑脊液分流术后的护理

严密观察病情，判断分流术效果。警惕有无分流管阻塞和感染等并发症。观察有无脑脊液漏，一旦发现，应及时通知医师并协助处理。

八、健康指导

1.饮食应清淡，不宜过多摄入钠盐。

2.保持乐观情绪，维持稳定血压。

3.保持大便通畅，防止便秘，避免用力排便。

4.防止呼吸道感染，避免剧烈咳嗽。

5.癫痫小发作时应积极治疗，防止癫痫大发作。

第三章　心内科疾病的护理

第一节　心绞痛的护理

心绞痛是冠状动脉供血不足，心肌急剧的、暂时的缺血与缺氧所引起的临床综合征。其特点为阵发性的前胸压榨性疼痛感觉，主要位于胸骨后部，可放射至心前区和左上肢，常发生于劳动或情绪激动时，持续数分钟，休息或用硝酸酯制剂后消失。

一、病因和发病机制

本病多见于男性，多数患者在40岁以上，劳累、情绪激动、饱食、受寒、阴雨天气、急性循环衰竭等为常见诱因。除冠状动脉粥样硬化外，本病还可由主动脉瓣狭窄或关闭不全、梅毒性主动脉炎、原发性肥厚型心肌病、先天性冠状动脉畸形、风湿性冠状动脉炎等引起。

对心脏予以机械性刺激并不引起疼痛，但心肌缺血与缺氧则引起疼痛。当冠状动脉的供血与心肌的需血之间发生矛盾，冠状动脉血流量不能满足心肌代谢的需要，引起心肌急剧的、暂时的缺血与缺氧时，即产生心绞痛。

心肌耗氧的多少由心肌张力、心肌收缩强度和心率所决定。心肌张力＝左室收缩压（动脉收缩压）×心室半径。心肌收缩强度和心室半径经常不变，因此常用“心率×收缩压”（即二重乘积）作为估计心肌氧耗的指标。心肌能量的产生要求大量的氧供，心肌细胞摄取血液氧含量的65％～75％，而身体其他组织则仅摄取10％～25％，因此心肌平时对血液中氧的吸收已接近于最大量，氧需要增加时已难以从血液中更多地摄取氧，只能依靠增加冠状动脉的血流量来提供。在正常情况下，冠状循环有很大的储备力，其血流量可增加到休息时的6～7倍。缺氧时，冠状动脉也扩张，能使其流量增加4～5倍。动脉粥样硬化而致冠状动脉狭窄或部分分支闭塞时，其扩张性减弱，血流量减少，且对心肌的供血量相对地比较稳定。心肌的血液供给如减低到尚能应付心脏平时的需要，则休息时可无症状。一旦心脏负荷突然增加，如劳累、激动、左心衰竭等，使心肌张力增加（心腔容积增加、心室舒张末期压力增高）、心肌收缩力增加（收缩压增高、心室压力曲线量大压力随时间变化率增加）和心率增快等而致心肌氧耗量增加时，心肌对血液的需求增加；或当冠状动脉发生痉挛（如吸烟过度或神经体液调节障碍）时，冠状动脉血流量进一步减少；或在突然发生循环血流量减少的情况下（如休克、极度心动过速等），心肌血液供求之间的矛盾加深，心肌血液供给不足，遂引起心绞痛。严重贫血的患者，在心肌供血量虽未减少的情况下，可由于红细胞减少血液携氧量

不足而引起心绞痛。在多数情况下，劳累诱发的心绞痛常在同一“心率×收缩压”值的水平上发生。

产生疼痛的直接因素，可能是在缺血缺氧的情况下，心肌内积聚过多的代谢产物，如乳酸、丙酮酸、磷酸等酸性物质；或类似激肽的多肽类物质，刺激心脏内自主神经的传入纤维末梢，经

第1～5胸交感神经节和相应的脊髓段，传至大脑，产生疼痛的感觉。这种痛觉反应在与自主神经进入水平相同脊髓的脊神经所分布的皮肤区域，即胸骨后及两臂的前内侧与小指，尤其是在左侧，而多不在心脏解剖位置处。有人认为，在缺血区内富有神经供应的冠状血管的异常牵拉和收缩，可以直接产生疼痛冲动。

病理解剖检查显示心绞痛的患者，至少有一支冠状动脉的主支管腔显著狭窄达横切面的75%以上。有侧支循环形成者，则冠状动脉的主支有更严重的阻塞才会发生心绞痛。另一方面，冠状动脉造影发现5%～10%的心绞痛患者，其冠状动脉的主要分支无明显病变，提示这些患者的心肌血供和氧供不足，可能是冠状动脉痉挛、冠状循环的小动脉病变、血红蛋白和氧的离解异常、交感神经过度活动、儿茶酚胺分泌过多或心肌代谢异常等所致。

患者在心绞痛发作之前，常有血压增高、心率增快、肺动脉压增高和肺毛细血管压增高的变化，反映心脏和肺的顺应性减低，发作时可有左心室收缩力和收缩速度降低、喷血速度减慢、左心室收缩压下降、心搏量和心哕音降低、左心室舒张末期压和血容量增加等左心衰竭的病理生理变化。左心室壁可呈收缩不协调或部分心室壁有收缩减弱的现象。

二、临床表现

(一)症状

1.典型发作

突然发生的胸骨后，上、中段可波及心前区压榨性、闷胀性或窒息性疼痛，可放射至左肩、左上肢前内侧及无名指和小指。重者有濒死的恐惧感和冷汗，往往迫使患者停止活动。疼痛历时1～5min，很少超过15min，休息或含化硝酸甘油多在1～2min内(很少超过5min)缓解。

2.不典型发作

(1)疼痛部位可出现在上腹部、颈部、下颌、左肩胛部或右前胸、左大腿内侧等。

(2)疼痛轻微或无疼痛，而出现胸部闷感、胸骨后烧灼感等，称心绞痛的相当症状。上述症状亦应为发作型，休息或含化硝酸甘油可缓解。心前区刺痛，手指能明确指出疼痛部位，以及持续性疼痛或胸闷，多不是心绞痛。

(二)体征

平时一般无异常体征。心绞痛发作时可出现心率增快、血压增高、表情焦虑、出汗，有时出现第四或第三心音奔马律，可有暂时性心尖区收缩期杂音(乳头肌功能不全)。

(三)心绞痛严重程度的分级

根据加拿大心血管学会分类分为四级。①Ⅰ级：一般体力活动(如步行和登楼)不受限，仅在强、快或长时间劳力时发生心绞痛。②Ⅱ级：一般体力活动轻度受限。快步、饭后、寒冷或刮风中、精神应激或醒后数小时内步行或登楼；步行两个街区以上、登楼一层以上和爬山，均引起心绞痛。③Ⅲ级：一般体力活动明显受限，步行1～2个街区，登楼一层引起心绞痛。④Ⅳ级：一切体力活动都引起不适，静息时可发生心绞痛。

三、分型

(一)劳累性心绞痛

由活动和其他可引起心肌耗氧增加的情况下而诱发。又可分为：

1.稳定型劳累性心绞痛特点

(1)病程>1个月。

(2)胸痛发作与心肌耗氧量增加多有固定关系,即心绞痛阈值相对不变。

(3)诱发心绞痛的劳力强度相对固定,并可重复。

(4)胸痛发作在劳力当时,被迫停止活动、症状可缓解。

(5)心电图运动试验多呈阳性。

此型冠脉固定狭窄度超过管径70%,多支病变居多,冠脉动力性阻塞多不明显,粥样斑块无急剧增大或破裂出血,故临床病情较稳定。

2.初发型劳力性心绞痛特点

(1)病程<1个月。

(2)年龄较轻。

(3)男性居多。

(4)临床症状差异大。①轻型:中等度劳力时偶发。②重型:轻微用力或休息时频发;梗塞前心绞痛为回顾性诊断。

此型单支冠脉病变多,侧支循环少,因冠脉痉挛或粥样硬化进展迅速,斑块破裂出血,血小板聚集,甚至有血栓形成,导致病情不稳定。

3.恶化型劳累性心绞痛特点

(1)心绞痛发作次数、持续时间、疼痛程度在短期内突然加重。

(2)活动耐量较以前明显降低。

(3)日常生活中轻微活动均可诱发,甚至安静睡眠时也可发作。

(4)休息或用硝酸甘油对缓解疼痛作用差。

(5)发作时心电图有明显的缺血性ST-T改变。

(6)血清心肌酶正常。

此型多属多支冠脉严重粥样硬化,并存在左主干病变,病情突然恶化可能因斑块脂质浸润急剧增大或破裂或出血,血小板凝聚血栓形成,使狭窄管腔更堵塞,至活动耐量减低。

(二)自发性心绞痛

心绞痛发作与心肌耗氧量增加无明显关系,而与冠状血流储备量减少有关,可单独发生或与劳累性心绞痛并存。与劳累性心绞痛相比,疼痛持续时间一般较长,程度较重,且不易为硝酸甘油所缓解。包括:

1.卧位型心绞痛特点

(1)有较长的劳累性心绞痛史。

(2)平卧时发作,多在午夜前,即入睡1~2 h内发作。

(3)发作时需坐起甚至需站立。

(4)疼痛较剧烈,持续时间较长。

(5)发作时ST段下降显著。

(6)预后差,可发展为急性心肌梗死或发生严重心律失常而死亡。

此型发生机制尚有争论,可能与夜梦、夜间血压降低或发生未被察觉的左心室衰竭,以致狭窄的冠状动脉远端心肌灌注不足;或平卧时静脉回流增加,心脏工作量增加,需氧增加等有关。

2.变异型心绞痛特点

(1)发病年龄较轻。

(2)发作与劳累或情绪多无关。

(3)易于午夜到凌晨时发作。

(4)几乎在同一时刻呈周期性发作。

(5)疼痛较重,历时较长。

(6)发作时心电图示有关导联的 ST 段抬高,与之相对应的导联则 ST 段可压低。

(7)含化硝酸甘油可使疼痛迅速缓解,抬高的 ST 段随之恢复。

(8)血清心肌酶正常。

本型心绞痛是由于在冠状动脉狭窄的基础上,该支血管发生痉挛,引起一片心肌缺血所致。冠状动脉造影正常的患者,也可由于该动脉痉挛而引起。冠状动脉痉挛可能与 α 肾上腺素能受体受到刺激有关,患者迟早会发生心心肌梗死。

3.中间综合征

亦称急性冠状动脉功能不全特点

(1)心绞痛发作持续时间长,可达 30 min 至 1 h 以上。

(2)常在休息或睡眠中发作。

(3)心电图、放射性核素和血清学检查无心肌坏死的表现。本型心绞痛其性质介于心绞痛与心肌梗死之间,常是心肌梗死的前奏。

4.梗死后心绞痛

梗死后心绞痛是急性心肌梗死发生后 1 月内(不久或数周)又出现的心绞痛。由于供血的冠状动脉阻塞发生心肌梗死,但心肌尚未完全坏死,一部分未坏死的心肌处于严重缺血状态下又发生疼痛,随时有再发生梗死的可能。

(三)混合性心绞痛

混合性心绞痛的特点为:

(1)劳累性与自发性心绞痛并存,如兼有大支冠状动脉痉挛,除劳累性心绞痛外可并存变异型心绞痛,如兼有中等大冠脉收缩则劳累性心绞痛可在通常能耐受的劳动强度以下发生。

(2)心绞痛阈值可变性大,临床表现为在当天不同时间、当年不同季节的心绞痛阈值有明显变化,如伴有 ST 段压低的心绞痛患者运动能力的昼夜变化,或一天中首次劳累性发作的心绞痛。劳累性心绞痛患者遇冷诱发及餐后发作的心绞痛多属此型。

此类心绞痛为一支或多支冠脉有临界固定狭窄病变限制了最大冠脉储备力,同时有冠脉痉挛收缩的动力性阻塞使血流减少,故心肌耗氧量增加与心肌供氧量减少两个因素均可诱发心绞痛。

近年“不稳定型心绞痛”一词在临床上被广泛应用,指介于稳定型劳累性心绞痛与急性心肌梗死和猝死之间的中间状态。它包括了除稳定型劳累性心绞痛外的上述所有类型的心绞痛,还包括冠状动脉成形术后心绞痛、冠状动脉旁路术后心绞痛等新近提出的心绞痛类型。其病理基础是在原有病变基础上发生冠状动脉内膜下出血、粥样硬化斑块破裂、血小板或纤维蛋白凝集、形成血栓、冠状动脉痉挛等。

四、辅助检查

(一)心电图

1.静息时心电图

约半数患者在正常范围,也可有非特异性 ST-T 异常或陈旧性心肌梗死图形,有时有房室或束支传导阻滞、期前收缩等。

2.心绞痛发作时心电图

绝大多数患者可出现暂时性心肌缺血引起的 ST 段移位;ST 段水平或下斜压低≥1 mm,ST 段抬高≥2 mm(变异型心绞痛);T 波低平或倒置,平时 T 波倒置者发作时变直立(伪改善)。可出现各种心律失常。

3.心电图负荷试验

用于心电图正常或可疑时。有双倍二级梯运动试验(master 试验)、活动平板运动试验、蹬车试验潘生丁试验、心房调搏和异丙肾上腺素静脉滴注试验等。

4.动态心电图

24 h 持续记录以证实胸痛时有无心电图缺血改变及无痛性禁忌缺血发作。

(二)放射性核素检查

1.201 铊(^{201}TI)心肌显像或兼作负荷(运动)试验

休息时铊显像所示灌注缺损主要见于心肌梗死后瘢痕部位。而缺血心肌常在心脏负荷后显示灌注缺损,并在休息后复查出现缺损区再灌注现象。近年用 99mTc-MIBI 作心肌灌注显像(静息或负荷)取得良好效果。

2.放射性核素心腔造影

静脉内注射焦磷酸亚锡被细胞吸附后,再注射 99mTc,即可使红细胞被标记上放射性核素,得到心腔内血池显影。可测定左心室射血分数及显示室壁局部运动障碍。

(三)超声心动图

二维超声心动图可检出部分冠状动脉左主干病变,结合运动试验可观察到心室壁节段性运动异常,有助于心肌缺血的诊断,静息状态下心脏图像阴性,尚可通过负荷试验确定,近年三维、经食管、血管内和心内超声检查增加了其诊断的阳性率和准确性。

(四)心脏 X 线检查

无异常发现或见心影增大、肺充血等。

(五)冠状动脉造影

可直接观察冠状动脉解剖及病变程度与范围是确诊冠心病的最可靠方法。但它是一种有一定危险的有创检查,不宜作为常规诊断手段。其主要指征为:

(1)胸痛疑似心绞痛不能确诊者。

(2)内科治疗无效的心绞痛,需明确冠状病变情况而考虑手术者。

(六)激发试验

为诊断冠脉痉挛,常用冷加压、过度换气及麦角新碱作激发试验,前两种试验较安全,但敏感性差，麦角新碱可引起冠脉剧烈收缩，仅适用于造影时冠脉正常或固定狭窄病变<50%的可疑冠脉痉挛患者。

五、诊断要点

根据典型的发作特点和体征，含用硝酸甘油后缓解，结合年龄和存在冠心病易患因素，除外其他原因，所致的心绞痛，一般即可建立诊断。下列几方面有助于临床上判别心绞痛。

(一)性质

心绞痛应是压榨紧缩、压迫窒息、沉重闷胀性疼痛，而非刀割样尖锐痛或抓痛、短促的针刺样或触电样痛或昼夜不停的胸闷感觉。其实也并非“绞痛”。在少数患者可为烧灼感、紧张感或呼吸短促伴有咽喉或气管上方紧窄感。疼痛或不适感开始时较轻，逐渐增剧，然后逐渐消失，很少为体位改变或呼吸所影响。

(二)部位

疼痛或不适处常位于胸骨或其邻近，也可发生在上腹部至咽部之间的任何水平处，但极少在咽部以上。有时可位于左肩或左臂，偶尔也可位于右臂、下颌、下颈椎、上胸椎、左肩胛骨间或肩胛骨上区，然而位于左腋下或左胸下者很少。对于疼痛或不适感分布的范围，患者常需用整个手掌或拳头来指示，仅用一手指的指端来指示者极少。

(三)时限

为 1～15 min，多数 3～5 min，偶有达 30 min 的(中间综合征除外)。疼痛持续仅数秒钟或不适感(多为闷感)持续整天或数天者均不似心绞痛。

(四)诱发因素

以体力劳累为主，其次为情绪激动，再次为寒冷环境、进冷饮及身体其他部位的疼痛。在体力活动后而不是在体力活动的当时发生的不适感，不似心绞痛。体力活动再加情绪激动，则更易诱发，自发性心绞痛可在无任何明显诱因下发生。

(五)硝酸甘油的效应

舌下含用硝酸甘油片如有效，心绞痛应于 1～2 min 内缓解(也有需 5 min 的，要考虑到患者可能对时:间的估计不够准确)，对卧位型的心绞痛，硝酸甘油可能无效。在评定硝酸甘油的效应时，还要注意患者所用的药物是否已经失效或接近失效。

(六)心电图

发作时心电图检查可见以 R 波为主的导联中，ST 段压低，T 波平坦或倒置(变异型心绞痛者则有关导联 ST 段抬高)，发作过后数分钟内逐渐恢复。心电图无改变的患者可考虑做负荷试验。发作不典型者，诊断要依靠观察硝酸甘油的疗效和发作时心电图的改变；如仍不能确诊，可多次复查心电图、心电图负荷试验或 24 h 动态心电图连续监测，如心电图出现阳性变化或负荷试验诱致心绞痛发作时亦可确诊。

六、鉴别诊断

(一)X 综合征

目前临床上被称为 X 综合征的有两种情况：一是 1973 年 Kemp 所提出的原因未明的心绞痛；二是 1988 年 Keaven 所提出的与胰岛素抵抗有关的代谢失常。心绞痛需与 Kemp 的 X 综合征相鉴别。X 综合征(Kemp)目前被认为是小的冠状动脉舒缩功能障碍所致，以反复发作劳累性心绞痛为主要表现，疼痛亦可在休息时发生，发作时或负荷后心电图可示心肌缺血表现、核素心肌灌注可示灌注缺损、超声心动图可示节段性室壁运动异常。但本病多见于女性，冠心病的易患因素不明显，疼痛症状不甚典型，冠状动脉造影阴性，左心室无肥厚表现，麦角新碱试验阴性，治疗反应不稳定而预后良好则与冠心病心绞痛不同。

（二）心脏神经官能症

多发于青年或更年期的女性患者，心前区刺痛或经常性胸闷，与体力活动无关，常伴心悸及叹息样呼吸、手足麻木等。过度换气或自主神经功能紊乱时可有 T 波低平或倒置，但心电图心得安试验或氯化钾试验时 T 波多能恢复正常。

（三）急性心肌梗死

本病疼痛部位与心绞痛相仿，但程度更剧烈，持续时间多在半小时以上，硝酸甘油不能缓解。常伴有休克、心律失常及心力衰竭；心电图面向梗死部位的导联 ST 段抬高，常有异常 Q 波；血清心肌酶增高。

（四）其他心血管病

如主动脉夹层形成、主动脉窦瘤破裂、主动脉瓣病变、肥厚型心肌病、急性心包炎等。

（五）颈胸疾患

如颈椎病、胸椎病、肋软骨炎、肩关节周围炎、胸肌劳损、肋间神经痛、带状疱疹等。

（六）消化系统疾病

如食管裂孔疝、贲门痉挛、胃及十二指肠溃疡、急性胰腺炎、急性胆囊炎及胆石症等。

七、治疗

预防主要是防止动脉粥样硬化的发生和发展。治疗原则是改善冠状动脉的供血和减轻心肌的耗氧，同时治疗动脉粥样硬化。

（一）发作时的治疗

1.休息

发作时立刻休息，一般患者在停止活动后症状即可消除。

2.药物治疗

较重的发作，可使用作用快的硝酸酯制剂。这类药物除扩张冠状动脉、降低其阻力、增加其血流量外，还通过对周围血管的扩张作用，减少静脉回心血量，降低心室容量、心腔内压、心啰音和血压，减低心脏前后负荷和心肌的需氧，从而缓解心绞痛。

（1）硝酸甘油：可用 0.3～0.6 mg 片剂，置于舌下含化，使其迅速为唾液所溶解而吸收，1～2 min 即开始起作用，约半小时后作用消失，对约 92％的患者有效，其中 76％在 3 min 内见效。延迟见效或完全无效时提示患者并非患冠心病或患严重的冠心病，也可能所含的药物已失效或未溶解，如属后者可嘱患者轻轻嚼碎之继续含化。长期反复应用可由于产生耐药性而效力减低，停用 10 d 以上，可恢复有效性。近年还有喷雾剂和胶囊制剂，能达到更迅速起效的目的。不良反应有头昏、头胀痛、头部跳动感、面红、心悸等，偶尔有血压下降，因此第一次用药时，患者宜取平卧位，必要时吸氧。

（2）硝酸异山梨酯（消心痛）：可用 5～10 mg，舌下含化，2～5 min 见效，作用维持 2～3 h。或用喷雾剂喷到口腔两侧黏膜上，每次 1.25 mg，1 min 见效。

(3)亚硝酸异戊酯:为极易气化的液体,盛于小安瓿内,每安瓿 0.2 mL,用时以小手帕包裹敲碎,立即盖于鼻部吸入。作用快而短,在 10～15 s 内开始,几分钟即消失。本药作用与硝酸甘油相同,其降低血压的作用更明显,有引起昏厥的可能,目前多数学者不推荐使用。同类制剂还有亚硝酸辛酯。在应用上述药物的同时,可考虑用镇静药。

(二)缓解期的治疗

宜尽量避免各种确知足以诱致发作的因素。调节饮食,特别是一次进食不应过饱,禁绝烟酒。调整日常生活与工作量;减轻精神负担;保持适当的体力活动,但以不致发生疼痛症状为度;有血脂质异常者积极调整血脂;一般不需卧床休息。在初次发作(初发型)或发作增多、加重(恶化型)或卧位型、变异型、中间综合征、梗死后心绞痛等,疑为心肌梗死前奏的患者,应予休息一段时间。

使用作用持久的抗心绞痛药物,应防止心绞痛发作,可单独选用、交替应用或联合应用下列作用持久的药物。

1.硝酸酯制剂

(1)硝酸异山梨酯。①硝酸异山梨酯:口服后半小时起作用,持续 3～5 h,常用量为 10～20 mg/4～6 h,初服时常有头痛反应,可将单剂改为 5 mg,以后逐渐加量。②单硝酸异山梨酯(异乐定):口服后吸收完全,解离缓慢,药效达 8 h,常用量为 20～40 mg/8～12 h。近年倾向于应用缓释制剂减少服药次数,硝酸异山梨酯的缓释制剂 1 次口服作用持续 8 h,可用 20～60 mg/8 h;单硝酸异山梨酯的缓释制剂用量为 50 mg,每天 1～2 次。

(2)长效硝酸甘油制剂。①硝酸甘油缓释制剂:口服后使硝酸甘油部分药物得以逃逸肝脏代谢,进入体循环而发挥其药理作用。一般服后半小时起作用,时间可长达 8～12 h,常用剂量为 2.5 mg,每天 2 次。②硝酸甘油软膏和贴片制剂:前者为 2%软膏,均匀涂于皮肤上,每次直径 2～5 厘米,涂药 60～90 min 起作用,维持 4～6 h;后者每贴含药 20 mg,贴于皮肤上后 1 h 起作用,维持 12～24 h。胸前或上臂皮肤为最合适于涂或贴药的部位。患青光眼、颅内压增高、低血压或休克者不宜选用本类药物。

2.β 肾上腺素能受体阻滞剂(β 受体阻滞剂)

β 受体有 β_1 和 β_2 两个亚型。心肌组织中 β 受体占主导地位而支气管和血管平滑肌中以 β_2 受体为主。所有 β 受体阻滞剂对两型 β 受体都能抑制,但对心脏有些制剂有选择性作用。它们具有阻断拟交感胺类对心率和心收缩力受体的刺激作用,减慢心率,降低血压,减低心肌收缩力和氧耗量,从而缓解心绞痛的发作。此外,还减低运动时血流动力的反应,使在同一运动量水平上心肌耗氧量减少;使不缺血的心肌区小动脉(阻力血管)缩小,从而使更多的血液通过极度扩张的侧支循环(输送血管)流入缺血区。国外学者建议用量要大。不良反应有心室射血时间延长和心脏容积增加,这虽可能使心肌缺血加重或引起心力衰竭,但其使心肌耗氧量减少的作用远超过其不良反应。常用制剂有:

(1)普萘洛尔(心得安):每天 3～4 次,开始时每次 10 mg,逐步增加剂量,达每天 80～200 mg;其缓释制剂用 160 mg,1 次/日。

(2)氧烯洛尔(心得平):每天 3～4 次,每次 20～40 mg。

(3)阿普洛尔(心得舒):每天 2～3 次,每次 25～50 mg。

(4)吲哚洛尔(心得静):每天 3～4 次,每次 5 mg,逐步增至 60 mg/d。

(5)索他洛尔(心得怡):每天 2～3 次,每次 20 mg,逐步增至 200 mg/d。

(6)美托洛尔(美多心安):每天 2 次,每次 25～100 mg;其缓释制剂用 200 mg,1 次/日。

(7)阿替洛尔(氨酰心安):每天 2 次,每次 12.5～75 mg。

(8)醋丁洛尔(醋丁酰心安):每天 200～400 mg,分 2～3 次服。

(9)纳多洛尔(康加多尔):每天 1 次,每次 40～80 mg。

(10)噻吗洛尔(噻吗心安):每天 2 次,每次 5～15 mg。

本类药物有引起心动过缓、降低血压、抑制心肌收缩力、引起支气管痉挛等作用,长期应用有些可以引起血脂增高,故选用药物时和用药过程中要加以注意和观察。新的一代制剂中赛利洛尔具有心脏选择性 β_1 受体阻滞作用,同时部分的激动 β_2 受体。其减缓心率的作用较轻,甚至可使夜间心率增快;有轻度兴奋心脏的作用;有轻度扩张支气管平滑肌的作用;使血胆固醇、低密度脂蛋白和三酰甘油降低而高密度脂蛋白胆固醇增高;使纤维蛋白降低而纤维蛋白原增高;长期应用对血糖无影响,因而更适用于老年冠心患者。剂量为 200～400 mg,每天 1 次。我国患者对降受体阻滞剂的耐受性较差宜用低剂量。

β受体阻滞剂可与硝酸酯合用,但要注意:①β受体阻滞剂可与硝酸酯有协同作用,因而剂量应偏小,开始剂量尤其要注意减小,以免引起体位性低血压等不良反应。②停用β受体阻滞剂时应逐步减量,如突然停用有诱发心肌梗死的可能。③心功能不全,支气管哮喘以及心动过缓者不宜用。由于其有减慢心律的不良反应,因而限制了剂量的加大。

3.钙通道阻滞剂亦称钙拮抗剂

此类药物抑制钙离子进入细胞内,也抑制心肌细胞兴奋,收缩耦联中钙离子的利用。因而抑制心肌收缩,减少心肌耗氧;扩张冠状动脉,解除冠状动脉痉挛,改善心内膜下心肌的血供;扩张周围血管,降低动脉压,减轻心脏负荷;还降低血液黏度,抗血小板聚集,改善心肌的微循环。常用制剂有:

(1)苯烷胺衍生物:最常用的是维拉帕米(异搏定)80～120 mg,每天 3 次;其缓释制剂 240～480 mg,每天 1 次。不良反应有头晕、恶心、呕吐、便秘、心动过缓、PR 间期延长、血压下降等。

(2)二氢吡啶衍生物:①硝苯地平(心痛定):10～20 mg,每 4～8 h1 次口服;舌下含用 3～5 min 后起效;其缓释制剂用量为 20～40 mg,每天 1～2 次。②氨氯地平(络活喜):5～10 mg,每天 1 次。③尼卡地平:10～30 mg,每天 3～4 次。④尼索地平:10～20 mg,每天 2～3 次。⑤非洛地平(波依定):5～20 mg,每天 1 次。⑥伊拉地平:2.5～10 mg,每 12 h1 次。

本类药物的不良反应有头痛、头晕、乏力、面部潮红、血压下降、心率增快、下肢水肿等,也可有胃肠道反应。

(3)苯噻氮唑衍生物:最常用的是地尔硫革(恬尔心、合心爽),30～90 mg,每天 3 次,其缓释制剂用量为 45～90 mg,每天 2 次。不良反应有头痛、头晕、皮肤潮红、下肢水肿、心率减慢、血压下降、胃肠道不适等。以钙通道阻滞剂治疗变异型心绞痛的疗效最好。

4.冠状动脉扩张剂

冠状动脉扩张剂为能扩张冠状动脉的血管扩张剂,从理论上说将能增加冠状动脉的血流,改善心肌的血供，缓解心绞痛。但由于冠心病时冠状动脉病变情况复杂，有些血管扩张剂如双嘧达莫，可能扩张无病变或轻度病变的动脉较扩张重度病变的动脉远为显著，减少侧支循环的血流量，引起所谓"冠状动脉窃血"，增加了正常心肌的供血量，使缺血心肌的供血量反而更减少，因而不再用于治疗心绞痛。目前仍用的有：

(1)吗多明：1～2 mg，每天 2～3 次，不良反应有头痛、面红、胃肠道不适等。

(2)胺碘酮：100～200 mg，每天 3 次，也用于治疗快速心律失常，不良反应有胃肠道不适、药疹、角膜色素沉着、心动过缓、甲状腺功能障碍等。

(3)乙氧黄酮：30～60 mg，每天 2～3 次。

(4)卡波罗孟：75～150 mg，每天 3 次。

(5)奥昔非君：8～16 mg，每天 3～4 次。

(6)氨茶碱：100～200 mg，每天 3～4 次。

(7)罂粟碱：30～60 mg，每天 3 次等。

(三)中医中药治疗

根据祖国医学辨证论治，采用治标和治本两法。治标，主要在疼痛期应用，以"通"为主，有活血、化瘀、理气、通阳、化痰等法；治本，一般在缓解期应用，以调整阴阳、脏腑、气血为主，有补阳、滋阴、补气血、调理脏腑等法。其中以"活血化瘀"法(常用丹参、红花、川芎、蒲黄、郁金等)和"芳香温通"法(常用苏合香丸、苏冰滴丸、宽胸丸、保心丸、麝香保心丸等)最为常用。此外，针刺或穴位按摩治疗也有一定疗效。

(四)其他药物和非药物治疗

右旋糖酐 40 或羟乙基淀粉注射液：250～500 mL/d，静脉滴注 14～30 d 为一疗程，作用为改善微循环的灌流，可能改善心肌的血流灌注，可用于心绞痛的频繁发作。高压氧治疗增加全身的氧供应，可使顽固的心绞痛得到改善，但疗效不易巩固。体外反搏治疗可能增加冠状动脉的血供，也可考虑应用。兼有早期心力衰竭者，治疗心绞痛的同时宜用快速作用的洋地黄类制剂。鉴于不稳定型心绞痛的病理基础是在原有冠状动脉粥样硬化病变上发生冠状动脉内膜下出血、斑块破裂、血小板或纤维蛋白凝集形成血栓，近年对之采用抗凝血、溶血栓和抗血小板药物治疗，收到较好的效果。

(五)运动锻炼疗法

谨慎安排进度适宜的运动锻炼有助于促进侧支循环的发展，提高体力活动的耐受量，改善症状。

(六)不稳定型心绞痛的处理

各种不稳定型心绞痛的患者均应住院卧床休息，在密切监护下，进行积极的内科治疗，尽快控制症状和防止发生心肌梗死。需取血测血清心肌酶和观察心电图变化以除外急性心肌梗死，并注意胸痛发作时的 ST 段改变。胸痛时可先含硝酸甘油 0.3～0.6 mg，如反复发作可舌下含硝酸异山梨酯 5～10 mg，每 2 h1 次，必要时加大剂量，以收缩压不过于下降为度，症状缓解后改为口服。如无心力衰竭可加用 β 受体阻滞剂和(或)钙通道阻滞剂，剂量可偏大些。胸痛严重而频繁或难以控制者，可静脉内滴注硝酸甘油，以 1 mg 溶于 5%葡萄糖液 50～100 mL

中,开始时 10～20μg/min,需要时逐步增加至 100～200μg/min;也可用硝酸异山梨酯 10 mg 溶于 5%葡萄糖 100ml 中,以 30～100μg/min 静脉滴注。对发作时 ST 段抬高或有其他证据提示其发作主要由冠状动脉痉挛引起者,宜用钙通道阻滞剂取代β受体阻滞剂。鉴于本型患者常有冠状动脉内粥样斑块破裂、血栓形成、血管痉挛以及血小板聚集等病变基础,近年主张用阿司匹林口服和肝素或低分子肝素皮下或静脉内注射以预防血栓形成。情况稳定后行选择性冠状动脉造影,考虑介入或手术治疗。

八、护理

(一)护理评估

1.病史

询问有无高血压、高脂血症、吸烟、糖尿病、肥胖等危险因素以及劳累、情绪激动、饱食、寒冷、吸烟、心动过速、休克等诱因。

2.身体状况

主要评估胸痛的特征,包括诱因、部位、性质、持续时间、缓解方式及心理感受等。典型心绞痛的特征为:①发作在劳力等诱因的当时。②疼痛部位在胸骨体上段或中段之后,可波及心前区约手掌大小范围,甚至横贯前胸,界限不很清楚,常放射至左肩臂内侧达无名指和小指,或至颈、咽、下颌部。③疼痛性质为压迫、紧缩性闷痛或烧灼感,偶伴濒死感,迫使患者立即停止原来的活动,直至症状缓解。④疼痛一般持续 3～5 min,经休息或舌下含化硝酸甘油,几分钟内缓解,可数日或数周发作 1 次,或一日发作多次。⑤发作时多有紧张或恐惧,发作后有焦虑、多梦。发作时体检常有心率加快、血压升高、面色苍白、冷汗,部分患者有暂时性心尖部收缩期杂音、舒张期奔马律、交替脉。

3.实验室及其他检查

(1)心电图检查:主要是在 R 波为主的导联上,ST 段压低,T 波平坦或倒置等。

(2)心电图负荷试验:通过增加心脏负荷及心肌氧耗量,激发心肌缺血性 ST-T 改变,有助于临床诊断和疗效评定等。常用的方法有:饱餐试验、双倍阶梯运动试验及次极量运动试验(蹬车运动试验、活动平板运动试验)等。

(3)动态心电图:可以连续 24 h 记录心电图,观察缺血时的 ST-T 改变,有助于诊断、观察药物治疗效果以及有无心律失常。

(4)超声波检查:二维超声显示:左主冠状动脉及分支管腔可能变窄,管壁不规则增厚及回声增强。心绞痛发作时或运动后局部心肌运动幅度减低或无运动及心功能减低。超声多普勒于二尖瓣上取样,可测出舒张早期血液速度减低、舒张末期流速增加,表示舒张早期心肌顺应性减低。

(5)X 线检查:冠心病患者在合并有高血压病或心功能不全时,可有心影扩大、主动脉弓屈曲延长;心力衰竭重时,可合并肺充血改变;有陈旧心肌梗死合并室壁瘤时,X 线下可见心室反向搏动(记波摄影)。

(6)放射性核素检查:静脉注射^{201}Tl,心肌缺血区不显像。201Tl 运动试验以运动诱发心肌缺血,可使休息时无异常表现的冠心病患者呈现不显像的缺血区。

(7)冠状动脉造影:可发现中动脉粥样硬化引起的狭窄性病变及其确切部位、范围和程度,并能估计狭窄处远端的管腔情况。

(二)护理目标

(1)患者主诉疼痛次数减少,程度减轻。

(2)患者能够掌握活动规律并保持最佳活动水平,表现为活动后不出现心律失常和缺氧表现。心率、血压、呼吸维持在预定范围。

(3)患者能够运用有效的应对机制减轻或控制焦虑。

(4)患者能了解本病防治常识,说出所服用药物的名称、用法、作用和不良反应。

(5)无并发症发生。

(三)护理措施

1.一般护理

(1)患者应卧床休息,嘱患者避免突然用力的动作,饭后不宜进行体力活动,防止精神紧张、情绪激动、受寒、饱餐及吸烟酗酒,宜少量多餐,用清淡饮食,不宜进含动物脂肪及高胆固醇的食物。对有恐惧和焦虑心理的患者,应向患者解释冠心病的性质,只要注意生活保健,坚持治疗,可以防止病情的发展;对情绪不稳者,可适当应用镇静剂。

(2)保持大小便通畅,做好皮肤及口腔的护理。

2.病情观察与护理

(1)不稳定型心绞痛患者应放监护室予以监护,密切观察病情和心电图变化,观察胸痛持续的时间、次数,并注意观察硝酸盐类等药物的不良反应。发现异常,及时报告医师,并协助相应的处理。

(2)患者心绞痛发作时,嘱其安静卧床休息,做心电图检查观察其 ST-T 的改变,并给予舌下含化硝酸甘油 0.6 mg,吸氧。对有频繁发作的心绞痛或属自发型心绞痛的患者,需提高警惕,用心电监护观察有无发展为心肌梗死。如有上述变化,应及时报告医生。

(四)健康教育

(1)患者及家属讲解有关疾病的病因及诱发因素,防止过度脑力劳动,适当参加体力活动;合理搭配饮食结构;肥胖者需限制饮食;戒烟酒。积极防治高血压、高脂血症和糖尿病。有上述疾病家族史的青年,应早期注意血压及血脂变化,争取早期发现,及时治疗。

(2)心绞痛症状控制后,应坚持服药治疗。避免导致心绞痛发作的诱因。对不经常发作者,需鼓励作适当的体育锻炼如散步、打太极拳等,这样有利于冠状动脉侧支循环的建立。随身携带硝酸甘油片或亚硝酸异戊酯等药物,以备心绞痛发作时自用。

(3)出院时指导患者根据病情调整饮食结构,坚持医生、护士建议的合理化饮食。教会家属正确测量血压、脉搏、体温的方法。教会患者及家属识别与自身有关的诱发因素,如吸烟,情绪激动等。

(4)出院带药,给患者提供有关的书面材料,指导患者正确用药。

(5)教会患者门诊随访知识。

第二节 心力衰竭的护理

心力衰竭是指心脏不能正常地排出足够的血液来供应身体组织的需要。心力衰竭可分为左心衰竭、右心衰竭和全心衰竭;还可分为慢性心力衰竭及急性心力衰竭。心力衰竭还可根据血液循环负荷状态分为高输出量衰竭和低输出量衰竭。

一、临床表现及诊断

根据左室或右室衰竭的程度,心力衰竭的临床表现亦不相同。

(一)左心衰竭

左心衰竭又分为左心室衰竭和左心房衰竭,但左心室衰竭远较左心房衰竭多见。

1.症状

左心衰竭的症状主要由肺充血所引起。

(1)呼吸困难:呼吸困难为左心衰竭的主要症状,最初出现在劳动时,以后逐渐加重,休息时亦可发生。呼吸困难为肺淤血和肺顺应性降低致肺活量减少的结果。

(2)端坐呼吸:呼吸困难常于平卧时加重,坐位或半卧位得到减轻或消除,即所谓端坐呼吸。

(3)阵发性呼吸困难:为急性左心衰的典型表现,多发生在夜间熟睡后,故亦称阵发性夜间呼吸困难。其原因为肺充血突然加重所致,肺充血加重可能由于:①平卧时有较多的水肿液被吸收,使循环血容量增加,另一方面平卧时静脉回流增多,亦加重肺充血。②睡眠时中枢神经敏感度降低,肺充血至较严重时才使患者惊醒,醒后敏感度陡然提高,突感呼吸困难。③睡眠时迷走神经张力增加,可使支气管和冠状动脉收缩,影响心肌的血液供应,使心室收缩力减弱,使肺充血加重。

(4)急性肺水肿:肺水肿是阵发性呼吸困难的进一步进展。患者有严重的呼吸困难,端坐呼吸,烦躁不安,咳嗽并咳出大量粉红色泡沫状黏液痰。特别严重患者痰液可从口腔和鼻孔大量涌出。

(5)咳嗽:咳嗽为左心衰竭的常见症状,多与呼吸困难同时发生,多在劳动时或夜间平卧时加重。咳嗽常由肺充血和支气管黏膜充血引起。

(6)咯血:肺充血严重者可有咯血,或为血丝痰或为粉红色泡沫痰,亦可能为大量咯血。咯血为血管或毛细血管破裂引起,大量咯血多为支气管黏膜下曲张的静脉破裂所致。

(7)声音嘶哑:系由左肺动脉扩张压迫左喉返神经引起。

(8)其他症状:如倦怠、乏力等为心啰音低下的结果。脑缺氧严重时可出现嗜睡、烦躁,甚至精神错乱等精神神经系统症状。

2.体征

(1)心脏方面。①心脏增大:以左心室增大为主,有时左心房亦可增大。体检发现心脏浊音界扩大,心尖冲动向左下移位伴有抬举感。②心率加快:为代偿功能之一,多为窦性心动过速，有时亦可在心房颤动基础上出现心室率加快。③舒张期奔马律：是左心室衰竭的重要体征之一。为血液迅速进入左心室使室壁震动引起，使第三心音增强。④心尖区收缩期杂音：左心室显著扩张时可发生相对性二尖瓣关闭不全。风湿性心脏病也可由二尖瓣本身病变引起。⑤肺动脉瓣区第二心音增强：为肺动脉压增高所致。⑥交替脉：脉搏轻重交替出现，亦为左心室衰竭的重要体征之一。

(2)肺脏方面：两肺底部常可闻及湿啰音，当有继发性支气管痉挛时，尚可伴有哮鸣音或干啰音。发生急性肺水肿时，湿性啰音布满全肺。

(3)周围循环方面。①皮肤：示周围性发绀。急性肺水肿时患者面色苍白、口唇青紫、皮肤湿冷或大量出汗。②脑部：可表现神志恍惚、嗜睡或躁动等。③肾脏：肾血流及肾小球滤过率降低而出现少尿。

3.血流动力学测定

(1)左室舒张末期压或肺毛细血管嵌压(PCWP)升高，急性肺水肿时 PCWP 常高于4.0 kPa。

(2)肺动脉平均压升高。

(3)中心静脉压可升高或正常。

(4)心排血指数下降，常低于 2.4 L/(min · m^2)，心源性休克时多低于 1.8 L/(min · m^2)。

(5)体循环阻力增加。

4.X 线检查

心脏多有增大，以左室增大为主，单纯二尖瓣狭窄者可仅有左心房增大。早期肺静脉充血阶段 X 线检查显示肺上叶静脉扩张。间质性肺水肿阶段则显示肺血管增多、增粗、模糊不清和肺叶间淋巴管扩张。肺泡性肺水肿阶段，两肺显示云雾状阴影，肺门呈蝶形。

5.循环时间测定

血液循环时间测定示时间延长。

(二)右心衰竭

1.症状

主要为各脏器慢性持续充血而发生的功能改变。如食欲减退、恶心、呕吐、尿少、夜尿多、肝区胀痛或出现黄疸。部分患者可有失眠、嗜睡、谵妄甚至精神错乱。

2.体征

(1)心脏浊音界扩大，心前区心脏搏动弥散或呈抬举样。

(2)心率增快及舒张期奔马律。

(3)三尖瓣区可听到收缩期杂音，为右心室扩大，导致三尖瓣相对关闭不全。

(4)颈静脉充盈，为右心衰竭的早期表现。严重右心衰竭静脉压显著升高时，手臂静脉及其他浅表静脉也可见充盈。

(5)肝大压痛，肝颈静脉反流征阳性。进展快速的心力衰竭，尚可出现黄疸伴转氨酶升高。

(6)下垂性凹陷性水肿，多出现在身体的下垂部分。较轻病例水肿可限于脚、踝内侧和胫前，严重者可发展为全身水肿。

(7)胸腔积液及腹腔积液,以右侧胸腔积液为多见,或为双侧胸腔积液。腹腔积液大多发生于晚期。

(8)发绀,见于长期右心衰竭中,为静脉血氧降低所致。

(9)少尿、夜尿多和尿中出现少量蛋白、红细胞及管型。

(10)消瘦、营养不良和恶病质。

3.血流动力学测定

主要表现为中心静脉压、右房压和右室舒张末期压升高。心排血指数下降。

4.X线检查

X线检查示右心房和右心室增大,上腔静脉增宽而肺野清晰。

5.心电图检查

心电图检查可提示右心房及右心室扩大。

二、主要护理诊断与护理措施

(一)心搏出量减少

因心力衰竭时,心肌收缩力减弱所致。

1.临床特征

疲乏无力、尿量减少、心率增快、呼吸气短、肺充血或组织间隙水肿。

2.护理措施

(1)密切观察评估因心哕音减少所致改变的临床症状与体征。主要观察心率/心律,血压、颈静脉充盈度、下肢有无水肿、尿量等,所有生命体征监测数值每小时记录1次。对24小时主要生命征象做描记动态变化分析,及时与医生取得联系。

(2)严格按时间、剂量给予强心药物。每次服用洋地黄前应数脉搏,心室率在60次/分钟以上为宜。密切观察服药后作用与毒性反应。洋地黄治疗效果的有效指征为心功能不全的症状或体征改善,心室率减慢,肝脏缩小,尿量增加等。如患者出现恶心、呕吐、心律失常等情况即出现了毒性反应,要及时通知医生采取措施。老年人、心肾功能不全、甲亢、低钾血症、贫血患者尤应注意。对应用其他正性肌力药,如多巴胺、多巴酚丁胺等,为保障准确的血流动力学效应,最好的给药方式是运用微量注射泵,以提供每分钟每公斤体重多少微克数的使用剂量。并严密观察有关血流动力学数值改变。如血压、中心静脉压、肺动脉嵌入压,左/右室每搏功、心哕音、肺和外周循环阻力的改变。以上项目每4～6小时测量记录1次,必要时随时测量、以保障合适的血管效应。

(3)每12～24小时总结1次液体出入量。尤其密切观察尿量,并每小时记录1次、使尿量保持在30～50 mL/ h为宜。对服用利尿剂的患者,要观察有无电解质失衡表现,尤其是低钾血症、低钠血症的表现。对于严重周围组织水肿患者,应用肌内注射途径给药时,应先压迫注射部位,再从压下处做深部注射,以免药物注入水肿腔隙内而失去临床作用。

3.预期效果

使患者维持有效心哕音,一般状况改善。

(二)液体容量过多

因心力衰竭、左右心室负荷相对增加、泵功能减退所致。

1.临床特征

肺充血、肺底有啰音、尿量减少、全身性水肿。

2.护理措施

(1)每小时监测和记录液体入出量,严格按医嘱调整入液滴速,必要时应使用输液泵。

(2)每日晨测体重1次,并记录。

(3)每日1次监测腹围。

(4)需要时每日拍胸片。

(5)加强饮食护理,严格限制钠盐摄入,轻者食物含钠量每日控制在0.5 g以下,重者则每日少于1 g。其他如调味品、啤酒、汽水等均不宜食用,可多食维生素。

(6)应用利尿剂应观察每小时尿量,记录尿量及颜色。

3.预期效果

患者可见全身水肿减轻,体重下降并趋于平稳,维持体液平衡。

(三)呼吸形式改变

因心功能衰竭、肺充血、水肿,造成呼吸困难所致。

1.临床特征

两肺底可闻及湿啰音,肺充血和支气管黏膜充血时,患者出现咳嗽。如肺充血严重,咳粉红色泡沫痰或咯血,患者出现端坐呼吸或阵发性呼吸困难。

2.护理措施

(1)吸氧,采用低流量2～4 L/min持续给氧。如用鼻导管给氧,应清洁鼻腔后,将导管插入患者耳垂至鼻尖2/3长度,并每12小时更换1次鼻导管,以确保导管通畅。如为面罩给氧,注意勿使面罩边缘与患者面部扣压过紧,以免造成受压部位缺血、破溃形成。

(2)密切观察患者口唇、耳朵及甲床颜色改变,有无发绀,并及时记录。

(3)协助患者采取舒适的半坐卧位或坐位,保持病室内清洁、安静,创造患者康复治疗的良好环境,限制患者的休息和活动时间。

(4)每24小时测血气分析1次,观察氧疗效果。注意保持呼吸道或人工气道清洁、通畅,必要时可使用气道吸引,每日拍胸片1次。

3.预期效果

血气分析基本正常,患者在半坐卧位不感到呼吸费力,呼吸作用很小。

(四)活动无耐力

心搏出量减少,组织灌流不足所致。

1.临床特征

稍活动即感心慌、气短、疲乏无力。

2.护理措施

(1)休息:根据患者心功能状态不同,而适当地保障患者在住院期间尽量休息,是减轻心脏负担的主要措施。

(2)保持室内安静、空气新鲜;夏季注意通风,冬日注意保暖。严格限制每一个患者的日常活动量，尽可能多卧床休息。

(3)协助床上被动轻度活动，2～4 次/天，在保障休息的同时，防止发生压疮、肺部与泌尿系统并发症。

第三节 风湿性心脏瓣膜病的护理

风湿性心脏病简称风心病。本病多见于 20～40 岁，女性多于男性，约 1/3 的患者无典型风湿热病史。二尖瓣病变最常见，发生率达 95%～98%；主动脉瓣病变次之，发生率为 20%～35%；三尖瓣病变为 5%；肺动脉瓣病变仅为 1%；联合瓣膜病变占 20%～30%。非风湿性心瓣膜病见于老年瓣膜病、二尖瓣脱垂综合征、先天性瓣膜异常、感染性心内膜炎、外伤等。

一、二尖瓣狭窄

(一)病因和发病机制

二尖瓣狭窄(MS)几乎均为风湿性，2/3 为女性，急性风湿热一般 10 年后(至少 2 年)才出现杂音，常于 25～30 岁时出现症状。先天性 MS 罕见，患儿的存活时间一般不超过 2 年。老年性二尖瓣狭窄患者并不罕见。占位性病变，如左心房黏液瘤或血栓形成很少导致 MS。

MS 是一种进行性损害性病变，狭窄程度随年龄增加而逐渐加重。无症状期为 10～20 年。多数患者在风湿热发作后 10 年内无狭窄的临床症状。在随后的 10 年内，多数患者可做出二尖瓣狭窄的诊断，但患者常无症状。正常二尖瓣瓣口面积为 4～6 cm^2，当瓣口缩小到 1.5～2.5 cm^2 时，才出现明显的血流动力学障碍，患者可感到劳累时心悸气促，此时患者一般在 20～40 岁。再过 10 年，当瓣口缩小到 1.1～1.5 cm^2 时，就会出现明显的左心力衰竭症状。当瓣口小于 1.0 cm^2 时，肺动脉压明显升高，患者出现右心衰竭的症状和体征，随后因反复发作心力衰竭而死亡。

(二)临床表现

1.症状

MS 的临床表现主要有呼吸困难、咯血、咳嗽、心悸，少数患者可有胸痛、昏厥。合并快速性心房颤动、肺部感染等，可发生急性左心衰竭。有胸痛者，常提示合并冠心病、严重主动脉瓣病变或肺动脉高压(致右心室缺血)等。出现昏厥者少见，如反复发生昏厥多提示合并主动脉瓣狭窄、左心房球形血栓、并发肺栓塞或左心房黏液瘤等。由于患者左心房扩大和肺动脉扩张而挤压左喉返神经而引起声音嘶哑，压迫食管可引起吞咽困难。肺水肿为重度二尖瓣狭窄的严重并发症，患者突然出现重度呼吸困难，不能平卧，咳粉红色泡沫样痰，双肺布满啰音，如不及时抢救，往往致死。长期的肺淤血可引起肺动脉高压、右心衰竭而使患者出现颈静脉怒张、肝大、直立性水肿和胸腔积液、腹腔积液等；右心衰竭发生后患者的呼吸困难减轻，发生急性肺水肿和大咯血的危险性减少。

MS 常并发心房颤动(发生率为 20%～60%，平均为 50%)，主要见于病程晚期；房颤发生后心排出量减少 20%左右，可诱发、加重心功能不全，甚至引起急性肺水肿。房颤发生后平均存活年限为5年左右，但也有存活长达25年以上者。由于房颤后心房内血流缓慢及淤滞，故易促发心房内血栓形成，血栓脱落后可引起栓塞。其他并发症有感染性心内膜炎（8%）、肺部感染等。

2.体征

查体可有二尖瓣面容一双颧绀红色，心尖区第一心音（S_1）亢进和开瓣音（如瓣膜钙化僵硬则第一心音减弱、开瓣音消失），心尖区有低调的隆隆样舒张中晚期杂音，常伴舒张期震颤。肺动脉高压时可有肺动瓣第二音（P_2）亢进，也可有肺动脉扩张及三尖瓣关闭不全的杂音。心房颤动特别是伴有较快心室率时，心尖区舒张期杂音可发生改变或暂时消失，心率变慢后杂音又重新出现。所谓“哑型MS”是指有MS存在，但临床上未能闻及心尖区舒张期杂音，这种情况可见于快速性心房颤动、合并重度二尖瓣反流或主动脉瓣病变、心脏重度转位、合并肺气肿、肥胖以及重度心功能不全等。

（三）诊断

1.辅助检查

（1）X线：典型表现为二尖瓣型心脏，左心房大、右心室大、主动脉结小、食管下段后移、肺淤血、间质性肺水肿和含铁血黄素沉着等征象。

（2）心电图：可出现二尖瓣型P波，$PTFV_1$（+），心电轴右偏和右心室肥厚。

（3）超声心动图：可确定狭窄瓣口面积及形态，M型超声可见二尖瓣运动曲线呈典型“城垛样改变”。

2.诊断要点

查体发现心尖区隆隆样舒张期杂音、心尖区S_1亢进和开瓣音、P_2亢进，可考虑MS的诊断。辅助检查可明确诊断。依瓣口大小，将MS分为轻、中、重度；其瓣口面积分别为1.5～2.0 cm^2、1.0～1.5 cm^2、小于1.0 cm^2。

3.鉴别诊断

临床上应与下列情况的心尖区舒张期杂音相鉴别，如功能性MS、左心房黏液瘤或左心房球形血栓、扩张型或肥厚型心肌病、三尖瓣狭窄、Austin-Flint杂音、Carey-Coombs杂音以及甲状腺功能亢进、贫血、二尖瓣：关闭不全、室缺等流经二尖瓣口的血流增加时产生的舒张期杂音。

（四）治疗

MS患者左心室并无压力负荷或容量负荷过重，因此没有任何特殊的内科治疗。内科治疗的重点是针对房颤和防止血栓栓塞并发症。对出现肺淤血或肺水肿的患者，可慎用利尿药和静脉血管扩张药，以减轻心脏前负荷和肺淤血。洋地黄仅适用于控制快速性房颤时的心室率。B受体阻滞药仅适用于心房颤动并快速心室率或有窦性心动过速时。MS的主要治疗措施是手术。

二、二尖瓣关闭不全

（一）病因和发病机制

二尖瓣关闭（MR）包括急性和慢性2种类型。急性二尖瓣关闭不全起病急，病情重。急性 MR 多为腱索断裂或乳头肌断裂引起，此外，感染性心内膜炎所致的瓣膜穿孔、二尖瓣置换术后发生的瓣周漏、MS 的闭式二尖瓣分离术或球囊扩张术的瓣膜撕裂等也可引起。慢性 MR 在我国以风心病为其最常见原因，在西方国家则二尖瓣脱垂为常见原因。其他原因有冠心病、老年瓣膜病感染性心内膜炎、左心室显著扩大、先天畸形、特发性腱索断裂、系统性红斑狼疮、类风湿关节炎、肥厚型梗阻性心肌病、心内膜心肌纤维化和左心房黏液瘤等。

急性 MR 时，左心房压急速上升，进而导致肺淤血，甚至急性肺水肿，相继出现肺动脉高压及右心衰竭；而左心室的前向啰音明显减少。慢性 MR 时，左心房顺应性增加，左心房扩大。同时扩大的左心房、左心室在较长时间内适应容量负荷增加，使左心房室压不至于明显上升，故肺淤血出现较晚。持续的严重过度负荷，终致左心衰竭，肺淤血、肺动脉高压、右心衰竭相继出现。

(二)临床表现

1.症状

轻度 MR 患者，如无细菌性心内膜炎等并发症，可无症状。最早症状常为活动后易疲乏，或体力活动后心悸、呼吸困难。当出现左心衰竭时，可表现为活动后呼吸困难或端坐呼吸，但较少发生肺水肿及咯血。

一旦出现左心衰竭，多呈进行性加重，病情多难以控制。急性 MR 时，起病急，病情重，肺淤血，甚至急性肺水肿，相继出现肺动脉高压及右心衰竭。

2.体征

查体于心尖区可闻及全收缩期吹风样高调一贯性杂音，可伴震颤；杂音一般向左腋下和左肩胛下区传导。心尖搏动呈高动力型；瓣叶缩短所致重度关闭不全者，第一心音常减弱。

二尖瓣脱垂者的收缩期非喷射性喀喇音和收缩晚期杂音为本病的特征。凡使左心室舒张末期容积减少的因素，如从平卧位到坐位或直立位、吸入亚硝酸异戊酯等都可以使喀喇音提前和收缩期杂音延长；凡使左心室舒张末期容积增加的因素，如下蹲、握拳、使用普萘洛尔(心得安)等均使喀喇音出现晚和收缩期杂音缩短。严重的二尖瓣脱垂产生全收缩期杂音。

(三)诊断

1.辅助检查

(1)左心室造影：为本病半定量反流严重程度的“金标准”。

(2)多普勒超声：诊断 MR 敏感性几乎达 100%，一般将左心房内最大反流面积 $<4\ cm^2$ 为轻度反流，$4\sim8\ cm^2$ 为中度反流，$>8\ cm^2$ 为重度反流。

(3)超声心动图：可显示二尖瓣形态特征，并提供心腔大小、心功能及并发症等情况。

2.诊断要点

MR 的主要诊断依据为心尖区响亮而粗糙的全收缩期杂音，伴左心房、左心室增大。确诊有赖于超声心动图等辅助检查。

3.鉴别诊断

因非风湿性 MR 占全部 MR 的 55%，加之其他心脏疾患也可在心尖区闻及收缩期杂音，故应注意鉴别。非风湿性 MR 杂音可见于房缺合并 MR、乳头肌功能不全或断裂、室间隔缺损、三尖瓣关闭不全、主动脉瓣狭窄及关闭不全、二尖瓣腱索断裂或瓣叶穿孔、二尖瓣脱垂、二尖瓣环钙化、扩张型心肌病、直背综合征等。

(四)治疗

1.二尖瓣关闭不全

无症状的慢性 MR、左心室功能正常时，并无公认的内科治疗。如无高血压，也无应用扩血管药或 ACEI 的指征。主要的治疗措施是手术。

2.二尖瓣脱垂

二尖瓣脱垂不伴有 MR 时，内科治疗主要是预防心内膜炎和防止栓塞。β 受体阻滞药可应用于二尖瓣脱垂患者伴有心悸、心动过速或伴交感神经兴奋增加的症状以及有胸痛、忧虑的患者。

三、主动脉瓣狭窄

(一)病因和发病机制

主动脉瓣狭窄(AS)的主要原因是风湿性、先天性和老年退行性瓣膜病变。风湿性 AS 约占慢性风湿性心脏病的 25%，男性多见，几乎均伴发二尖瓣病变和主动脉瓣关闭不全。

正常瓣口面积为大于或等于 3.0 cm^2。当瓣口面积减少一半时，收缩期无明显跨瓣压差；小于或等于 1.0 cm^2 时，左心室收缩压明显增高，压差显著。左心室对慢性 AS 所致后负荷增加的代偿机制为进行性左心室壁向心性肥厚，顺应性降低，左心室舒张末期压力进行性增高；进而导致左心房代偿性肥厚，最终由于室壁应力增高、心肌缺血和纤维化而致左心衰竭。严重的 AS 致心肌缺血。

(二)临床表现

1.症状

AS 可多年无症状，一旦出现症状平均寿命仅 3 年。典型的 AS 三联症是昏厥、心绞痛和劳力性呼吸困难。呼吸困难是最常见的症状，约见于 90%的患者，先是劳力性呼吸困难，进而发生端坐呼吸、阵发性夜间呼吸困难和急性肺水肿。心绞痛见于 60%的有症状患者，多发生于劳累或卧床时，3%～5%的患者可发生猝死。昏厥或昏厥先兆可见于 1/3 的有症状患者，可发生于用力或服用硝酸甘油时，表明 AS 严重。昏厥也可由心室纤颤引起。少部分患者可发生心律失常、感染性心内膜炎、体循环栓塞、胃肠道出血和猝死等。

2.体征

查体心尖部抬举性搏动十分有力且有滞留感，心尖部向左下方移位。80%的患者于心底部主动脉瓣区可能触及收缩期震颤，反映跨膜压差＞5.3 kPa(40 mmHg)。典型的 AS 收缩期杂音在 3/6 级以上，为喷射性，呈递增一递减型，菱峰位于收缩中期，在胸骨右缘第 2 肋间及胸骨左缘第 3～4 肋间最清楚。主动脉瓣区第二心音减弱或消失。收缩压显著降低，脉压小，脉搏弱。高度主动脉瓣狭窄时，杂音可不明显，而心尖部可闻及第四心音，提示狭窄严重，跨膜压差在 9.3 kPa(70 mmHg)以上。

(三)诊断

1.辅助检查

(1)心电图：可表现为左心室肥厚、伴 ST-T 改变和左心房增大。

(2)超声心动图:有助于确定瓣口狭窄的程度和病因诊断。

(3)心导管检查:可测出跨瓣压差并据此计算出瓣口面积,>1.0 cm^2 为轻度狭窄,0.75~1.0 cm^2为中度狭窄,<0.75 cm^2 为重度狭窄。根据压差判断,则平均压差>6.7 kPa(50 mmHg)或峰压差>9.3 kPa(70 mmHg)为重度狭窄。

2.诊断和鉴别诊断

根据病史、主动脉瓣区粗糙而响亮的喷射性收缩期杂音和收缩期震颤,诊断多无困难。应鉴别是风湿性、先天性、老年钙化性 AS 或特发性肥厚型主动脉瓣下狭窄(IHSS)。病史、超声心动图等可助鉴别。

(四)治疗

无症状的 AS 患者并无特殊内科治疗。有症状的 AS 则必须手术。有肺淤血的患者,可慎用利尿药。ACEI 具有血管扩张作用,应慎用于瓣膜狭窄的患者,以免前负荷过度降低致心排出量减少,引起低血压、昏厥等。AS 患者亦应避免应用β受体阻滞药等负性肌力药物。重度 AS 患者应选用瓣膜置换术。经皮主动脉球囊成形术尚不成熟,仅适用于不能手术患者的姑息治疗。

四、主动脉瓣关闭不全

(一)病因和发病机制

主动脉瓣关闭不全(AR)系由主动脉瓣和主动脉根部病变所引起,分急性与慢性两类。慢性 AR 的病因有风湿性、先天性畸形、主动脉瓣脱垂、老年瓣膜病变、主动脉瓣黏液变性、梅毒性 AR、升主动脉粥样硬化与扩张、马方综合征、强直性脊柱炎、特发性升主动脉扩张、严重高血压和(或)动脉粥样硬化等,其中 2/3 的 AR 为风心病引起,单纯风湿性 AR 少见。

急性 AR 的原因有:感染性心内膜炎、主动脉根部夹层或动脉瘤、由外伤或其他原因导致的主动脉瓣破裂或急性脱垂、AS 行球囊成形术或瓣膜置换术的并发症。

急性 AR 时,心室舒张期血流从主动脉反流入左心室,左心室同时接受左心房和主动脉反流的血液,左心室急性扩张以适应容量过度负荷的能力有限,故左心室舒张压急剧上升,随之左心房压升高、肺淤血、肺水肿。同时,AR 使心脏前向啰音减少。

慢性 AR 时,常缓慢发展、逐渐加重,故左心室有充足的时间进行代偿;使左心室能够在反流量达心排出量 80%左右的情况下,多年不出现严重循环障碍的症状;晚期才出现心室收缩功能降低,左心衰竭。

(二)临床表现

1.症状

急性 AR,轻者可无症状,重者可出现急性左心衰竭和低血压。慢性 AR 可多年(5~10年)无症状,首发症状可为心悸、胸壁冲撞感、心前区不适、头部强烈搏动感;随着左心功能减退,出现劳累后气急或呼吸困难,左心衰竭逐渐加重后,可随时发生阵发性夜间呼吸困难、肺水肿及端坐呼吸,随后发生右心衰竭。亦可发生心绞痛(较主动脉瓣狭窄少见)和昏厥。在出现左心衰竭后,病情呈进行性恶化,常于 1~2 年内死亡。

2.体征

查体在胸骨左缘第 3~4 肋间或胸骨右缘第 2 肋间闻及哈气样递减型舒张期杂音。该杂音沿胸骨左缘向下传导，达心尖部及腋前线，取坐位、前倾、深呼气后屏气最清楚。主动脉瓣区第二心音减弱或消失。脉压升高，有水冲脉，周围血管征常见。

(三)诊断

1.辅助检查

(1)X线胸片：表现为左心室、左心房大，心胸比率增大，左心室段延长及隆突，心尖向下延伸，心腰凹陷，心脏呈主动脉型，主动脉继发性扩张。

(2)心电图：表现为左心室肥厚伴劳损。

(3)超声心动图：可见主动脉增宽，AR时存在裂隙或瓣膜撕裂、穿孔等，二尖瓣前叶舒张期纤细扑动或震颤(为AR的可靠征象，但敏感性只有43%)，左心室扩大，室间隔活动增强并向右移动等。

(4)心脏多普勒超声心动图：可显示血液自主动脉反流入左心室。

(5)主动脉根部造影：是诊断本病的金标准，若注射造影剂后，造影剂反流到左心室，可确定AR的诊断，若左心室造影剂浓度低于主动脉内造影剂浓度，则提示为轻度AR；若两者浓度相近，则提示中度反流；若左心室浓度高于主动脉浓度，则提示重度反流。

2.诊断要点

如在胸骨左缘或主动脉瓣区有哈气样舒张期杂音，左心室明显增大，并有周围血管征，则AR之诊断不难确立。超声心动图、心脏多普勒超声心动和主动脉根部造影可明确诊断。风湿性AR常与AS并存，同时合并二尖瓣病变。

3.鉴别诊断

风湿性AR需与老年性和梅毒性AR、马方综合征及瓣膜松弛综合征、先天性主动脉瓣异常、细菌性心内膜炎、高血压和动脉粥样硬化性主动脉瓣病变、主动脉夹层、动脉瘤以及外伤等所致的AR相鉴别。

(四)治疗

有症状的AR患者必须手术治疗，而不是长期内科治疗的对象。血管扩张药(包括ACEI)应用于慢性AR患者，目的是减轻后负荷，增加前向心排出量而减轻反流，但是否能有效降低左心室舒张末容量，增加LVEF尚不肯定。

五、护理措施

注意休息，劳逸结合，避免过重体力活动。但在心功能允许情况下，可进行适量的轻体力活动或轻体力的工作。预防感冒、防止扁桃体炎、牙龈炎等。如果发生感染可选用青霉素治疗。对青霉素过敏者可选用红霉素或林可霉素治疗。心功能不全者应控制水分的摄入，饮食中适量限制钠盐，每天以10 g以下为宜，切忌食用盐腌制品。服用利尿剂者应吃些水果，如香蕉、橘子等。房颤的患者不宜做剧烈活动。应定期门诊随访；在适当时期要考虑行外科手术治疗，何时进行，应由医生根据具体情况定。如需拔牙或做其他小手术，术前应采用抗生素预防感染。

第四节　感染性心内膜炎的护理

感染性心内膜炎是指病原微生物经血液直接侵犯心内膜、瓣膜或大动脉内膜而引起的感染性炎症,常伴有赘生物形成。根据病情和病程,分为急性感染性心内膜炎和亚急性感染性心内膜炎,其中亚急性心内膜炎较多见。根据瓣膜类型可分为自体瓣膜心内膜炎、人工瓣膜心内膜炎和静脉药瘾者的心内膜炎。

一、护理评估

(一)致病因素

急性感染性心内膜炎发病机制尚不清楚,主要累及正常瓣膜,病原菌来自皮肤、肌肉、骨骼或肺等部位的活动感染灶;而亚急性病例至少占 2/3 以上,主要发生于器质性心脏病基础上,其中以风湿性心脏瓣膜病的二尖瓣关闭不全和主动脉瓣关闭不全最常见,其次是先天性心脏病的室间隔缺损、法洛四联症等。

1.病原体

亚急性感染性心内膜炎致病菌以草绿色链球菌最常见,而急性感染性心内膜炎则以金黄色葡萄球菌最常见;其他病原微生物有肠球菌、表皮葡萄球菌、溶血性链球菌、大肠埃希菌、真菌及立克次体等。

2.感染途径

可因上呼吸道感染、咽峡炎、扁桃体炎及扁桃体切除术、拔牙、流产、导尿、泌尿道器械检查及心脏手术等途径侵入血流。静脉药瘾者,通过静脉将皮肤致病微生物带入血流而感染心内膜。

3.发病机制

由于心脏瓣膜原有病变或先天性血管畸形的存在,异常的高速血流冲击心脏或大血管内膜,导致内膜损伤,有利于血小板、纤维蛋白及病原微生物在该部位聚集和沉积,形成赘生物和心内膜炎症。

(二)身体状况

1.症状和体征

(1)发热:是最常见的症状。亚急性者多低于 39 ℃,呈弛张热,可有乏力、食欲缺乏、体重减轻等非特异性症状,头痛、背痛和肌肉关节痛常见。急性者有高热寒战,突发心力衰竭者较为常见。

(2)心脏杂音:绝大多数患者可闻及心脏杂音,可由基础心脏病和(或)心内膜炎导致瓣膜损害所致。急性者比亚急性更易出现杂音强度和性质的变化,或出现新的杂音。

(3)周围血管体征:系细菌性微栓塞和免疫介导系统激活引起的微血管炎所致,多为非特异性。①瘀点,以锁骨以上皮肤、口腔黏膜和睑结膜最常见。②指(趾)甲下线状出血。③Osier 结节,为指和趾垫出现的豌豆大的红或紫色痛性结节。④Janeway 损害,是位于手掌或足底直径 1～4cm 无压痛出血红斑。⑤Rot h 斑,为视网膜的卵圆形出血斑,其中心星白色。

(4)动脉栓塞:赘生物引起动脉栓塞占20%～30%,栓塞可发生在机体的任何部位,如脑栓塞、脾栓塞、肾栓塞、肠系膜动脉栓塞、四肢动脉栓塞和肺栓塞等,并出现相应的临床表现。

(5)其他:出现轻、中度贫血,病程超过6周者有脾大。

2.并发症

可出现心力衰竭、细菌性动脉瘤、迁移性脓肿、神经系统受累及肾脏受累的表现。

(三)心理-社会状况

由于症状逐渐加重,患者烦躁、焦虑;当病情进展且疗效不佳时,往往出现精神紧张、悲观、绝望等心理反应。

(四)实验室及其他检查

1.血液检查

亚急性心内膜炎多呈进行性贫血;白细胞计数正常或升高、血沉增快;50%以上的患者血清类风湿因子阳性。

2.尿液检查

常有镜下血尿和轻度蛋白尿,肉眼血尿提示肾梗死。

3.血培养

血培养是诊断感染性心内膜炎的最重要方法,血培养阳性是诊断本病最直接的证据,药物敏感试验可为治疗提供依据。

4.超声心动图

可探测赘生物,观察瓣叶、瓣环、室间隔及心肌脓肿等。

二、护理诊断及医护合作性问题

(1)体温过高:与感染有关。

(2)营养失调,低于机体需要量,与食欲下降、长期发热导致机体消耗过多有关。

(3)焦虑:与发热、疗程长或病情反复有关。

(4)潜在并发症:栓塞、心力衰竭。

三、治疗及护理措施

(一)治疗要点

1.抗生素治疗

(1)治疗原则:①早期用药。②选用敏感的杀菌药。③剂量充足,疗程长。④联合用药。⑤以静脉给药为主。

(2)常用药物:首选青霉素。本病大多数致病菌对其敏感,且青霉素毒性小,常用剂量为2000万～4000万U/d,青霉素过敏者可用万古霉素;青霉素与氨基糖苷类抗生素如链霉素、庆大霉素、阿米卡星等联合应用可以增加杀菌能力。也可根据细菌培养结果和药物敏感试验针对性选择抗生素。

(3)治愈标准:①自觉症状消失,体温恢复正常。②脾脏缩小。③未再发生出血点和栓塞。④抗生素治疗结束后的第1、2、6周分别做血培养阴性。

2.对症治疗

加强营养,纠正贫血,积极治疗各种并发症等。

3.手术治疗

如对抗生素治疗无效,有严重心内并发症者应考虑手术治疗。

(二)护理措施

1.病情观察

密切观察患者的体温变化情况每 4～6 h 测量体温 1 次并记录;注意观察皮肤瘀点、甲床下出血、Osler 结节、Janeway 结节等皮肤黏膜病损及消退情况;观察有无脑、肾、脾、肺、冠状动脉、肠系膜动脉及肢体动脉栓塞,一旦发现立即报告医师并协助处理。

2.生活护理

根据患者病情适当调节活动,严重者避免剧烈运动和情绪激动;饮食宜高热量、高蛋白、高维生素、低胆固醇、清淡、易消化的半流食或软食,以补充发热引起的机体消耗;有心力衰竭者按心力衰竭患者饮食进行指导。

3.药物治疗护理

长期、大剂量静脉应用抗生素时,应严格遵医嘱用药,以确保维持有效的血液浓度。注意保护静脉,避免多次穿刺增加患者的痛苦,同时用药过程中,注意观察药物疗效及毒性反应。

4.发热的护理

高热患者给予物理降温如冰袋、温水擦浴等,及时记录体温变化。患者出汗多要及时更换衣服,以增加舒适感,鼓励患者多饮水,同时做好口腔护理。

5.正确采集血培养标本

告知患者暂时停用抗生素和反复多次采集血培养的必要性,以取得患者的理解与配合。

(1)对未经治疗的亚急性患者,应在第 1 天间隔 1 h 采血 1 次,共 3 次;如次日未见细菌生长,重复采血 3 次后,开始抗生素治疗。

(2)已用抗生素者,停药 2～7 d 后采血。

(3)急性患者应在入院后立即安排采血,在 3 h 内每隔 1 h 采血 1 次,共取 3 次血标本后,按医嘱开始治疗。

(4)本病的菌血症为持续性,无须在体温升高时采血。

(5)每次采血 10～20 mL,同时做需氧和厌氧菌培养。

6.心理护理

关心患者,耐心解释治疗目的与意义,避免精神紧张,积极配合治疗与护理。

7.健康指导

嘱患者平时注意保暖、避免感冒、增强机体抵抗力;避免挤压痤疮等感染病灶,减少病原体入侵的机会;教会患者自我监测病情变化,如有异常及时就医。

第五节　急性心肌梗死的护理

急性心肌梗死(acute myocardial infarction,AMI)是急性心肌缺血性坏死。是在冠状动脉病变的基础上,发生冠状动脉血供急剧减少或中断,使相应的心肌严重而持久地急性缺血所致。原因通常是在冠状动脉样硬化病变的基础上继发血栓形成所致。非动脉粥样硬化所导致的心肌梗死可由感染性心内膜炎、血栓脱落、主动脉夹层形成、动脉炎等引起。

本病在欧美常见，20 世纪 50 年代美国本病病死率>300/10 万人口，20 世纪 70 年代以后降到<200/10 万人口。美国 35～84 岁人群中年发病率男性为 71‰，女性为 22‰；每年约有 80 万人发生心肌梗死，45 万人再梗死。在我国本病远不如欧美多见，70 年代和 80 年代北京、河北、哈尔滨、黑龙江、上海、广州等省市年发病率仅 0.2‰～0.6‰，其中以华北地区最高。

一、病因和发病机制

急性心肌梗死绝大多数(90%以上)是由于冠状动脉粥样硬化所致。由于冠状动脉有弥散而广泛的粥样硬化病变，使管腔有>75%的狭窄。侧支循环尚未充分建立。一旦由于管腔内血栓形成、劳力、情绪激动、休克、外科手术或血压剧升等诱因而导致血供进一步急剧减少或中断，使心肌严重而持久急性缺血达 1 小时以上，即可发生心肌梗死。

冠状动脉闭塞后约半小时，心肌开始坏死，1 小时后心肌凝固性坏死，心肌间质充血、水肿、炎性细胞浸润。以后坏死心肌逐渐溶解，形成肌溶灶，随后渐有肉芽组织形成，坏死组织约有 1～2 周后开始吸收，逐渐纤维化，在 6～8 周形成瘢痕而愈合，即为陈旧性心肌梗死。坏死心肌波及心包可引起心包炎。

心肌全层坏死，可产生心室壁破裂，游离壁破裂或室间隔穿孔，也可引起乳头肌断裂。若仅有心内膜下心肌坏死，在心室腔压力的冲击下，外膜下层向外膨出，形成室壁膨胀瘤，造成室壁运动障碍甚至矛盾运动，严重影响左心室射血功能。冠状动脉可有一支或几支闭塞而引起所供血区部位的梗死。急性心肌梗死时，心脏收缩力减弱，顺应性减低，心肌收缩不协调，心排出量下降，严重时发生泵衰竭、心源性休克及各种心律失常、病死率高。

二、病理生理

主要出现左心室舒张和收缩功能障碍的一些血流动力学变化，其严重度和持续时间取决于梗死的部位、程度和范围。心脏收缩力减弱、顺应性减低、心肌收缩不协调，左心室压力曲线最大上升速度(dp/dt)减低，左心室舒张末期压增高、舒张和收缩末期容量增多。

射血分数减低，心搏量和心啰音下降，心率增快或有心律失常，血压下降、静脉血氧含量降低。心室重构出现心壁厚度改变、心脏扩大和心力衰竭(先左心衰竭然后全心衰竭)，可发生心源性休克。右心室梗死在心肌梗死患者中少见，其主要病理生理改变是右心衰竭的血流动力学变化，右心房压力增高，高于左心室舒张末期压，心啰音减低，血压下降。

急性心肌梗死引起的心力衰竭称为泵衰竭，按 Killip 分级法可分为：Ⅰ级尚无明显心力衰竭；Ⅱ级有左心衰竭；Ⅲ级有急性肺水肿；Ⅳ级有心源性休克等不同程度或阶段的血流动力学变化。心源性休克是泵衰竭的严重阶段。但如兼有肺水肿和心源性休克则情况最严重。

三、临床表现

(一)病史

发病前常有明显诱因，如精神紧张、情绪激动、过度体力活动、饱餐、高脂饮食、糖尿病未控制、感染、手术、大出血、休克等。少数在睡眠中发病。约有半数以上的患者过去有高血压及心绞痛史。部分患者则无明确病史及先兆表现，首次发展即是急性心肌梗死。

(二)症状

1.先兆症状

急性心肌梗死多突然发病,少数患者起病症状轻微。约 1/2～2/3 的患者起病前 1～2 日至 1～2 周或更长时间有先兆症状,其中最常见的是稳定性心绞痛转变为不稳定型;或既往无心绞痛,突然出现心绞痛,且发作频繁,程度较重,用硝酸甘油难以缓解、持续时间较长。伴恶心、呕吐、血压剧烈波动。心电图显示 ST 段一时性明显上升或降低,T 波倒置或增高。这些先兆症状如诊断及时,治疗得当,约半数以上患者可免于发生心肌梗死;即使发生,症状也较轻,预后较好。

2.胸痛

为最早出现而突出的症状。其性质和部位多与心绞痛相似,但程度更为剧烈,呈难以忍受的压榨、窒息,甚至“濒死感”,伴有大汗淋漓及烦躁不安。持续时间可长达 1～2 小时甚至 10 小时以上,或时重时轻达数天之久。用硝酸甘油无效,需用麻醉性镇痛药才能减轻。疼痛部位多在胸骨后,但范围较为广泛,常波及整个心前区,约 10%的病例波及剑突下及上腹部或颈、背部,偶尔到下颌、咽部及牙齿处。约 25%病例无明显的疼痛,多见于老年、糖尿病(由于感觉迟钝)或神志不清患者,或有急性循环衰竭者,疼痛被其他严重症状所掩盖。15%～20%病例在急性期无症状。

3.心律失常

见于 75%～95%的患者,多发生于起病后 1～2 周内,而以 24 小时内最多见。经心电图观察可出现各种心律失常,可伴乏力、头晕、昏厥等症状,且为急性期引起死亡的主要原因之一。其中最严重的心律失常是室性异位心律(包括频发性早搏、阵发性心动过速和颤动)。频发(>5 次/分),多源,成对出现,或 R 波落在 T 波上的室性早搏可能为心室颤动的先兆。房室传导阻滞和束支传导阻滞也较多见,严重者可出现完全性房室传导阻滞。室上性心律失常则较少见,多发生于心力衰竭患者。前壁心肌梗死易发生室性心律失常。下壁(膈面)梗死易发生房室传导阻滞。

4.心力衰竭

主要是急性左心衰竭,为心肌梗死后收缩力减弱或不协调所致,可出现呼吸困难、咳嗽、烦躁及发绀等症状。严重时两肺满布湿啰音,形成肺水肿,进一步则导致右心衰竭。右心室心肌梗死者可一开始就出现右心衰竭。

5.低血压和休克

仅于疼痛剧烈时血压下降,未必是休克。但如疼痛缓解而收缩压仍低于 10.7 kPa (80 mmHg),伴有烦躁不安、大汗淋漓、脉搏细快、尿量减少(<20 mL/ h)、神志恍惚甚至昏厥时,则为休克,主要为心源性,由于心肌广泛坏死、心排血量急剧下降所致。而神经反射引起的血管扩张尚属次要,有些患者还有血容量不足的因素参与。

6.胃肠道症状

疼痛剧烈时,伴有频繁的恶心呕吐、上腹胀痛、肠胀气等,与迷走神经张力增高有关。

7.坏死物质吸收引起的症状

主要是发热,一般在发病后 1～3 天出现,体温 38 ℃左右,持续约 1 周。

(三)体征

(1)约半数患者心浊音界轻度至中度增大,有心力衰竭时较显著。

(2)心率多增快,少数可减慢。

(3)心尖区第一心音减弱,有时伴有奔马律。

(4)10%～20%的患者在病后2～3天出现心包摩擦音,多数在几天内又消失,是坏死波及心包面引起的反应性纤维蛋白性心包炎所致。

(5)心尖区可出现粗糙的收缩期杂音或收缩中晚期喀喇音,为二尖瓣乳头肌功能失调或断裂所致。

(6)可听到各种心律失常的心音改变。

(7)常见到血压下降到正常以下(病前高血压者血压可降至正常),且可能不再恢复到起病前水平。

(8)还可有休克、心力衰竭的相应体征。

(四)并发症

心肌梗死除可并发心力衰竭及心律失常外,还可有下列并发症:

1.动脉栓塞

主要为左室壁血栓脱落所引起。根据栓塞的部位,可能产生脑部或其他部位的相应症状,常在起病后1～2周发生。

2.心室膨胀瘤

梗死部位在心脏内压的作用下,显著膨出。心电图常示持久的ST段抬高。

3.心肌破裂

少见。可在发病1周内出现,患者常突然休克甚至造成死亡。

4.乳头肌功能不全

乳头肌功能不全的病变可分为坏死性与纤维性2种,在发生心肌梗死后,心尖区突然出现响亮的全收缩期杂音,第一心音减低。

5.心肌梗死后综合征

发生率约10%,于心肌梗死后数周至数月内出现,可反复发生,表现为发热、胸痛、心包炎、胸膜炎或肺炎等症状、体征,可能为机体对坏死物质的变态反应。

四、诊断要点

(一)诊断标准

诊断AMI必须至少具备以下标准中的两条:

(1)缺血性胸痛的临床病史,疼痛常持续30 min以上。

(2)心电图的特征性改变和动态演变。

(3)心肌坏死的血清心肌标志物浓度升高和动态变化。

(二)诊断步骤

对疑为AMI的患者,应争取在10 min内完成:

(1)临床检查(问清缺血性胸痛病史,如疼痛性质、部位、持续时间、缓解方式、伴随症状;查明心、肺、血管等的体征)。

(2)描记 18 导联心电图(常规 12 导联加 $V_7 \sim V_9$,$V_3R \sim V_5R$),并立即进行分析判断。

(3)迅速进行简明的临床鉴别诊断后做出初步诊断(老年人突发原因不明的休克、心力衰竭、上腹部疼痛伴胃肠道症状、严重心律失常或较重而持续性胸痛或胸闷,应慎重考虑有无本病的可能)。

(4)对病情做出基本评价并确定即刻处理方案。

(5)继之尽快进行相关的诊断性检查和监测,如血清心肌标志物浓度的检测,结合缺血性胸痛的临床病史、心电图的特征性改变,做出 AMI 的最终诊断。此外,尚应进行血常规、血脂、血糖、凝血时间、电解质等检测,二维超声心动图检查,床旁心电监护等。

(三)危险性评估

(1)伴下列任一项者,如高龄(>70 岁)、既往有心肌梗死史、心房颤动、前壁心肌梗死、心源性休克、急性肺水肿或持续低血压等可确定为高危患者。

(2)病死率随心电图 ST 段抬高的导联数的增加而增加。

(3)血清心肌标志物浓度与心肌损害范围呈正相关,可助估计梗死面积和患者预后。

五、鉴别诊断

(一)不稳定型心绞痛

疼痛的性质、部位与心肌梗死相似,但发作持续时间短、次数频繁、含服硝酸甘油有效。心电图的改变及酶学检查是与心肌梗死鉴别的主要依据。

(二)急性肺动脉栓塞

大块的栓塞可引起胸痛、呼吸困难、咯血、休克,但多出现右心负荷急剧增加的表现如有心室增大,P_2 亢进、分裂和有心力衰竭体征。无心肌梗死时的典型心电图改变和血清心肌酶的变化。

(三)主动脉夹层

该病也具有剧烈的胸痛,有时出现休克,其疼痛常为撕裂样,一开始即达高峰,多放射至背部、腹部、腰部及下肢。两上肢的血压和脉搏常不一致是本病的重要体征。可出现主动脉瓣关闭不全的体征、心电图和血清心肌酶学检查无 AMI 时的变化。X 线和超声检查可出现主动脉明显增宽。

(四)急腹症

急性胆囊炎、胆石症、急性坏死性胰腺炎、溃疡病穿孔等常出现上腹痛及休克的表现,但应有相应的腹部体征,心电图及酶学检查有助于鉴别。

(五)急性心包炎

尤其是非特异性急性心包炎,也可出现严重胸痛、心电图 ST 段抬高,但该病发病前常有上呼吸道感染,呼吸和咳嗽时疼痛加重,早期即有心包摩擦音。无心电图的演变及酶学异常。

六、处理

(一)治疗原则

改善冠状动脉血液供给,减少心肌耗氧,保护心脏功能,挽救因缺血而濒死的心肌,防止梗死面积扩大,缩小心肌缺血范围,及时发现、处理、防治严重心律失常、泵衰竭和各种并发症,防止猝死。

(二)院前急救

流行病学调查发现,50%的患者发病后1小时在院外猝死,死因主要是可救治的心律失常。因此,院前急救的重点是尽可能缩短患者就诊延误的时间和院前检查、处理、转运所用的时间;尽量帮助患者安全、迅速地转送到医院;尽可能及时给予相关急救措施,如嘱患者停止任何主动性活动和运动,舌下含化硝酸甘油,高流量吸氧,镇静止痛(吗啡或杜冷丁),必要时静脉注射或滴注利多卡因,或给予除颤治疗和心肺复苏;缓慢性心律失常给予阿托品肌内注射或静脉注射;及时将患者情况通知急救中心或医院,在严密观察、治疗下迅速将患者送至医院。

(三)住院治疗

急诊室医生应力争在10～20 min内完成病史、临床检数记录18导联心电图,尽快明确诊断。对ST段抬高者应在30 min内收住冠心病监护病房(CCU)并开始溶栓,或在90 min内开始行急诊PTCA治疗。

1.休息

患者应卧床休息,保持环境安静,减少探视,防止不良刺激。

2.监测

在冠心病监护室进行心电图、血压和呼吸的监测5～7日,必要时进行床旁血流动力学监测,以便于观察病情和指导治疗。

3.护理

第1周完全卧床,加强护理,对进食、漱洗、大小便、翻身等,都需要别人帮助。第2周可从床上坐起,第3～4周可逐步离床和室内缓步走动。但病重或有并发症者,卧床时间宜适当延长。食物以易消化的流质或半流质为主,病情稳定后逐渐改为软食。便秘3日者可服轻泻剂或用甘油栓等,必须防止用力大便造成病情突变。焦虑不安患者可用地西泮等镇静剂。禁止吸烟。

4.吸氧

在急性心肌梗死早期,即便未合并有左侧心力衰竭或肺疾病,也常有不同程度的动脉低氧血症。其原因可能由于细支气管周围水肿,使小气道狭窄,增加小气道阻力,气流量降低,局部换气量减少,特别是两肺底部最为明显。有些患者虽未测出动脉低氧血症,由于增加肺间质液体,肺顺应性一过性降低,而有气短症状。因此,应给予吸氧,通常在发病早期用鼻塞给氧24～48 h,3～5 L/min,有利于氧气运送到心肌,可能减轻气短、疼痛或焦虑症状。在严重左侧心力衰竭、肺水肿和并有机械并发症的患者,多伴有严重低氧血症,需面罩加压给氧或气管插管并机械通气。

5.补充血容量

心肌梗死患者,由于发病后出汗,呕吐或进食少,以及应用利尿药等因素,引起血容量不足和血液浓缩,从而加重缺血和血栓形成,有导致心肌梗死面积扩大的危险。因此,如每日摄入量不足,应适当补液,以保持出入量的平衡。一般可用极化液。

6.缓解疼痛

AMI时,剧烈胸痛使患者交感神经过度兴奋,产生心动过速、血压升高和心肌收缩力增强,从而增加心肌耗氧量。并易诱发快速性室性心律失常,应迅速给予有效镇痛药。本病早期疼痛是难以区分坏死心肌疼痛和可逆性心肌缺血疼痛，二者常混杂在一起。先予含服硝酸甘油，随后静脉点滴硝酸甘油，如疼痛不能迅速缓解，应即用强的镇痛药，吗啡和派替啶最为常用。吗啡是解除急性心肌梗死后疼痛最有效的药物。其作用于中枢阿片受体而发挥镇痛作用，并阻滞中枢交感神经冲动的传出，导致外周动、静脉扩张，从而降低心脏前后负荷及心肌耗氧量。通过镇痛，减轻疼痛引起的应激反应，使心率减慢。1 次给药后 10～20 min 发挥镇痛作用，1～2 h 作用最强，持续 4～6 h。

通常静脉注射吗啡 3 mg，必要时每 5 min 重复 1 次，总量不宜超过 15 mg。吗啡治疗剂量时即可发生不良反应，随剂量增加，发生率增加。不良反应有恶心、呕吐、低血压和呼吸抑制。其他不良反应有眩晕，嗜睡，表情淡漠，注意力分散等。一旦出现呼吸抑制，可每隔 3 min 静脉注射纳洛酮有拮抗吗啡的作用，剂量为 0.4 mg，总量不超过 1.2 mg。一般用药后呼吸抑制症状可很快消除，必要时采用人工辅助呼吸。哌替啶有消除迷走神经作用和镇痛作用，其血流动力学作用与吗啡相似 75 mg 哌替啶相当于 10 mg 吗啡，不良反应有致心动过速和呕吐作用，但较吗啡轻。可用阿托品 0.5 mg 对抗之。临床上可肌内注射 25～75 mg，必要时 2～3 h 重复，过量出现麻醉作用和呼吸抑制，当引起呼吸抑制时，也可应用纳洛酮治疗。对重度烦躁者可应用冬眠疗法，经肌内注射哌替啶 25 mg 异丙嗪（非那根）12.5 mg，必要时 4～6 h 重复 1 次。

中药可用复方丹参滴丸，麝香保心丸口服，或复方丹参注射液 16 mL 加入 5%葡萄糖液 250～500 mL 中静脉滴注。

（四）再灌注心肌

起病 3～6 小时内，使闭塞的冠状动脉再通，心肌得到再灌注，濒临坏死的心肌可能得以存活或使坏死范围缩小，预后改善，是一种积极的治疗措施。

1.急诊溶栓治疗

溶栓治疗是 20 世纪 80 年代初兴起的一项新技术，其治疗原理是针对急性心肌梗死发病的基础，即大部分穿壁性心肌梗死是由于冠状动脉血栓性闭塞引起的。血栓是由于凝血酶原在异常刺激下被激活，形成凝血酶，使纤维蛋白原转化为纤维蛋白，然后与其他有形成分如红细胞、血小板一起形成的。机体内存在一个纤维蛋白溶解系统，它是由纤维蛋白溶解原和内源性或外源性激活物组成的。

在激活物的作用下，纤维蛋白溶酶原被激活，形成纤维蛋白溶酶，它可以溶解稳定的纤维蛋白血栓，还可以降解纤维蛋白原，促使纤维蛋白裂解、使血栓溶解。但是纤维蛋白溶酶的半衰期很短，要想获得持续的溶栓效果，只有依靠连续输入外源性补给激活物的办法。现在临床常用的纤溶激活物有两大类，一类为非选择性纤溶剂，如链激酶、尿激酶。它们除了激活与血栓相关的纤维蛋白溶酶原外，还激活循环中的纤溶酶原，导致全身的纤溶状态，因此可以引起出血并发症。另一类为选择性纤溶剂，有重组组织型纤溶酶原激活剂（αt-Pa），单链尿激酶型纤溶酶原激活剂（SCUPA）及乙酰纤溶酶原—链激酶激活剂复合物（APSAC）。它们选择性的激活与血栓有关的纤溶酶原，而对循环中的纤溶酶原仅有中等度的作用。这样可以避免或减少出血并发症的发生。

（1）溶栓疗法的适应证：①持续性胸痛超过半小时，含服硝酸甘油片后症状不能缓解。

②相邻两个或更多导联 ST 段抬高＞0.2 mV。③发病 6 小时内，或虽超过 6 小时，患者仍有严重胸痛，并且 ST 段抬高的导联有 R 波者，也可考虑溶栓治疗。

(2)溶栓治疗的禁忌证：①近 10 天内施行过外科手术者，包括活检、胸腔或腹腔穿刺和心脏体外按压术等。②10 天内进行过动脉穿刺术者。③颅内病变，包括出血、梗死或肿瘤等。④有明显出血或潜在的出血性病变，如溃疡性结肠炎、胃十二指肠溃疡或有空洞形成的肺部病变。⑤有出血性或脑栓死倾向的疾病，如各种出血性疾病、肝肾疾病、心房纤颤、感染性心内膜炎、收缩压＞24 kPa(180 mmHg)，舒张压＞14.7 kPa(110 mmHg)等。⑥妊娠期和分娩后头 10 天。⑦在半年至 1 年内进行过链激酶治疗者。⑧年龄＞65 岁，因为高龄患者溶栓疗法引起颅内出血者多，而且冠脉再通率低于中年。

链激酶(Streptokinase SK)：SK 是 C 类乙型链球菌产生的酶，在体内将前活化素转变为活化素，后者将纤溶酶原转变为纤溶酶。有抗原性，用前需做皮肤过敏试验。静脉滴注常用量为 50～100 万 U 加入 5%葡萄糖液 100mL 内，30～60 min 滴完，后每小时给予 10 万 U，滴注 24 小时。治疗前半小时肌内注射异丙嗪 25 mg，加少量(2.5～5 mg)地塞米松同时滴注可减少变态反应的发生。用药前后进行凝血方面的化验检查，用量大时尤应注意出血倾向。冠脉内注射时先做冠脉造影，经导管向闭塞的冠状动脉内注入硝酸甘油 0.2～0.5 mg，后注入 SK 2 万 U，继之每分钟 2000～4000U，共 30～90 min 至再通后继用每分钟 2000U30～60 min。患者胸痛突然消失，ST 段恢复正常，心肌酶峰值提前出现为再通征象，可每分钟注入 1 次造影剂观察是否再通。

尿激酶(Urokinase UK)：作用于纤溶酶原使之转变为纤溶酶。本品无抗原性，作用较 SK 弱。50～100 万 U 静脉滴注，60 min 滴完。冠状动脉内应用时每分钟 6000U 持续 1 小时以上至溶栓后再维持 0.5～1 小时。

组织型重组纤维蛋白溶酶原激活剂(rt-PA)：本品对血凝块有选择性，故疗效高于 SK。冠脉内滴注 0.375 mg/kg，持续 45 分钟。静脉滴注用量为 0.75 mg/kg，持续 90 min。

其他制剂还有单链尿激酶型纤维蛋白溶酶原激活剂(SCUPA)，异化纤维蛋白溶酶原链激酶激活剂复合物(APSAC)等。

(3)以。上溶栓剂的选择：文献资料显示，用药 2～3 小时的开通率 rt-PA 为 65%～80%，SK 为 65%～75%，UK 为 50%～68%，APSAC 为 68%～70%。究竟选用哪一种溶栓剂，不能根据以上的数据武断的选择，而应根据患者的病变范围、部位、年龄、起病时间的长短以及经济情况等因素选择。比较而言，如患者年轻(年龄小于 45 岁)、大面积前壁 AMI、到达医院时间较早(2 小时内)、无高血压，应首选 rt-PA。如果年龄较大(大于 70 岁)、下壁 AMI、有高血压，应选 SK 或 UK。由于 APSAC 的半衰期最长(70～120 min)，因此它可在患者家中或救护车上一次性快速静脉注射；rt-PA 的半衰期最短(3～4 min)，需静脉持续滴注 90～180 min；SK 的半衰期为 18 分钟，给药持续时间为 60 min；UK 半衰期为 40 min，给药时间为 30 min。SK 与 APSAC 可引起低血压和变态反应，UK 与 rt-PA 无这些不良反应。rt-PA 需要联合使用肝素，SK、UK、APSAC 除具有纤溶作用外，还有明显的抗凝作用，不需要积极使用静脉肝素。另外，rt-PA 价格较贵，SK、UK 较低廉。以上这些因素在临床选用溶栓剂时应予以考虑。

(4)溶栓治疗的并发症。①出血。轻度出血，皮肤、黏膜、肉眼及显微镜下血尿、或小量咯血、呕血等(穿刺或注射部位少量瘀斑不作为并发症)。重度出血,大量咯血或消化道大出血,腹膜后出血等引起失血性休克或低血压,需要输血者。危及生命部位的出血,颅内、蛛网膜下隙、纵隔内或心包出血。②再灌注心律失常,注意其对血流动力学的影响。③一过性低血压及其他的变态反应。

溶栓治疗急性心梗的价值是肯定的。加速血管再通,减少和避免冠脉早期血栓性再堵塞,可望进一步增加疗效。已证实有效的抗凝治疗可加速血管再通和有助于保持血管通畅。今后研究应着重于改进治疗方法或使用特异性溶栓剂,以减少纤维蛋白分解、防止促凝血活动和纤溶酶原偷窃;研制合理的联合使用的药物和方法。如此,可望使现已明显降低的急性心梗病死率进一步下降。

2.经皮腔内冠状动脉成形术(PTCA)

(1)直接 PTCA(direct PTCA):急性心肌梗死发病后直接做 PTCA。指征包括静脉溶栓治疗有禁忌证者;合并心源性休克者(急诊 PTCA 挽救生命是作为首选治疗);诊断不明患者,如急性心肌梗死病史不典型或左束支传导阻滞(LBBB)者,可从直接冠状动脉造影和 PTCA 中受益;有条件在发病后数小时内行 PTCA 者。

(2)补救性 PTCA(rescue PTCA):在发病 24 h 内,静脉溶栓治疗失败,患者胸痛症状不缓解时,行急诊 PTCA,以挽救存活的心肌,限制梗死面积进一步扩大。

(3)半择期 PTCA(semi-elective PTCA):溶栓成功患者在梗死后 7～10d 内,有心肌缺血指征或冠脉再闭塞者。

(4)择期 PTCA(elective PTCA):在急性心肌梗死后 4～6 周,用于再发心绞痛或有心肌缺血客观指征,如运动试验、动态心电图、201TI 运动心肌断层显像等证实有心肌缺血。

(5)冠状动脉旁路移植术(CABG):适用于溶栓疗法及 PTCA 无效,而仍有持续性心肌缺血;急性心肌梗死合并有左房室瓣关闭不全或室间隔穿孔等机械性障碍需要手术矫正和修补,同时进行 CABG;多支冠状动脉狭窄或左冠状动脉主干狭窄。

(五)缩小梗死面积

AMI 是心肌氧供/氧需的严重失衡,纠正这种失衡,就能挽救濒死的心肌,限制梗死的扩大,有效地减少并发症和改善患者的预后。控制心律失常,适当补充血容量和治疗心力衰竭,均有利于减少梗死区。目前多主张采用:

1.扩血管药物

扩血管药物必须应用于梗死初期的发展阶段,即起病后 4～6 小时之内。一般首选硝酸甘油静脉滴注或消心痛舌下含化,也可在皮肤上用硝酸甘油贴片或软膏。使用时应注意:静脉给药时,最好有血流动力学监测,当肺动脉楔嵌压小于 2～2.4 kPa,动脉压正常或增高时,其疗效较好,反之,则可使病情恶化;应从小剂量开始,在应用过程中保持肺动脉楔嵌压不低于 2 kPa (2～2.4 kPa 之间),且动脉压不低于正常低限,以保证必需的冠状动脉灌注。

2.β 受体阻滞剂

大量临床资料表明,在 AMI 发生后的 4～12 小时内,给心得安或心得舒、氨酰心安、美多心安等药治疗(最好是早期静脉内给药),常能达到明显降低患者的最高血清酶(CPK,CK-MB 等)水平,提示有限制梗死范围扩大的作用。但因这些药的负性肌力、负性频率作用,临床应用时，当心率低于每分钟60次，收缩压≤14.6 kPa，有心力衰竭及下壁心梗者应慎用。

3.低分子右旋糖酐及复方丹参等活血化瘀药物

一般可选用低分子右旋糖酐每日静脉滴注250～500mL，7～14天为一疗程。在低分子右旋糖酐内加入活血化瘀药物如血栓通4～6mL、川芎嗪80～160 mg或复方丹参注射液12～30mL疗效更佳。心功能不全者低分子右旋糖酐者慎用。

4.极化液(GIK)

可减少心肌坏死，加速缺血心肌的恢复。但近几年因其效果不显著，已趋向不用，仅用于AMI伴有低血容量者。其他改善心肌代谢的药物有维生素C(3～4g)、辅酶A(50～100U)、肌苷(0.2～0.6g)、维生素B6(50～100 mg)，每日1次静脉滴注。

5.其他

有人提出用大量激素(氢化可的松150 mg/kg)或透明质酸酶(每次500U/kg，每6 h 1次，日4次)，或用钙拮抗剂(心痛定20 mg，每4 h 1次)治疗AMI，但对此分歧较大，尚无统一结论。

(六)严密观察，及时处理并发症

1.左心功能不全

AMI时左心功能不全因病理生理改变的程度不同，可表现轻度肺淤血、急性左心衰(肺水肿)、心源性休克。

(1)急性左心衰(肺水肿)的治疗：可选用吗啡、利尿剂(呋塞米等)、硝酸甘油(静脉滴注)，尽早口服ACEI制剂(以短效制剂为宜)。肺水肿合并严重高血压时应静脉滴注硝普钠，由小剂量(10μg/min)开始，据血压调整剂量。伴严重低氧血症者可行人工机械通气治疗。洋地黄制剂在AMI发病24小时内不主张使用。

(2)心源性休克：在严重低血压时应静脉滴注多巴胺5～15μg/(kg· min)，一旦血压升至90 mmHg以上，则可同时静脉滴注多巴酚丁胺3～10μg/(kg· min)，以减少多巴胺用量。如血压不升应使用大剂量多巴胺[≥15μg/(kg· min)]。大剂量多巴胺无效时，可静脉滴注去甲肾上腺素2～8μg/min。轻度低血压时，可用多巴胺或与多巴酚丁胺合用。药物治疗无效者，应使用主动脉内球囊反搏(IABP)。AMI合并心源性休克提倡PTCA再灌注治疗。中药可酌情选用独参汤、参附汤、生脉散等。

2.抗心律失常

急性心肌梗死约有90%以上出现心律失常，绝大多数发生在梗死后72小时内，不论是快速性或缓慢性心律失常，对急性心肌梗死患者均可引起严重后果。因此，及早发现心律失常，特别是严重的心律失常前驱症状，并给予积极的治疗。

(1)对出现室性早搏的急性心肌梗死患者，均应严密心电监护及处理。频发的室性早搏或室速，应以利多卡因50～100 mg静脉注射，无效时5～10 min可重复，控制后以每分钟1～3 mg静脉滴注维持，情况稳定后可改为药物口服；美西律150～200 mg，普鲁卡因酰胺250～500 mg，溴苄胺100～200 mg等，6小时1次维持。

(2)对已发生室颤应立即行心肺复苏术，在进行心脏按压和人工呼吸的同时争取尽快实行电除颤，一般首次即采取较大能量(200～300 J)争取1次成功。

(3)对窦性心动过缓如心率小于每分钟 50 次,或心率在每分钟 50～60 次但合并低血压或室性心律失常,可以阿托品每次 0.3～0.5 mg 静脉注射,无效时 5～10 min 重复,但总量不超过 2 mg。也可以氨茶碱 0.25g 或异丙基肾上腺素 1 mg 分别加入 300～500mL 液体中静脉滴注,但这些药物有可能增加心肌氧耗或诱发室性心律失常,故均应慎用。以上治疗无效症状严重时可采用临时起搏措施。

(4)对房室传导阻滞Ⅰ度和Ⅱ度量型者,可应用肾上腺皮质激素、阿托品、异丙肾上腺素治疗,但应注意其不良反应。对Ⅲ度及Ⅱ度Ⅱ型者宜行临时心脏起搏。

(5)对室上性快速心律失常可选用β阻滞剂、洋地黄类(24 小时内尽量不用)、异搏定、乙胺碘呋酮、奎尼丁、普鲁卡因酰胺等治疗,对阵发性室上性、房颤及房扑药物治疗无效可考虑直流同步电转复或人工心脏起搏器复律。

3.机械性并发症的处理

(1)心室游离壁破裂:可引起急性心脏压塞致突然死亡,临床表现为电-机械分离或心脏停搏,常因难以即时救治而死亡。亚急性心脏破裂应积极争取冠状动脉造影后行手术修补及血管重建术。

(2)室间隔穿孔:伴血流动力学失代偿者,提倡在血管扩张剂和利尿剂治疗及 IABP 支持下,早期或急诊手术治疗。如穿孔较小,无充血性心力衰竭,血流动力学稳定,可保守治疗,6 周后择期手术。

(3)急性二尖瓣关闭不全:急性乳头肌断裂时突发左心衰和(或)低血压,主张用血管扩张剂、利尿剂及 1ABP 治疗,在血流动力学稳定的情况下急诊手术。因左心室扩大或乳头肌功能不全者,应积极应用药物治疗心力衰竭,改善心肌缺血并行血管重建术。

(七)恢复期处理

住院 3～4 周后,如病情稳定,体力增进,可考虑出院。近年主张出院前作症状限制性运动负荷心电图、放射性核素和(或)超声显像检查,如显示心肌缺血或心功能较差,宜行冠状动脉造影检查考虑进一步处理。心室晚电位检查有助于预测发生严重室性心律失常的可能性。

七、护理

(一)护理评估

1.病史

发病前常有明显诱因,如精神紧张、情绪激动、过度体力活动、饱餐、高脂饮食、糖尿病未控制、感染、手术、大出血、休克等。少数在睡眠中发病。约有半数以上的患者过去有高血压及心绞痛史。部分患者则无明确病史及先兆表现,首次发展即是急性心肌梗死。

2.身体状况

(1)先兆:约半数以上患者在梗死前数日至数周,有乏力、胸部不适、活动时心悸、气急、心绞痛等,最突出为心绞痛发作频繁,持续时间较长,疼痛较剧烈,甚至伴恶心、呕吐、大汗、心动过缓,硝酸甘油疗效差等,特称为梗前先兆。应警惕近期内发生心肌梗死的可能,要及时住院治疗。

(2)症状:急性心肌梗死的临床表现与梗死的大小、部位、发展速度及原来心脏的功能情况等有关。

1)疼痛：是最常见的起始症状。典型的疼痛部位和性质与心绞痛相似，但疼痛更剧烈，诱因多不明显，持续时间较长，多在 30 min 以上，也可达数小时或更长，休息和含服硝酸甘油多不能缓解。患者常烦躁不安、出汗、恐惧，或有濒死感。老年人、糖尿病患者以及脱水、休克患者常无疼痛。少数患者以休克、急性心力衰竭、突然昏厥为始发症状。部分患者疼痛位于上腹部，或者疼痛放射至下颌、颈部，背部上方，易被误诊，应与相关疾病鉴别。

2)全身症状：有发热和心动过速等。发热由坏死物质吸收所引起，一般在疼痛后 24～48 h 出现，体温一般在 38 ℃左右，持续约 1 周。

3)胃肠道症状：常伴有恶心、呕吐、肠胀气和消化不良，特别是下后壁梗死者。重症者可发生呃逆。

4)心律失常：见于 75%～95%的患者，以发病 24 h 内最多见，可伴心悸、乏力、头晕、昏厥等症状。其中以室性心律失常居多，可出现室性期前收缩、室性心动过速、心室颤动或加速性心室自主心律。如出现频发的、成对的、多源的和 R 落在 T 的室性期前收缩，或室性心动过速，常为心室颤动的先兆。室颤是急性心肌梗死早期主要的死因。室上性心律失常则较少，多发生在心力衰竭者中。缓慢型心律失常中以房室传导阻滞最为常见，束支传导阻滞和窦性心动过缓也较多见。

5)低血压和休克：见于约 20%～30%的患者。疼痛期的血压下降未必是休克。如疼痛缓解后收缩压仍低于 10.7 kPa(80 mmHg)，伴有烦躁不安、面色苍白、皮肤湿冷、大汗淋漓、脉细而快、少尿、精神迟钝、甚或昏迷者，则为休克表现。休克多在起病后数小时至 1 周内发生，主要是心源性，为心肌收缩力减弱、心啰音急剧下降所致，尚有血容量不足、严重心律失常、周围血管舒缩功能障碍和酸中毒等因素参与。

6)心力衰竭：主要为急性左心衰竭。可在发病最初的几天内发生，或在疼痛、休克好转阶段出现。是因为心肌梗死后心脏收缩力显著减弱或不协调所致。患者可突然出现呼吸困难、咳泡沫痰、发绀等，严重时可发生急性肺水肿，也可继而出现全心衰竭。

(3)体征。

1)一般情况：患者常呈焦虑不安或恐惧，手抚胸部，面色苍白，皮肤潮湿，呼吸增快；如左心功能不全时呼吸困难，常采半卧位或咯粉红色泡沫痰；发生休克时四肢厥冷，皮肤有蓝色斑纹。多数患者于发病第 2 天体温升高，一般在 38 ℃左右，1 周内退至正常。

2)心脏：心脏浊音界可轻至中度增大；心率增快或减慢；可有各种心律失常；心尖部第一心音常减弱，可出现第三或第四音奔马律；一般听不到心脏杂音，二尖瓣乳头肌功能不全或腱索断裂时心尖部可听到明显的收缩期杂音；室间隔穿孔时，胸骨左缘可闻及响亮的全收缩期杂音；发生严重的左心衰竭时，心尖部也可闻及收缩期杂音；约 1%～20%的患者可在发病 1～3 天内出现心包摩擦音，持续数天，少数可持续 1 周以上。

3)肺部：发病早期肺底可闻及少数湿啰音，常在 1～2 天内消失，啰音持续存在或增多常提示左心衰竭。

3.实验室及其他检查

(1)心电图：可起到定性，定位、定期的作用。

1)透壁性心肌梗死典型改变是：出现异常、持久的 Q 波或 QS 波。损伤型 ST 段的抬高，弓背向上与T波融合形成单向曲线,起病数小时之后出现,数日至数周回到基线。

2)T波改变:起病数小时内异常增高,数日至2周左右变为平坦,继而倒置。但约有5%～15%病例心电图表现不典型,其原因有小灶梗死,多处或对应性梗死,再发梗死,心内膜下梗死以及伴室内传导阻滞,心室肥厚或预激综合征等。以上情况可不出现坏死性Q波,只表现为QRS波群高度、ST段、T波的动态改变。另外,右心肌梗死,真后壁和局限性高侧壁心肌梗死,常规导联中不显示梗死图形,应加做特殊导联以明确诊断。

(2)心向量图:当心电图不能肯定诊断为心肌梗死时,往往可通过心向量图得到证实。

(3)超声心动图:超声心动图并不用来诊断急性心肌梗死,但对探查心肌梗死的各种并发症极有价值,尤其是室间隔穿孔破裂,乳头肌或腱索断裂或功能不全造成的二尖瓣关闭不全、脱垂、室壁瘤和心包积液。

(4)放射性核素检查:放射性核素心肌显影及心室造影^{99m}Tc及^{131}I等形成热点成像或^{201}Tl、^{42}K等冷点成像可判断梗死的部位和范围。用门电路控制γ闪烁照相法进行放射性核素血池显像,可观察壁动作及测定心室功能。

(5)心室晚电位(LPs):心肌梗死时LPs阳性率28%～58%,其出现不似陈旧性心梗稳定,但与室速与室颤有关,阳性者应进行心电监护及予以有效治疗。

(6)磁共振成像(MRI技术):易获得清晰的空间隔像,故对发现间隔段运动障碍、间隔心肌梗死并发症较其他方法优越。

(7)实验室检查。

血常规:白细胞计数上升,达10～20×10^9/L,中性粒细胞增至75%～90%。

红细胞沉降率:增快,可持续1～3周。

血清酶学检查:心肌细胞内含有大量的酶,受损时这些酶进入血液,测定血中心肌酶谱对诊断及估计心肌损害程度有十分重要的价值。常用的有:①血清肌酸磷酸激酶(CPK)。发病4～6 h在血中出现,24 h达峰值,后很快下降,2～3天消失。②乳酸脱氢酶(LDH)。在起病8～10 h后升高,达到高峰时间在2～3天,持续1～2周恢复正常。其中CPK的同工酶CPK-MB和LDH的同工酶CDH,诊断的特异性最高,其增高程度还能更准确地反映梗死的范围。

肌红蛋白测定:血清肌红蛋白升高出现时间比CPK略早,约在4 h左右,多数24 h即恢复正常;尿肌红蛋白在发病后5～40 h开始排泄,持续时间平均达83 h。

(二)护理目标

(1)患者疼痛减轻。

(2)患者能遵医嘱服药,说出治疗的重要性。

(3)患者的活动量增加、心率正常。

(4)生命体征维持在正常范围。

(5)患者看起来放松。

(三)护理措施

1.一般护理

(1)安置患者于冠心病监护病房(CCU),连续监测心电图、血压、呼吸5～7日,对行漂浮导管检查者做好相应护理，询问患者有无心悸、胸闷、胸痛、气短、乏力、头晕等不适。

(2)病室保持安静、舒适，限制探视，有计划地护理患者，减少对患者的干扰，保证患者充足的休息和睡眠时间，防止任何不良刺激。据病情安置患者于半卧位或平卧位。第1～3日绝对卧床休息，翻身、进食、洗漱、排便等均由护理人员帮助料理；第4～6日可在床上活动肢体，无并发症者可在床上坐起，逐渐过渡到坐在床边或椅子上，每次20 min，每日3～5次，鼓励患者深呼吸；第1～2周后开始在室内走动，逐步过渡到室外行走；第3～4周可试着上下楼梯或出院。病情严重或有并发症者应适当延长卧床时间。

(3)介绍本病知识和监护室的环境。关心、尊重、鼓励、安慰患者，以和善的态度回答患者提出的问题，帮助其树立战胜疾病的信心。

(4)给予低钠、低脂、低胆固醇、无刺激、易消化的饮食，少量多餐，避免进食过饱。

(5)心肌梗死患者由于卧床休息、消化功能减退、哌替啶或吗啡等止痛药物的应用，使胃肠功能和膀胱收缩无力抑制，易发生便秘和尿潴留。应予以足够的重视，酌情给予轻泻剂，嘱患者排便时勿屏气，避免增加心脏负担和导致附壁血栓脱落。排便不畅时宜加用开塞露，对5日无大便者可保留灌肠或给低压盐水灌肠。对排尿不畅者，可采用物理或诱导法，协助排尿，必要时行导尿。

(6)吸氧：氧治疗可提高改善低氧血症，有利于心肌梗死的康复。急性期给患者高流量吸氧，持续48 h。氧流量在每分钟3～5 L，病情变化可延长吸氧时间。待疼痛减轻，休克解除，可减低氧流量。注意鼻导管的通畅，24 h更换1次。如果合并急性左心衰竭，出现重度低氧血症时。病死率较高，可采用加压吸氧或酒精除泡沫吸氧。

(7)防止血栓性静脉炎或深部静脉血栓形成：血栓性静脉炎表现为受累静脉局部红、肿、痛，可延伸呈条索状，多因反复静脉穿刺输液和多种药物输注所致。所以行静脉穿刺时应严格无菌操作，患者感觉输液局部皮肤疼痛或红肿，应及时更换穿刺部位，并予以热敷或理疗。下肢静脉血栓形成一般在血栓较大引起阻塞时才出现患肢肤色改变，皮肤温度升高和可凹性水肿。应注意每日协助患者做被动下肢活动2～3次，注意下肢皮肤温度和颜色的变化避免选用下肢静脉输液。

2.病情观察与护理

急性心肌梗死系危重疾病、应早期发现危及患者生命的先兆表现，如能得到及时处理，可使病情转危为安。故需严密观察以下情况：

(1)血压：始发病时应0.5～1 h测量一次血压，随血压恢复情况逐步减少测量次数为每日4～6次，基本稳定后每日1～2次。若收缩压在12 kPa(90 mmHg)以下，脉压减小，且音调低落，要注意患者的神志状态、脉搏、面色、皮肤色泽及尿量等，是否有心源性休克的发生。此时，在通知医生的同时，对休克者采取抗休克措施，如补充血容量，应用升压药、血管扩张剂以及纠正酸中毒，避免脑缺氧，保护肾功能等。有条件者应准备好中心静脉压测定装登或漂浮导管测定肺微血管楔嵌压设备，以正确应用输液量及调节液体滴速。

(2)心率、心律：在冠心病监护病房(CCU)进行连续的心电、呼吸监测，在心电监测示波屏上，应注意观察心率及心律变化。及时检出可能作为恶性心动过速先兆的任何室性期前收缩，以及室颤或完全性房室传导阻滞，严重的窦性心动过缓，房性心律失常等，如发现室性早搏为：

①每分钟5次以上。②呈二、三联律。③多原性早搏。④室性早搏的R波落在前一次主搏的T波之上，均为转变阵发性室性心动过速及心室颤动的先兆，易造成心搏骤停。遇有上述情况，在立即通知医生的同时，需应用相应的抗心律失常药物，并准备好除颤器和人工心脏起搏器，协同医生抢救处理。

(3)胸痛：急性心肌梗死患者常伴有持续剧烈的胸痛，因此，应注意观察患者的胸痛程度，因剧烈胸痛可导致低血压，加重心肌缺氧，扩大梗死面积，引起心力衰竭、休克及心律失常。常用的止痛剂有罂粟碱肌内注射或静脉滴注，硝酸甘油 0.6 mg 含服，疼痛较重者可用杜冷丁或吗啡。在护理中应注意可能出现的药物不良反应，同时注意观察血压、尿量、呼吸及一般状态，确保用药的安全。

(4)呼吸急促：注意观察患者的呼吸状态，对有呼吸急促的患者应注意观察血压，皮肤黏膜的血循环情况，肺部体征的变化以及血流动力学和尿量的变化。发现患者有呼吸急促，不能平卧，烦躁不安，咳嗽，咯泡沫样血痰时，立即取半坐位，给予吸氧，准备好快速强心、利尿剂，配合医生按急性心力衰竭处理。

(5)体温：急性心肌梗死患者可有低热，体温在 37～38.5 ℃，多持续3天左右。如体温持续升高，1周后仍不下降，应疑有继发肺部或其他部位感染，及时向医生报告。

(6)意识变化：如发现患者意识恍惚，烦躁不安，应注意观察血流动力学及尿量的变化。警惕心源性休克的发生。

(7)器官栓塞：在急性心肌梗死第1、2周内，注意观察组织或脏器有无发生栓塞现象。因左心室内附壁血栓可脱落，而引起脑、肾、四肢、肠系膜等动脉栓塞，应及时向医生报告。

(8)心室膨胀瘤：在心肌梗死恢复过程中，心电图表现虽有好转，但患者仍有顽固性心力衰竭或心绞痛发作，应疑有心室膨胀瘤的发生。这是由于在心肌梗死区愈合过程中，心肌被结缔组织所替代，成为无收缩力的薄弱纤维瘢痕区。该区内受心腔内的压力而向外呈囊状膨出，造成心室膨胀瘤。应配合医生进行X线检查以确诊。

(9)心肌梗死后综合征：需注意在急性心肌梗死后2周、数月甚至2年内，可并发心肌梗死后综合征。表现为肺炎、胸膜炎和心包炎征象，同时也有发热、胸痛、血沉和白细胞升高现象，酷似急性心肌梗死的再发。这是由于坏死心肌引起机体自身免疫变态反应所致。如心肌梗死的特征性心电图变化有好转现象又有上述表现时，应做好X线检查的准备，配合医生做出鉴别诊断。因本病应用激素治疗效果良好，若因误诊而用抗凝药物，可导致心腔内出血而发生急性心脏压塞。故应严密观察病情，在确诊为本病后，应向患者及家属做好解释工作，解除顾虑，必要时给患者应用镇痛及镇静剂；做好休息、饮食等生活护理。

(四)健康教育

(1)注意劳逸结合，根据心功能进行适当的康复锻炼。

(2)避免紧张、劳累、情绪激动、饱餐、便秘等诱发因素。

(3)节制饮食，禁忌烟酒、咖啡、酸辣刺激性食物，多吃蔬菜、蛋白质类食物，少食动物脂肪、胆固醇含量较高的食物。

(4)按医嘱服药，随身常备硝酸甘油等扩张冠状动脉药物，定期复查。

(5)指导患者及家属，病情突变时，采取简易应急措施。

第六节　原发性高血压的护理

原发性高血压的病因复杂，不是单个因素引起，与遗传有密切关系，是环境因素与遗传相互作用的结果。要诊断高血压，必须根据患者与血压对照规定的高血压标准，在未服降压药的情况下，测两次或两次以上非同日多次重复的血压所得的平均值为依据，偶然测得一次血压增高不能诊断为高血压，必须重复和进一步观察。测得高血压时。要做相应的检查以排除继发性高血压，若患者是继发性高血压，未明确病因即当成原发性高血压而长期给予降压治疗，不但疗效差，而且原发性疾病严重发作常可危及生命。

一、一般表现

原发性高血压通常起病缓慢，早期常无症状，可以多年自觉良好而偶于体格检查时发现血压升高，少数患者则在发生心、脑、肾等并发症后才被发现。高血压患者可有头痛、眩晕、气急、疲劳、心悸、耳鸣等症状，但并不一定与血压水平呈正比。往往是在患者得知患有高血压后才注意到。高血压病初期只是在精神紧张、情绪波动后血压暂时升高，随后可恢复正常，以后血压升高逐渐趋于明显而持久，但一天之内白昼与夜间血压水平仍可有明显的差异。高血压病后期的临床表现常与心、脑、肾功能不全或器官并发症有关。

二、实验室检查

(1)为了原发性高血压的诊断、了解靶器官(主要指心、脑、肾、血管)的功能状态并指导正确选择药物治疗，必须进行下列实验室检查：血、尿常规、肾功能、血尿酸、脂质、糖、电解质、心电图、胸部 X 线和眼底检查。早期患者上述检查可无特殊异常，后期高血压患者可出现尿蛋白增多及尿常规异常，肾功能减退，胸部 X 线可见主动脉弓迂曲延长、左室增大，心电图可见左心室肥大劳损。部分患者可伴有血清总胆固醇、三酰甘油、低密度脂蛋白胆固醇的增高和高密度脂蛋白胆固醇的降低，亦常有血糖或尿酸水平增高。目前认为，上述生化异常可能与原发性高血压的发病机制有一定的内在联系。

(2)眼底检查有助于对高血压严重程度的了解，眼底分级法标准如下：Ⅰ级，视网膜动脉变细、反光增强；Ⅱ级，视网膜动脉狭窄、动静脉交叉压迫；Ⅲ级，上述血管病变基础上有眼底出血、棉絮状渗出；Ⅳ级，上述基础上出现视神经盘水肿。大多数患者仅为Ⅰ、Ⅱ级变化。

(3)动态血压监测(ABPM)与通常血压测量不同，动态血压监测是由仪器自动定时测量血压，可每隔 15～30 分钟自动测压(时间间隔可调节)，连续 24 h 或更长。可测定白昼与夜间各时间段血压的平均值和离散度，能较敏感、客观地反映实际血压水平。

正常人血压呈明显的昼夜波动，动态血压曲线呈双峰一谷，即夜间血压最低，清晨起床活动后血压迅速升高，在上午 6～10 时及下午 4～8 时各有一高峰，继之缓慢下降。中、轻度高血压患者血压昼夜波动曲线与正常类似，但血压水平较高。早晨血压升高可伴有血儿茶酚胺浓度升高，血小板聚集增加及纤溶活性增高会变化，可能与早晨较多发生心脑血管急性事件有关。

血压变异性和血压昼夜节律与靶器官损害及预后有较密切的关系，即伴明显靶器官损害或严重高血压患者其血压的昼夜节律可消失。

目前尚无统一的动态血压正常值，但可参照采用以下正常上限标准：24 h 平均血压值＜17.33/10.66 kPa，白昼均值＜18/11.33 kPa，夜间＜16.66/10 kPa。夜间血压均值比白昼降低＞10％，如降低不及 10％，可认为血压昼夜节律消失。

动态血压监测可用于：诊断“白大衣性高血压”，即在诊所内血压升高，而诊所外血压正常；判断高血压的严重程度，了解其血压变异性和血压昼夜节律；指导降压治疗和评价降压药物疗效；诊断发作性高血压或低血压。

三、原发性高血压危险度的分层

原发性高血压的严重程度并不单纯与血压升高的水平有关，必须结合患者总的心血管疾病危险因素及合并的靶器官损害做全面的评价，治疗目标及预后判断也必须以此为基础。心血管疾病危险因素包括吸烟、高脂血症、糖尿病、年龄＞60 岁、男性或绝经后女性、心血管疾病家族史（发病年龄女性＜65 岁，男性＜55 岁）。靶器官损害及合并的临床疾病包括心脏疾病（左心室肥大、心绞痛、心肌梗死、既往曾接受冠状动脉旁路手术、心力衰竭），脑血管疾病（脑卒中或短暂性脑缺血发作），肾脏疾病（蛋白尿或血肌酐升高），周围动脉疾病，高血压视网膜病变（大于等于Ⅲ级）。危险度的分层是把血压水平及危险因素及合并的器官受损情况相结合分为低、中、高和极高危险组。治疗时不仅要考虑降压，还要考虑危险因素及靶器官损害的预防及逆转。

低度危险组：高血压 1 级，不伴有上列危险因素，治疗以改善生活方式为主，如 6 个月后无效，再给药物治疗。

中度危险组：高血压 1 级伴 12 个危险因素或高血压 2 级不伴有或伴有不超过 2 个危险因素者。治疗除改善生活方式外，给予药物治疗。

高度危险组：高血压 1～2 级伴至少 3 个危险因素者，必须药物治疗。

极高危险组：高血压 3 级或高血压 1～2 级伴靶器官损害及相关的临床疾病者（包括糖尿病），必须尽快给予强化治疗。

四、临床类型

原发性高血压大多起病及进展均缓慢，病程可长达十余年至数十年，症状轻微，逐渐导致靶器官损害。但少数患者可表现为急进重危，或具特殊表现而构成不同的临床类型。

（一）高血压急症

是指高血压患者血压显著的或急剧的升高[收缩压＞26.66 kPa（200 mmHg），舒张压＞17.33 kPa（130 mmHg）]，常同时伴有心、脑、肾及视网膜等靶器官功能损害的一种严重危及生命的临床综合征，其舒张压＞18.67～20 kPa 和（或）收缩压＞29.33 kPa，无论有无症状，也应视为高血压急症。高血压急症包括高血压脑病、高血压危象、急进型高血压、恶性高血压，高血压合并颅内出血、急性冠状动脉功能不全、急性左心衰竭、主动脉夹层血肿以及子痫、嗜铬细胞瘤危象等。

（二）恶性高血压

约 1％～5％的中、重度高血压患者可发展为恶性高血压，其发病机制尚不清楚，可能与不及时治疗或治疗不当有关。病理上以肾小动脉纤维样坏死为突出特征。临床特点：①发病较急骤;多见于中、青年;②血压显著升高,舒张压持续＞17.33 kPa。③头痛、视力模糊、眼底出血、渗出和乳头水肿。④肾脏损害突出,表现为持续蛋白尿、血尿及管型尿,并可伴肾功能不全。⑤进展迅速,如不给予及时治疗,预后不佳,可死于肾衰竭、脑卒中或心力衰竭。

(三)高血压危重症

1.高血压危象

在高血压病程中,由于周围血管阻力的突然上升,血压明显升高,出现头痛、烦躁、眩晕、恶心、呕吐、心悸、气急及视力模糊等症状。伴靶器官病变者可出现心绞痛、肺水肿或高血压脑病。血压以收缩压显著升高为主,也可伴舒张压升高。发作一般历时短暂、控制血压后病情可迅速好转;但易复发。危象发作时交感神经活动亢进,血中儿茶酚胺升高。

2.高血压脑病

高血压脑病是指在高血压病程中发生急性脑血液循环障碍,引起脑水肿和颅内压增高而产生的临床征象。发生机制可能为过高的血压突破了脑血管的自身调节机制,导致脑灌注过多,液体渗入脑血管周围组织,引起脑水肿。临床表现有严重头痛呕吐、神志改变、较轻者可仅有烦躁、意识模糊,严重者可发生抽搐、昏迷。

(四)急进型高血压

约占高血压患者中1%～8%,多见于年轻人、男性居多。临床特点:①收缩压、舒张压均持续升高,舒张压常持续≥17.3 kPa(130 mmHg),很少有波动。②症状多而明显进行性加重,有一些患者高血压是缓慢病程,但后突然迅速发展,血压显著升高。③出现严重的内脏器官的损害,常在1～2年内发生心、脑、肾损害和视网膜病变,出现脑卒中、心梗、心力衰竭、尿毒症及视网膜病变。

(五)缓进型高血压

这种类型占95%以上,临床上又称之为良性高血压。因其起病隐匿,病情发展缓慢,病程较长,可达数十年,多见于中老年人。临床表现:①早期可无任何明显症状,仅有轻度头痛或不适,休息之后可自行缓解。偶测血压时才发现高血压。②逐渐发展,患者表现为头痛、头晕、失眠、乏力、记忆力减退症状,血压也随着病情发展是逐步升高并趋向持续性,波动幅度也随之减小并伴随着心、脑、肾等器官的器质性损害。此型高血压病由于病程长,早期症状不明显所以患者容易忽视其治疗,思想上不重视,不能坚持服药,最终造成不可逆的器官损害,危及生命。

(六)老年人高血压

年龄超过60岁达高血压诊断标准者即为老年人高血压。临床特点:①半数以上以收缩压为主;即单纯收缩期高血压(收缩压＞18.66 kPa;舒张压＜12 kPa),此与老年人大动脉弹性减退,顺应性下降有关,使脉压增大。流行病资料显示,单纯收缩压的升高也是心血管病致死的重要危险因素。②部分老年人高血压是由中年原发性高血压延续而来,属收缩压和舒张压均增高的混合型。③老年人高血压患者心、脑、肾器官常有不同程度损害,靶器官并发症如脑卒中、心力衰竭、心肌梗死和肾功能不全较为常见。④老年人压力感受路敏感性减退;对血压的调节功能降低,易造成血压波动及体位性低血压,尤其在使用降压药物治疗时要密切观察。老年人选用高血压药物时宜选用平和、缓慢的制剂,如利尿剂和长效钙拮抗剂及ACEI等;常规给予抗凝剂治疗;定期测量血压以予调整剂量。

(七)难治性高血压

难治性高血压又称顽固性或有抵抗性的高血压。临床特点:①治疗前血压≥24/15.32 kPa,经过充分的、合理的、联合应用三种药物(包括利尿剂),血压仍不能降至21.33/7.5 kPa以下。②治疗前血压<24/15.33 kPa,而适当的三联药物治疗仍不能达到:<18.66/12 kPa,则被认为是难治性高血压。③对于老年单纯收缩期高血压,如治疗前收缩压>26.66 kPa,经三联治疗,收缩压不能降至22.66 kPa以下,或治疗前收缩压21.33～26.66 kPa,而治疗后不能降至21.33 kPa以下及至少低1.33 kPa,亦称为难治性高血压。充分的合理的治疗应包括至少三种不同药理作用的药物,包括利尿剂并加之以下两种:β阻断剂,直接的血管扩张药,钙拮抗剂或血管紧张素转化酶抑制剂。应当说明的是,并不是所有严重的高血压都是难治性高血压,也不是难治性高血压都是严重高血压。

诊断难治性高血压应排除假性高血压及白大衣高血压,并排除继发性高血压,如嗜铬细胞瘤、原发性醛固酮增生症、肾血管性高血压等;中年或老年患者过去有效的治疗以后变得无效,则强烈提示肾动脉硬化及狭窄,肾动脉造影可确定诊断肾血管再建术可能是降低血压的唯一有效方法。

难治性高血压的主要原因可能有以下几种:①患者的依从性不好即患者没有按医生的医嘱服药,这可能是最主要的原因。依从性不好的原因可能药物方案复杂或服药次数频繁,患者未认识到控制好血压的重要性,药物费用及不良反应等。②患者食盐量过高(>5g/d),或继续饮酒,体重控制不理想。应特别注意来自加工食品中的盐,如咸菜、罐头、腊肉、香肠、酱油、酱制品、咸鱼、成豆制品等,应劝说患者戒烟、减肥、肥胖者减少热量摄入量。③医生不愿使用利尿药或使用多种作用机制相同的药物。④药物相互作用,如阿司匹林或非甾体类抗感染药因抑制前列腺素合成而干扰高血压的控制,拟交感胺类可使血压升高,麻黄素、口服避孕药、雄性激素、过多的甲状腺素、糖皮质激素等可使血压升高或加剧原先的高血压;消胆胺可妨碍抗高血压药物的经肠道吸收。三环类抗忧郁药,苯异丙胺、抗组织胺、单胺氧化酶抑制剂及可卡因干扰胍乙啶的药理作用。

(八)儿童高血压

关于儿童高血压的诊断标准尚未统一。WHO规定:13岁以上正常上限为18.66/12 kPa,13岁以下则为18/11.33 kPa。

儿童血压测量方法与成年人有所不同:①舒张压以Korotloff第四音为准。②根据美国心脏病协会规定,使用袖带的宽度为:1岁以下为2.5,1～4岁5～6,5～8岁8～9,成人12.5,否则将会低估或高估血压的高度。诊断儿童高血压应十分慎重,特别是轻度高血压者应加强随访。一经确诊为儿童高血压后,首先除外继发性高血压。继发性高血压中最常见的病因是肾脏疾病,其次是肾动脉血栓、肾动脉狭窄、先天性肾动脉异常、主动脉缩窄、嗜铬细胞瘤等。

临床特点:①5%的患者有高血压的家族史。②早期一般无明显症状,部分患者可有头痛,尤在剧烈运动时易发生。③超体重肥胖者达50%。④平素心动过速,心前区搏动明显,呈现高动力循环状态。⑤尿儿茶酚胺水平升高,尿缓激肽水平降低,血浆肾素活性轻度升高,交感神经活性增高。⑥对高血压的耐受力强,一般不引起心、肾、脑及眼底的损害。

（九）青少年高血压

青少年时期高血压的研究已越来越被人们重视。大量调查发现，青少年原发性高血压起源于儿童期，并认为青少年高血压与成人高血压及并发症有密切关系，同儿童期高血压病因相似，常见于继发性高血压，在青春期继发性高血压病例中，肾脏疾病仍然是主要的病因。

（十）精神紧张性高血压

交感神经系统在发病中起着重要作用。交感神经系统活性增强可导致：①血浆容量减少，血小板聚集，因而易诱发血栓形成。②激活肾素－血管紧张素系统，再加上儿茶酚胺的作用，引起左室肥厚的血管肥厚，肥厚的血管更易引起血管痉挛。③副交感神经系统活性较低和交感神经系统活性增强，是易引起心律失常，心动过速的因素。④降低骨骼肌对胰岛素的敏感性，其主要机制为：在紧急情况下；交感神经系统活性增高引起血管收缩，导致运输至肌肉的葡萄糖减少；去甲肾上腺素刺激β受体也可引起胰岛素耐受，持续的交感神经系统还可以造成肌肉纤维类型由胰岛素耐受性慢收缩纤维转变成胰岛素耐受性快收缩纤维，这些变化可致血浆胰岛素浓度水平升高，并促进动脉粥样硬化。

（十一）白大衣性高血压

白大衣性高血压（WCH）是指在诊疗单位内血压升高，但在诊疗单位外血压正常。有人估计，在高血压患者中，约有20％～30％为白大衣高血压，故近年来提出患者自我血压监测（HBPM）。HBPM有下列好处：①能更全面更准确地反应患者的血压。②没有“白大衣效应”。③提高患者服药治疗和改变生活方式的顺从性。④无观察者的偏倚现象。自测血压可使用水银柱血压计，亦可使用动态血压监测（ABPM）的方法进行判断。有人认为“白大衣高血压”也应予以重视，它可能是早期高血压的表现之一。我国目前的参考诊断标难为WCH患者诊室收缩压＞21.33 kPa和（或）舒张压＞12 kPa并且白昼动态血压收缩压＜18 kPa，舒张压＜10.66 kPa，这还需要经过临床的验证和评价。

“白大衣性高血压”多见于女性、年轻人，体型瘦以及诊所血压升高、病程较短者。在这类患者中，规律性的反复出现的应激方式，例如上班工作，不会引起血压升高。ABPM有助于诊断“白大衣性高血压”。其确切的自然史与预后还不很清楚。

（十二）应激状态

偏快的心率是处于应激状态的一个标志，心动过速是交感神经活性增高的一个可靠指标，同时也是心血管病病死率的一个独立危险因素。心率增快与血压升高、胆固醇升高、三酰甘油升高、血球压积升高、体重指数升高、胰岛素抵抗、血糖升高、高密度脂蛋白－胆固醇降低等密切相关。

（十三）夜间高血压

24 h动态血压监测发现部分患者的血压正常节律消失，夜间收缩压或舒张压的降低小于日间血压平均值的10％，甚至夜间血压反高于日间血压。夜间高血压常见于某些继发性高血压（如嗜铬细胞瘤、原发性醛固酮增多症、肾性高血压）、恶性高血压和合并心肌梗死、脑卒中的原发性高血压。夜间高血压的产生机制与神经内分泌正常节律障碍、夜间上呼吸道阻塞、换气过低和睡眠觉醒有关，其主要症状是响而不规则的大鼾、夜间呼吸暂停及日间疲乏和嗜睡。这种患者常伴有超重、易发生脑卒中、心肌梗死、心律失常和猝死。

(十四)肥胖型高血压

肥胖者易患高血压,其发病因素是多方面的,伴随的危险因素越多,则预后越差。本型高血压患者心、肾、脑、肺功能均较无肥胖者更易受损害,且合并糖尿病、高脂血症、高尿酸血症者多,患冠心病、心力衰竭、肾功能障碍者明显增加。

(十五)夜间低血压性高血压

是指日间为高血压(特别是老年收缩期性高血压),夜间血压过度降低,即夜间较日间血压低超过20%。其发病机制与血压调节异常、血压节律改变有关。该型高血压易发生腔隙性脑梗死,可能与夜间脑供血不足、高凝状态有关。治疗应注意避免睡前使用降压药(尤其是能使夜间血压明显降低的药物)。

(十六)顽固性高血压

顽固性高血压是指高血压患者服用三种以上的不同作用机制的全剂量降压药物,测量血压仍不能控制在18.66/12.66 kPa以下或舒张压(DBP)≥13.33 kPa,老年患者血压仍>21.33/12 kPa,或收缩压(SBP)不能降至18.66 kPa以下。顽固性高血压的原因:①治疗不当。应采用不同机制的降压药物联合应用。②对药物的不能耐受。由于降压药物引起不良反应;而中断用药,常不服药或间断服药,造成顺应性差。③继发性高血压。当患者血压明显升高并对多种治疗药物呈抵抗状态的,应考虑排除继发因素。常见肾动脉狭窄、肾动脉粥样斑块形成,肾上腺疾病等。④精神因素。工作繁忙造成白天血压升高,夜间睡眠时血压正常。⑤过度摄钠。尤其对高血压人群中,约占50%的盐敏感性高血压,例如老年患者和肾功能减退者,盐摄入量过高更易发生顽固性高血压,而低钠饮食可改善其对药物的抵抗性。

五、护理评估

(一)病史

应注意询问患者有无高血压家族史,个性特征,职业、人际关系、环境中有无引发本病的应激因素,生活与饮食习惯、烟酒嗜好,有无肥胖、心脏病、肾脏病、糖尿病、高脂血症、痛风、支气管哮喘等病史及用药情况。

(二)身体状况

高血压病根据起病和病情进展缓急分为缓进型和急进型两类,前者多见,后者约占高血压病的1%~5%。

1.一般表现

缓进型原发性高血压起病隐匿,病程进展缓慢,早期多无症状,偶在体格检查时发现血压升高,少数患者在发生心脑、肾等并发症后才被发现。高血压患者可在精神紧张、情绪激动或劳累后有头晕、头痛、眼花耳鸣、失眠、乏力、注意力不集中等症状,但症状与血压增高程度并不一定一致。

患者血压随季节、昼夜、情绪等因素有较大波动,表现为冬季较夏季高、清晨较夜间高、激动时较平静时高等特点。体检时可听到主动脉瓣区第二心音亢进、主动脉瓣区收缩期杂音,少数患者在颈部或腹部可听到血管杂音。长期持续高血压可有左心室肥厚。

高血压病早期血压仅暂时升高,去除原因和休息后可恢复,称为波动性高血压阶段。随病情进展,血压呈持久增高,并有脏器受损表现。

2.并发症

主要表现心、脑、肾等重要器官发生器质性损害和功能性障碍。

(1)心脏:血压长期升高,增加了左心室的负担。左室因代偿而心肌肥厚,继而扩张,形成高血压性心脏病。在心功能代偿期,除有劳累性心悸外,其他症状不明显。心功能失代偿时,则表现为心力衰竭。由于高血压后期可并发动脉粥样硬化,故部分患者可并发冠心病,发生心绞痛、心肌梗死。

(2)脑:重要的脑血管病变表现有,一时性(间歇性)脑血管痉挛:可使脑组织缺血,产生头痛、一时性失语、失明、肢体活动不灵或偏瘫。可持续数分钟至数日,一般在 24 h 内恢复。①脑出血:一般在紧张的体力或脑力劳动时容易发生,例如情绪激动、搬重物等时突然发生。其临床表现因出血部位不同而异,最常见的部位在脑基底节豆状核,故常损及内囊,又称内囊出血。其主要表现为突然摔倒,迅速昏迷,头、眼转向出血病灶的同侧,出血病灶对侧的"三偏"症状,即偏瘫、偏身感觉障碍和同侧偏盲。呼吸深沉而有鼾声,大小便失禁。瘫痪肢体开始完全弛缓,腱反射常引不出。数日后瘫痪肢体肌张力增高,反射亢进,出现病理反射。脑动脉血栓形成:多在休息睡眠时发生,常先有头晕、失语、肢体麻木等症状,然后逐渐发生偏瘫,一般无昏迷。随病情进展,可发生昏迷甚至死亡。上述脑血管病变的表现,祖国医学统称为"中风"或"卒中",现代医学统称为"脑血管意外"。②高血压脑病:是指脑小动脉发生持久而严重的痉挛、脑循环发生急性障碍,导致脑水肿和颅内压增高,可发生于急进型或严重的缓进型高血压病患者。表现血压持续升高,常超过 26.7/16.0 kPa(200/120 mmHg),剧烈头痛、恶心、呕吐、眩晕、抽搐、视力模糊、意识障碍,直至昏迷。发作可短至数分钟,长者可达数小时或数日。

(3)肾的表现:长期高血压可致肾小动脉硬化,当肾功能代偿时,临床上无明显肾功能不全表现。当肾功能转入失代偿期时,可出现多尿、夜尿增多、口渴、多饮,提示肾浓缩功能减低,尿比重固定在 1.010 左右,称为等渗尿。当肾功能衰退时,可发展为尿毒症,血中肌酐、尿素氮增高。

(4)眼底视网膜血管改变:目前我国采用 Keit h-Wegener4 级眼底分级法。Ⅰ级,视网膜动脉变细;Ⅱ级,视网膜动脉狭窄,动脉交叉压迫;Ⅲ级,眼底出血或棉絮状渗出;Ⅳ级,视神经盘水肿。眼底的改变可反映高血压的严重程度。

3.急进型高血压病

急进型高血压占高血压病的 1%左右,可由缓进型突然转变而来,也可起病即为急进型。多见于青年和中年。基本的临床表现与缓进型高血压病相似,但各种症状更为突出,具有病情严重、发展迅速、肾功能急剧恶化和视网膜病变(眼底出血、渗出、乳头水肿)等特点。血压显著增高,舒张压持续在 17.3～18.6 kPa(130～140 mmHg)或更高,常于数月或 1～2 年内出现严重的心、脑、肾损害、最后常为尿毒症死亡,也可死于急性脑血管疾病或心力衰竭。经治疗后,少数病情亦可转稳定。

高血压危象:是指短期内血压急剧升高的严重临床表现。它是在高血压的基础上,交感神经亢进致周围小动脉强烈痉挛,这是血压进一步升高的结果,常表现为剧烈头痛、神志改变、恶心、呕吐、心悸、呼吸困难等。收缩压可高达 34.7 kPa(260 mmHg),舒张压 16 kPa(120 mmHg)以上。

(三)实验室及其他检查

1.尿常规检查

可阴性或有少量蛋白和红细胞，急进型高血压患者尿中常有大量蛋白、红细胞和管型，肾功能减退时尿比重降低，尿浓缩和稀释功能减退，血中肌酐和尿素氮增高。

2.X线检查

轻者主动脉迂曲延长或扩张、并发高血压性心脏病时，左心室增大，心脏至靴形样改变。

3.超声波检查

心脏受累时，二维超声显示：早期左室壁搏动增强，第Ⅱ期多见室间隔肥厚，继则左心室后型肥厚；左心房轻度扩大；超声多普勒于二尖瓣上可测出舒张期血流速度减慢，舒张末期速度增快。

4.心电图和心向量图检查

心脏受累的患者又可见左心室增厚或兼有劳损，P波可增宽或有切凹，P环振幅增大，特别终末向后电力更为明显。偶有心房颤动或其他心律失常。

5.血浆肾素活性和血管紧张素Ⅱ浓度测定

二者可增高，正常或降低。

6.血浆心钠素浓度测定

心钠素浓度降低。

六、护理目标

(1)头痛减轻或消失。

(2)焦虑减轻或消失。

(3)血压维持在正常水平，未发生意外伤害。

(4)能建立良好的生活方式，合理膳食。

七、护理措施

(一)一般护理

(1)头痛、眩晕、视力模糊的患者应卧床休息，抬高床头，保证充足的睡眠。指导患者使用放松技术，如缓慢呼吸、心理训练、音乐治疗等，避免精神紧张、情绪激动和焦虑，保持情绪平稳。保持病室安静，减少声光刺激和探视、护理操作动作要轻巧并集中进行，少打扰患者。对因焦虑而影响睡眠的患者遵医嘱应用镇静剂。

(2)有氧运动可降压减肥、改善脏器功能、提高活动耐力、减轻胰岛素抵抗，指导轻症患者选择适当的运动，如慢跑、健身操、骑自行车、游泳等(避免竞技性、力量型的运动)，一般每周3～5次，每次30～40 min，出现头晕、心慌、气短、极度疲乏等症状时应立即停止运动。

(3)合理膳食，每日摄钠量不超过6 g，减少热量、胆固醇、脂肪摄入，适当增加蛋白质，多吃蔬菜、水果，摄入足量的钾、镁、钙，避免过饱，戒烟酒及刺激性的饮料，可以降低血压，减轻体重，防止高血脂和动脉硬化，防止便秘，减轻心脏负荷。

(二)病情观察与护理

(1)注意神志、血压、心率、尿量、呼吸频率等生命体征的变化，每日定时测量并记录血压。血压有持续升高时，密切注意有无剧烈头痛、呕吐、心动过速、抽搐等高血压脑病和高血压危象的征象。出现上述现象时应给予氧气吸入，建立静脉通路，通知病危，准备各种抢救物品及急救药物，详细书写特别护理记录单；配合医生采取紧急抢救措施，加快速降压、制止抽搐，以防脑血管疾病的发生。

(2)注意用药及观察：高血压患者服药后应注意观察服药反应，并根据病情轻重、血压的变化决定用药剂量与次数，详细做好记录。若有心、脑、肾严重并发症，则药物降压不宜过快，否则供血不足易发生危险。血压变化大时，要立即报告医师予以及时处理。要告诉患者按时服药及观察，忌乱用药或随意增减剂量与擅自停药。用降压药期间要经常测量血压并做好记录，以提供治疗参考，注意起床动作要缓慢，防止体位性低血压引起摔倒。用利尿剂降压时注意记出入量，排尿多的患者应注意补充含钾高的食物和饮料，如玉米面、海带、蘑菇、枣、桃、香蕉、橘子汁等。用心得安药物要逐渐减量、停药，避免突然停用引起心绞痛发作。

(3)患者如出现肢体麻木，活动欠灵，或言语含糊不清时，应警惕高血压并发脑血管疾病。对已有高血压心脏病者，要注意有无呼吸困难、水肿等心力衰竭表现；同时检查心率、心律有无心律失常的发生。观察尿量及尿的化验变化，以发现肾脏是否受累。发现上述并发症时，要协助医生相应的治疗及做好护理工作。

(4)高血压急症时，应迅速准确按医嘱给予降压药、脱水剂及镇痉药物，注意观察药物疗效及不良反应，严格按药物剂量调节滴速，以免血压骤降引起意外。

(5)出现脑血管意外、心力衰竭、肾衰竭者，给予相应抢救配合。

八、健康教育

(1)向患者提供有关本病的治疗知识，注意休息和睡眠，避免劳累。

(2)同患者共同讨论改变生活方式的重要性，低盐、低脂、低胆固醇、低热量饮食，禁烟、酒及刺激性饮料。肥胖者节制饮食。

(3)教会患者进行自我心理平衡调整，自我控制活动量，保持良好的情绪，掌握劳逸适度，懂得愤怒会使舒张压升高，恐惧焦虑会使收缩压升高的道理，并竭力避免之。

(4)定期、准确、及时服药，定期复查。

(5)保持排便通畅，规律的性生活，避免婚外性行为。

(6)教会患者怎样测量血压及记录。让患者掌握药物的作用及不良反应，告诉患者不能突然停药。

(7)指导患者适当地进行运动，可增加患者的健康感觉和松弛紧张的情绪，增高 HDL-C。推荐作渐进式的有氧运动，如散步、慢跑；也可打太极拳、练气功；避免举高重物及做等长运动(如举重、哑铃)。

第七节　心律失常的护理

正常心律起源于窦房结，并沿正常房室传导系统顺序激动心房和心室，频率为 60～100 次/分(成人)，节律基本规则。心律失常是指心脏冲动的起源、频率、节律、传导速度和传导顺序等异常。

一、分类

心律失常按其发生机制分为冲动形成异常和冲动传导异常两大类。

(一)冲动形成异常

1.窦性心律失常

(1)窦性心动过速。

(2)窦性心动过缓。

(3)窦性心律不齐。

(4)窦性停搏等。

2.异位心律

(1)主动性异位心律:①期前收缩(房性、房室交界区性、室性)。②阵发性心动过速(房性、房室交界区性、室性)。③心房扑动、心房颤动。④心室扑动、心室颤动。

(2)被动性异位心律:①逸搏(房性、房室交界区性、室性)。②逸搏心律(房性、房室交界区性、室性)。

(二)冲动传导异常

(1)生理性:干扰及房室分离。

(2)病理性:①窦房传导阻滞。②房内传导阻滞。③房室传导阻滞。④室内传导阻滞(左、右束支及左束支分支传导阻滞)。

(3)房室间传导途径异常:预激综合征。此外,临床上依据心律失常发作时心率的快慢分为快速性心律失常和缓慢性心律失常。

二、病因及发病机制

(一)生理因素

健康人均可发生心律失常,特别是窦性心律失常和期前收缩等。情绪激动、精神紧张、过度疲劳,大量吸烟、饮酒、喝浓茶或咖啡等常为诱发因素。

(二)器质性心脏病

各种器质性心脏病是引发心律失常的最常见原因,以冠心病、心肌病、心肌炎、风湿性心脏病多见,尤其发生心力衰竭或心肌梗死时。

(三)非心源性疾病

除了心脏病外,其他系统的严重疾病,均可引发心律失常,如急性脑血管病、甲状腺功能亢进、慢性阻塞性肺病等。

(四)其他

电解质紊乱(低钾血症、低钙血症、高钾血症等)、药物作用(洋地黄、肾上腺素等)、心脏手术或心导管检查、中暑、电击伤等均可引发心律失常。

心律失常发生的基本原理是由于多种原因引起心肌细胞的自律性、兴奋性、传导性改变,导致心脏冲动形成异常、冲动传导异常,或两者兼而有之。

三、诊断要点

通过病史、体征可以做出初步判定。确定心律失常的类型主要依靠心电图,某些心律失常尚需做心电生理检查。

(一)病史

心律失常的诊断应从详尽采集病史入手,让患者客观描述发生心悸等症状时的感受。症状的严重程度取决于心律失常对血流动力学的影响,轻者可无症状或出现心悸、头晕;严重者可诱发心绞痛、心力衰竭,昏厥甚至猝死,增加心血管病死亡的危险性。

(二)体格检查

包括心脏视诊、触诊、叩诊、听诊的全面检查,并注意检查患者的神志、血压、脉搏频率及节律。

(三)辅助检查

心电图是诊断心律失常最重要的一项无创性检查技术。应记录多导联心电图,并记录能清楚显示P波导联的心电图长条以备分析,通常选择Ⅱ或V_1导联。其他辅助诊断的检查还有动态心电图、运动试验和食管心电图等。临床心电生理检查,如食管心房调搏检查、心室内心电生理检查对明确心律失常的发病机制、治疗、预后均有很大帮助。

四、各种心律失常的概念、临床意义及心电图特点

(一)窦性心律失常

正常心脏起搏点位于窦房结,由窦房结发出冲动引起的心律称窦性心律,成人频率为60～100次/分。正常窦性心律的心电图特点为:①P波在Ⅰ、Ⅱ、aVF导联直立,aVR导联倒置。②PR间期0.12～0.20 s。③PP间期之差<0.12 s。窦性心律的频率可因年龄、性别、体力活动等不同有显著差异。

1.窦性心动过速

(1)成人窦性心律的频率超过100次/分,称为窦性心动过速,其心率的增快和减慢是逐渐改变的。

(2)心电图特点为窦性心律,PP间期<0.60 s,成人频率大多在100～180次/分。

(3)窦性心动过速一般不需特殊治疗。治疗主要针对原发病和去除诱因,必要时可应用β受体阻滞剂(如普萘洛尔)或镇静剂(如地西泮)。

2.窦性心动过缓

(1)成人窦性心律的频率低于60次/分,称为窦性心动过缓。

(2)心电图特点为窦性心律,PP间期>1.0 s。常伴窦性心律不齐,即PP间期之差>0.12 s。

(3)无症状的窦性心动过缓通常无须治疗。因心率过慢出现头晕、乏力等心啰音不足症状时,可用阿托品、异丙肾上腺素等药物,必要时需行心脏起搏治疗。

3.窦性停搏

(1)窦性停搏是指窦房结冲动形成暂停或中断,导致心房及心室活动相应暂停的现象,又称窦性静止。

(2)心电图特点为一个或多个PP间期显著延长,而长PP间期与窦性心律的基本PP间期之间无倍数关系,其后可出现交界性或室性逸搏或逸搏心律。

(3)窦性停搏可由迷走神经张力增高或洋地黄、胺碘酮、钾盐、乙酰胆碱等药物,高钾血症、心肌炎、心肌病、冠心病等引起。临床症状轻重不一,轻者无症状或偶尔出现心搏暂停,重者可

发生阿一斯综合征甚至死亡。

4.病态窦房结综合征

(1)病态窦房结综合征(SSS),简称病窦综合征。由窦房结及其邻近组织病变引起的窦房结起搏功能和(或)窦房结传导功能障碍,从而产生多种心律失常的综合表现。

(2)病窦综合征常见病因为冠心病、心肌病、心肌炎,亦可见于结缔组织病、代谢性疾病及家族性遗传性疾病等,少数病因不明。主要临床表现为心动过缓所致脑、心、肾等脏器供血不足症状,尤以脑供血不足症状为主。轻者表现为头晕、心悸、乏力、记忆力减退等,重者可发生短暂昏厥或阿－斯综合征。部分患者合并短阵室上性快速性心律失常发作(慢一快综合征),进而可出现心悸、心绞痛或心力衰竭。

(3)心电图特点为:①持续而显著的窦性心动过缓(＜50 次/分)。②窦性停搏或(和)窦房阻滞。③窦房传导阻滞与房室传导阻滞并存。④心动过缓一心动过速综合征,又称慢－快综合征,是指心动过缓与房性快速性心律失常(如房性心动过速、心房扑动、心房颤动)交替发作,房室交界区性逸搏心律。

(4)积极治疗原发疾病。无症状者,不必给予治疗,仅定期随访观察;反复出现严重症状及心电图大于 3 秒长间歇者宜首选安装人工心脏起搏器。慢－快综合征应用起搏器治疗后,患者仍有心动过速发作,则可同时用药物控制快速性心律失常发作。

(二)期前收缩

期前收缩又称期前收缩,简称早搏。是指窦房结以外的异位起搏点发出的过早冲动引起的心脏搏动。根据异位起搏点的部位不同可分为房性、房室交界性和室性。早搏可偶发或频发,如每个窦性搏动后出现一个早搏,称为二联律;每两个窦性搏动后出现一个早搏,称三联律。在同一导联上如室性早搏的形态不同,称为多源性室性早搏。

期前收缩可见于健康人,其发生与情绪激动、过度疲劳、过量饮酒或吸烟、饮浓茶、咖啡等有关。冠心病急性心肌梗死、风湿性心瓣膜病、心肌病、心肌炎等各种心脏病常可引起。此外,药物毒性作用,电解质紊乱,心脏手术或心导管检查均可引起期前收缩。

1.临床意义

偶发的期前收缩一般无症状,部分患者可有漏跳的感觉。频发的期前收缩由于影响心排 i 血量,可引起头痛、乏力、昏厥等;原有心脏病者可诱发或加重心绞痛或心力衰竭。听诊心律不规则,期前收缩的第一心音增强,第二心音减弱或消失。脉搏触诊可发现脉搏脱落。

2.心电图特点

(1)房性期前收缩:提前出现的房性异位 P′波,其形态与同导联窦性 P 波不同;P′R 间期＞0.12 s;P′波后的 QRS 波群有三种可能:①与窦性心律的 QRS 波群相同。②因室内差异性传导出现宽大畸形的 QRS 波群。③提前出现的 P′波后无 QRS 波群,称为未下传的房性期前收缩;多数为不完全性代偿间歇(即期前收缩前后窦性 P 波之间的时限常短于 2 个窦性 PP 间期)。

(2)房室交界区性期前收缩:提前出现的 QRS 波群,其形态与同导联窦性心律 QRS 波群相同,或因室内差异性传导而变形;逆行 P 波(Ⅰ、Ⅱ、aVF 导联倒置,aVR 导联直立)有三种可能:①P′波位于 QRS 波群之前,P′R 间期＜0.12 s。②P′波位于 QRS 波群之后,RP′间期

<0.20 s。③P′波埋于 QRS 波群中，QRS 波群之前后均看不见 P′波；多数为完全性代偿间期(即期前收缩前后窦性 P 波之间的时限等于 2 个窦性 PP 间期)。

(3)室性期前收缩：①提前出现的 QRS 波群宽大畸形，时限>0.12 s。②QRS 波群前无相关的 P 波。③T 波方向与 QRS 波群主波方向相反。④多数为完全性代偿间歇。

3.治疗要点

(1)病因治疗：积极治疗原发病，解除诱因。如改善心肌供血，控制心肌炎症，纠正电解质紊乱，避免情绪激动或过度疲劳等。

(2)药物治疗：无明显自觉症状或偶发的期前收缩者，一般无须抗心律失常药物治疗，可酌情使用镇静剂，如地西泮等。如频繁发作，症状明显或有器质性心脏病者，必须积极治疗。根据期前收缩的类型选用不同的药物。房性期前收缩、交界性期前收缩可选用维拉帕米、普罗帕酮、莫雷帕酮或 β 受体阻滞剂等药物。室性期前收缩选用 β 受体阻滞剂、美西律、普罗帕酮、莫雷帕酮等药物。

(3)其他：急性心肌梗死早期发生的室性期前收缩可选用利多卡因；洋地黄中毒引起的室性期前收缩者首选苯妥英钠。

(三)阵发性心动过速

阵发性心动过速是一种阵发性快速而规律的异位心律，是由三个或三个以上连续发生的期前收缩形成，根据异位起搏点的部位不同可分为房性、房室交界性和室性阵发性心动过速。由于房性、房室交界性阵发性心动过速在临床上难以区别，故统称为阵发性室上性心动过速(PSVT)。阵发性室上性心动过速常见于无器质性心脏病者，其发作与体位改变、情绪激动、过度疲劳、烟酒过量等有关。阵发性室性心动过速多见于心肌病变广泛而严重的患者，如冠心病发生急性心肌梗死时；其次是心肌病、心肌炎、二尖瓣脱垂、心瓣膜病等。

1.临床意义

(1)阵发性室上性心动过速突然发作、突然终止，持续时间长短不一。发作时患者常有心悸、焦虑、紧张、乏力，甚至诱发心绞痛、心功能不全、昏厥或休克。症状轻重取决于发作时的心率、持续时间和有无心脏病变等。听诊，心律规则，心率 150～250 次/分，心尖部第一心音强度不变。

(2)阵发性室性心动过速症状轻重取决于室速发作的频率、持续时间、有无器质性心脏病及心功能状况。非持续性室速(发作时间<30 s)患者通常无症状或仅有心悸；持续性室速患者常伴明显血流动力学障碍与心肌缺血，可出现低血压、昏厥、心绞痛、休克或急性肺水肿。听诊心律略不规则，心率常在 100～250 次/分。如发生完全性房室分离，则第一心音强度不一致。

2.心电图特点

(1)阵发性室上性心动过速：①三个或三个以上连续而迅速地室上性早搏，频率范围达，150～250 次/秒，节律规则。②P 波不易分辨。③绝大多数患者 QRS 波群形态与时限正常。

(2)阵发性室性心动过速：①三个或三个以上连续而迅速地室性早搏，频率范围达 100～250 次/分，节律较规则或稍有不齐。②QRS 波群形态畸形，时限>0,12 s，有继发 ST-T 改变。③如有 P 波，则 P 波与 QRS 波无关，且其频率比 QRS 频率缓慢。④常可见心室夺获与室性融合波。

3.治疗要点

(1)阵发性室上性心动过速。急性发作时治疗:①刺激迷走神经:可起到减慢心率、终止发作的作用。方法包括刺激悬雍垂诱发恶心、呕吐;深吸气后屏气,再用力做呼气动作(Valsalva动作);颈动脉窦按摩等。上述方法可重复多次使用。②药物终止发作:当刺激迷走神经无效时,可采用维拉帕米或三磷酸腺苷(ATP)静脉注射。预防复发:除避免诱因外,发作频繁者可选用地高辛、长效钙通道阻滞剂、长效普萘洛尔等药物。对于反复发作或药物治疗无效者,可考虑施行射频消融术。该方法具有安全、迅速、有效且能治愈心动过速的优点,可作为预防发作的首选方法。

(2)阵发性室性心动过速:由于室速多发生于器质性心脏病者,往往导致血流动力学障碍,甚至发展为室颤,应严密观察予以紧急处理,终止其发作。一般遵循的原则是:无器质性心脏病者发生的非持续性室速,如无症状,无须进行治疗;持续性室速发作,无论有无器质性心脏病,均应给予治疗;有器质性心脏病的非持续性室速亦应考虑治疗。药物首选利多卡因,静脉注射 100 mg,有效后可予静脉滴注维持。其他药物如普罗帕酮、胺碘酮也有疗效。如使用上述药物无法终止发作,且患者已出现低血压、休克、脑血流灌注不足等危险表现,应立即给予同步直流电复律。

(四)扑动与颤动

当自发性异位搏动的频率超过阵发性心动过速的范围时,形成扑动或颤动。根据异位起搏点的部位不同可分为心房扑动(简称房扑)与心房颤动(简称房颤);心室扑动(简称室扑)与心室颤动(简称室颤)。房颤是成人最常见的心律失常之一,远较房扑多见,二者发病率之比为10∶1～20∶1,绝大多数见于各种器质性心脏病,其中以风湿性心瓣膜病最为常见。室扑与室颤是最严重的致命性心律失常,室扑多为室颤的前奏,而室颤则是导致心源性猝死的常见心律失常,也是心脏病或其他疾病临终前的表现。

1.临床意义

(1)心房扑动与心房颤动。房扑和房颤的症状取决于有无器质性心脏病、基础心功能以及心室率的快慢。如心室率不快且无器质性心脏病者可无症状;心室率快者可有心悸、胸闷、头晕、乏力等。房颤时心房有效收缩消失,心啰音减少 25%～30%,加之心室率增快,对血流动力学影响较大,导致心啰音、冠状循环及脑部供血明显减少,引起心力衰竭、心绞痛或昏厥;还易引起心房内附壁血栓的形成,部分血栓脱落可引起体循环动脉栓塞,以脑栓塞最常见。体检时房扑的心室律可规则或不规则。房颤时,听诊第一心音强弱不等,心室律绝对不规则;心室率较快时,脉搏短绌(脉率慢于心率)明显。

(2)心室扑动与心室颤动。室扑和室颤对血流动力学的影响均等于心室停搏,其临床表现无差别,二者具有下列特点:意识突然丧失,常伴有全身抽搐,持续时间长短不一;心音消失,脉搏触不到,血压测不出;呼吸不规则或停止;瞳孔散大,对光反射消失。

2.心电图特点

(1)心房扑动心电图特征:①P 波消失,代之以 250～350 次/分,间隔均匀,形状相似的锯齿状心房扑动波(F 波)。②F 波与 QRS 波群成某种固定的比例,最常见的比例为 2∶1 房室传导，有时比例关系不固定，则引起心室律不规则。③QRS 波群形态一般正常，伴有室内差异性传导者 QRS 波群可增宽、变形。

(2)心房颤动心电图特征：①P 波消失，代之以大小不等、形态不一、间期不等的心房颤动波(f 波)，频率为 350～600 次/分。②RR 间期绝对不等。③QRS 波群形态通常正常，当心室率过快，发生室内差异性传导时，QRS 波群增宽、变形。

(3)心室扑动的心电图特点：P-QRS-T 波群消失，代之以 150～300 次/分波幅大而较规则的正弦波(室扑波)图形。

(4)心室颤动的心电图特点：P-QRS-T 波群消失，代之以形态、振幅与间隔绝对不规则的颤动波(室颤波)，频率为 150～500 次/分。

3.治疗要点

(1)心房扑动和颤动：房扑或房颤伴有较快心室率时，可使用洋地黄类药物减慢心室率，以保持血流动力学的稳定，此法可以使有些房扑或房颤转为窦性心律。其他药物如维拉帕米、地尔硫䓬等也能起到终止房扑、房颤的作用。对于持续性房颤的患者，符合条件者可采用药物如奎尼丁、胺碘酮等进行复律。无效时可使用电复律。

(2)心室扑动和颤动：室扑或室颤发生后，如果不迅速采取抢救措施，患者一般在 3～5 min内死亡，因此必须争分夺秒，尽快恢复有效心律。一旦心电监测确定为心室扑动或颤动时，立即采用除颤器进行非同步直流电除颤，同时配合胸部按压及人工呼吸等心肺复苏术，并经静脉注射利多卡因以及其他复苏药物如肾上腺素等。

(五)房室传导阻滞

房室传导阻滞(AVB)是指冲动从心房传到心室的过程中，冲动传导的延迟或中断。根据病因不同，其阻滞部位可发生在房室结、房室束以及束支系统内，按阻滞程度可分为三类。常见器质性心脏病，偶尔第一度和第二度Ⅰ型房室传导阻滞可见于健康人，与迷走神经张力过高有关。

1.临床意义

(1)第一度房室传导阻滞：指传导时间延长(PR 间期延长)；患者多无自觉症状，听诊时第一心音可略为减弱。

(2)第二度房室传导阻滞：指心房冲动部分不能传入心室(心搏脱漏)；心搏脱漏仅偶尔出现时，患者多无症状或偶有心悸，如心搏脱漏频繁心室率缓慢时，可有乏力、头晕甚至短暂昏厥；听诊有心音脱漏，触诊脉搏脱落，若为 2∶1 传导阻滞，则可听到慢而规则的心室率。

(3)第三度房室传导阻滞：指心房冲动全部不能传入心室；患者症状取决于心室率的快慢，如心室率过慢，心啰音减少，导致心脑供血不足，可出现头晕、疲乏、心绞痛、心力衰竭等，如心室搏动停顿超过 15 s 可引起昏厥、抽搐，即阿一斯综合征发生，严重者可猝死；听诊心律慢而规则，心室率多为 35～50 次/分，第一心音强弱不等，间或闻及心房音及响亮清晰的第一心音(大炮音)。

2.心电图特点

(1)第一度房室传导阻滞心电图特征：①PR 间期延长，成人＞0.20 s(老年人＞0.21 s)。②每个 P 波后均有 QRS 波群。

(2)第二度房室传导阻滞:按心电图表现可分为Ⅰ型和Ⅱ型。

第二度Ⅰ型房室传导阻滞心电图特征:①PR间期在相继的心搏中逐渐延长,直至发生心室脱漏,脱漏后的第一个PR间期缩短,如此周而复始。②相邻的RR间期进行性缩短,直至P波后QRS波群脱漏。③心室脱漏造成的长RR间期小于两个PP间期之和。

第二度Ⅱ型房室传导阻滞心电图特征:①PR间期固定不变(可正常或延长);②数个P波之后有一个QRS波群脱漏,形成2:1、3:1、3:2等不同比例房室传导阻滞;③QRS波群形态一般正常,亦可有异常。如果第二度Ⅱ型房室传导阻滞下传比例≥3:1时,称为高度房室传导阻滞。

(3)第三度房室传导阻滞心电图特征:①P波与QRS波群各有自己的规律,互不相关,呈完全性房室分离。②心房率>心室率。③QRS波群形态和时限取决于阻滞部位,如阻滞位于希氏束及其附近,心室率约40~60次/分,QRS波群正常。④如阻滞部位在希氏束分叉以下,心室率可在40次/分以下,QRS波群宽大畸形。

3.治疗要点

(1)病因治疗:积极治疗引起房室传导阻滞的各种心脏病、纠正电解质紊乱,停用有关药物,解除迷走神经过高张力等。第一度或第二度Ⅰ型房室传导阻滞,心室率不太慢(>50次/分)且无症状者,仅需病因治疗,心律失常本身无须进行治疗。

(2)药物治疗:第二度Ⅱ型或第三度房室传导阻滞,心室率慢并影响血流动力学,应及时提高心室率以改善症状,防止发生阿-斯综合征。

常用药物有:①异丙肾上腺素持续静脉滴注,使心室率维持在60~70次/分,对急性心肌梗死患者要慎用。②阿托品静脉注射,适用于阻滞部位位于房室结的患者。

(3)人工心脏起搏治疗:对心室率低于40次/分,症状严重者,特别是曾发生过阿-斯综合征者,应首选安装人工心脏起搏器。

五、常见护理诊断

(一)活动无耐力

与心律失常导致心哷音减少有关。

(二)焦虑

与心律失常致心跳不规则、停跳及反复发作、治疗效果不佳有关。

(三)潜在并发症

心力衰竭、猝死。

六、护理措施

(一)一般护理

1.体位与休息

当心律失常发作患者出现胸闷、心悸、头晕等不适时,应采取高枕卧位、半卧位或其他舒适体位,尽量避免左侧卧位。有头晕、昏厥发作或曾有跌倒病史者应卧床休息,加强生活护理。

2.饮食护理

给予清淡易消化、低脂和富于营养的饮食,且少量多餐,避免刺激性饮料。有心力衰竭患者应限制钠盐摄入,对服用利尿剂者应鼓励多进食富含钾盐的食物,避免出现低钾血症而诱发心律失常。

(二)病情观察

(1)评估心律失常可能引起的临床症状,如心悸、乏力、胸闷、头晕、昏厥等,注意观察和询问这些症状的程度、持续时间以及给患者日常生活带来的影响。

(2)定期测量心率和心律,判断有无心动过速、心动过缓、期前收缩、房颤等心律失常发生。对于房颤患者,两名护士应同时测量患者心率和脉率一分钟,并记录,以观察脉短绌的变化发生情况。

(3)心电图检查是判断心律失常类型及检测心律失常病情变化的最重要的手段,护士应掌握心电图机的使用方法,在患者心律失常突然发作时及时描记心电图并表明日期和时间。行24 h动态心电图检查的患者,应嘱其保持平素的生活和活动,并记录症状出现的时间及当时所从事的活动,以利于发现病情及查找病因。

(4)对持续心电监测的患者,应注意观察是否出现心律失常及心律失常的类型、发作次数、持续时间、治疗效果等情况。当患者出现频发、多源性室性早搏、RonT现象、阵发性室性心动过速、第二度Ⅱ型及第三度房室传导阻滞时,应及时通知医生。

(三)用药护理

严格遵医嘱按时按量应用抗心律失常药物,静脉注射抗心律失常药物时速度应缓慢,静脉滴注速度严格按医嘱执行。用药期间严密监测脉率、心律、心率、血压及患者的反应,及时发现因用药而引起的新的心律失常和药物中毒,做好相应的护理。

1.奎尼丁

毒性反映较重,可致心力衰竭、窦性停搏、房室传导阻滞、室性心动过速等心脏毒性反应,故在给药前要测量血压、心率、心律,如有血压低于12.0/8.0 kPa(90/60 mmHg),心率慢于60次/分,或心律不规则时需告知医生。

2.普罗帕酮

可引起恶心、呕吐、眩晕、视物模糊、房室传导阻滞,诱发和加重心力衰竭等。餐时或餐后服用可减少胃肠道刺激。

3.利多卡因

有中枢抑制作用和心血管系统不良反应,剂量过大可引起震颤、抽搐,甚至呼吸抑制和心脏停搏等,应注意给药的剂量和速度。对心力衰竭、肝肾功能不全、酸中毒和老年人应减少剂量。

4.普萘洛尔

可引起低血压、心动过缓、心力衰竭等,并可加重哮喘与慢性阻塞性肺部疾病。在给药前应测量患者的心率,当心率低于50次/分时应及时停药。糖尿病患者可能引起低血糖、乏力。

5.胺碘酮

可致胃肠道反应、肝功能损害、心动过缓、房室传导阻滞,久服可影响甲状腺功能和引起角膜碘沉着,少数患者可出现肺纤维化,是其最严重的不良反应。

6.维拉帕米

可出现低血压、心动过缓、房室传导阻滞等。严重心力衰竭、高度房室传导阻滞及低血压者禁用。

7.腺苷

可出现面部潮红、胸闷、呼吸困难,通常持续时间小于 1 min。

(四)特殊护理

当患者发生较严重心律失常时应采取如下护理措施。

(1)嘱患者卧床休息,保持情绪稳定,以减少心肌耗氧量和对交感神经的刺激。

(2)给予鼻导管吸氧,改善因心律失常造成血流动力学改变而引起的机体缺氧。立即建立静脉通道,为用药、抢救做好准备。

(3)准备好纠正心律失常的药物,其他抢救药品及除颤器、临时起搏器等。对突然发生室扑或室颤的患者,应立即施行非同步直流电除颤。

(4)遵医嘱给予抗心律失常药物,注意药物的给药途径、剂量、给药速度,观察药物的作用效果和不良反应。用药期间严密监测心电图、血压,及时发现因用药而引起的新的心律失常。

(五)健康教育

1.疾病知识指导

向患者及家属讲解心律失常的常见病因、诱因及防治知识,使患者和家属能充分了解该疾病,而与医护人员配合共同控制疾病。

2.生活指导

快速心律失常患者应改变不良的生活习惯,如吸烟、饮酒、喝咖啡、浓茶等;避开造成精神紧张激动的环境,保持乐观稳定的情绪,分散注意力,不要过分注意心悸的感受。使患者和亲属明确无器质性心脏病的良性心律失常对人的影响主要是心理因素。帮助患者协调好活动与休息,根据心功能情况合理安排,注意劳逸结合。运动有诱发心律失常的危险,建议做较轻微的运动或最好在有家人陪同的条件下运动。心动过缓者应避免屏气用力的动作,以免兴奋迷走神经而加重心动过缓。

3.用药指导

让患者认识服药的重要性,按医嘱继续服用抗心律失常药物,不可自行减量或撤换药物。教会患者观察药物疗效和不良反应,必要时提供书面材料,嘱有异常时及时就医。对室上性阵发性心动过速的患者和家属,教会采用刺激迷走神经的方法,如刺激咽后壁诱发恶心;深吸气后屏气再用力呼气,上述方法可终止或缓解室上速。教会患者家属徒手心肺复苏的方法,以备紧急需要时应用。

4.自我监测指导

教会患者及家属测量脉搏的方法,每天至少一次,每次应在一分钟以上并做好记录。告诉患者和家属何时应来医院就诊:①脉搏过缓,少于 60 次/分,并有头晕、目眩、或黑矇。②脉搏过快,超过 100 次/分,休息及放松后仍不减慢。③脉搏节律不齐,出现漏搏、期前收缩超过 5 次/分。④原本整齐的脉搏出现脉搏忽强忽弱、忽快忽慢的现象。⑤应用抗心律失常药物后出现不良反应。出现上述情形应及时就诊,并能按时随诊复查。

第四章　内分泌科疾病的护理

第一节　糖尿病的护理

糖尿病(DM)是由遗传及环境在内的多种因素共同作用而引起的一组以慢性高血糖为特征的代谢性疾病。因胰岛素分泌绝对或相对不足,导致血糖升高,出现糖尿症状而引起糖、脂肪、蛋白质、水及电解质等代谢异常。可能与遗传、自身免疫、病毒、基因突变、组织对胰岛素产生抵抗及其他因素如生活方式改变、高热量饮食、体育锻炼减少等因素有关。

一、一般护理

(一)休息与环境

注意休息,酮症酸中毒、高血糖高渗状态绝对卧床休息,注意保暖。

(二)饮食护理

1.制订总热量

首先根据患者理想体重、工作性质、性别、生活习惯计算每天总热量,成年人休息状态下每天每千克理想体重给予热量 25～30kcal,轻体力劳动 30～35kcal,中度体力劳动 35～40kcal,重体力劳动 40kcal 以上。

2.食物组成与成分

总的原则高糖类、低脂肪、适量蛋白质和高纤维素的膳食。糖类占饮食总热量的 50%～60%,提倡粗制米、面和一定量杂粮。蛋白质含量一般不超过总热量的 15%,脂肪约占总热量的 30%,每天胆固醇摄入量宜在 300mg 以下。可溶性维生素每天以食 40～60g 为宜。

3.合理分配

按每克糖类、蛋白质产热 4kcal,每克脂肪产热 9kcal,将热量换算为食品后制订食谱,可按每天三餐分配为 1/5、2/5、2/5 或 1/3、1/3、1/3。或按病情和配合药物治疗需要进行安排。对于注射胰岛素或口服降糖药且病情有波动的患者,每天可进食 5～6 餐,从三餐正餐中匀出 25～50g主食作为加餐用。

4.饮食注意事项

①当患者因饮食控制而出现的易饥感,可增加蔬菜、豆制品,在总热量不变的原则下,增加一种食物时应同时减去另一种食物;②超重者忌食油炸、油煎食物,少食动物内脏等含胆固醇高的食物。限制饮酒,每天食盐＜6g;③多食含纤维素高的食物,加速食物通过肠道,从而延迟和减少糖类食物在肠道类吸收,使餐后血糖下降,同时增加肠蠕动,促进大便通畅;④忌食葡萄糖、蔗糖、蜜糖及其制品。进食水果可在两餐间;⑤检测体重变化,每周定期测量体重一次,如超过 2kg,应进一步减少热量。

(三)运动锻炼

1.运动方式

应进行有规律的有氧运动,如散步、慢跑、骑自行车、做广播操、打太极等。

2.运动量的选择

合适的运动强度为活动时患者的心率应达到个体的60%食物最大耗氧量,活动时间为20～30min,可根据患者情况逐渐延长,肥胖者可增加活动次数,其心率简易计算方法为:心率=170－年龄。

3.运动注意事项

①运动前评估糖尿病控制情况,根据患者运动情况决定运动方式、时间和运动量;②运动不宜在空腹进行,防止发生低血糖反应,随身携带糖果,当出现饥饿、头晕、心慌、出冷汗及四肢颤抖等低血糖症状时及时食用并停止运动;③运动中若出现胸闷、胸痛、视物模糊等立即停止运动并及时处理;④当血糖>14mmol/L时,应增加休息,减少运动;⑤运动时随身携带糖尿病卡,以备急需;⑥运动后做好记录,以便观察疗效和不良反应。

(四)泌尿道护理

勤用温水清洗外阴部,并擦干,防止和减少瘙痒和湿疹发生。因自主神经功能紊乱造成的尿潴留,可采用膀胱区热敷、按摩和人工诱导排尿等方法排尿。

(五)皮肤护理

保持皮肤清洁,勤洗澡、勤换衣,洗澡时水温不可过热,内衣以棉质、宽松、透气为好。

二、病情观察

1.注意监测血糖情况,并做好记录。

2.注意观察有无视力下降、乏力、四肢麻木、疼痛、皮肤瘙痒等情况,观察有无口腔、皮肤、足部等感染,如有异常及时处理。

3.观察有无食欲减退、恶心、呕吐、呼吸深大、嗜睡等酮症酸中毒表现。

4.注意有无低血糖症状,如心慌、出冷汗、饥饿感等,立即遵医嘱按低血糖流程处置。

5.注意监测患者体温、脉搏等变化,预防有感染的危险。

三、用药护理

(一)口服用药护理

1.磺酰脲类降糖药治疗应从小剂量开始,早餐前半小时口服,主要不良反应是低血糖,少见有肠道反应、皮肤瘙痒、肝功能损害等。

2.双胍类药物:不良反应有腹部不适、恶心、畏食、腹泻等,严重时发生乳酸血症,餐中或餐后服药或从小剂量开始可减轻不适症状。

3.α－葡萄糖苷酶抑制剂:应与第一口饭同时服用,常有腹部胀气、腹部排气多等症状。

4.瑞格列奈应餐前服用,不进餐不服药。

5.噻唑烷二酮主要不良反应为水肿,有心力衰竭和肝病者应注意观察。

(二)使用胰岛素护理

1.胰岛素注射途径

①静脉输注:静脉小剂量输注胰岛素,主要用于治疗糖尿病酮症酸中毒;②皮下注射:注射

器具有胰岛素注射器、胰岛素笔、胰岛素泵三种。

2.使用胰岛素注意事项

①准确用药：掌握各类胰岛素名称、剂型、作用特点以及根据各类胰岛素的注射时间要求，准确执行医嘱。②严格无菌操作，防止感染。③注射部位选择与更换：常选择上臂三角肌、臀大肌、腹部、大腿外侧；注射部位经常更换，避免引起脂肪萎缩或增生、局部硬结。④胰岛素的保存：未开封胰岛素应放冰箱4～8℃冷藏保存，不可冷冻保存，使用中的胰岛素常温（<28℃）下可使用28d，无须放冰箱，但应避免过冷、过热；放置阴凉处，避免日光直晒。⑤注射胰岛素后及时进食，避免低血糖发生。注意监测血糖，发现异常及时通知医生。

3.胰岛素不良反应的观察及处理

①低血糖反应：一旦发生低血糖反应，根据患者具体情况，给予相应处理；②注射部位脂肪萎缩或增生：经常更换注射部位，可防止其发生；③过敏反应：主要为注射部位瘙痒，继而出现荨麻疹样皮疹，可伴有恶心、呕吐、腹泻等，随着胰岛素制剂的改进，过敏反应已较少。

四、健康教育

1.疾病预防指导，开展糖尿病社区预防知识指导，关键是筛查出IGT人群，并进行干预性健康教育。

2.增加对疾病知识的宣教，使患者认识到糖尿病是终身性疾病，治疗需持之以恒。让患者和家属了解糖尿病的病因、临床表现、诊断与治疗方法及控制要求，提高患者依从性，使其积极乐观地配合治疗。

3.掌握自我监测方法，指导患者掌握血糖仪监测血糖、血压的测量、体质指数的计算等，了解糖尿病的控制目标。

4.提高自我护理能力，强调医学营养治疗的具体措施和体育锻炼的要求，生活规律，戒烟、酒，注意饮食卫生。详细讲解口服降糖药及胰岛素的名称、剂量、给药时间和方法，学会胰岛素注射技术。患者及家属了解酮症酸中毒、高血糖高渗状态、低血糖反应的临床表现、观察方法及处理措施。指导患者及家属掌握糖尿病足的预防和护理知识。教会患者外出时携带识别卡，以便紧急时及时处理。

5.要求患者定期门诊随访，每3～6个月门诊检查1次，每年全身检查1次，检查异常者遵医嘱增加检查次数，以便尽早防治慢性并发症。

五、护理质量评价标准

1.患者掌握糖尿病的基础知识和治疗控制要求。

2.患者了解饮食、运动、心理、药物、血糖监测重要性。

3.患者掌握胰岛素注射方法，血糖得到较好控制，糖尿病高血糖症状好转。

4.认真执行各项诊疗及护理措施，记录及时准确，无护理并发症。

第二节　糖尿病酮症酸中毒的护理

糖尿病酮症酸中毒（DKA）是由于胰岛素不足及升糖激素不适当升高引起的糖和脂肪代谢紊乱，以高血糖、高血酮和代谢性酸中毒为主要表现的临床综合征。DKA是最常见的一种糖尿病急性并发症。

一、一般护理

1.确诊糖尿病酮症酸中毒后,应绝对卧床休息,立即配合抢救治疗。

2.加强心理护理,以稳定患者情绪,消除顾虑。

3.根据医嘱合理饮食,控制总热量,少食多餐。

4.做好口腔、会阴及皮肤护理,准确记录出入量。

5.定期监测血糖,合理用药,不要随意减量或停用药物。

6.保证充足的水分摄入,特别是发生呕吐、腹泻严重感染时。

7.急救配合与护理

(1)立即开放两条静脉通路,准确执行医嘱,确保液体和胰岛素的输入。

(2)绝对卧床休息,注意保暖,给予持续低流量吸氧。

(3)加强生活护理,特别注意皮肤、口腔护理。

(4)昏迷者按昏迷常规护理。

二、病情观察

1.严密观察和记录患者的生命体征、神志、24h 出入量等。

2.遵医嘱定时监测血糖、血钠和渗透压的变化。

3.体温:监测体温变化情况,应注意除感染引起的体温上升外,是否伴有高渗性昏迷。

4.呼吸:观察患者呼吸的深度、频次、节律,呼吸伴随的气味等酮症酸中毒表现。

5.严密观察神志、意识等神经功能变化情况。

6.遵医嘱监测血糖、尿酮、电解质等生化指标,应激状况时每天监测血糖,严防低血糖发生。

7.严密监测血钾。

三、用药护理

1.应用小剂量胰岛素持续静脉注射、补液、补钾、给碱性药物等方式进行治疗,积极消除诱发因素。

2.迅速建立两条静脉通道,纠正水、电解质紊乱,维持正常的酸碱平衡,纠正酸中毒。其中一条用于输注胰岛素,按时监测血糖情况,根据血糖情况给予及时调整输注溶液;另一条给予常规补液治疗。

3.加强巡视,注意控制好输液速度,保证液体按时、按量输入。

4.注射胰岛素时应注意注射部位轮换交替进行,剂型、剂量应准确,以免影响药物吸收。

四、健康教育

1.严格控制日常饮食。

2.预防各种感染及外伤。

3.定期复查,切不能自行停药、增减药量或更换药物。

4.按时监测血糖。

5.指导患者自我照顾,包括正确注射胰岛素、掌握药物疗效、不良反应、低血糖反应、血糖监测、足部护理等。

6.定期门诊随访,外出时随身携带识别卡及糖果,以便急救。

五、护理质量评价标准

1.掌握患者基本情况、病情及心理状况。

2.糖尿病饮食护理到位。

3.血糖、尿常规、电解质等生化指标检测及时准确,并熟悉其临床意义。

4.认真执行各项诊疗及护理措施,记录及时、准确,无护理并发症。

5.患者正确掌握注射胰岛素方法,并掌握低血糖反应的防治措施。

第三节　糖尿病高血糖高渗性昏迷的护理

高血糖高渗状态是糖尿病急性代谢紊乱的另一种临床类型,以严重高血糖、高血浆渗透压、脱水为特征,无明显酮症酸中毒。患者常有不同程度的意识障碍和昏迷。

一、一般护理

1.绝对卧床休息,保持安静舒适的环境。

2.给予心理护理,保持情绪稳定。

3.合理饮食,保证液体摄入量。

4.记录液体出入量。

二、病情观察

1.给予平卧位,头偏向一侧或侧卧位交替,保持呼吸道通畅。

2.每小时监测血压、脉搏、呼吸,并记录。

3.观察患者神经精神症状。

4.观察患者的临床症状,全身脱水症状有无改善。监测血糖、尿糖,注意监测电解质、肾功能情况。

5.注意有无低血糖症状,如心慌、出冷汗、饥饿感等,观察有无口腔、皮肤、足部等感染,如有异常,及时处理。

三、用药护理

1.补液总量一般在6～10L/d,遵医嘱快速大量补液(心功能不全者滴速不宜过快)。

2.补液种类:治疗初期,选用生理盐水;血糖降至13.9mmol/L时,可选用5%葡萄糖溶液或糖盐水,并按比例加入胰岛素。

3.胰岛素的使用:持续小剂量胰岛素静脉滴注,血糖不宜下降过快,患者可以进食后改为皮下注射,同时严密检查血糖情况,详细记录。

4.纠正电解质,适量补钾,保持水电解质平衡。

四、健康教育

1.向患者及家属讲解疾病诱因,加强自我保健意识。

2.严格控制血糖,注意饮水,保证每日足够的水分摄入。

3.防止各种感染、应急等情况,一旦出现,积极处理。

4.不用或慎用脱水和升高血糖的药物。

五、护理质量评价标准

1.掌握患者血糖、基本情况、病情及心理状况。

2.知晓糖尿病高血糖高渗昏迷诱发因素及防范措施。

3.认真执行各项诊疗及护理措施,记录及时、准确,无护理并发症。

4.提高自我保健意识,严格控制血糖。

第四节　胰岛素泵的护理

胰岛素泵治疗是采用人工智能控制的胰岛素输入装置,通过持续皮下输注胰岛素的方式,模拟胰岛素的生理性分泌模式从而控制高血糖的一种胰岛素治疗方法。内装有一个放短效或速效胰岛素的储药器,外有一个显示屏及一些按钮,用于设置泵的程序,灵敏的驱动马达缓慢地推动胰岛素从储药器经输注导管进入皮下。

一、一般护理

1.血糖控制平稳,可进行日常活动和工作,若出现任何不适,应适当休息,避免劳累。

2.糖尿病饮食,控制总热量,少食多餐。

3.加强皮肤护理,注意局部皮肤有无红肿等情况。

4.给予心理护理,以稳定患者情绪,消除顾虑。

二、病情观察

1.按时监测血糖,对初次使用胰岛素泵的患者,每日监测血糖 7～8 次,并详细记录。

2.注意观察低血糖反应。安装胰岛素泵后,1 周后低血糖反应较多,应及时监测血糖,同时向医生汇报,迅速纠正低血糖反应。

三、携泵给药护理

(一)定期更换输注装置

连续注射 3～5d,之后需另取部位并更换输注导管,同时观察患者局部反应及机器运行情况。

(二)穿刺部位护理

注意观察确保针头完全进入皮下,输注导管固定完好,检查穿刺处皮肤有无红肿、出血、感染及过敏等反应。如有上述反应立即拔出,重新安装。

(三)携泵指导

指导患者妥善放置胰岛素泵并保持连接通畅,洗澡时可用快速分离器将泵脱开,分离时间应短于 1h。

(四)特殊情况处理

避免将泵摔至地上或沉入水底,也不应将泵置于气温＞45℃或＜0.59℃的环境中,防止胰岛素泵损坏及胰岛素制剂失效。如要进行 X 光、CT、核磁共振等其他放射性检查时,应将泵与管道进行分离,取下泵。检查完后再进行连接。

(五)故障排除

输注装置阻塞为最常见故障,出现报警时,嘱患者平卧,仔细检查装置是否扭曲或有气泡阻塞,需要时更换装置或输注部位。

四、健康教育

1.保持皮肤清洁,避免感染。

2.置泵前耐心倾听患者提问,并提供相关资料,使患者更好地配合治疗。

3.加强糖尿病教育工作。

五、护理质量评价标准

1.心理护理、皮肤护理及饮食护理认真落实。

2.严密观察病情变化,一旦发现异常及时报告医生,配合处理。

3.正确、及时执行医嘱,完成各项治疗,认真落实各项护理措施并记录。

4.定时监测血糖等指标。

5.做好疾病指导及出院指导。

第五节　库欣综合征的护理

库欣综合征是由于各种原因引起的肾上腺分泌过多糖皮质激素(主要是皮质醇)所致病症的总称,其中以垂体促肾上腺皮质激素(ACTH)分泌亢进所引起者最为多见。主要临床表现有满月脸、多血质、向心性肥胖、皮肤紫纹、痤疮、高血压、低血钾、继发糖尿病和骨质疏松等。

一、一般护理

1.体位

(1)急性期:引起心力衰竭时应立即采取半坐卧位,使静脉回心血流量减少,减轻心脏负担。

(2)非急性期:库欣综合征患者体液过多时尽量取平卧位,抬高双下肢,以利于静脉回流,避免水肿。

2.饮食护理:给予低钠、高钾、高蛋白、低热量饮食,避免刺激性食物,食用柑橘类、枇杷、香蕉及南瓜等含钾高的食物,预防低钾血症和高血糖。适当摄取富含钙及维生素 D 的食物以预防骨质疏松。

3.心理护理:稳定患者情绪,给予情感支持,以尊重和关心的态度与患者交谈,消除患者因形体改变而引起的失望与挫折感以及焦虑、害怕的情绪,正确认识疾病所导致的形体外观改变,提高对形体改变的认识和适应能力,如可建议穿宽松的衣服。

4.骨质疏松患者避免剧烈运动,睡硬板床,保持地面无水渍。必要时卧床休息,加强巡视,做好基础护理,避免骨折发生。

5.患者毛细血管壁变薄脆,易发生出血及瘀斑,穿刺前选好血管减少失误,适当延长按压穿刺处的时间,避免血肿产生。

6.患者皮肤常有痤疮、紫纹,皮肤变薄,易受损出血,且伤口愈合不良,应加强皮肤口腔护理，预防感染。

7.因体形、面貌变化，患者尤其是女性会产生较大心理压力，护士应多关心患者，不能歧视患者，多进行交流，做好患者的心理护理，告知手术后体形、面貌可以纠正，帮助其树立战胜疾病的信心。

8.若患者出现精神症状，应加强巡视，嘱专人陪护，告知家属产生原因，取得家属配合，密切观察其精神变化。保护患者安全，防止坠床、自伤、误服等意外的发生。

9.进行疾病及相关试验检查的健康宣教，正确留取各种标本，使其配合医师完成疾病的诊治。

10.发生感染危险护理

(1)保持皮肤、阴部、衣着、用具等清洁卫生，减少感染机会。

(2)观察体温变化。

(3)一旦发生感染按医嘱及早治疗，以免扩散。

(4)皮肤和口腔护理:协助做好全身皮肤清洁，避免皮肤擦伤破损。长期卧床者预防压疮发生，危重者做好口腔护理。

11.有受伤危险护理

(1)对有广泛骨质疏松和骨痛的患者，应嘱其注意休息，避免过度劳累。

(2)移除环境中不必要的家具或摆设，浴室应铺上防滑脚垫，防止因碰撞或跌倒引起外伤或骨折。

(3)避免剧烈运动，严防摔伤。

二、病情观察

1.观察生命体征注意血压、血糖、心率、心律变化，防治心力衰竭。

2.观察血钾询问患者有无四肢乏力、软瘫等低血钾症状，遵医嘱给予口服或静脉补钾治疗，嘱患者尽量卧床休息，避免坠床或摔伤。

3.监测血糖，了解是否存在类固醇糖尿病倾向。

4.每周测量身高、体重，预防脊柱突发性、压缩性骨折。

5.定期检查血常规，注意有无感染征象。

6.监测电解质浓度和心电图变化。

7.观察皮肤情况，评估患者水肿情况，记录出入量，水肿严重时根据医嘱给予利尿剂，观察疗效及不良反应。

8.观察有无关节痛、腰背痛等情况，及时报告医生。

9.观察精神症状与防止发生事故患者烦躁不安、异常兴奋或抑郁状态时，要注意加强看护，防止其坠床，宜用床档或用约束带保护患者，不宜在患者身边放置危险物品，避免刺激性语言，应多加关心和照顾。

三、用药护理

1.遵医嘱应用肾上腺皮质激素合成阻滞药，注意观察疗效和不良反应。该类药物的主要不良反应是食欲缺乏、恶心、呕吐、嗜睡及乏力等。

2.部分药物对肝脏损害较大，应定期做肝功能检查。

四、健康教育

1.选择优质蛋白、高维生素、高钙、低钠、低脂饮食。血钾偏低者选择富含钾的食物，如菠菜、芹菜、红萝卜、南瓜、橘子、香蕉、柠檬等，限制血糖偏高的患者摄入热量高、含糖量高的食物。

2.劳逸结合，避免过度劳累，根据自身耐受能力，进行适当锻炼。骨质疏松的患者避免过度活动。防止磕碰，睡硬板床，防止出现病理性骨折。

3.穿着宽松、舒适的棉制衣裤，防止外伤。保持口腔卫生、皮肤清洁，勿用刺激性化妆品和肥皂，预防感染。

五、护理质量评价标准

1.掌握患者基本情况、病情及心理状况。

2.做好饮示指导。

3.严密观察病情变化，认真执行各项诊疗及护理措施，记录及时，准确发现异常及时报告医生，配合处理。

第六节　腺垂体功能减退症的护理

腺垂体功能减退症系腺垂体激素分泌减少或缺乏所致的复合症群，可以是单种激素减少如生长激素（GH）、催乳素（PRL）缺乏或多种激素如促性腺激素（Gn）、促甲状腺激素（TSH）、促肾上腺皮质激素（ACTH）同时缺乏。腺垂体功能减退症可原发于垂体病变，或继发于下丘脑病变，表现为甲状腺、肾上腺、性腺等功能减退或蝶鞍区占位性病变。临床表现变化较大，容易造成诊断延误，但补充所缺乏的激素治疗后症状可迅速缓解。

一、一般护理

1.嘱患者适当休息，保持生活规律，避免过度劳累，注意保暖，症状明显时应卧床休息。

2.给予心理支持，消除紧张、焦虑情绪，避免精神刺激。

3.给予高热量、高蛋白、高维生素饮食。血压较低者应适当补充钠盐，以利血压稳定。

4.对于便秘者，应增加纤维素和豆制品的摄入，并鼓励其从事适量的体育活动，养成按时排便的习惯。

二、病情观察及症状护理

1.密切观察患者生命体征和意识状态的变化，注意有无低血糖、低血压、低体温等情况，观察瞳孔大小、对光反射等，以尽早发现垂体危象的征象。

2.垂体危象护理

（1）迅速建立静脉通路，准确使用高渗糖和激素类药物。

（2）保持呼吸道通畅，给予氧气吸入，注意用氧安全。

（3）低温者注意保暖，遵医嘱给予小剂量甲状腺激素；循环衰竭者，纠正低血容量状态；有感染、败血症者遵医嘱给予抗感染治疗；高热者降温处理；水中毒患者在加强利尿的同时给予泼尼松或氢化可的松治疗。

(4)做好口腔护理、皮肤护理,通畅排尿,防止尿路感染。慎用麻醉剂、镇静剂、催眠药或降糖药,防止诱发昏迷。

(5)给予心电监护,严密观察神志、瞳孔、生命体征、血糖等的变化,发现异常及时通知医生协助处理。

三、用药护理

1.告知患者该病为终身疾病,需要终身激素替代治疗。

2.遵医嘱用药,密切观察药物疗效及不良反应,并嘱患者切勿自行减药或停药。

四、健康教育

1.生活规律、情绪乐观、避免过劳、注意保暖。预防外伤和呼吸道感染。

2.给予高热量、高蛋白、高维生素及易消化饮食,少量多餐,以增强机体抵抗力。

3.指导患者长期用药,强调其重要性,嘱其不可随意减量或停药。

4.指导患者及家属识别垂体危象的征兆。外出时随身携带个人疾病信息识别卡。

5.定期门诊随访。

五、护理质量评价标准

1.掌握患者基本情况、病情及心理状况。

2.做好饮示指导。

3.严密观察病情变化,认真执行各项诊疗及护理措施,记录及时,准确发现异常及时报告医生,配合处理。

第七节 痛风的护理

痛风(gout)是嘌呤代谢障碍所致的一组异质性慢性代谢性疾病,其临床特点为高尿酸血症、反复发作的通风性急性关节炎、间质性肾炎和痛风石形成,严重者呈关节畸形及功能障碍,常伴有尿酸性尿路结石。

一、一般护理

(一)休息

急性关节炎期,除关节红肿热痛和功能障碍外,患者常有发热,应绝对卧床休息,抬高患肢,避免受累关节负重。也可在病床上安放支架支托盖被,减少患部受压。待关节痛缓解 72h 后,方可恢复运动。

(二)饮食护理

因痛风患者大多肥胖,热量不宜过高,应限制在 1200~1500kcal/d,蛋白质控制在 1g/(kg·d)。指导进低脂、低盐、低糖、低嘌呤饮食。避免进高嘌呤饮食,如动物内脏、鱼虾类、蛤蟹、肉类、菠菜、蘑菇、黄豆、扁豆、豌豆、浓茶等。饮食宜清淡、易消化,忌辛辣和刺激性食物,严禁饮酒,并指导患者进食碱性食物,如牛奶、鸡蛋、马铃薯、蔬菜、柑橘类水果,使尿液 pH 在 7.0 或以上,减少尿酸盐结晶的沉积。

(三)局部护理

手、腕或肘关节受累时,为减轻疼痛,可予以夹板固定制动,也可在受累关节给予冰敷或25%硫酸镁湿敷,消除关节的肿胀和疼痛。痛风石严重时,可能导致局部皮肤溃疡发生,故要注意维持患部清洁,避免发生感染。

(四)心理护理

患者由于疼痛影响进食和睡眠,疾病反复发作导致关节畸形和肾功能损害,思想负担重,常表现出情绪低落、忧虑、孤独。护士应向其讲解痛风的有关知识、饮食与疾病的关系,并给予精神上的安慰和鼓励。

二、病情观察

1.观察疼痛的部位、性质、间隔时间,有无夜间因剧痛而惊醒等。

2.受累关节有无红肿热和功能障碍。

3.有无过度疲劳、寒冷、潮湿、紧张、饮酒、饱餐、脚扭伤等诱发因素。

4.有无痛风石体征,了解结石的部位及有无症状。

5.观察患者的体温变化,有无发热等。

6.监测尿酸的变化。

三、用药护理

1.指导患者正确用药,观察药物疗效,及时处理不良反应。

2.秋水仙碱一般口服,但常有胃肠道反应。若患者一开始口服即出现恶心、呕吐、水样腹泻等严重胃肠道反应,可采取静脉用药。但静脉用药可产生严重的不良反应,如肝损害、骨髓抑制、DIC、脱发、肾衰竭、癫痫样发作甚至死亡,应用时需慎重,必须严密观察。一旦出现不良反应,应及时停药。有骨髓抑制、肝肾功能不全、白细胞减少者禁用,孕妇及哺乳期间不可使用;治疗无效者,不可再重复用药。此外,静脉使用秋水仙碱时,切勿外漏,以免造成组织坏死。

3.使用丙磺舒、磺吡酮、苯溴马隆等,可有皮疹、发热、胃肠道反应等不良反应。使用期间,嘱患者多饮水、口服碳酸氢钠等碱性药。

4.应用 NSAID 时,注意观察有无活动性消化性溃疡或消化道出血发生。

5.使用别嘌醇者除有皮疹、发热、胃肠道反应外,还有肝损害、骨髓抑制等不良反应;肾功能不全者,宜减半量应用。

6.使用糖皮质激素时,应观察其疗效,密切注意有无症状的“反跳”现象;若同时口服秋水仙碱,可防止症状“反跳”。

四、健康教育

(一)疾病知识指导

给患者和家属讲解疾病的有关知识,说明该病是一种终身性疾病,但经积极有效治疗,患者可正常生活和工作。嘱其保持心情愉快,避免情绪紧张;肥胖者应减轻体重;防止受凉、劳累、感染、外伤等。指导患者严格控制饮食,避免进食高蛋白和高嘌呤的食物;忌饮酒,每天饮水至少 2000mL,特别是在用排尿酸药时更应多饮水,有助于尿酸随尿排出。

(二)保护关节

指导患者日常生活中应注意:尽量使用大肌群,如能用肩部负重者不用手提,能用手臂者不要用手指;避免长时间持续进行重体力劳动;经常改变姿势,保持关节舒适;若有关节局部温热和肿胀,尽可能避免其活动,如运动后疼痛超过 1~2h,应暂时停止此项运动。

(三)病情监测指导

平时用手触摸耳轮及手足关节处,检查是否产生痛风石。定期复查血尿酸,门诊随访。

五、护理质量评价标准

1.心理护理及饮食护理认真落实。

2.严密观察病情变化,发现异常及时报告医师,配合处理。

3.正确、及时执行医嘱,完成各项治疗,认真落实各项护理措施并记录。

4.定期监测血尿酸、肝功能等指标。

第八节　尿崩症的护理

尿崩症是指精氨酸加压素(AVP,又称 ADH)90 缺乏,或肾脏对 AVP 不敏感,致肾小管吸收水的功能障碍,从而引起以多尿、烦渴、多饮、低比重尿和低渗尿为特征的一组综合征,是颅脑手术后,特别是鞍区肿瘤手术后常见的并发症。

一、一般护理

(一)体位

1.急性期

尿崩症患者产生脑水肿时,立即取头高较低位,减轻颅内压。

2.非急性期

尿崩症患者产生肢体水肿时,立即抬高患肢,以减轻水肿。

(二)饮食护理

给予高热量、高蛋白、高维生素饮食。

(三)心理护理

对于清醒患者要注重心理护理,个别患者及家属会对治疗缺乏耐心,护士需多安慰、开导患者,解释疾病的过程及良好情绪对疾病恢复的重要性,使其树立信心,消除顾虑,能更好地配合治疗。

二、病情观察

1.准确记录患者尿量、尿比重、饮水量,观察液体出入量是否平衡,以及体重是否发生变化。

2.观察饮食情况,有无食欲缺乏以及便秘、发热、皮肤干燥、倦怠、睡眠不佳等症状。

3.观察有无脱水症状,如头痛、恶心、呕吐、胸闷、虚脱、昏迷等。

三、症状护理

(一)高钠血症护理

输入不含盐的等渗溶液,每日补液量 3000~4000mL,并以口服白开水为主,有利于钠盐的排出,静脉和口服不宜过快,否则会使细胞外渗透压突然下降,水分进入细胞内而加重脑水肿，且加重心脏的负担。

(二)低钠血症护理

限制等渗液体和饮水，同时给予少量脱水药(呋塞米 20mg/d)，静脉输注以减少细胞外液量，减少脑水肿，还可输新鲜血浆和复方氨基酸以支持。补钠时不应使血钠升高太快，避免加重脑水肿。补液过程中，应经常巡视，以防高渗溶液漏出血管外引起组织坏死。

(三)预防感染

因失水常使唾液及汗水分泌减少，引起口腔黏膜及皮肤干燥、弹性差，造成损伤致感染，应加强口腔及皮肤的护理，保持床单清洁干净，皮肤干燥时可涂甘油、凡士林等；留置导尿管患者需保持会阴部清洁，防止泌尿系统感染。

(四)基础护理

1.对于多尿、多饮者应给予扶助与预防脱水，根据患者的需要供应水。

2.测尿量、饮水量、体重，从而监测体液出入量，正确记录，并观察尿色、尿比重等及血电解质、血渗透压情况。

3.患者因夜间多尿而产生失眠、疲劳及精神焦虑等应给予护理照料。要注意保持安静舒适的环境，有利于患者休息。

4.注意患者出现的脱水症状，一旦发现要及早补液。

5.保持皮肤、黏膜的清洁。

6.药物治疗及检查时，应注意观察疗效及不良反应，嘱患者准确用药。

7.定时测血压、体温、脉搏、呼吸及体重，以了解病情变化。

四、健康教育

1.患者由于多尿、多饮，要嘱患者在身边备足温开水。

2.注意预防感染，尽量休息，适当活动。

3.指导患者记录尿量及体重的变化。

4.准确遵医嘱给药，不得自行停药。

5.康复及预后。尿崩症患者应该定期[门诊随访，避免感染。

五、护理质量评价标准

1.掌握患者基本情况、病情及心理状况。

2.做好饮示指导。

3.严密观察病情变化，认真执行各项诊疗及护理措施，记录及时，准确发现异常及时报告医生，配合处理。

第五章　血液科疾病的护理

第一节　铁性贫血的护理

一、定义

缺铁性贫血(IDA)是指体内可用来制造血红蛋白的贮存铁缺乏,血红蛋白合成减少而引起的一种小细胞、低色素性贫血,是最常见的一种贫血,以生育年龄的妇女(特别是孕妇)和婴幼儿发病率较高。

二、临床表现

(一)贫血表现

常见乏力、易倦、头昏、头痛、耳鸣、心悸、气促、食欲缺乏等,伴苍白、心率增快。

(二)组织缺铁表现

精神行为异常,如烦躁、易怒、注意力不集中、异食癖;体力、耐力下降;易感染;儿童生长发育迟缓、智力低下;口腔炎、舌炎、舌乳头萎缩、口角炎、缺铁性吞咽困难(称 Plummer-Vinson 征);毛发干枯、脱落;皮肤干燥、皱缩;指(趾)甲缺乏光泽、脆薄易裂,重者指(趾)甲变平,甚至凹下呈勺状(匙状甲)。

(三)缺铁原发病表现

如消化性溃疡、肿瘤或痔疮导致的黑便、血便、腹部不适;肠道寄生虫感染导致的腹痛或大便性状改变,妇女月经过多,肿瘤性疾病的消瘦,血管内溶血的血红蛋白尿等。

三、诊断

(1)患者具有缺铁性贫血的症状及体征:乏力、易倦、气促、食欲缺乏等,注意患者是否存在精神行为异常和缺铁原发病表现。

(2)根据国内的诊断标准,缺铁性贫血的诊断标准符合以下 3 条:①贫血为小细胞低色素性。男性 Hb<120 g/L,女性 Hb<110 g/L,孕妇 Hb<100 g/L;MCV<80 fl,MCH<27 pg,MCHC<32%。②有缺铁的依据:符合贮铁耗尽(ID)或缺铁性红细胞生成(IDE)的诊断。

ID 符合下列任一条即可诊断。①血清铁蛋白<12 μg/L。②骨髓铁染色显示骨髓小粒可染铁消失,铁粒幼红细胞少于 15%。

IDE:①符合 ID 诊断标准。②血清铁低于 8.95 μmol/L,总铁结合力升高>64.44 μmol/L,转铁蛋白饱和度<15%。③FEP/Hb>4.5 μg/gHb。

(3)存在铁缺乏的病因,铁剂治疗有效。

四、治疗

(一)病因治疗

IDA 的病因诊断是治疗 IDA 的前提,只有明确诊断后方有可能去除病因。如婴幼儿、青少年和妊娠妇女营养不足引起的IDA，应改善饮食；胃、十二指肠溃疡伴慢性失血或胃癌术后残胃癌所致的IDA，应多次检查大便潜血，做胃肠道X线或内镜检查，必要时手术根治。月经过多引起的IDA，应调理月经；寄生虫感染者应驱虫治疗等。

（二）补铁治疗

首选口服铁剂，如琥珀酸亚铁0.1 g，3次/日。餐后服用胃肠道反应小且易耐受。应注意，进食谷类、乳类和茶等会抑制铁剂的吸收，鱼、肉类、维生素C可加强铁剂的吸收。口服铁剂后，先是外周血网织红细胞增多，高峰在开始服药5～10 d，2周后血红蛋白浓度上升，一般2个月左右恢复正常。铁剂治疗在血红蛋白恢复正常至少持续4～6个月，待铁蛋白正常后停药。若口服铁剂不能耐受或吸收障碍，可用右旋糖酐铁肌内注射，每次50 mg，每日或隔日1次，缓慢注射，注意变态反应。注射用铁的总需量(mg)＝(需达到的血红蛋白浓度－患者的血红蛋白浓度)×0.33×患者体重(kg)。

五、护理措施

（一）一般护理措施

1.休息活动

轻度的缺铁性贫血症可适当活动，一般生活基本能自理，但不宜进行剧烈运动和重体力劳动；严重的缺铁性贫血多存在慢性出血性疾病，体质虚弱，活动无耐力，应卧床休息，给予生活协助。患者调整变换体位时要缓慢并给予扶持，防止因体位突变发生晕厥、摔伤。

2.皮肤毛发

保持皮肤、毛发的清洁，除日常洗漱，如洗脸、洗手、泡足、洗外阴、刷牙漱口之外，定时周身洗浴、洗头、更衣，夏日每日1～2次洗澡，春秋每周1～2次，冬日每周1次，每月理发一次。重度卧床患者可在床上洗头、擦浴、更衣、换被单。长期卧床者要有预防压疮的措施，如定时翻身、变换卧位，同时对受压部位给予温水擦拭及压疮贴贴敷，保持床位平整、清洁、干燥、舒适。

3.营养

给予高蛋白、富含铁的饮食，纠正偏食不良习惯。除谷物主食外，多食用动物肝、肾、瘦肉、蛋类、鱼类、菌藻类，增加维生素C含量，食用新鲜蔬菜和水果，以利于铁的吸收。

4.心理

主动关心、体贴患者，做好有关疾病及其自我护理知识的宣传教育。多与患者沟通交谈，了解和掌握其心理状态，特别是久病的重症者，要及时发现其情绪上的波动，并给予有针对性的帮助，疏导解除其不良心态使之安心疗养。

（二）重点护理措施

1.疲乏、无力、心悸、气短者

应卧床休息以减少耗氧量，必要时给予吸氧疗法。

2.皮肤干皱，指(趾)甲脆薄者

注意保护，应用维生素A软膏或润肤霜涂擦，滋润皮肤防止干裂出血、疼痛；不留长指(趾)甲，定时修剪，防止折断损伤；选用中性无刺激性洗涤剂，不用碱性皂类。

3.口腔炎、舌炎疼痛者

给予漱口液漱口，餐后定时进行特殊口腔护理，有溃疡时可用1%龙胆紫涂抹创面或贴敷溃疡药膜。

4.出现与缺铁有关的异常行为者

及时与医师联系给予合理的处理。

5.药物护理

按医嘱给患者服用铁剂，并向患者说明服用铁剂时的注意事项：①为避免胃肠道反应，铁剂应进餐后服用，并从小剂量开始。②服用铁剂时忌饮茶，避免与牛奶同服，以免影响铁的吸收。③可同服维生素 C 以增加铁的吸收。④口服液体铁剂时，患者必须使用吸管，避免牙齿染黑。⑤要告诉患者对口服铁剂疗效的观察及坚持用药的重要性。治疗后网织红细胞数开始上升，1 周左右达高峰，血红蛋白于 2 周后逐渐上升，1～2 个月后可恢复正常。在血红蛋白完全正常后，仍需继续补铁 3～6 个月，待血清铁蛋白＞50 μg/L 后才能停药。

(三)治疗过程中可能出现的情况及应急措施

1.贫血性心脏病

心率增加，心前区可闻及收缩期杂音，心脏扩大，心功能不全。向家属讲解引起贫血性心脏病的原因及如何预防其发生。保持病室安静、舒适，尽量减少不必要的刺激。卧床休息，减轻心脏负担。密切观察心率、呼吸、血压及贫血的改善状况。必要时吸氧。控制输液速度及输液的总量，必要时记录 24 h 出入水量。

2.活动无耐力：活动后乏力、虚弱、气喘、出汗、头晕、眼前发黑、耳鸣

注意休息，适量活动，贫血程度轻的可参加日常活动，无须卧床休息。对严重贫血者，应根据其活动耐力下降程度制定休息方式、活动强度及每次活动持续时间。增加患者的营养，提供高蛋白、高维生素、易消化饮食，必要时静脉输血、血浆、清蛋白。

3.有感染的危险：体温高于正常范围

病室每天通风换气，限制探视人员，白细胞过低者给予单独隔离房间。医务人员严格执行无菌操作规程。保持床单清洁、整齐，衣被平整、柔软。保持口腔卫生，指导年长、儿童晨起、饭后、睡前漱口，避免用硬毛牙刷。气候变化，要及时添减衣服，预防呼吸道感染。向患者及家属讲解导致感染发生的危险因素，指导家属掌握预防感染的方法与措施。

4.胃肠道反应

服用铁剂的护理，铁剂对胃肠道的刺激可引起胃肠不适、疼痛、恶心、呕吐及便秘或腹泻。口服铁剂从小剂量开始，在两餐之间服药，可与维生素 C 同服，以利吸收；服铁剂后，牙往往黑染，大便呈黑色，停药后恢复正常，应向家属说明其原因，消除顾虑。铁剂治疗有效者，于服药 3～4 d 网织红细胞上升，1 周后可见血红蛋白逐渐上升。如服药 3～4 周无效，应查找原因。注射铁剂时应精确计算剂量，分次深部肌内注射，更换注射部位，以免引起组织坏死。

5.营养失调的护理

及时添加含铁丰富的食物，帮助纠正不良饮食习惯。合理搭配患者的膳食，让患者了解动物血、黄豆、肉类含铁较丰富，是防治缺铁的理想食品；维生素 C、肉类、氨基酸、果糖、脂肪酸可促进铁吸收，茶、咖啡、牛奶等抑制铁吸收，应避免与含铁多的食物同时食用。

6.局部疼痛及静脉炎

肌内注射铁剂时，因其吸收缓慢且疼痛，应在不同部位轮流深部注射。治疗中应密切观察

可能出现注射铁剂部位的疼痛、发热、头痛、头昏、皮疹，甚至过敏性休克等不良反应，应及时到医院进行对症处理。在注射铁剂时，应常规备好肾上腺素。有肝肾功能严重受损者禁用。静脉滴注铁剂反应多而严重者一般不用。一旦静脉注射铁剂时，应避免外渗，以免引起局部疼痛及静脉炎。注射时不可与其他药物混合配伍，以免发生沉淀而影响疗效。

(四)健康教育

1.介绍疾病知识

缺铁性贫血是指由于各种原因使机体内贮存铁缺乏，导致血红蛋白合成不足，红细胞的成熟受到影响而发生的贫血。红细胞的主要功能是借助所含的血红蛋白把氧运输到各组织器官，所以缺铁性贫血主要表现是与组织缺氧有关的系列症状和体征。血红蛋白又是血液红色来源，故贫血患者可有不同程度的外观皮肤黏膜苍白、毛发干枯无华，同时可有疲乏、无力、心慌、气短等症状，个别的有异食癖。如果患者存在原发疾病，还应介绍相关的疾病知识，令其了解缺铁性贫血是继发引起，应积极配合诊治原发疾病。一般的缺铁性贫血通过合理的治疗是可以缓解和治愈的。

2.心理指导

缺铁性贫血病程长，患者多有焦虑情绪，应鼓励患者安心疗养。对于可能继发某种疾病引起的缺铁性贫血患者，在原发性疾病未查清之前患者疑虑重的，给予安慰和必要的解释，使之减少顾虑，指导其积极配合检查以明确诊断，有利于更合理的治疗。

3.检查治疗指导

常用检查项目有血液化验和骨髓穿刺检查，以确定是否为缺铁引起的贫血。检查操作前向患者做解释，如检查目的、方法、采血或采骨髓的部位、体位及所需的时间等。在接受治疗的过程中，有些检查要重复做，以观察疗效或确诊，这一点需向患者做详细说明，减少患者顾虑，使之愿意配合。对于缺铁原因不明的还须进行其他检查，如胃肠内窥镜、X线、粪潜血检验等，也要向患者说明查前、查中如何配合医护技人员及检查后的注意事项。治疗过程中，尤其铁剂治疗，要向患者说明用药方法和可能的不良反应，让患者有心理准备，一旦出现不良反应能主动及时地向医护反映，尽早得到处置。

4.饮食指导

(1)选用高蛋白含铁丰富的食物：谷类，如小米、糯米、高粱、面粉等；肉禽蛋类，如羊肝、羊肾、牛肾、猪肝、鸡肝、鸡肫、鸭蛋、鸡蛋等；水产类，如黑鱼、咸带鱼、蛤蜊、海蜇、虾米、虾子、虾皮、鲫鱼等；蔬菜，如豌豆苗、芹菜、小白菜、芥菜、香菜、金花菜、太古菜、苋菜、辣椒、丝瓜等；豆类及其制品，如黄豆、黑豆、芝麻、豇豆、蚕豆、毛豆、红腐乳、豆腐、腐竹、豆腐干、豆浆等；菌藻类(含铁非常丰富)，如黑木耳、海带、紫菜、蘑菇等；水果，如红果(大山楂)、橄榄、海棠、桃、草莓、葡萄、樱桃等；硬果类，如西瓜子、南瓜子、松子仁、葵花子、核桃仁、花生仁等；调味品，如芝麻酱、豆瓣酱、酱油等。其中动物性食物铁的吸收率较高，故当首选动物性食物。

(2)多食含维生素C的食物有利于铁的吸收：新鲜蔬菜和水果含维生素C丰富，应多选用。茶叶含鞣酸能使铁沉淀而影响铁的吸收，故纠正贫血阶段忌用浓茶。

(3)克服偏食：从多种食物中获取全面的营养，制订食谱，有计划地将饮食多样化；改进烹调技巧，促进食欲。

(4)用铁锅烹调。

5.休息、活动指导

病情危重者绝对卧床休息,避免活动时突然变换体位而致体位性低血压头晕而摔倒损伤。生活规律、睡眠充足、休养环境安静、舒适,病情许可的可适当娱乐,如看电视、听广播、读书、看报。根据病情设定活动强度,病情好转过程中逐渐加大活动量。

第二节 巨幼细胞贫血的护理

一、定义

叶酸、维生素 B_{12} 缺乏或某些药物影响核苷酸代谢导致细胞核脱氧核糖核酸(DNA)合成障碍所致的贫血称巨幼细胞贫血(MA)。

二、临床表现

(一)血液系统表现

起病缓慢,常有面色苍白、乏力、耐力下降、头昏、心悸等贫血症状。重者全血细胞减少,反复感染和出血。少数患者可出现轻度黄疸。

(二)消化系统表现

口腔黏膜、舌乳头萎缩,舌面呈“牛肉样舌”,可伴舌痛。胃肠道黏膜萎缩可引起食欲缺乏、恶心、腹胀、腹泻或便秘。

(三)神经系统表现和精神症状

因脊髓侧束和后束有亚急性联合变性,可出现对称性远端肢体麻木,深感觉障碍如震动感和运动感消失;共济失调或步态不稳;锥体束征阳性、肌张力增加、腱反射亢进。患者味觉、嗅觉降低,视力下降,黑蒙征;重者可有大、小便失禁。叶酸缺乏者有易怒、妄想等精神症状。维生素 B_{12} 缺乏者有抑郁、失眠、记忆力下降、谵妄、幻觉、妄想甚至精神错乱、人格变态等。

三、诊断

(一)症状及体征

(1)消化道症状最早为舌炎,舌质鲜红伴剧痛,乳头呈粗颗粒状,晚期舌乳头萎缩,舌面光滑如镜。同时存在消化不良、腹泻。

(2)患者贫血貌,皮肤轻度黄染、水肿。

(3)神经系统症状以手足麻木、肢端刺痛多见。

(4)维生素 B_{12} 缺乏者还表现为震动感和位置觉得消失,行走异常步态,共济失调,视力障碍等。

(5)叶酸缺乏者多有狂躁、抑郁、定向力和记忆力减退等精神症状,称为“巨幼细胞性痴呆”。黏膜和皮肤可有出血点。免疫力低下,易感染。

(二)实验室检查

1.血象

呈大细胞性贫血,MCV、MCH 均增高,MCHC 正常。网织红细胞计数可正常。重者全血细胞减少。血片中可见红细胞大小不等、中央淡染区消失，有大椭圆形红细胞、点彩红细胞等；中性粒细胞核分叶过多（5 叶核占 5％以上或出现 6 叶以上的细胞核），亦可见巨杆状核粒细胞。

2.骨髓象

增生活跃或明显活跃，骨髓铁染色常增多。造血细胞出现巨幼变：红系增生显著，胞体大，核大，核染色质疏松细致，胞浆较胞核成熟，呈“核幼浆老”状；粒系可见巨中、晚幼粒细胞，巨杆状核粒细胞，成熟粒细胞分叶过多；巨核细胞体积增大，分叶过多。

3.血清维生素 B_{12}、叶酸及红细胞叶酸含量测定

血清维生素 B_{12} 缺乏，低于 74 pmol/L（100 ng/mL）。血清叶酸缺乏，低于 6.8 nmol/L（3 ng/mL），红细胞叶酸低于 227 nmol/L（100 ng/mL），若无条件测血清维生素 B_{12} 和叶酸水平，可给予诊断性治疗，叶酸或维生素 B_{12} 治疗一周左右网织红细胞上升者，应考虑叶酸或维生素 B_{12} 缺乏。

4.其他

（1）胃酸降低、恶性贫血时内因子抗体及 Schilling 试验（测定放射性核素标记的维生素 B_{12} 吸收情况）阳性。

（2）维生素 B_{12} 缺乏时伴尿高半胱氨酸 24 h 排泄量增加。

（3）血清间接胆红素可稍增高。

四、治疗

（一）原发病的治疗

有原发病（如胃肠道疾病、自身免疫病等）的 MA，应积极治疗原发病；用药后继发的 MA，应酌情停药。

（二）补充缺乏的营养物质

1.叶酸缺乏

口服叶酸，每次 5～10 mg，2～3 次/日，用至贫血表现完全消失。若无原发病，不需维持治疗；如同时有维生素 B_{12} 缺乏，则需同时注射维生素 B_{12}，否则可加重神经系统损伤。

2.维生素 B_{12} 缺乏

肌内注射维生素 B_{12}，每次 500 μg，每周 2 次；无维生素 B_{12} 吸收障碍者可口服维生素 B_{12} 片剂 500 μg，1 次/日；若有神经系统表现，治疗维持半年到 1 年；恶性贫血患者，治疗维持终生。

五、护理措施

（一）一般护理措施

1.休息活动

根据病情适当休息，重度营养不良或有明显神经系统受影响者绝对卧床休息，给予生活照顾。经治疗症状缓解后可做轻度活动，但注意安全防摔倒、损伤。

2.皮肤毛发

保持皮肤、毛发清洁。除日常漱洗外，定时洗澡、洗头、理发、更衣。重症卧床者要在床上洗头、擦浴、更衣及换被单，长期卧床者要有预防压疮的措施，特别是有神经系统症状者，可有肢体麻木、感觉异常的情况，应定时翻身、变换体位，同时对受压部位及肢体给予温水擦拭及按

摩,保持床位平整、清洁、干燥、舒适。

3.营养

摄取富含维生素 B_{12} 及叶酸的食品,如肝、肾、瘦肉及新鲜绿叶蔬菜等,纠正不正确的烹调习惯,烧煮时间不宜过长,否则蔬菜中叶酸损失过大。鼓励患者多吃水果以增加维生素 C 的摄入量,因为维生素 C 参与叶酸还原合成 DNA,维生素 C 缺乏亦能导致叶酸缺乏。婴儿期合理增加辅食。克服偏食,鼓励多种营养摄入。

4.心理

主动关心、体贴患者,做好有关疾病及其自我护理知识的宣传教育。特别对于有精神、神经症状的患者,更应给予关照,关注其情绪变化,及时疏导其不良心理状态,使之安心疗养。

(二)重点护理措施

(1)舌炎患者给予特殊口腔护理,可加用 0.1%红霉素液或 0.1%新霉素液漱口,局部溃疡可用锡类散或 1%龙胆紫涂抹;局部疼痛影响进食者可在饭前用 1%普鲁卡因漱口,待止痛后再进食,饭后用漱口水漱口或行口腔护理。

(2)胃肠道症状明显,如食欲差、腹胀、腹泻等,酌情改用半流食,每日 5～6 餐,少食多餐,忌油腻。根据情况给予助消化药物缓解胃肠消化不良症状。

(3)神经系统症状者减少活动,必要时卧床休息。需用拐杖的患者,要耐心指导其使用拐杖的方法,防止跌伤。

(4)观察用药反应,服用叶酸期间观察疗效的同时,注意观察不良反应,如变态反应,表现为红斑、皮疹、瘙痒、全身不适、呼吸困难、支气管痉挛。大剂量(15 mg/d 连用一个月或更长时间)可引起胃肠不适,食欲缺乏、恶心、腹胀、胃肠胀气、口内不良气味等;还可出现睡眠不佳、注意力分散、易激动、兴奋或精神抑郁、精神错乱、判断力减弱等征象,一旦发生不良反应征象及时与医师联系给予处理。应用维生素 B_{12} 治疗时,大量新生红细胞生成,细胞外钾迅速移到细胞内,血钾下降,应按医嘱口服钾盐。治疗过程中还应注意观察肾功能变化,因为维生素 B_{12} 治疗可引起血清和尿中的尿酸水平升高以致肾脏损害,所以随时了解患者有无肾功能不全的征象。此外,由于维生素 B_{12} 治疗后血小板骤增,还须注意观察患者有无发生血栓栓塞,特别在治疗第一周时更要随时警惕。

(三)治疗过程中可能出现的情况及应急措施

1.心力衰竭

应排除其他原因引起的心力衰竭,因为本病严重的贫血可使心肌缺氧而发生心力衰竭,所以使患者采取端坐位或倚靠坐位,双下肢下垂,以减少回心血量,并给予持续高流量氧气吸入,氧流量 5～6 L/min,同时联系输注红细胞,并给予利尿、强心剂等药物,以防心衰加重。

2.出血

由于血小板计数减少及其他凝血因子的缺乏,本病出血也不少见。出血严重者,可输注血小板,并选用止血剂,如安络血 5 mg,3 次/日,口服。

3.痛风

严重的巨幼细胞贫血可见骨髓内无效造血引起的血细胞破坏亢进,致使血清内尿酸增高,引起痛风的发作,但极为罕见。发生痛风,应卧床休息,抬高患肢,直至缓解后 72 h 开始恢复活动，并多饮水，可给予别嘌呤醇口服。

4.精神抑郁症

严重的巨幼细胞贫血不仅可发生外周神经炎，亦有发生精神异常者，这可能与维生素 B_{12} 缺乏有关。需加大维生素 B_{12} 的剂量，500～1000 μg/(次·周)。精神抑郁明显者，给予多虑平 25 mg/次，3 次/日，口服。

5.溶血

本病并发溶血，应考虑巨幼样变的红细胞遭破坏发生了溶血，所并发的急性溶血，以适量输血治疗为及时有效的方法。

6.低血钾症

严重巨幼细胞性贫血患者在补充治疗后，血钾可突然降低，要及时补钾盐，尤其对老年患者及原有心血管病患者、食欲缺乏者要特别注意。

(四)健康教育

1.简介疾病的知识

巨幼细胞贫血是由于维生素 B_{12}、叶酸缺乏所引起的一组贫血病，我国的营养不良引起的营养性巨幼细胞贫血多见，且多见于儿童和孕妇。另一类是恶性贫血以北欧、北美等地老人多见，有遗传倾向和种族差异，我国罕见。一般营养性巨幼细胞贫血经过适当治疗可迅速治愈。恶性贫血需要终身治疗，疗效甚佳。

2.心理指导

鼓励安慰患者安心疗养，消除不良情绪，积极配合诊疗和护理。有神经症状者，活动受限制而沮丧，焦虑，应给予精神安慰和支持，多与之交谈，掌握心理状态、消除消极心理。

3.检查治疗指导

除常规一般检查外，血液化验和骨髓穿刺检查、24 h 留尿化验等也必不可少。检查前向患者解释检查目的、方法、所需时间及注意事项。接受治疗过程中有些检查需重复做以观察疗效或出于诊断目的，均要耐心说明，减少患者顾虑，使其能积极配合。治疗过程中，特别是补充维生素 B_{12} 或叶酸制剂之前应向患者说明用药的目的、方法和可能的不良反应，使其有心理准备，一旦发生不良反应可主动向医、护说明，以得到及时处理。

4.饮食指导

(1)进食叶酸和维生素 B_{12} 含量丰富的食物：叶酸在新鲜绿叶蔬菜或水果中含量最多，如胡萝卜、菠菜、土豆及苹果、西红柿等，而大豆、牛肝、鸡肉、猪肉、鸡蛋中含量亦不少。维生素 B_{12} 在动物食品中含量较多，如牛肝、羊肝、鸡蛋、牛肉、羊乳、干酪、牛奶、鸡肉等，臭豆腐、大豆和腐乳中含量亦很丰富。

(2)母乳、羊乳中维生素 B_{12} 含量不高，所以婴儿喂养要及时添加辅助食品。

(3)食物烹调后叶酸含量的损失在 50%以上，尤其加水煮沸后更甚，因此，烧煮食物不要时间过长。

(4)克服偏食，从多种食物中获取营养。制订食谱，有计划地将饮食品种多样化。改进烹调技巧，促进食欲，以利于纠正贫血。

(5)维生素 C 参与叶酸代谢，多食维生素 C 含量丰富的食物有助于纠正叶酸缺乏。

5.休息、活动指导

病情重的、有神经、精神症状者限制活动，卧床休息。病情允许的可在床上听广播，看电视或读书报等，但要适度，要保证充足的睡眠。病情转好的过程中逐渐加大活动量，制定活动计划，保证活动量的渐进性。休养环境安静、舒适。有周围神经炎症状的要注意肢体的保暖。如果用热水袋须注意水温不超过 60℃，且热水袋外加套，以防烫伤。

6.出院指导

营养性巨幼细胞贫血大多数可以预防，注意进食含叶酸及维生素 B_{12} 的食物，纠正偏食及不正确的烹调方法。胃全切或次全切者按医嘱补充维生素 B_{12}。恶性贫血患者终生维持治疗，不可随意停药。患者出院后半年复查一次。

第三节　再生障碍性贫血的护理

一、定义

再生障碍性贫血(AA，简称再障)通常指原发性骨髓造血功能衰竭综合征，病因不明。主要表现为骨髓造血功能低下、全血细胞减少和贫血、出血、感染。免疫抑制治疗有效。

根据患者的病情、血象、骨髓象及预后，可分为重型(SAA)和非重型(NSAA)。曾有学者将非重型进一步分为中间型和轻型，从重型中分出极重型(VSAA)。国内学者曾将 AA 分为急性型(AAA)和慢性型(CAA)；1986 年以后，又将 AAA 改称为重型再障-Ⅰ型(SAA-Ⅰ)，将 CAA 进展成的急性型称为重型再障-Ⅱ型(SAA-Ⅱ)。

二、临床表现

(一)重型再生障碍性贫血(SAA)

起病急，进展快，病情重；少数可由非重型 AA 进展而来。

1.贫血

苍白、乏力、头昏、心悸和气短等症状进行性加重。

2.感染

多数患者有发热，体温在 39℃以上，个别患者自发病到死亡均处于难以控制的高热之中。以呼吸道感染最常见，其次有消化道、泌尿生殖道及皮肤、黏膜感染等。感染菌种以革兰阴性杆菌、金黄色葡萄球菌和真菌为主，常合并败血症。

3.出血

皮肤可有出血点或大片瘀斑，口腔黏膜有血疱，有鼻出血、牙龈出血、眼结膜出血等。深部脏器出血时可见呕血、咯血、便血、血尿、阴道出血、眼底出血和颅内出血，后者常危及患者的生命。

(二)非重型再障(NSAA)

起病缓慢，以贫血为首起的主要表现。出血多限于皮肤、黏膜且不严重。患者可合并感染，但常以呼吸道感染为主，容易控制。若治疗得当，不少患者可获得长期缓解以致痊愈。也有部分患者迁延不愈，病程长达数十年，久治无效者可发生颅内出血。少数后期出现急性再障的临床表现，称为慢性重型再障Ⅱ型（SAA-Ⅱ）。

三、诊断

（一）AA 诊断标准

（1）全血细胞减少，网织红细胞百分数<0.01，淋巴细胞比例增高。

（2）一般无肝、脾肿大。

（3）骨髓多部位增生减低，造血细胞减少，非造血细胞比例增高，骨髓小粒空虚。有条件者做骨髓活检，可见造血组织均匀减少。

（4）除外引起全血细胞减少的其他疾病，如：阵发性睡眠性血红蛋白尿（PNH）、骨髓增生异常综合征（MDS）、自身抗体介导的全血细胞减少、急性造血功能停滞、急性白血病（AL）。

（5）一般抗贫血治疗无效。

（二）AA 分型诊断标准

（1）SAA：发病急，贫血进行性加重，严重感染和出血。血象具备下述三项中两项：①网织红细胞绝对值$<5\times10^{9}/L$。②中性粒细胞$<0.5\times10^{9}/L$。③血小板$<20\times10^{9}/L$。骨髓增生广泛重度减低。

（2）NSAA：指达不到 SAA 诊断标准的 AA。

四、治疗

（一）支持治疗

1.保护措施

预防感染，注意饮食及环境卫生，SAA 需要保护性隔离；避免出血，防止外伤及剧烈活动；不用对骨髓有损伤作用和抑制血小板功能的药物。

2.对症治疗

（1）纠正贫血：通常认为血红蛋白低于 60 g/L，且患者对贫血耐受较差时，可输注红细胞，但应防止输血过多。针对严重贫血及存在出血倾向的患者给予输血治疗，一般以输浓缩红细胞为宜。慢性再障患者长期多次输血后可产生同种异体血小板和白细胞抗体，易发生输血反应，应选用洗涤红细胞或冰冻储存血。如为纠正血小板计数减少所致的出血，最好输血小板，无条件的可输新鲜全血。

（2）控制出血：可用酚磺乙胺（止血敏），氨基己酸（泌尿生殖系统出血患者禁用）。女性子宫出血可肌内注射丙酸睾酮。输浓缩血小板对血小板计数减少引起的严重出血有效。当血小板输注无效时，可输 HLA 配型相配的血小板。肝脏疾病如有凝血因子缺乏时应予纠正。

（3）控制感染：及时采用经验性广谱抗生素治疗，同时取感染部位的分泌物或尿、大便、血液等做细菌培养和药敏试验，药敏试验有结果后应换用敏感的抗生素。长期广谱抗生素治疗可诱发真菌感染和肠道菌群失调。真菌感染可用两性霉素 B 或斯皮仁诺等抗真菌药物。

（4）护肝治疗：AA 常合并肝功能损害，应酌情选用护肝药物。

（二）针对发病机制的治疗

1.免疫抑制治疗

（1）抗淋巴/胸腺细胞球蛋白（ALG/ATG）：用于 SAA。马 ALG 10～15 mg/(kg·d) 连用 5 d 或兔 ATG 3～5 mg/(kg·d)连用 5 d；用药前需做过敏试验，静脉滴注 ATG 不

宜过快，每日剂量应维持点滴 12～16 h，用药过程中用糖皮质激素防治变态反应和血清病；可与环孢素（CsA）组成强化免疫抑制方案。

(2)环孢素：6 mg/(kg·d)左右，疗程一般长于 1 年。

(3)其他：CD3 单克隆抗体、麦考酚吗乙酯（MMF，骁悉）、环磷酰胺、甲泼尼龙等治疗 SAA。

2.促造血治疗

(1)雄激素：司坦唑醇（康力龙）2 mg，3 次/日；十一酸睾酮（安雄）40～80 mg，3 次/日；达那唑 0.2 g，3 次/日；丙酸睾酮 100 mg/d 肌内注射。应视药物的作用效果和不良反应，如男性化、肝功能损害等调整疗程及剂量。

(2)造血生长因子：特别适用于 SAA。重组人粒系集落刺激因子（G-CSF），剂量为 5 μg/(kg·d)；重组人红细胞生成素（EPO），常用 50～100 U/(kg·d)。一般在免疫抑制治疗 SAA 后使用，剂量可酌减，维持 3 个月以上为宜。

3.造血干细胞移植

对 40 岁以下、无感染及其他并发症、有合适供体的 SAA 患者，可考虑造血干细胞移植。

(三)中西医结合治疗

治疗宜补肾为本兼益气活血，常用中药为鹿角胶、仙茅、仙灵脾、黄芪、生熟地、首乌、当归、苁蓉、巴戟、补骨脂、菟丝子、枸杞子、阿胶等。国内治疗慢性再障常用雄激素合并中医补肾疗法。

(四)造血细胞因子和联合治疗

红细胞生成素（EPO）治疗再障需要大剂量才可能有效，一般剂量不会取得任何效果。造血细胞因子价格昂贵，目前仅限于重型再障免疫抑制治疗时的辅助用药。目前再障治疗多采用联合治疗，包括ALG/ATG和 CsA 联合治疗、CsA 和雄激素的联合治疗等。

五、护理措施

(一)一般护理措施

1.休息活动

急性再障患者应绝对卧床休息；慢性再障，贫血不严重的可适当活动。对卧床不能生活自理的患者给予生活照顾。

2.皮肤毛发

保持皮肤、毛发的清洁，除日常漱洗外，定时洗澡、洗头、剪指(趾)甲、理发、剃须、更衣。重症卧床者做床上擦浴、更衣和换被单。长期卧床者制订预防压疮的措施，定时翻身、变换体位、受压部位以温水擦拭及按摩，保持床位平整、清洁、干燥、舒适。尽量不用肌内或皮下注射给药法。此外，患者口腔、外阴及肛周的清洁十分重要，为预防感染每日早晚刷牙，饭后漱口，大便后坐浴，有痔者尤需预防感染。

3.营养

给予高蛋白、高维生素、易消化的饮食，如鸡肉、猪肉、牛肉、羊肉、蛋、鱼、动物肝脏及各种果蔬等，烹调食品宜清淡和无刺激性，禁用辛辣油腻饮食。急性患者，特别是有出血倾向的，改用无渣半流或流食。有严重消化道出血者应禁食，以静脉补充营养。

4.心理

注意观察、掌握患者的心理状态,及时疏导不良情绪,使之安心接受治疗。发现情绪异常及时向医师及有关人员报告并采取措施处理。有针对性地介绍有关疾病的知识及自我护理的方法,使之主动配合医疗、护理措施的实施。病情稳定者可安排定时看电视,听广播。

5.环境

保持住院环境的清洁、整齐、舒适、安静,定期彻底清扫消毒病室,控制探视和陪伴者的人数和时间。保护性隔离期间,室内采取家庭化布置,可配备花窗帘、花卉(用假花可清洁消毒),电视机并接通对讲机,使患者能与亲属交谈。

(二)重点护理措施

1.严重贫血

有疲乏、无力、心悸、气短者减少活动,卧床休息以减少耗氧。

2.出血倾向者

密切观察出血倾向有无加重,如皮肤黏膜出血、鼻衄、齿龈出血及眼底出血时给予适当的对症处理,如少量鼻出血可用干棉球或蘸 1∶1000 肾上腺素棉球填塞压迫止血并局部冷敷;如果大量鼻出血而简单止血无效时,需请耳鼻喉科医师应用器械进行止鼻血术。迅速做好物品的准备,包括止鼻血手术包、止血药物、敷料等,协助医师操作,安排患者合理的体位,床旁增加照明灯并随时观察患者生命体征。口腔黏膜出血时可用冷开水或小苏打水漱口,必要时用 1∶1000肾上腺素棉球贴敷渗血黏膜处;眼底出血者注意不能揉擦眼球,以防止出血加重。如果患者发生咯血、消化道出血或颅内出血时,立即通知医师,同时做好一切抢救准备,按咯血、消化道大出血及颅内出血护理常规实施。

3.感染发热

协助医师尽快找出感染灶所在部位,以利于行细菌培养和药物敏感试验,有效应用抗菌药物。患者感染引起发热体温在 39℃以上者可给予物理降温,以温水擦浴并以冰帽、冰袋或冷水毛巾冷敷头部。患者不宜用酒精擦浴。如果患者出汗多,应及时协助擦汗,必要时更换贴身衣服、被单,鼓励多饮水,补充水分的丢失。注意患者体温、脉搏、呼吸和血压等生命体征的变化,随时警惕感染引起败血症而发生感染性休克,或水电解质丢失,引起低血容量性休克。再障患者尽量不用退热剂,禁止应用可疑引起再障的药物,尤其一些解热止痛剂、抗生素、镇静安定药,最好在患者的病历夹封面处明显标出,以示医、护人员注意。

4.用药观察

应用雄激素会有不同程度的不良反应,最常见的为痤疮,女性患者易出现停经和男性化现象并可有水肿、失眠。儿童病者用药后除男性化之外,可能出现精神兴奋,不能入睡或阴茎勃起等异常表现等,故用药前向患者或其家属做适当说明并让其明了停药后不良反应可逐渐消失,解除顾虑和不安。长期肌内注射丙酸睾酮易引起局部硬结,为纤维化改变,阻碍药物吸收,故注射时应多部位轮换及深部肌内注射,选用适当的注射针头。已纤维化的局部可应用热敷以利软化。口服的雄激素制剂易发生肝脏损害,应定期检查肝功能,注意观察并及时与医师报告。

CsA 的不良反应主要为肝肾损害,胃肠紊乱,白细胞减少及牙龈增生,少数可有多毛、手颤、末梢感觉异常、高血压、头痛等,停药后均可消退。

应用抗淋巴细胞球蛋白(ALG)或抗胸腺细胞球蛋白(ATG)治疗期间安排患者住保护性隔离病房,如为空气层流洁净病室最为理想。患者躯体做清洁、消毒处理并口服缓释抗生素,防治肠道感染。ATG的不良反应可有发热、皮疹、血清病,注意观察。

(三)治疗过程中可能出现的情况及应急措施

1.感染

对其实行保护性隔离,可住层流病房,避免交叉感染,病室定时开窗通风,每日用紫外线消毒房间,用消毒液擦拭地面、家具和用物。向患者和家属说明减少探视的重要性,防止交叉感染。医护人员严格无菌操作,患者做好口腔护理和皮肤护理,每日进食前后用口泰或生理盐水漱口,每次便后用温水擦洗肛周皮肤,并每日进行高锰酸钾坐浴,防止肛周感染的发生。

2.脑出血的护理

观察患者有脑出血先兆,如头痛、视物模糊、喷射性呕吐、精神烦躁不安等。①迅速通知医生。②协助患者取平卧位,头偏一侧,随时清理呕吐物或分泌物,头枕冰袋或冰帽。调节吸氧流量,保持呼吸道通畅。③迅速建立静脉通道,按医嘱给予脱水剂、止血药或输浓缩血小板。④观察患者意识状态、血压、脉搏及呼吸频率、节律,记录24 h出入量。

(四)健康教育

1.简介疾病知识

再生障碍性贫血简称再障。多数患者发病起因不清楚,但不能排除有可能接触过某些化学的、物理的或生物的致病原而引起人体内造血干细胞的数量减少或造血功能异常,使全血细胞减少而贫血。临床表现为贫血、感染发热、出血,根据临床表现的程度与发病缓急不同,分为急性再障和慢性再障。目前再障已不是不治之症,只要有及时适当的治疗,合理的疗养,病情完全可以缓解或治愈。

2.心理指导

慢性再障患者多因病情迁延不愈,时有病情反复而产生消极失望情绪,宜给予精神鼓励,使之对疾病治疗抱有希望,以安心坚持治疗。急性再障患者起病急,病情严重,其精神负担重,可因自身疾病痛苦难熬,拖累亲友及医药费用等因素而产生心理危机,发生如自杀、自残等行为。应通过与患者或亲友交谈掌握患者心理及时劝慰,协助解决患者生活中的难题,指导家属尽量阻断不利于患者疗养的信息,避免各种外来精神刺激。与患者多沟通交谈,使身体不适及时得到对症处理,减少患者痛苦,消除不良心理。

3.检查治疗指导

在确定诊断和观察治疗效果的过程中,患者需要接受各种检查。在检查之前护士应向其做必要说明,如检查的目的、方法和时间等,使之有心理准备,有利于配合。再障患者对多次抽血、骨髓穿刺易有顾虑,认为抽血和骨髓会加重贫血,特别需要做耐心的解释,告诉患者这种检查是明确诊断和观察治疗不可少的措施,一般采标本量极少,不会对身体发生不良影响。

实施各种治疗措施之前要患者有心理准备和明了如何配合医护,对于治疗中的不良反应给予解释,如用雄激素后产生男性化现象,特别是女患者十分苦恼,顾虑多甚至不接受用药。向患者说明病情好转停药后不良反应将逐渐消失,使之解除顾虑,坚持治疗。长期应用糖皮质激素的患者易发生向心性肥胖、满月脸而形象改变，为此，患者不太情愿接受此种治疗，或暗自停药、丢弃药物而中断治疗。护士要指导患者坚持用药，切不可突然停药，病情允许的情况下，必须按医嘱逐渐减量至停药，否则易引发应激性胃溃疡及病情反弹。如果患者接受免疫抑制疗法或骨髓移植治疗，应将治疗计划向患者做必要的说明，以使其明了治疗过程的各步骤中需患者配合的事项，做到心中有数，有利于治疗顺利进行。

4.饮食指导

患者应选用高蛋白、高维生素食品。为保证营养摄入可指导患者制订周日食谱，做到每餐荤素搭配，荤菜以鸡肉、猪肉、牛羊肉、蛋类、鱼类及肝脏为主，素菜选用新鲜蔬菜制作，尤其以绿叶菜为好。烹调食品尽量适合个人口味以促进食欲，两餐之间应加新鲜水果或果汁。进食宜清淡，避免用辛辣、过酸、过麻、过热等刺激性和油腻食物。患者高热食欲缺乏或出现轻度消化道出血时改为半流或无渣流食。半流食是呈半流动状易咀嚼和消化的食物，每日 5～6 餐，如米粥、面条汤、肉末稀饭等；无渣流食呈流体状，无渣，不用咀嚼，易消化，每日 6～8 餐(每餐间隔 2～3h)。消化道出血严重时必须禁止饮食，避免食物刺激加重出血。

5.休息活动指导

(1)急性再障或慢性再障病情恶化者，绝对卧床休息，病情稳定后逐渐做适当活动。

(2)慢性贫血严重者尽量卧床休息，避免活动过多及骤起骤立，起床时须由人扶持稍坐片刻，待适应后再下床。如厕排便应用坐式便桶，避免蹲式排便后起立时晕厥。

(3)病情稳定的慢性再障患者，可做轻微的活动，如适当的娱乐，看电视，听广播和看书报，也可做些小手工，为住院生活增加乐趣。

6.预防感染指导

(1)患者全血细胞减少，抵抗力低下而易并发各种感染，保持病室环境的洁净，定时通风并行空气消毒，使空气新鲜，阳光充足。床单位用物简洁，尤其床头柜内不要堆放过多的携带物品，随时清理废弃垃圾。平时病友之间少走动。互串病房和病床位易发生交叉感染。减少探视，一般病情允许不必留陪伴人员在院，有利于住院环境的卫生管理。当白细胞计数$<0.5\times10^9/L$时，最好进行保护性隔离(住单间或住无菌层流室)，室内严格消毒，谢绝探视。

(2)患者因体虚无力和怕受凉常常拒绝洗澡、洗头等躯体清洁措施实施，应向患者及家属说明皮肤清洁的必要性：因为发热、出汗，皮脂腺丰富处(毛发密集部位)易发生疖肿而成为感染灶，故保持皮肤的清洁非常重要。勤洗澡，及时更换内衣，勤理发和剃须，以免毛囊皮脂腺管发生阻塞致感染发生。洗浴时，注意适合的温度和关好门窗保持室温，避免拖延时间过久，引起受凉感冒。长期卧床患者按时翻身和行床上擦浴，对受压处进行按摩，改善局部血液循环，预防压疮的发生。

(3)保持口腔清洁，减少口腔感染的机会。口腔无出血者可用软毛牙刷于晨起、睡前刷牙。每饭后用盐水或专用漱口液漱口，将口腔内食物残渣漱洗净为止。口腔血泡、牙龈渗血或形成溃疡的改为盐水和漱口液漱口，随时进行，餐后由护士进行特殊口腔护理。

(4)注意肛门、外生殖器的清洁，每次便后用温水冲洗，大便后用 1∶5000 高锰酸钾液坐浴 15～20 min，每日更换内裤。女性尤应注意经期卫生。

7.出血防治方法指导

(1)不要用力擤鼻涕和挖鼻。宜用软毛牙刷,口腔如已有出血改用漱口液漱口,防止因刷牙加重出血。

(2)活动时避免损伤,进行各种穿刺检查后要局部施压 5～7 min。

(3)内衣应柔软、宽大、舒适,避免粗糙、紧束的衣着。勤修剪指(趾)甲,防止自搔时抓伤。

(4)保持大便通畅,预防呼吸道疾患,避免因便秘和剧烈咳嗽而诱发和加重出血。

(5)注意观察大小便颜色、性状、皮肤、黏膜出血征象、出现头痛、视物模糊、喷射性呕吐等情况,立即报告医护人员处理,谨防颅内出血。

8.出院指导

病情缓解出院的患者,仍要注意休息,避免劳累,及时添加衣被,避免受凉感冒,以防诱发加重病情。每 1～2 周追踪检查血常规。病情变化随时回院就诊。

第四节　自身免疫性溶血性贫血的护理

一、定义

自身免疫性溶血性贫血(AIHA)系免疫识别功能紊乱,自身抗体吸附于红细胞表面而引起的一种 HA。根据致病抗体作用于红细胞时所需温度的不同,AIHA 分为温抗体型和冷抗体型两种。

抗体为 IgG 或 C_3,少数为 IgM。37℃最活跃,为不完全抗体,吸附于红细胞的表面。致敏红细胞易被巨噬细胞所破坏,部分膜被破坏可形成球形红细胞。IgG 和 C_3 抗体同时存在可引起比较严重的溶血。

原因不明的原发性 AIHA 占 45%。继发性的病因有:①感染,特别是病毒感染。②结缔组织病。如系统性红斑狼疮、类风湿关节炎、溃疡性结肠炎等。③淋巴增殖性疾病。如慢性淋巴细胞白血病、淋巴瘤、骨髓瘤等。④药物。如青霉素、头孢菌素、甲基多巴、氟达拉宾等。

二、临床表现

急性型多发生于小儿伴病毒感染者,偶也见于成人。起病急骤,有寒战、高热、腰背痛、呕吐。严重时,有休克、昏迷。多数温抗体型 AIHA 起病缓慢,成人多见,无性别差异。表现为虚弱及头昏。体征包括皮肤黏膜苍白,黄疸;轻中度脾大(50%),质较硬,无压痛;中度肝大(30%),肝质地硬但无压痛。急性溶血阶段白细胞增多。10%～20%的患者合并免疫性血小板计数减少,称为 Evans 综合征;骨髓有核细胞增生,以幼红细胞增生为主。

本病以女性为多,从婴儿至老年均可累及,国外报道 73%系 40 岁以上者。急性发病多见,尤其是伴有感染者。起病时的症状各病例不很相同。不少病例同时存在其他有关疾病,如恶性肿瘤、红斑狼疮或传染病的症状成为主要症状而掩盖了贫血症状。本病主要症状是贫血,表现为软弱、乏力、头晕、体力活动时气急、心悸等。急性溶血贫血可很严重,可发生晕倒,出现半昏迷和轻度的全身衰竭症状。尿色变深,极少数患者可有血红蛋白尿。同时可有寒战、发热、腹痛、呕吐、腹泻等。主要体征是苍白和黄疸,半数以上有脾大,一般轻至中度,质硬,1/3

有中等肝大，均不痛。有一些患者可伴有血小板计数减少，称为 Evans 综合征。

三、诊断

(一)临床表现

原发性温抗体型自身免疫性溶血性贫血患者多为女性，年龄不限。临床除溶血和贫血外，无特殊症状，半数患者有脾肿大，1/3 有黄疸及肝肿大。继发性自身免疫性溶血性贫血常伴有原发疾病的临床表现。

(二)实验室检查

(1)直接抗人球蛋白试验(Coombs 试验)是测定吸附在红细胞膜上的不完全抗体和补体较敏感的方法，是诊断 AIHA 的重要依据。在生理盐水内，吸附不完全抗体或补体的致敏红细胞并无凝集，因为不完全抗体是单价的。加入完全、多价的抗人球蛋白抗体后，后者与不完全抗体 Fc 段相结合，起搭桥作用，可导致致敏红细胞相互凝集，即直接 Coombs 试验阳性：

(2)间接抗人球蛋白试验则可测定血清中游离的 IgG 或 C_3。如有溶血性贫血，Coombs 试验阳性，近 4 个月内无输血或可疑药物服用史；冷凝集素效价正常，可以考虑温抗体型 AIHA 的诊断。Coombs 试验阴性，但临床表现较符合，糖皮质激素或切脾有效，除外其他 HA(特别是遗传性球形细胞增多症)，可诊断为 Coombs 试验阴性的 AIHA。排除各种继发性 AIHA 的可能，无病因者诊断为原发性 AIHA。继发性 AIHA 必须明确引起溶血的诱发疾病，可依据原发病的临床表现和有关实验室检查加以鉴别。

四、治疗

(一)病因治疗

积极寻找病因治疗原发病，感染所致本病多数可以自愈。继发于卵巢囊肿、畸胎瘤等可以手术切除的病例，手术后可治愈。继发于造血系统肿瘤者，在治疗原发病的同时可加用强的松，多数患者需长期治疗。

(二)肾上腺皮质激素

为治疗本病之首选药物。治疗机理是皮质素抑制了巨噬细胞，清除吸附红细胞抗体的作用，或使抗体结合到红细胞的作用降低，或抑制抗体的产生。一般在用药后 4～5 d，网状内皮系统清除受抗体或补体致敏红细胞的能力即见减退。按医嘱口服给药，泼尼松开始 1～1.5 mg/(kg·d)，一周后溶血停止，红细胞恢复正常，逐渐减少剂量，至每日仅 5～10 mg，小剂量维持至少 3～6 个月。急性发作、严重贫血者可用氢化可的松 100 mg 静脉滴注，2 次/日。老人或轻度贫血者，可用泼尼松 10～20 mg 口服，隔日一次。

(三)达那唑

系人工合成的 17α-乙炔睾丸酮衍生物，性作用较弱，但具有免疫调节作用，能降低患者的抗 IgG 和抗 C_3 的滴度，有稳定红细胞膜的作用。一般 3 次/日，每次 0.2 g。本药也可与激素合用，贫血纠正后可先减少或停用激素，单用本药，疗程一般不少于一年。本药的不良反应有肝损害(表现为 ALT 上升)、多毛、脱发、肌痛及皮脂溢出。

(四)环孢菌素 A

环孢菌素 A 能抑制 T 细胞介导的同种和自身免疫反应。对激素无效的病例加用本药为 4.6 mg/(kg·d)。2 周后溶血可逐渐缓解。

(五)免疫抑制剂

用于对激素治疗无效或必须依赖大剂量强的松维持者,或切脾有禁忌,切脾无效者。常用药品环磷酰胺[1.5～2 mg/(kg·d)]、硫唑嘌呤[2～2.5 mg/(kg·d)],估计45%有较好的疗效。免疫抑制剂可与激素合用,血象缓解后可先停激素,本药改为维持量。免疫抑制剂试用4周后疗效不佳的,可增加剂量或改换其他制剂。治疗期间必须密切观察血象变化,至少每周检查一次,特别注意骨髓抑制致严重感染的预防。

(六)脾切除

脾脏是抗体的生成器官,又是致敏红细胞的主要破坏场所,对于肾上腺皮质激素治疗无效或需较大剂量才能维持缓解者,均可考虑脾切除手术治疗。切脾后血中致敏红细胞的寿命有所延长。

(七)输血

患者的自身抗体有时对输入的红细胞也产生致敏作用,对Rh抗原的红细胞有强烈反应,因而仅能输入缺乏这类抗原的红细胞以防溶血。输血前详加检查交叉配血试验、妊娠或输血而引起的同种抗体,如抗Rh、抗kell及抗kidd,以防溶血反应。以应用洗涤后的红细胞输注为宜。

五、护理措施

(一)一般护理措施

1.休息活动

严重贫血、急性溶血、慢性溶血合并危象的患者,应绝对卧床休息。

2.营养

给予高蛋白、高维生素、高热量易消化食物,有助于纠正贫血。溶血发作期间不吃酸性食品(各种肉类、鱼、虾等水产),选择碱性食品,如豆腐、海带、奶类及各种蔬菜水果。

3.预防感染

特别是免疫抑制剂治疗期间,更加注意皮肤黏膜的清洁护理,定时洗澡或擦浴,洗头,剪指(趾)甲,更衣和被盖,早晚刷牙,饭后漱口,保持口腔清洁。口腔内有血泡或溃疡的,定时用碘甘油涂抹或紫外线探头照射治疗。保持大便通畅,大便后清洗外阴及肛周,有痔者应坐浴(用1∶5 000高锰酸钾液),预防肛周感染。

4.密切观察

体温、脉搏、呼吸、血压变化及用药、输血的治疗效果及不良反应。

(二)重点护理措施

(1)观察尿色、尿量并记录,如果尿色逐渐加深,甚至酱油样,说明溶血严重,及时报告医师。尿量少时按医嘱给予利尿,警惕肾脏损害。

(2)观察巩膜皮肤黄染的变化:黄疸的轻重与溶血的程度有关,黄疸的加重标志着溶血严重,结合尿色及性质的观察及时与医师联系。

(3)苍白、头晕、乏力、活动气急:贫血所致,如果贫血发展急剧,则有可能发生晕倒和全身出现衰竭状态,故患者需安静卧床,不要突然坐起或起立,防摔倒跌伤。必要时按医嘱给予输血治疗。

(4)发热:体温较高时可用物理降温法,如头部置冰袋、温水擦浴或酒精擦浴(有出血倾向的不用酒精擦浴)。注意观察体温变化,如体温持续不降,可按医嘱给予解热药物。降温过程中注意水分的补充,防虚脱。

(三)治疗过程中可能出现的情况及应急措施

1.肾功能损害

密切观察尿色,出现酱油色尿、茶色尿及时留取尿标本以备送检。准确记录出入量,嘱患者多饮水,日液体入量应在1000 mL以上,防止肾功能的损害。血尿者,应卧床休息并遵医嘱输注止血药及碱化利尿液体。

2.低血钙的护理

进行血浆置换时,由于血浆采用枸橼酸抗凝,枸橼酸盐与血钙络合而产生低血钙反应。因此在行血浆置换前后,应遵照医嘱适量补充钙剂。置换采用的穿刺针较粗大,应选择上臂粗大的血管,尽量做到一针穿刺成功,减少患者的痛苦。必要时可采用股静脉穿刺。并做好患者及家属的解释工作,以减少他们惧怕的心理,取得配合。

3.低血压

低血压是血浆置换的主要并发症,置换过程中密切观察患者神志及血压变化,当血压低于90/60 mmHg或患者出现心悸、胸闷等不适症状时,应遵医嘱给予吸氧及增加血容量等处理。

4.变态反应

注意观察有无变态反应,出现皮肤瘙痒、皮疹、寒战等症状时,应积极予以抗过敏治疗。

5.感染

严密监测体温的变化。体温高时及时通知医生予以对症处理,严格遵照医嘱准时输注抗生素等药物,保持皮肤的清洁卫生、保持床单位及衣服的清洁干燥。病室每日紫外线照射消毒两次,并注意定时通风。做好口腔护理保持口腔的清洁卫生,早晚及饭后用漱口液漱口。做好肛周护理每晚及便后用1∶20的碘伏液坐浴,以保持肛周的清洁。出现手(足)破溃者予以1∶5000的高锰酸钾和1∶20的聚维酮碘液交替泡手(足),4～5次/日。化疗的护理,由于输注细胞毒性药物容易引起胃肠道的不适,因此在输注药物时,应告知患者及家属可能出现的不良反应,避免心理紧张。饮食宜清淡易消化,减少胃肠道的刺激,并应严格按照医嘱时间输注。心理护理,患者可因高热、尿液改变等表现出焦虑和紧张。在治疗护理中,主动与其沟通交流,并鼓励和安慰患者。关心、体贴他们,取得他们的信任。应向患者介绍目前医学对于本病治疗的发展,讲解该病的成功病例,积极开导,使其增强战胜疾病的信心。

(四)健康教育

1.简介疾病知识

温抗体型自身免疫性溶血性贫血过去临床上称作获得性溶血性黄疸,这种贫血患者的机体免疫功能不正常,产生的抗体能破坏自己的正常红细胞,以致发生溶血和贫血。多数患者病程长,可有多次发作和缓解。主要表现黄疸、尿色变深甚至酱油色,同时有不同程度的贫血及其引起的症状。本病有原发性和继发性二种。原发性诱发病因不清楚,继发性是由于身患某些疾病而引起本病发作,其预后决定于原发病的性质。

2.心理指导

急性溶血发作而产生系列症状，患者或病儿家长多有恐惧、焦虑心理，应给予安慰和鼓励，使其对治疗增强信心及安定情绪。不少患者因同时存在难治性疾病，如恶性肿瘤、红斑狼疮等，易产生消极心理。护理工作中注意观察，了解患者心态，给予心理支持，提供生活上的帮助，疏导不良情绪，有利于配合治疗。

3.检查、治疗指导

检查前向患者说明检查的项目、目的和留标本的方法等。患者及患儿的家长易对反复取血或骨髓检查有顾虑，给予耐心解释，使之理解检查的意义并主动配合。指导患者观察尿色及留尿标本的方法。治疗过程中向患者说明药物的治疗作用和可能的不良反应，如激素、达那唑、免疫抑制剂或输血等治疗，使之主动配合治疗，观察疗效和不良反应，有利于及时调整药物治疗方案和处置不良反应。对于激素、达那唑等药物引起患者外观形象的变化，要耐心解释待病情好转停药后将自行消失，消除患者的顾虑，有助于坚持治疗。

4.饮食指导

溶血发作期间避免食用酸性食品，有利于保护肾脏。常见的酸性食品是猪肉、牛肉、鸡肉、蛋黄、鲤鱼、鳗鱼、牡蛎、干鱿鱼、虾、白米、面粉制品、花生、啤酒等。为纠正贫血应增加营养的摄入，指导患者选用高蛋白、高维生素食品，瘦肉、蛋类、乳类、鱼虾水产类、豆腐及其制品均为高蛋白食品。膳食做到荤素搭配，辅以各种新鲜蔬菜及水果，以增加多种维生素的摄入量。主食可按个人习惯选用。食欲差者可少食多餐，增加用餐次数，提高营养的摄入量。

5.休息活动指导

急性溶血发作或严重贫血者应卧床休息以减少耗氧。轻度贫血、恢复期患者可进行适当活动。患者要保证充足的睡眠，可适当看电视、听广播等，但不可疲劳过度。

6.出院指导

向患者交代坚持服药治疗，按医嘱定期复诊。指导患者注意观察巩膜有无黄染情况，尿色变化，如出现异常及时留尿来院检查，注意预防感冒。

第六章　普通外科疾病的护理

第一节　甲状腺功能亢进症的护理

一、概述

甲状腺功能亢进症，简称甲亢，是由于各种原因导致的甲状腺素分泌过多而出现以全身代谢亢进为主要特征的内分泌疾病。本病对人体身心可造成很大影响。男女发病比例约为1∶4。

(一)分类

按引起甲亢的原因，甲亢可分为原发性甲亢、继发性甲亢和高功能腺瘤三类。

1.原发性甲亢

最常见，指在甲状腺肿大的同时出现功能亢进症状。发病年龄多在20～40岁。腺体多呈弥散性肿大，两侧对称，常伴有眼球突出，故又称“突眼性甲状腺肿”。

2.继发性甲亢

较少见，指在结节性甲状腺肿基础上发生甲亢，患者先有结节性甲状腺肿多年，以后才逐渐出现功能亢进症状。本病多发生于单纯性甲状腺肿的流行地区，年龄多在40岁以上，肿大腺体呈结节状，两侧不对称，容易发生心肌损害。

3.高功能腺瘤

少见，腺体内有单个的自主性高功能结节，结节周围的甲状腺组织呈萎缩改变，放射性碘扫描显示结节的聚碘量增加，呈现“热结节”。

(二)病因和病理

原发性甲亢的病因迄今尚未完全明了。近年来认为原发性甲亢是一种自身免疫性疾病，其淋巴细胞产生的两类G类免疫球蛋白，能抑制垂体前叶分泌促甲状腺激素，并与甲状腺滤泡壁细胞膜上的促甲状腺激素受体结合，从而导致甲状腺分泌大量甲状腺素。至于继发性甲亢和高功能腺瘤的发病原因，也未完全明确。一般认为是甲状腺结节内的滤泡群无抑制地自主分泌甲状腺素，因而抑制了垂体前叶促甲状腺激素的分泌，以致结节周围的甲状腺组织功能被抑制而呈现萎缩状态。

甲亢的病理学改变为甲状腺腺体内血管增多、扩张，淋巴细胞浸润。滤泡壁细胞多呈高柱状并增生，形成伸入滤泡腔内的乳头状突起，滤泡腔内胶体减少。

二、护理评估

(一)健康史

了解患者的发病情况、病程长短、有无家族史、是否伴有其他自身免疫性疾病、既往健康状况、有无手术史等。

(二)临床表现

1.症状

(1)交感神经功能亢进:患者常多言,性情急躁,容易激动,失眠,双手常有细速颤动,怕热,多汗,皮肤常较温暖。

(2)心盘管功能改变:常见心悸、胸部不适;脉快有力;脉率常在100次/min以上,休息和睡眠时仍快。收缩压升高、舒张压降低,因而脉压增大。脉率增快及脉压增大常作为判断病情程度和治疗效果的重要标志。若左心逐渐扩张、肥大可有收缩期杂音,严重者出现心律失常,以心房纤颤最常见。

(3)基础代谢率增高:其程度与临床严重程度成正比。食欲亢进但消瘦,体重减轻,易疲乏,工作效率降低。

2.体征

(1)甲状腺肿大:呈不同程度弥散性肿大。由于腺体内血管扩张、血流加速,扪诊有震颤感,听诊时闻及杂音,尤其在甲状腺上动脉进入上极处更为明显。

(2)突眼征:典型者双侧眼球突出、眼裂增宽。个别突眼严重者,上下眼睑难以闭合,甚至不能盖住角膜;凝视时瞬目减少。眼向下看时上眼睑不随眼球下闭,两眼内聚能力差等,但突眼的严重程度与甲亢的严重程度并无关系。

(3)其他:部分患者可出现停经、阳痿等内分泌功能紊乱或肠蠕动亢进、腹泻等症状。极个别患者伴有局限性胫前黏液性水肿,常与严重突眼同时或先后发生。

(三)辅助检查

(1)基础代谢率测定:需在完全安静和空腹的条件下进行测定,一般在清晨空腹静卧时反复测定,可根据脉压和脉率按公式计算:基础代谢率(%)=(脉率+脉压)-111。正常值为±10%,20%~30%为轻度甲亢,30%~60%为中度甲亢,60%以上为重度甲亢。

(2)甲状腺摄^{131}I率测定:正常甲状腺24h内摄取的^{131}I量为总入量的30%~40%。如果2h内甲状腺摄^{131}I量超过25%,或24h内超过50%,或^{131}I高峰提前出现,都表示有甲亢,但不反映甲亢的严重程度。

(3)血清T_3、T_4含量测定:甲亢时T_3值的上升较早而快,可高于正常值的4倍左右;T_4上升则较迟缓,仅高于正常的2.5倍,故测定T_3对甲亢的诊断具有较高的敏感性。

三、治疗要点

甲状腺大部切除术仍是目前治疗中度以上甲亢的一种常用而有效的方法,能使90%~95%的患者获得痊愈,手术死亡率低于1%,但有发生并发症和复发的可能。

(一)手术指征

①继发性甲亢或高功能腺瘤;②中度以上的原发性甲亢;③腺体较大,伴有压迫症状或胸骨后甲状腺肿等类型的甲亢;④抗甲状腺药物治疗后复发者。

(二)手术禁忌证

①青少年患者;②症状较轻者;③老年患者或患严重器质性疾病不能耐受手术治疗者。

四、主要护理诊断及合作性问题

(一)营养失调:低于机体需要量

与甲亢时基础代谢率显著增高有关。

(二)睡眠型态紊乱

与机体自主神经系统紊乱、交感神经过度兴奋有关。

(三)自我形象紊乱

与颈部肿块、突眼有关。

(四)焦虑

与颈部肿块性质不明、担心手术及预后有关。

(五)其他

潜在并发症:窒息呼吸困难、甲状腺危象、喉返神经及喉上神经损伤、手足抽搐。

五、护理措施

(一)术前护理

充分而完善的术前准备和护理是保证手术顺利进行和预防术后并发症的关键。

1.完善术前各项检查

对于甲亢或甲状腺巨大肿块者,除全面的体格检查和必要的实验室检查外,还包括:①颈部透视或摄片,了解气管有无受压或移位;②检查心脏有无扩大、杂音或心律不齐等,并行心电图检查;③喉镜检查,确定声带功能;④测定基础代谢率。了解甲亢程度;⑤检查神经肌肉的应激性是否增高,测定血钙、血磷含量,了解甲状旁腺功能状态。

2.甲亢患者的药物准备

降低基础代谢率,是甲亢患者术前准备的重要环节。通常先用硫氧嘧啶等抗甲状腺药物治疗,待甲亢症状基本控制后,改服碘剂。2 周后甲亢症状得到基本控制,患者情绪稳定,睡眠好转,体重增加。脉率稳定在每分钟 90 次以下,脉压恢复正常,基础代谢率＋20％以下,甲状腺体缩小变硬,便可进行手术。常用的碘剂是复方碘化钾溶液(又称卢戈液),口服,每日 3 次。第 1d 每次 3 滴,第 2d 每次 4 滴,依此逐日每次增加 1 滴至每次 16 滴止,然后维持此剂量。碘剂的作用在于抑制蛋白水解酶,减少甲状腺球蛋白的分解,从而抑制甲状腺素的释放,但不能减少甲状腺素的合成,故一旦停服,储存于甲状腺滤泡内的甲状腺球蛋白大量分解,使甲亢症状重新出现,甚至加重。因此,凡不准备手术者一律不能服用碘剂。

少数患者服碘剂 2 周后症状改善不明显,可改用普萘洛尔(心得安),每 6h 给药 1 次,每次 20～30mg,口服。一般服用 4～7d 后脉率可降至正常水平。

3.心理支持

多与患者交谈,消除患者的顾虑和恐惧心理,避免情绪激动。精神过度紧张或失眠者,适当应用镇静剂或安眠药物。限制访客,避免过多外来刺激,使患者情绪稳定。

4.饮食护理

给予高热量、高蛋白质和富含维生素的食物,并给予足够的液体摄入以补充出汗等丢失的水分。少量多餐,加强营养支持。禁用对中枢神经有兴奋作用的饮料,如浓茶、咖啡等,戒烟、酒。

5.其他措施

术前教会患者头低肩高体位,可用软枕每日练习数次,使机体适应术时颈过伸的体位。指导患者深呼吸,学会有效咳嗽的方法,有助于术后保持呼吸道通畅。突眼者注意保护眼睛,睡前用抗生素眼膏敷眼,可戴黑眼罩或以油纱布遮盖,以避免角膜过度暴露后干燥受损,发生溃疡。术日晨准备麻醉床,床旁备无菌手套、拆线包及气管切开包。

(二)术后护理

1.体位和引流

患者回病室后取平卧位。切口常规放置橡皮片或引流管引流 24～48h,便于观察切口内出血情况,及时引流切口内的积血,预防术后气管受压。待患者血压平稳或全麻清醒后取半坐卧位,以利于呼吸和引流。

2.加强术后病情观察

监测呼吸、体温、脉搏、血压的变化;观察伤口渗血情况;注意引流液的量和颜色;及时更换浸湿的敷料,估计并记录出血量。鼓励患者发声,注意有无声调降低或声音嘶哑。观察患者进食流质饮食后的反应,以早期判断有无神经损伤。

3.指导患者康复锻炼

保持头颈部于舒适位置。在床上变换体位,起身、咳嗽时可用手固定颈部以减少振动。指导患者深呼吸,有效咳嗽、排痰,必要时行超声雾化吸入。

4.饮食与营养

术后清醒患者,即可给予少量温水或凉水,若无呛咳、误咽等不适,可逐步给予便于吞咽的微温流质饮食,饮食过热可使手术部位血管扩张,加重创口渗血。以后逐步过渡到半流质和软食。

5.特殊药物的应用

甲亢患者术后继续服用复方碘化钾溶液,每日 3 次,每次 16 滴开始;以后逐日每次减少 1 滴,直至病情平稳。年轻患者术后常口服甲状腺素,每日 30～60mg,连服 6～12 个月,以抑制促甲状腺激素的分泌和预防复发。

6.术后并发症的防治与护理

(1)呼吸困难和窒息:是术后最危急的并发症,多发生于术后 48h 内。表现为进行性呼吸困难、烦躁、发绀,甚至窒息,可有颈部肿胀、切口渗出鲜血等。常见原因:①切口内血肿压迫气管,主要是手术时止血不完善或因血管结扎线滑脱引起;②喉头水肿,可因手术创伤或气管插管引起;③气管塌陷,由于气管壁长期受肿大的甲状腺压迫、发生软化,切除甲状腺体的大部分后软化的气管壁失去支撑所引起;④双侧喉返神经损伤。

对于血肿压迫或气管塌陷,须立即进行床边抢救,剪开缝线,敞开伤口,迅速除去血肿,结扎出血的血管。若呼吸仍无改善应行气管切开、吸氧;待病情好转,再送手术室做进一步检查、止血和其他处理。对喉头水肿者立即应用大剂量激素,地塞米松 30mg 静脉滴入,呼吸困难仍无好转可行环甲膜穿刺或气管切开。

(2)喉返神经损伤:发生率约为 0.5%。主要是手术处理甲状腺下极时,不慎将喉返神经切断、缝扎、钳夹或牵拉过度,可在术中出现症状;少数是由于血肿压迫或瘢痕组织的牵拉引起,在术后数日才出现症状。切断、缝扎引起的损伤属永久性损伤;钳夹、牵拉或血肿压迫所致者多为暂时性，经理疗等处理后，一般在3～6个月可逐渐恢复。一侧喉返神经损伤，大都引起声音嘶哑，可经健侧声带向患侧过度内收而代偿：双侧喉返神经损伤可引起失声、呼吸困难，甚至窒息，多需做气管切开。

(3)喉上神经损伤：多发生于处理甲状腺上极时，将神经与周围组织一起大束结扎所致。若损伤外支，可使环甲肌瘫痪，引起声带松弛、声调降低。若损伤内支，则使喉部黏膜感觉丧失，在进食，特别是饮水时，容易发生误咽、呛咳，一般于术后数日可恢复正常。

(4)手足抽搐：手术时甲状旁腺被误切除、挫伤或其血液供应受累，都可引起甲状旁腺功能减退。随着血钙浓度下降，神经肌肉应激性显著提高，引起手足抽搐。症状多在术后1～2d出现。多数患者症状轻且短暂，仅有面部、唇或手足部的针刺、麻木或强直感；经2～3周后，未受损伤的甲状旁腺增生代偿，症状消失。严重者可出现面肌和手足有疼痛感觉的持续性痉挛，每日发作多次，每次持续10～20min或更长，甚至可发生喉和膈肌痉挛，引起窒息死亡。预防的关键在于切除甲状腺时，注意保留位于腺体背面的甲状旁腺。

发生手足抽搐后，应适当限制肉类、乳品和蛋类等食品，因其含磷较高，影响钙的吸收；给予镇静剂；指导患者口服葡萄糖酸钙或乳酸钙2～4g，每日2次；症状较重或长期不能恢复者，可加服维生素D，每日5万～10万U，以促进钙在肠道内的吸收。抽搐发作时；立即静脉注射10%葡萄糖酸钙或氯化钙10～20mL。

(5)甲状腺危象：是甲亢的严重并发症，原因可能与术前准备不充分、甲亢症状未能很好控制及手术应激有关。临床表现为：高热(>39℃)、脉快而弱(>120次/min)、大汗、烦躁不安、谵妄，甚至昏迷，常伴有呕吐、水泻。如处理不及时或不当，可迅速发展至昏迷、休克，甚至死亡。术后早期加强巡视，观察病情，一旦发生危象，立即予以处理，包括：①肾上腺素受体阻滞剂，利盘平1～2mg，肌内注射；或普萘洛尔5mg，如入5%或10%葡萄糖溶液100mL中静脉滴注，以降低周围组织对肾上腺素的反应；②碘剂，口服复方碘化钾溶液3～5mL，紧急时将10%碘化钠5～10mL加入10%葡萄糖溶液500mL中静脉滴注，以降低循环血液中甲状腺素水平；③氢化可的松，每日200～400mg，分次静脉滴注，以拮抗应激反应；④镇静剂，常用苯巴比妥钠100mg，或冬眠合剂Ⅱ号半量肌内注射，6～8h 1次；⑤降温，用退热药物、冬眠药物或物理降温等综合措施，尽量保持患者体温在37℃左右；⑥静脉输入大量葡萄糖溶液补充能量；⑦吸氧，减轻组织缺氧；⑧心力衰竭者加用洋地黄制剂。

六、健康教育

(1)指导患者自我控制情绪，保持精神愉快。

(2)说明甲亢术后继续服药的重要性并督促患者执行。教会患者正确服用碘剂的方法，如将碘剂滴在饼干或面包等团状食物上，一并服下，并保证剂量准确。

(3)指导术后患者早期下床活动，注意保护头颈部。

(4)拆线后教会患者练习颈部活动，促进功能恢复。指导声嘶者进行发声训练。

(5)合理安排术后的休息与饮食，鼓励患者尽可能生活自理，促进康复。

(6)嘱患者定期至门诊复查，以了解甲状腺的功能，如出现心悸、手足震颤、抽搐等情况时及时就诊。

第二节　甲状腺肿瘤的护理

一、概述

甲状腺肿瘤分为良性肿瘤和恶性肿瘤两种。最常见的良性肿瘤为甲状腺腺瘤。甲状腺癌是起源于甲状腺上皮细胞的恶性肿瘤,约占全身肿瘤的1%。

二、护理评估

(一)健康史

了解患者既往健康情况、有无家族史、甲状腺肿块发生和发现的时间、有无其他脏器病变。

(二)临床表现

1.甲状腺腺瘤

常见于40岁以下女性,多无不适症状,常于无意间或体检时发现颈部肿块。肿块多为单发结节,呈圆形或椭圆形,表面光滑,质地较甲状腺组织稍硬,边界清楚,无压痛,可随吞咽上下移动。生长缓慢,经过数年或更长时间仍保持单发,部分可发生恶变。当腺瘤囊壁D血管破裂发生囊内出血时,可在短期内迅速增大,此时可有局部疼痛。若短期内进行性肿大,质地变硬,活动受限并有声音嘶哑,则应考虑有恶变可能。此病恶变率为10%,高功能腺瘤合并甲亢发生率为20%。

2.甲状腺癌

在病理上可分为乳头状腺癌、滤泡状腺癌、未分化癌和髓样癌四种。

甲状腺癌初期一般无明显症状,仅在无意中发现颈部有单个、质硬、表面凹凸不平、固定、随吞咽上下移动的小肿块。并逐渐增大,吞咽时活动度逐渐减小。随着肿瘤的增长常压迫周围脏器或组织,如压迫喉返神经、气管或食管出现声音嘶哑、呼吸困难或吞咽困难。压迫颈交感神经丛时,产生霍纳(Horner)综合征,表现为瞳孔缩小、眼睑下垂、眼球内陷、患侧额部无汗等。晚期还可转移至远处器官,如肺和骨等。

(三)辅助检查

1.影像学检查

(1)B超:可检查肿块的位置、大小、数目及与邻近组织的关系,并可区别肿块是囊性还是实质性。

(2)X线:颈部正侧位片,可了解有无气管移位、狭窄、肿块钙化及有无肺部转移等。若甲状腺部位出血细小的絮状钙化影,可怀疑甲状腺癌。

2.细针穿刺细胞学检查

将细针向2～3个不同方向穿刺并抽吸、涂片做病理学检查,甲状腺癌的诊断正确率可高达80%以上。

3.放射性^{131}I检查或^{99m}TC扫描

比较甲状腺结节与周围正常组织的放射性密度,较正常增高者为热结节,与正常相等者为温结节,较正常减弱者为凉结节,完全缺如者为冷结节。腺瘤多为温结节,若伴囊内出血时,可为冷结节或凉结节,边缘一般较清晰。甲状腺癌为冷结节,边缘较模糊。

三、治疗要点

(一)甲状腺腺瘤

有引起甲状腺癌和甲亢的可能,主张尽早手术切除治疗,切下的标本一定要送病理检查,以明确性质。

(二)甲状腺癌

以手术治疗为主,辅以^{131}I、甲状腺素及放射治疗,可行患侧甲状腺腺叶及峡部切除术,有淋巴结转移者同时行颈部淋巴结清扫术。未分化癌手术效果不佳,首选放射治疗。

四、主要护理诊断及合作性问题

(一)焦虑或恐惧

与担心手术风险及预后有关。

(二)疼痛

与手术切口、术后体位不当有关。

(三)知识缺乏

缺乏甲状腺制剂应用和治疗的相关知识。

(四)其他

潜在并发症:术后呼吸困难和窒息、声音嘶哑、误咽、手足抽搐等。

五、护理措施

甲状腺肿瘤手术患者的护理措施基本与甲亢甲状腺大部切除术及肿瘤患者手术的护理措施相同。只是甲状腺肿瘤术前不需要应用抗甲状腺药物和碘剂准备,术后并发症也相似,但没有发生甲状腺危象的危险。

六、健康教育

(1)甲状腺全部切除术的患者需要终身服用甲状腺制剂,以满足对甲状腺素的需求。

(2)甲状腺癌的患者出院后应定期复查,术后 3、6、12 个月及以后每年随访两次,共 3 年。

(3)甲状腺腺瘤有引发甲亢和恶变可能,应尽早手术切除。

(4)甲状腺乳头状腺癌较多见,早期治疗预后较好。

第三节　乳腺疾病的护理

一、急性乳腺炎患者的护理

(一)概述

急性乳腺炎多为乳腺的急性化脓性感染,也是产后妇女哺乳期常见的疾病,多见于初产妇,产后 3～4 周容易发生。

1.病因

除与产妇生产后全身抗感染能力下降有关外,还与下列因素有关。

(1)细菌入侵:致病细菌以金黄色葡萄球菌为主,其次为链球菌。感染的途径有:①细菌直接由乳头表面的破损、皲裂处侵入。②产妇在喂乳时,婴儿含乳头而睡或婴儿患口腔炎等有利于细菌直接侵入乳管,上行到腺小叶。

(2)乳汁淤积:乳汁淤积有利于入侵细菌的生长繁殖。乳头发育不良(过小或内陷)妨碍哺乳;乳汁过多或婴儿吸乳少,以致乳汁不能完全排空或乳管不通畅而影响乳汁排出。

2.转归

不及时治疗可形成乳房脓肿。

(二)护理评估

1.健康史

评估有无乳头凹陷、过小或乳管不通等引起乳汁淤积的原因,了解有无乳头破损或皲裂。

2.临床表现

(1)局部表现:患侧乳房胀痛或触痛,局部红肿、发热,脓肿形成时,患部疼痛加剧,搏动性或触痛明显。脓肿可以是单房或多房性。脓肿可向外溃破,也可向深部形成乳房后脓肿,严重者,可并发脓毒症。

(2)全身反应:常伴有寒战、高热等全身中毒症状。

(3)心理状况:多见于初产妇,患者常因不能哺乳而担心婴儿喂养问题,出现精神紧张或焦虑。

3.辅助检查

(1)实验室检查:血常规显示白细胞计数及中性粒细胞比例升高。

(2)超声波检查:脓肿部位较深者,此项检查可明确脓肿的大小和部位,有利于准确切开排脓。

(3)诊断性穿刺:在乳房肿块波动或压痛最明显的部位穿刺进行确诊,抽到脓液表示脓肿已形成,脓液应进行细菌培养及药物敏感试验。

(三)治疗要点

1.局部处理

患侧乳房停止哺乳,改善乳汁淤积,采用抽吸方法促进乳汁经乳头排出;早期热敷、药物外敷或理疗。一旦形成脓肿,应及时切开引流。

2.全身治疗

(1)抗菌药:早期、足量应用抗菌药物。首选青霉素类抗菌药物,也可根据脓液的细菌培养和药物敏感试验结果选用。禁忌使用四环素、氨基糖苷类、磺胺类和甲硝唑等对婴儿有不良影响的抗菌药物。

(2)中药治疗:服用蒲公英、野菊花等清热解毒药物或外敷鱼石脂软膏。

(3)终止乳汁分泌:感染严重、脓肿引流损伤乳管造成乳瘘者应终止乳汁分泌。方法:①口服溴隐亭1.25mg,每日2次,服用7～14d;或已烯雌酚1～2mg,每日3次,2～3d。②肌内注射苯甲酸雌二醇,每次2mg,每日1次,至乳汁分泌停止。③中药炒麦芽,每日60G,水煎服,分2次服用;或冲茶饮,2～3次/d。

(四)主要护理诊断及合作性问题

1.疼痛

与乳汁淤积、乳腺炎症、肿胀有关。

2.体温过高

与细菌感染或毒素人血有关。

3.焦虑

与担心婴儿喂养有关。

4.知识缺乏

缺乏哺乳期卫生及乳腺炎等的预防知识。

5.其他

潜在并发症:脓毒症等。

(五)护理措施

1.一般护理

患乳暂停哺乳,定时用吸乳器吸净或挤净乳汁;用宽松的胸罩托起乳房,以减轻疼痛和肿胀;局部热敷、药物外敷或理疗。饮食应清淡,但应给予营养丰富、易消化的流质或半流质饮食,并嘱患者少食多餐。

2.控制体温和感染

定时,监测生命体征,高热者予以物理降温。必要时遵医嘱应用解热镇痛药物或补液;遵医嘱早期、足量应用有效抗生素。

3.脓肿切开引流后的护理

一旦形成脓肿。应及时切开引流。为避免损伤乳管而形成乳瘘,乳房内脓肿应做放射状切口;乳晕下脓肿应沿乳晕边缘做弧形切口;深部脓肿或乳房后脓肿可沿乳房下缘做弧形切口,经乳房后间隙引流,保持引流通畅,定时更换切口敷料。注意观察伤口情况及脓液的量、颜色、气味、性状等。

4.心理护理

鼓励患者说出焦虑原因,正确解答患者的疑问,给患者以安全和信任感,消除紧张情绪;指导患者及家属合理喂养婴儿。

(六)健康教育

1.哺乳前

有乳头内陷者,应于分娩前3～4个月开始每日挤捏、提拉乳头,也可用吸乳器吸引,使乳头外突。习惯性流产者慎用。妊娠后期应经常用温水擦洗乳头。

2.哺乳期

(1)保持局部清清:产妇分娩后第一次哺乳前用温水毛巾清洁乳头和乳晕,忌用肥皂、乙醇等。每次哺乳前、后均需清洁乳头。

(2)养成正确哺乳习惯:应按需定时哺乳,双侧乳房轮流哺乳,一侧乳房吸尽后再吸对侧乳房,如有乳汁淤积,应及时用吸乳器或手法按摩排空乳汁;避免养成婴儿含乳头睡觉的习惯。

(3)乳头破损或皲裂:可暂停哺乳,将乳汁挤出或用吸乳器吸出后哺喂婴儿。症状严重者,可涂抹红霉素眼膏治疗,待愈合后再行哺乳。

(4)婴儿口腔:保持婴儿口腔卫生,预防或及时治疗婴儿口腔炎症。

二、乳腺癌患者的护理

(一)概述

乳腺癌是女性最常见的恶性肿瘤之一。在我国发病率为23/10万。且呈上升趋势,占全身恶性肿瘤的7%~10%,占乳房肿瘤的80%,在某些大城市已超过子宫颈癌,居于女性恶性肿瘤的首位。本病多见于40~65岁的妇女,少数60岁左右的男性也可发生。

1.病因

乳腺癌的病因尚不清楚,目前认为与下列因素有关。

(1)内分泌因素:如雌激素、孕激素及泌乳素等,其中雌酮及雌二醇与乳腺癌的发病有直接关系。20岁以后发病率迅速上升,45~50岁妇女发病率较高,绝经后发病率继续上升,可能与年老者雌酮含量升高有关。

(2)遗传因素:研究表明,乳腺癌的发病与家族史有关,一级亲属(如生母或同胞姐妹)中有乳腺癌病史者,其发病危险性是普通人群的2~3倍。

(3)月经及生育史:初潮早、绝经年龄晚、不孕和未哺乳等因素可能也是乳腺癌发生的原因。

(4)癌前病变:乳腺小叶,上皮高度增生或不典型增生或与乳腺癌发病有关。

(5)环境因素和生活方式:如北美、北欧地区乳腺癌发病率为亚洲地区的4倍。营养过剩、肥胖、高脂肪饮食,可加强或延长雌激素对乳腺上皮细胞的刺激,从而增加发病机会。

2.病理类型

根据乳腺癌的病理特点分型如下。

(1)非浸润性癌:又称原位癌,包括导管内癌、小叶原癌及乳头湿疹样乳腺癌。此型属于早期乳腺癌,预后较好。

(2)早期浸润性癌:包括早期浸润性导管癌、早期浸润性小叶癌。此型仍属早期,预后较好。

(3)浸润性特殊癌:包括乳头状癌、髓样癌、小管癌、腺样囊性癌、黏液腺癌、大汗腺样癌、鳞状细胞癌等。此型分化一般较高,预后尚好。

(4)浸润性非特殊癌:是乳腺癌中最常见的类型,占70%~80%,包括浸润性小叶癌、浸润性导管癌、硬癌、髓样癌、单纯癌、腺癌等。此型一般分化低,预后较上述类型差,但判断预后尚需结合疾病分期等因素。

(5)其他罕见癌或特殊类型乳腺癌:如炎性乳腺癌和乳头湿疹样乳腺癌。炎性乳腺癌多发于青年女性,尤其是在妊娠期或哺乳期。此型癌可在短期内迅速侵及整个乳房,患乳淋巴管网及浅静脉充满癌细胞,表现为患乳明显增大,皮肤充血、发红、发热,同急性炎症表现。癌细胞转移早且广,预后极差,患者常在发病后数月内死亡。乳头湿疹样乳腺癌多发于50岁以上女性,恶性程度低,发展缓慢。初期症状是乳头刺痒、灼痛,呈湿疹样改变,乳头和乳晕皮肤发红、糜烂、潮湿,有时覆有黄褐色的鳞屑样痂皮;揭掉痂皮又出现糜烂面。淋巴结转移较晚。

3.扩散及转移途径

(1)局部浸润:癌细胞沿导管或筋膜间隙蔓延,继而浸润皮肤、胸肌、胸膜等周围组织。

(2)淋巴转移:癌肿向腋窝淋巴结、胸骨旁淋巴结转移至锁骨上下淋巴结。我国各地乳腺癌根治术后的病理结果显示,腋窝淋巴结转移率为60%,胸骨旁淋巴结转移率为20%~30%,

后者原发病灶大多数在乳房内侧和中央区。

(3)血行转移:癌细胞可经淋巴途径进入静脉,也可直接侵入血循环而致远处转移,最常见的远处转移部位为肺、骨(椎骨,骨盆、股骨)和肝等部位。好发血行转移是乳腺癌突出的生物学特征,也是乳腺癌防治棘手的难题。

4.临床分期

确定乳腺癌的分期有助于进一步估计病变发展程度、选择合理的治疗方案和正确估计预后。目前常采用国际抗癌联盟(UICC)建议的 TNM(T:原发癌瘤,N:区域淋巴结,M:远处转移)分期法,可将乳腺癌分为 0～Ⅳ五期。

(二)护理评估

1.健康史

询问患者月经、妊娠、生育史、哺乳情况,既往有无患乳房良性肿瘤,有无乳腺癌家族史。

2.临床表现

(1)乳房肿块:早期表现为患侧乳房出现无痛、单发的小肿块,常是患者无意中发现到医院就诊的主要症状,肿块的质硬,表面不光滑,与周围组织分界不很清楚,活动度差。肿块位于外上象限者最多见。乳腺癌晚期可侵入胸肋膜、胸肌,肿块固定于胸壁而不易被推动。

(2)乳房外形改变:肿瘤逐渐增大,乳房局部隆起。若癌肿侵及 COOPER 韧带,可使其缩短而致表面皮肤凹陷,呈"酒窝征"。癌块继续增大,皮下淋巴管被癌细胞堵塞,引起淋巴回流障碍,皮肤出现"橘皮样"改变。乳头深部癌肿侵及乳管可使乳头内陷。癌细胞侵入大片皮肤出现多个小结节(卫星结节),彼此融合、弥散成片,可延伸至背部及胸壁,致胸壁紧缩呈铠甲状,称铠甲胸,呼吸受限。癌肿侵犯皮肤溃破而形成溃疡,边缘外翻似菜花状,易出血,有恶臭味。

(3)转移征象:淋巴结肿大,最初多见于患侧腋窝,肿大的淋巴结先是少数散在,质硬、无痛、形态不规则、可推动,继之数目增多并融合成团,甚至固定。当腋窝主要淋巴管被癌细胞堵塞,将引起上肢淋巴水肿(橘皮样改变),进一步可致锁骨上淋巴结,甚至对侧腋窝淋巴结肿大。

(4)全身表现:早期不明显,晚期可有乏力、贫血、恶病质及血行转移征,如胸膜转移出现胸痛、气促,椎骨转移出现患处剧痛,肝转移出现黄疸。

3.心理社会状况

患者面对恶性肿瘤对生命的威胁、不确定的疾病预后、乳房缺失所致的外形受损、复杂而痛苦的治疗(手术、放疗、化疗、内分泌治疗等)所产生的心理反应;家属尤其是配偶对本病的认知程度及心理承受能力。一定要注意评估患者对疾病及自身形象变化的认识和反应。

4.辅助检查

(1)X 线检查:乳房钼靶 X 线摄片可显示密度增高的肿块影,边界不规则或呈毛刺征。确诊率高达 90%以上。

(2)B 超检查:可清晰显示乳房各层次软组织结构及肿块的形态和质地,能显示直径在 0.5cm以上的乳房肿块。

(3)病理学检查:乳头溢液涂片、细针穿刺细胞学检查、活体组织切片检查等,均能提供诊断依据。最终的确诊依靠组织病理切片检查。

(三)治疗要点

手术是治疗乳腺癌的主要手段,同时辅以化学药物治疗、放射治疗、激素、免疫疗法等综合措施。

1.手术治疗

(1)乳腺癌根治术:切除整个乳房、胸大肌、胸小肌、腋窝和锁骨下淋巴结。该术式适用于Ⅰ期、Ⅱ期乳腺癌。

(2)乳腺癌扩大根治术:在乳腺癌根治术的基础上,同时切除胸廓内动、静脉及胸骨旁淋巴结。

(3)乳腺癌改良根治术:切除整个乳房,保留胸大肌和胸小肌或保留胸大肌切除胸小肌。

该术式保留了胸肌,术后对胸部外观影响较小,是目前常用的手术方式,最适用于Ⅰ期乳腺癌。

(4)全乳房切除术:切除包括腋尾部及胸大肌筋膜的整个乳腺。该术式适用于原位癌、微小癌或年老体弱不能耐受根治性切除者。

(5)保留乳房的乳腺癌切除术:完整切除肿块加腋窝淋巴结清扫。术后必须辅助放疗或化疗。

2.化学药物治疗

化学药物治疗是一种必要的全身性辅助治疗,可提高手术治疗效果和患者生存率。化疗应在术后早期开始,一般主张联合用药。常用的药物有CMF(环磷酰胺、氨甲蝶呤、氟尿嘧啶)方案、CAF(环磷酰胺、多柔比星、氟尿嘧啶)方案、ACMF(多柔比星、环磷酰胺、氨甲蝶呤、氟尿嘧啶)方案等。治疗期不宜过长,以6个月左右为宜。

3.放射治疗

放射治疗是局部治疗的重要手段之一,以减少局部复发率,根据情况可在手术前或手术后进行。早期乳腺癌确无淋巴转移的患者,不必进行放射治疗。

4.内分泌治疗

不良反应比化学治疗少,疗效较持久,凡不宜手术或放射治疗的原发晚期乳腺癌、雌激素受体含量高者,可单独或合并内分泌治疗,可采用以下方法。

(1)去势治疗:绝经前患者可手术切除或X线照射卵巢,消除卵巢功能。

(2)抗雌激素治疗:绝经后患者应用雌激素拮抗剂他莫昔芬(三苯氧胺),以抑制肿瘤生长,降低乳腺癌手术后复发和转移,减少对侧乳腺癌的发生率;主张每日口服20mg,持续3～5年。

(四)主要护理诊断及合作性问题

1.焦虑/恐惧

与担心麻醉、手术中的危险预后、手术后乳房缺失致形体改变有关。

2.疼痛

与手术、癌肿压迫及转移有关。

3.自我形象紊乱

与乳房切除后失去女性第二性征、化疗后引起的脱发等有关。

4.躯体活动障碍

与手术、术后患侧上肢淋巴水肿、手术瘢痕挛缩等有关。

5.其他

潜在并发症：皮瓣下积液、皮瓣坏死、感染、术侧上肢水肿、气胸等。

(五)护理措施

1.术前护理

(1)饮食护理：术前加强营养，给予高热量高蛋白质、高维生素及易消化饮食，以提高患者对手术的耐受能力和减少手术后并发症。术前8～12h禁食，4～6h禁水。

(2)皮肤准备：按手术要求认真备皮，应上至锁骨上部，下至脐水平，两侧至腋后线，包括同侧上臂和腋窝部，需植皮者同时做好供皮区的准备。备皮时注意仔细操作，避免割伤(尤其是腋窝)。

(3)其他：术前按医嘱交叉配血，禁饮食，并做药物过敏试验，插导尿管，有感染的患者控制感。

2.术后护理

(1)体位：根据麻醉方式选择合适的体位，血压、脉搏平稳后改为半卧位，以利于呼吸和引流。

(2)饮食护理：患者术后6h无麻醉反应可给予正常饮食，并注意营养的补充，以利于患者术后恢复。

(3)病情观察：观察生命体征的变化。观察术侧上肢远端的感觉、运动及血液循环情况，若出现皮肤青紫、皮温降低、脉搏不能扪及，提示腋部血管受压，应及时调整胸带或绷带的松紧度。

(4)伤口护理：乳腺癌切除术后伤口用厚敷料加压包扎，使胸壁与皮瓣贴紧，防止皮瓣下积血、积液；应观察切口敷料有无渗血、渗液，一般术后第3～4d更换敷料，若有皮瓣下积血、积液，可行穿刺后加压包扎；保持皮瓣血供良好，观察皮瓣颜色及创面愈合情况，正常皮瓣的温度较健侧略低，颜色红润，并与胸壁紧贴，若皮瓣颜色暗红，提示血液循环欠佳，若有皮瓣坏死，应剪除坏死的痂皮、定时换药，待其自行愈合，不能愈合者予以植皮。

(5)引流管护理：皮瓣下留置的引流管应接负压吸引，应定时挤捏引流管，防止管道受压、折曲，保持引流通畅和有效，观察引流液的性质和量，定时更换引流袋。一般术后3～5d，引流液量24h 10～20mL或以下，皮瓣下无积血、积液，可拔除引流管。

(6)预防术侧上肢水肿：指导患者保护患侧上肢，坐位或立位术侧手臂适当抬高，平卧位用软枕垫高整个上肢，下床活动时用吊带托或用健侧手将患肢抬高放于胸前，需他人扶持时只能扶健侧，避免患肢下垂过久；禁止在术侧上肢测血压、抽血或做静脉注射；指导患者进行术侧手部、腕部、肘部及肩部活动，也可做按摩。发生水肿时，可用弹性绷带包扎或佩戴弹力袖。

(7)功能锻炼：重点是术侧上肢功能锻炼。术后24h内开始活动手指及腕部，可做伸指、握拳、屈腕等锻炼；术后3d内，肩关节绝对制动；第4d开始活动肘关节；第5～7d可做肩关节伸屈活动，但不可外展；第10～12d进行全范围的肩关节活动。伤口愈合后，指导患者循序渐进地增加肩部功能锻炼如做手指爬墙运动、转绳运动、用患侧手梳头或经头顶摸对侧耳郭等动作。

3.心理护理

术前帮助患者建立战胜癌症的信心，使患者相信切除一侧乳房不会影响正常的家庭生活、工作和社交,并告知今后乳房重建的可能。对已婚患者,应同时对其丈夫进行心理辅导,取得丈夫的理解、关心和支持,帮助患者以良好的心态接受手术。术后继续给予患者及家属心理上的支持,诱导正向观念,取得患者术后合作。

(六)健康教育

1.做好防癌教育

教育女性适龄结婚(23 岁以后)、适龄生育(24~30 岁)、母乳喂养;控制体重、改变高脂饮食习惯:积极治疗乳腺良性疾病。

2.普及乳房自我检查知识

30 岁以上女性应每月对乳房进行自我检查,时间最好选择在两次月经之间,此时乳房最松弛,病变最容易被检出;已绝经者应每月固定同一时间检查;乳房切除术后患者,应每月行对侧乳房检查,并注意手术侧局部有无复发征象。乳房自我检查前应先脱去上衣,然后进行自我检查。

(1)视诊:两臂上举,观察两侧乳房是否对称,有无局部隆起;两侧乳头是否同高、有无回缩、凹陷、偏斜等;乳头、乳晕有无糜烂结痂、溃疡等;乳房皮肤有无异常改变。两臂下垂,再次观察上述情况。

(2)触诊:仰卧位,肩胛下垫薄枕,一侧手置于枕后,另一只手用手指掌面按照内上、内下、外下、外上(包括尾部)、中央(乳头、乳晕)的顺序触摸乳房,不要用手指抓捏,若触及肿块,应注意其大小、质地、活动度,有无压痛,表面是否光滑等。同样方法检查对侧。用拇指和示指捏挤乳头,观察有无异常溢液或分泌物。最后,置于枕后的手臂放回身体侧方,用对侧手触摸腋窝淋巴结有无肿大,两侧交替检查。

3.保护患肢,功能锻炼

出院后不宜在患侧上肢测量血压、行静脉穿刺,避免皮肤破损,减少感染的发生,防止肢体肿胀。乳腺癌根治术后者,应继续肩关节功能锻炼。避免用患侧上肢搬、提、拉过重物体。

4.预防复发

因妊娠常促使乳腺癌复发,术后 5 年内绝对避免妊娠。指导患者按医嘱接受规范的放疗、化疗、激素治疗等;定期到医院复诊。

5.重塑信心

指导患者重塑自信心,为矫正胸部形体的改变,可佩戴塑料泡沫乳罩或行乳房再造术。

第四节　胃、十二指肠溃疡的护理

一、胃溃疡和十二指肠溃疡

胃十二指肠溃疡是指发生于胃十二指肠黏膜的局限性圆形或椭圆形的全层黏膜缺损。因溃疡的形成与胃酸蛋白酶的消化作用有关,故又称为消化性溃疡。纤维内镜技术的不断完善、新型制酸剂和抗幽门螺杆菌药物的合理应用使得大部分患者经内科药物治疗可以痊愈,需要外科手术的溃疡患者显著减少。外科治疗主要用于溃疡穿孔、溃疡出血、瘢痕性幽门梗阻、药物治疗无效及恶变的患者。

(一)病因与发病机制

胃十二指肠溃疡病因复杂，是多种因素综合作用的结果。其中最为重要的是幽门螺杆菌感染、胃酸分泌异常和黏膜防御机制的破坏，某些药物的作用以及其他因素也参与溃疡病的发病。

1.幽门螺杆菌(HP)感染

幽门螺杆菌(HP)感染与消化性溃疡的发病密切相关。90%以上的十二指肠溃疡患者与近70%的胃溃疡患者中检出HP感染，HP感染者发展为消化性溃疡的累计危险率为15%～20%；HP可分泌多种酶，部分HP还可产生毒素，使细胞发生变性反应，损伤组织细胞。HP感染破坏胃黏膜细胞与胃黏膜屏障功能，损害胃酸分泌调节机制，引起胃酸分泌增加，最终导致胃十二指肠溃疡。幽门螺杆菌被清除后，胃十二指肠溃疡易被治愈且复发率低。

2.胃酸分泌过多

溃疡只发生在经常与胃酸相接触的黏膜。胃酸过多的情况下，激活胃蛋白酶，可使胃、十二指肠黏膜发生自身消化。十二指肠溃疡可能与迷走神经张力及兴奋性过度增高有关，也可能与壁细胞数量的增加以及壁细胞对胃泌素、组胺、迷走神经刺激敏感性增高有关。

3.黏膜屏障损害

非类固醇消抗炎药(NSAID)、肾上腺皮质激素、胆汁酸盐、酒精等均可破坏胃黏膜屏障，造成H^+逆流入黏膜上皮细胞，引起胃黏膜水肿、出血、糜烂，甚至溃疡。长期使用NSAID者胃溃疡的发生率显著增加。

4.其他因素

包括遗传、吸烟、心理压力和咖啡因等。遗传因素在十二指肠溃疡的发病中起一定作用。O型血者患十二指肠溃疡的概率比其他血型者显著增高。

正常情况下，酸性胃液对胃黏膜的侵蚀作用和胃黏膜的防御机制处于相对平衡状态。如平衡受到破坏，侵害因子的作用增强、胃黏膜屏障等防御因子的作用削弱，胃酸、胃蛋白酶分泌增加，最终导致消化性溃疡的形成。

(二)临床表现

典型消化道溃疡的表现为节律性和周期性发作的腹痛，与进食有关，且呈现慢性病程。

1.症状

(1)十二指肠溃疡：主要表现为上腹部或剑突下的疼痛，有明显的节律性，与进食密切相关，常表现为餐后延迟痛(餐后3～4h发作)，进食后腹痛能暂时缓解，服制酸药物能止痛。饥饿痛和夜间痛是十二指肠溃疡的特征性症状，与胃酸分泌过多有关，疼痛多为烧灼痛或钝痛，程度不一。腹痛具有周期性发作的特点，好发于秋冬季。十二指肠溃疡每次发作时，症状持续数周后缓解，间歇1～2个月再发。若间歇期缩短，发作期延长，腹痛程度加重，则提示溃疡病变加重。

(2)胃溃疡：腹痛是胃溃疡的主要症状，多于餐后0.5～1h开始疼痛，持续1～2h，进餐后疼痛不能缓解，有时反而加重，服用抗酸药物疗效不明显。疼痛部位在中上腹偏左，但腹痛的节律性不如十二指肠溃疡明显。胃溃疡经抗酸治疗后常容易复发，除易引起大出血、急性穿孔等严重并发症外，约有 5%的胃溃疡可发生恶变；其他症状：反酸、嗳气、恶心、呕吐、食欲缺失，病程迁延可致消瘦、贫血、失眠、心悸及头晕等症状。

2.体征

溃疡活动期剑突下或偏右有一固定的局限性压痛，十二指肠溃疡压痛点在脐部偏右上方，胃溃疡压痛点位于剑突与脐的正中线或略偏左。缓解期无明显体征。

(三)实验室及其他检查

1.内镜检查

胃镜检查是诊断胃十二指肠溃疡的首选检查方法，可明确溃疡部位，并可经活检做病理学检查及幽门螺杆菌检测。

2.X 线钡餐检查

可在胃十二指肠部位显示 1 周围光滑、整齐的龛影或见十二指肠壶腹部变形。上消化道大出血时不宜行钡餐检查。

(四)治疗要点

无严重并发症的胃十二指肠溃疡一般均采取内科治疗，外科手术治疗主要针对胃十二指肠溃疡的严重并发症进行治疗。

1.非手术治疗

(1)一般治疗：包括养成生活规律、定时进餐的良好习惯，避免过度劳累及精神紧张等。

(2)药物治疗：包括根除幽门螺杆菌、抑制胃酸分泌和保护胃黏膜的药物。

2.手术治疗

(1)适应证。

十二指肠溃疡外科治疗：外科手术治疗的主要适应证包括十二指肠溃疡急性穿孔、内科无法控制的急性大出血、瘢痕性幽门梗阻以及经内科正规治疗无效的十二指肠溃疡，即顽固性溃疡。

胃溃疡的外科治疗：胃溃疡外科手术治疗的适应证：①包括抗幽门螺杆菌措施在内的严格内科治疗 8～12 周，溃疡不愈合或短期内复发者。②发生胃溃疡急性大出血、溃疡穿孔及溃疡穿透至胃壁外者。③溃疡巨大(直径＞2.5cm)或高位溃疡者。④胃十二指肠复合型溃疡者。⑤溃疡不能除外恶变或已经恶变者。

(2)手术方式。

胃大部切除术：这是治疗胃十二指肠溃疡的首选术式。胃大部切除术治疗溃疡的原理是：①切除胃窦部，减少 G 细胞分泌的胃泌素所引起的体液性胃酸分泌。②切除大部分胃体，减少了分泌胃酸、胃蛋白酶的壁细胞和主细胞数量。③切除了溃疡本身及溃疡的好发部位。胃大部切除的范围是胃远侧 2/3～3/4，包括部分胃体、胃窦部、幽门和十二指肠壶腹部的近胃部分。胃大部切除术后胃肠道重建的基本术式包括胃十二指肠吻合或胃空肠吻合。术式包括以下几种。

毕Ⅰ式胃大部切除术：即在胃大部切除后将残胃与十二指肠吻合，多适用于胃溃疡。其优点是重建后的胃肠道接近正常解剖生理状态，胆汁、胰液反流入残胃较少，术后因胃肠功能紊乱而引起的并发症亦较少；缺点是有时为避免残胃与十二指肠吻合口的张力过大致切除胃的范围不够，增加了术后溃疡的复发机会。

毕Ⅱ式胃大部切除术:即切除远端胃后,缝合关闭十二指肠残端,将残胃与空肠行断端侧吻合。适用于各种胃及十二指肠溃疡,特别是十二指肠溃疡。十二指肠溃疡切除困难时,可行溃疡旷置。优点是即使胃切除较多,胃空肠吻合口张力也不致过大,术后溃疡复发率低;缺点是吻合方式改变了正常的解剖生理关系,术后发生胃肠道功能紊乱的可能性较毕Ⅰ式大。

胃大部切除后胃空肠R-EN-Y吻合术:即胃大部切除后关闭十二指肠残端,在距十二指肠悬韧带10～15cm处切断空肠,将残胃和远端空肠吻合,据此吻合口以下45～60cm处将空肠与空肠近侧断端吻合。此法临床应用较少,但有防止术后胆汁、胰液进入残胃的优点。

胃迷走神经切断术:此手术方式临床已较少使用。迷走神经切断术治疗溃疡的原理是:①阻断迷走神经对壁细胞的刺激,消除神经性胃酸分泌。②阻断迷走神经引起的促胃泌素的分泌,减少体液性胃酸分泌。可分为3种类型:①迷走神经干切断术。②选择性迷走神经切断术。③高选择性迷走神经切断术。

(五)常见护理诊断/问题

1.焦虑、恐惧

与对疾病缺乏了解,担心治疗效果及预后有关。

2.疼痛

与胃十二指肠黏膜受侵蚀及手术后创伤有关。

3.潜在并发症

出血感染、十二指肠残端破裂、吻合口瘘、胃排空障碍、消化道梗阻、倾倒综合征等。

(六)护理措施

1.术前护理

(1)心理护理:关心、了解患者的心理和想法,告知有关疾病治疗和手术的知识、手术前和手术后的配合,耐心解答患者的各种疑问,消除患者的不良心理,使其能积极配合疾病的治疗和护理。

(2)饮食护理:一般择期手术患者饮食宜少食多餐,给予高蛋白、高热量、高维生素等易消化的食物,忌酸辣、生冷、油炸、浓茶、烟酒等刺激性食品。患者营养状况较差或不能进食者常伴有贫血、低蛋白血症,术前应给予静脉输液,补充足够的热量,必要时补充血浆或全血,以改善患者的营养状况,提高其对手术的耐受力。术前1d进流质饮食,术前12h禁食水。

(3)协助患者做好各种检查及手术前常规准备,做好健康教育,如教会患者深呼吸、有效咳嗽、床上翻身及肢体活动方法等。

(4)术日晨留置胃管,必要时遵医嘱留置胃肠营养管,并铺好麻醉床,备好吸氧装置,综合心电监护仪等。

2.术后护理

(1)病情观察:术后严密观察患者生命体征的变化,每30min测量1次,直至血压平稳,如病情较重仍需每1～2h测量1次,或根据医嘱给予心电监护。同时观察患者神志、体温、尿量、伤口渗血、渗液情况。并且注意有无内出血、腹膜刺激征、腹腔脓肿等迹象,发现异常及时通知医师给予处理。

(2)体位:麻患者去枕平卧头后仰偏向一侧,麻醉清醒、血压平稳后改半卧位,以保持腹部松弛，减少切口缝合处张力，减轻疼痛和不适，以利腹腔引流，也有利于呼吸和循环。

(3)引流管护理：十二指肠溃疡术后患者常留有胃管、尿管及腹腔引流管等。护理时应注意：①妥善固定各种引流管，防止松动和脱出，并做好标识，一旦脱出后不可自行插回。②保持引流通畅、持续有效，防止引流管受压、扭曲及折叠等，可经常挤捏引流管以防堵塞。如若堵塞，可在医生指导下用生理盐水冲洗引流管。③密切观察并记录引流液的性质、颜色和量，发现异常及时通知医生，协助处理。

留置胃管可减轻胃肠道张力，促进吻合口愈合。护理时还应注意：胃大部切除术后24h内可由胃管内引流出少量血液或咖啡样液体，若引流液有较多鲜血，应警惕吻合口出血，需及时与医师联系并处理；术后胃肠减压量减少，腹胀减轻或消失，肠蠕动功能恢复，肛门排气后可拔除胃管。

(4)疼痛护理：术后切口疼痛的患者，可遵医嘱给予镇痛药物或应用自控止痛泵，应用自控止痛泵的患者应注意预防并处理可能发生的并发症，如尿潴留、恶心、呕吐等。

(5)禁食及静脉补液：禁食期间应静脉补充液体。因胃肠减压期间，引流出大量含有各种电解质的胃肠液，加之患者禁食水，易造成水、电解质及酸碱失调和营养缺乏。因此，术后需及时补充患者所需的各种营养物质，包括糖、脂肪、氨基酸、维生素及电解质等，必要时输血、血浆或清蛋白，以改善患者的营养状况，促进切口的愈合。同时详细记录24h液体出入量，为合理补液提供依据。

(6)早期肠内营养支持的护理：术前或术中放置空肠喂养管的患者，术后早期(术后24h)可经喂养管输注肠内营养制剂，对改善患者的全身营养状况、维持胃肠道屏障结构和功能、促进肠功能恢复等均有益处。护理时应注意：①妥善固定喂养管，避免过度牵拉，防止滑脱、移动、扭曲和受压；保持喂养管的通畅，每次输注前后及输注中间每隔4～6h用温开水或温生理盐水冲洗管道，防止营养液残留堵塞管腔。②肠内营养支持早期，应遵循从少到多、由慢至快和由稀到浓的原则，使肠道能更好地适应。③营养液的温度以37℃左右为宜，温度偏低会刺激肠道引起肠痉挛，导致腹痛、腹泻；温度过高则可灼伤肠道黏膜，甚至可引起溃疡或出血。同时观察患者有无恶心、呕吐、腹痛、腹胀、腹泻和水电解质紊乱等并发症的发生。

(7)饮食护理：功能恢复、肛门排气后可拔除胃管，拔除胃管后当日可给少量饮水或米汤；如无不适，第2d进半量流食，每次50～80mL；第3d进全量流食，每次100～150mL；进食后若无不适，第4d可进半流食，以温、软、易于消化的食物为好；术后第10～14d可进软食，忌生、冷、硬和刺激性食物。要少食多餐，开始每日5～6餐，以后逐渐减少进餐次数并增加每餐进食量，逐步过渡到正常饮食。术后早期禁食牛奶及甜品，以免引起腹胀及胃酸。

(8)鼓励患者早期活动：围床期间，鼓励并协助患者翻身，病情允许时，鼓励并协助患者早期下床活动。如无禁忌，术日可活动四肢，术后第1d床上翻身或坐起做轻微活动，第2～3d视情况协助患者床边活动，第4d可在室内活动。患者活动量应根据个体差异而定，以不感到劳累为宜。

(9)胃大部切除术后并发症的观察及护理。

a.术后出血：包括胃和腹腔内出血。胃大部切除术后24h内可由胃管内引流出少量血液或咖啡样液体，一般24h内不超过300mL，且逐渐减少、颜色逐渐变浅变清，出血自行停止；若术后短期内从胃管不断引流出新鲜血液，24h后仍未停止，则为术后出血。发生在术后24h以内的出血，多属术中止血不确切；术后4～6d发生的出血，常为吻合口黏膜坏死脱落所致；术后10～20d发生的出血，与吻合口缝线处感染或黏膜下脓肿腐蚀血管有关。术后要严密观察患者的生命体征变化，包括血压、脉搏、心率、呼吸、神志和体温的变化；加强对胃肠减压及腹腔引流的护理，观察和记录胃液及腹腔引流液的量、颜色和性质，若短期内从胃管引流出大量新鲜血液，持续不止，应警惕有术后胃出血；若术后持续从腹腔引流管引出大量新鲜血性液体，应怀疑腹腔内出血，须立即通知医生协助处理。遵医嘱采用静脉给予止血药物、输血等措施，或用冰生理盐水洗胃，一般可控制。若非手术疗法不能有效止血或出血量大于每小时500mL时，需再次手术止血，应积极完善术前准备，并做好相应的术后护理。

b.十二指肠残端破裂：一般多发生在术后24～48h，是毕Ⅱ式胃大部切除术后早期的严重并发症，原因与十二指肠残端处理不当及胃空肠吻合口输入襻梗阻引起的十二指肠腔内压力升高有关。临床表现为突发性上腹部剧痛、发热和出现腹膜刺激征以及白细胞计数增加，腹腔穿刺可有胆汁样液体。一旦确诊，应立即进行手术治疗。

c.胃肠吻合口破裂或吻合口瘘：是胃大部切除术后早期并发症，常发生在术后1周左右。原因与术中缝合技术不当、吻合口张力过大、组织供血不足有关，表现为高热、脉速等全身中毒症状，上腹部疼痛及腹膜炎的表现。如发生较晚，多形成局部脓肿或外瘘。临床工作中应注意观察患者生命体征和腹腔引流情况，一般情况下，患者术后体温逐渐趋于正常，腹腔引流液逐日减少和变清。若术后腹腔引流量仍不减、伴有黄绿色胆汁或呈脓性、带臭味，伴腹痛，体温再次升高，应警惕吻合口瘘的可能，须及时通知医师，协助处理。处理包括：①出现吻合口破裂伴有弥散性腹膜炎的患者须立即手术治疗，做好急症手术准备。②症状较轻无弥散性腹膜炎的患者，可先行禁食、胃肠减压、充分引流，合理应用抗生素并给予肠外营养支持，纠正水、电解质紊乱和酸碱平衡失调。③保护瘘口周围皮肤，应及时清洁瘘口周围皮肤并保持干燥，局部可涂以氧化锌软膏或使用皮肤保护膜加以保护，以免皮肤破溃继发感染。经上述处理后多数患者吻合口瘘可在4～6周自愈；若经久不愈，须再次手术。

d.胃排空障碍：也称胃瘫，常发生在术后4～10d，发病机制尚不完全明了。临床表现为拔除胃管后，患者出现上腹饱胀、钝痛和呕吐，呕吐物含食物和胆汁，消化道X线造影检查可见残胃扩张、无张力、蠕动波少而弱，且通过胃肠吻合口不畅。处理措施包括：①禁食、胃肠减压，减少胃肠道积气、积液，降低胃肠道张力，使胃肠道得到充分休息，并记录24h出入量。②输液及肠外营养支持，纠正低蛋白血症，维持水、电解质和酸碱平衡。③应用胃动力促进剂如甲氧氯普安、多潘立酮，促进胃肠功能恢复，也可用3%温盐水洗胃。一般经上述治疗均可痊愈。

e.术后梗阻：根据梗阻部位可分为输入襻梗阻、输出襻梗阻和吻合口梗阻。

输入襻梗阻：可分为急、慢性两类：①急性完全性输入襻梗阻，多发生于毕Ⅱ式结肠前输入段对胃小弯的吻合术式。临床表现为上腹部剧烈疼痛，频繁呕吐，呕吐量少、多不含胆汁，呕吐后症状不缓解，且上腹部有压痛性肿块。系输出襻系膜悬吊过紧压迫输入襻，或是输入襻过长穿入输出襻与横结肠的间隙孔形成内疝所致，属闭袢性肠梗阻，易发生肠绞窄，应紧急手术治疗。②慢性不完全性输入襻梗阻患者，表现为进食后出现右上腹胀痛或绞痛，呈喷射状呕吐大量不含食物的胆汁，呕吐后症状缓解。多由于输入襻过长扭曲或输入襻过短在吻合口处形成锐角，使输入襻内胆汁、胰液和十二指肠液排空不畅而滞留。由于消化液潴留在输入襻内，进食后消化液分泌明显增加,输入襻内压力增高,刺激肠管发生强烈的收缩,引起喷射样呕吐,也称输入襻综合征。

输出襻梗阻:多因粘连、大网膜水肿或坏死、炎性肿块压迫所致。临床表现为上腹饱胀,呕吐食物和胆汁。如果非手术治疗无效,应手术解除梗阻。

吻合口梗阻:因吻合口过小或是吻合时胃肠壁组织内翻过多而引起,也可因术后吻合口炎性水肿出现暂时性梗阻。患者表现为进食后出现上腹部饱胀感和溢出性呕吐等,呕吐物含或不含胆汁。应即刻禁食,给予胃肠减压和静脉补液等保守治疗。若保守治疗无效,可手术解除梗阻。

f.倾倒综合征:由于胃大部切除术后,胃失去幽门窦、幽门括约肌、十二指肠壶腹部等结构对胃排空的控制,导致胃排空过速所产生的一系列综合征。可分为早期倾倒综合征和晚期倾倒综合征。

早期倾倒综合征:多发生在进食后半小时内,患者以循环系统症状和胃肠道症状为主要表现。患者可出现心悸、乏力、出汗、面色苍白等一过性血容量不足表现,并有恶心、呕吐、腹部绞痛、腹泻等消化道症状。

处理:主要采用饮食调整,嘱患者少食多餐,饭后平卧 20～30min,避免过甜食物、减少液体摄入量并降低食物渗透浓度,多数可在术后半年或 1 年内逐渐自愈。极少数症状严重而持久的患者需手术治疗。

晚期倾倒综合征:主要因进食后,胃排空过快,高渗性食物迅速进入小肠被过快吸收而使血糖急剧升高,刺激胰岛素大量释放,而当血糖下降后,胰岛素并未相应减少,继而发生低血糖,故又称低血糖综合征。

表现为餐后 2～4h,患者出现心慌、无力、眩晕、出汗、手颤、嗜睡以至虚脱。消化道症状不明显,可有饥饿感,出现症状时稍进饮食即可缓解。饮食中减少糖类含量,增加蛋白质比例,少食多餐可防止其发生。

(七)健康指导

(1)向患者及家属讲解有关胃十二指肠溃疡的知识,使之能更好地配合治疗和护理。

(2)指导患者学会自我情绪调整,保持乐观进取的精神风貌,注意劳逸结合,减少溃疡病的客观因素。

(3)指导患者饮食应定时定量,少食多餐,营养丰富,以后可逐步过渡至正常人饮食。少食腌熏食品,避免进食过冷、过烫、过辣及油煎炸食物,切勿酗酒、吸烟。

(4)告知患者及家属有关手术后期可能出现的并发症的表现和预防措施。

(5)定期随访,如有不适及时就诊。

二、胃十二指肠溃疡急性穿孔

胃十二指肠溃疡急性穿孔是胃十二指肠溃疡的严重并发症,为常见的外科急腹症。起病急,变化快,病情严重,需要紧急处理,若诊治不当可危及生命。其发生率呈逐年上升趋势,发病年龄逐渐趋于老龄化。十二指肠溃疡穿孔男性患者较多,胃溃疡穿孔则多见于老年妇女。

(一)病因及发病机制

溃疡穿孔是活动期胃十二指肠溃疡向深部侵蚀、穿破浆膜的结果。胃溃疡穿孔 60%的发生在近幽门的胃小弯,而 90%的十二指肠溃疡穿孔发生在壶腹部前壁偏小弯侧。急性穿孔后，具有强烈刺激性的胃酸、胆汁、胰液等消化液和食物进入腹腔，引起化学性腹膜炎和腹腔内大量液体渗出，6～8h后细菌开始繁殖并逐渐转变为化脓性腹膜炎。病原菌以大肠埃希菌、链球菌多见。因剧烈的腹痛、强烈的化学刺激、细胞外液的丢失及细菌毒素吸收等因素，患者可出现休克。

(二)临床表现

1.症状

穿孔多突然发生于夜间空腹或饱食后，主要表现为突发性上腹部刀割样剧痛，很快波及全腹，但仍以上腹为重。患者疼痛难忍，常伴恶心、呕吐、面色苍白、出冷汗、脉搏细速、血压下降、四肢厥冷等表现。其后由于大量腹腔渗出液的稀释，腹痛略有减轻，继发细菌感染后，腹痛可再次加重；当胃内容物沿右结肠旁沟向下流注时，可出现右下腹痛。

溃疡穿孔后病情的严重程度与患者的年龄、全身情况、穿孔部位、穿孔大小和时间以及是否空腹穿孔密切相关。

2.体征

体检时患者呈急性病容，表情痛苦，蜷屈位、不愿移动；腹式呼吸减弱或消失；全腹有明显的压痛、反跳痛，腹肌紧张呈“木板样”强直，以右，上腹部最为明显，肝浊音界缩小或消失、可有移动性浊音，肠鸣音减弱或消失。

(三)实验室及其他检查

1.X线检查

大约80%的患者行站立位腹部X线检查时，可见膈下新月形游离气体影。

2.实验室检查

提示血白细胞计数及中性粒细胞比例增高。

3.诊断性腹腔穿刺

临床表现不典型的患者可行诊断性腹腔穿刺，穿刺抽出液可含胆汁或食物残渣。

(四)治疗要点

根据病情选用非手术或手术治疗。

1.非手术治疗

(1)适应证：一般情况良好，症状及体征较轻的空腹状态下穿孔者；穿孔超过24h，腹膜炎症已局限者；胃十二指肠造影证实穿孔已封闭者；无出血、幽门梗阻及恶变等并发症者。

(2)治疗措施：①禁欲食、持续胃肠减压，减少胃肠内容物继续外漏，以利于穿孔的闭合和腹膜炎症消退。②输液和营养支持治疗，以维持机体水、电解质平衡及营养需求。③全身应用抗生素，以控制感染。④应用抑酸药物，如给予H_2受体阻断剂或质子泵拮抗剂等制酸药物。

2.手术治疗

(1)适应证：①上述非手术治疗措施6～8h，症状无减轻，而且逐渐加重者要改手术治疗。②饱食后穿孔，顽固性溃疡穿孔和伴有幽门梗阻、大出血、恶变等并发症者，应及早进行手术治疗。

(2)手术方式：①单纯缝合修补术：即缝合穿孔处并加大网膜覆盖。此方法操作简单，手术时间短，安全性高。适用于穿孔时间超过8h，腹腔内感染及炎症水肿严重者；以往无溃疡病史或有溃疡病史但未经内科正规治疗,无出血、梗阻并发症者;有其他系统器质性疾病不能耐受急诊彻底性溃疡切除手术者。②彻底的溃疡切除手术(连同溃疡一起切除的胃大部切除术):手术方式包括胃大部切除术,对十二指肠溃疡穿孔行迷走神经切断加胃窦切除术,或缝合穿孔后行迷走神经切断加胃空肠吻合术,或行高选择性迷走神经切断术。

(五)常见护理诊断/问题

1.疼痛

与胃十二指肠溃疡穿孔后消化液对腹膜的强烈刺激及手术后切口有关。

2.体液不足

与溃疡穿孔后消化液的大量丢失有关。

(六)护理措施

1.术前护理/非手术治疗的护理

(1)禁食、胃肠减压:溃疡穿孔患者要禁食禁水,有效地胃肠减压,以减少胃肠内容物继续流入腹腔。做好引流期间的护理,保持引流通畅和有效负压,注意观察和记录胃液的颜色、性质和量。

(2)体位:休克者取休克体位(头和躯干抬高 20°～30°角、下肢抬高 15°～20°角),以增加回心血量;无休克者或休克改善后取半卧位,以利于漏出的消化液积聚于盆腔最低位和便于引流,减少毒素的吸收,同时也可降低腹壁张力和减轻疼痛。

(3)静脉输液,维持体液平衡。①观察和记录 24h 出入量,为合理补液提供依据。②给予静脉输液,根据出入量和医嘱,合理安排输液的种类和速度,以维持水、电解质及酸碱平衡;同时给予营养支持和相应护理。

(4)预防和控制感染:遵医嘱合理应用抗菌药。

(5)做好病情观察:密切观察患者生命体征、腹痛、腹膜刺激征及肠鸣音变化等。若经非手术治疗 6～8h 病情不见好转,症状、体征反而加重者,应积极做好急诊手术准备。

2.术后护理

加强术后护理,促进患者早日康复。

三、胃十二指肠溃疡大出血

胃十二指肠溃疡出血是上消化道大出血中最常见的原因,占 50%以上。其中 5%～10%的需要手术治疗。

(一)病因与病理

因溃疡基底的血管壁被侵蚀而导致破裂出血,患者过去多有典型溃疡病史,近期可有服用非甾体消炎药物、疲劳、饮食不规律等诱因。胃溃疡大出血多发生在胃小弯,出血源自胃左、右动脉及其分支或肝胃韧带内较大的血管。十二指肠溃疡大出血通常位于壶腹部后壁,出血多来自胃十二指肠动脉或胰十二指肠上动脉及其分支;溃疡基底部的血管侧壁破裂出血不易自行停止,可引发致命的动脉性出血。大出血后,因血容量减少、血压下降、血流变慢,可在血管破裂处形成血凝块而暂时止血。由于胃酸、胃肠蠕动和胃十二指肠内容物与溃疡病灶的接触,部分病例可发生再次出血。

(二)临床表现

1.症状

患者的主要表现是呕血和黑便，多数患者只有黑便而无呕血，迅猛的出血则表现为大量呕血和排紫黑色血便。呕血前患者常有恶心，便血前多突然有便意，呕血或便血前后患者常有心悸、目眩、无力甚至昏厥。如出血速度缓慢则血压、脉搏改变不明显。如果短期内失血量超过400mL时，患者可出现面色苍白、口渴、脉搏快速有力，血压正常或略偏高的循环系统代偿表现；当失血量超过800mL时，可出现休克症状：患者烦躁不安、出冷汗、脉搏细速、血压下降、呼吸急促、四肢厥冷等。

2.体征

腹稍胀，上腹部可有轻度压痛，肠鸣音亢进。

(三)实验室及其他检查

1.内镜检查

胃十二指肠纤维镜检查可明确出血原因和部位，出血24h内阳性率可达70%～80%，超过24h则阳性率下降。

2.血管造影

选择性腹腔动脉或肠系膜上动脉造影可明确病因与出血部位，并可采取栓塞治疗或动脉注射垂体升压素等介入性止血措施。

3.实验室检查

大量出血早期，由于血液浓缩，血常规变化不大；以后红细胞计数、血红蛋白、血细胞比容均呈进行性下降。

(四)治疗要点

胃十二指肠溃疡出血的治疗原则：补充血容量防止失血性休克，尽快明确出血部位并采取有效止血措施。

1.非手术治疗

(1)补充血容量：迅速建立静脉通路，快速静脉输液、输血。失血量达全身总血量的20%时，应输注右旋糖酐、羟乙基淀粉或其他血浆代用品，出血量较大时可输注浓缩红细胞，必要时可输全血，保持血细胞比容不低于30%。

(2)禁食、留置胃管：用生理盐水冲洗胃腔，清除血凝块，直至胃液变清。还可经胃管注入200mL含8mg去甲肾上腺素的生理盐水溶液，每4～6h 1次。

(3)应用止血、制酸等药物：经静脉或肌内注射巴曲酶等止血药物；静脉给予H_2受体拮抗剂(西咪替丁等)、质子泵抑制剂(奥美拉唑)或生长抑素等。

(4)胃镜下止血：急诊胃镜检查明确出血部位后同时实施电凝、激光灼凝、注射或喷洒药物、钛夹夹闭血管等局部止血措施。

2.手术治疗

(1)适应证：①重大出血，短期内出现休克，或短时间内(6～8h)需输入大量血液(>800mL)方能维持血压和血细胞比容者。②正在进行药物治疗的胃十二指肠溃疡患者发生大出血，说明溃疡侵蚀性大，非手术治疗难于止血，或暂时血止后又复发。③60岁以上伴血管硬化症者自行止血机会较小,应及早手术。④近期发生过类似的大出血或合并溃疡穿孔或幽门梗阻。⑤胃镜检查发现动脉搏动性出血或溃疡底部血管显露、再出血危险性大者。

(2)手术方式:①胃大部切除术,适用于大多数溃疡出血的患者。②贯穿缝扎术,在病情危急,不能耐受胃大部切除手术时,可采用单纯贯穿缝扎止血法。③在贯穿缝扎处理溃疡出血后,可行迷走神经干切断加胃窦切除或幽门成形术。

(五)常见护理诊断/问题

1.焦虑、恐惧

与突发胃十二指肠溃疡大出血及担心预后有关。

2.体液不足

与胃十二指肠溃疡出血致血容量不足有关。

(六)护理措施

1.非手术治疗的护理(包括术前护理)

(1)缓解焦虑和恐惧:关心和安慰患者,给予心理支持,减轻患者的焦虑和恐惧。及时为患者清理呕吐物。情绪紧张者,可遵医嘱适当给予镇静剂。

(2)体位:取平卧位,卧床休息。有呕血者,头偏向一侧。

(3)补充血容量:迅速建立多条畅通的静脉通路,快速输液、输血,必要时可行深静脉穿刺输液。开始输液时速度宜快,待休克纠正后减慢滴速。

(4)采取止血措施:遵医嘱应用止血药物或冰盐水洗胃,以控制出血。

(5)做好病情观察:严密观察患者生命体征的变化,判断、观察和记录呕血、便血情况,观察患者有无口渴、肢端湿冷、尿量减少等循环血量不足的表现。必要时测量中心静脉压并做好记录。观察有无鲜红色血性胃液从胃管流出,以判断有无活动性出血和止血效果。若出血仍在继续,短时间内(6~8h)需大量输血(>800mL)才能维持血压和血细胞比容,或停止输液、输血后,病情又恶化者,应及时报告医师,并配合做好急症手术的准备。

(6)饮食:出血时暂禁食,出血停止后,可进流质或无渣半流质饮食。

2.术后护理

加强术后护理,促进患者早日康复。

四、胃十二指肠溃疡瘢痕性幽门梗阻

胃十二指肠溃疡患者因幽门管、幽门溃疡或十二指肠壶腹部溃疡反复发作形成瘢痕狭窄、幽门痉挛水肿而造成幽门梗阻。

(一)病因与病理

瘢痕性幽门梗阻常见于十二指肠壶腹部溃疡和位于幽门的胃溃疡。溃疡引起幽门梗阻的机制有幽门痉挛、炎性水肿和瘢痕3种,前两种情况是暂时的和可逆的,在炎症消退、痉挛缓解后梗阻解除,无须外科手术;而瘢痕性幽门梗阻属于永久性,需要手术方能解除梗阻。梗阻初期,为克服幽门狭窄,胃蠕动增强,胃壁肌肉代偿性增厚。后期,胃代偿功能减退,失去张力,胃高度扩大,蠕动减弱甚至消失。由于胃内容物潴留引起呕吐而致水、电解质的丢失,导致脱水、低钾低氯性碱中毒;长期慢性不全性幽门梗阻者由于摄入减少,消化吸收不良,患者可出现贫血与营养障碍。

(二)临床表现

1.症状

患者表现为进食后上腹饱胀不适并出现阵发性胃痉挛性疼痛,伴恶心、嗳气与呕吐。呕吐多发生在下午或晚间,呕吐量大,一次达1000～2000mL,呕吐物内含大量宿食,有腐败酸臭味,但不含胆汁。呕吐后自觉胃部舒适,故患者常自行诱发呕吐以缓解症状。常有少尿、便秘、贫血等慢性消耗表现。体检时可见患者常有消瘦、皮肤干燥、皮肤弹性消失等营养不良的表现。

2.体征

上腹部可见胃型和胃蠕动波,用手轻拍上腹部可闻及振水声。

(三)实验室及其他检查

1.内镜检查

可见胃内有大量潴留的胃液和食物残渣。

2.X线钡餐检查

可见胃高度扩张,24h后仍有钡剂存留(正常24h排空)。已明确幽门梗阻者避免做此检查。

(四)治疗要点

瘢痕性幽门梗阻以手术治疗为主。最常用的术式是胃大部切除术,但年龄较大、身体状况极差或合并

其他严重内科疾病者,可行胃空肠吻合加迷走神经切断术。

(五)常见护理诊断/问题

1.体液不足

与大量呕吐、胃肠减压引起水、电解质的丢失有关。

2.营养失调:低于机体需要量

与幽门梗阻致摄入不足、禁食和消耗、丢失体液有关。

(六)护理措施

1.术前护理

(1)静脉输液:根据医嘱和电解质检测结果合理安排输液种类和速度,以纠正脱水及低钾、低氯性碱中毒。密切观察及准确记录24h出入量,为静脉补液提供依据。

(2)饮食与营养支持:非完全梗阻者可给予无渣半流质饮食,完全梗阻者术前应禁食水,以减少胃内容物潴留。根据医嘱于手术前给予肠外营养,必要时输血或其他血液制品,以纠正营养不良、贫血和低蛋白血症,提高患者对手术的耐受力。

(3)采取有效措施,减轻疼痛,增进舒适。

禁食,胃肠减压:完全幽门梗阻患者,给予禁食,保持有效胃肠减压,减少胃内积气、积液,减轻胃内张力。必要时遵医嘱给予解痉药物,以减轻疼痛,增加患者的舒适度。

体位:取半卧位,卧床休息。呕吐时,头偏向一侧。呕吐后及时为患者清理呕吐物。情绪紧张者,可遵医嘱给予镇静剂。

(4)洗胃:完全幽门梗阻者,除持续胃肠减压排空胃内潴留物外,须做术前胃的准备,即术

前3d每晚用300～500mL温盐水洗胃，以减轻胃黏膜水肿和炎症，有利于术后吻合口愈合。

2.术后护理

加强术后护理，促进患者早日康复。

第五节　小肠破裂的护理

一、概述

小肠是消化管中最长的一段肌性管道，也是消化与吸收营养物质的重要场所。人类小肠全长3～9m，平均5～7m，个体差异很大。分为十二指肠、空肠和回肠3部分，十二指肠属上消化道，空肠及其以下肠段属下消化道。

各种外力的作用所致的小肠穿孔称为小肠破裂。小肠破裂在战时和平时均较常见，多见于交通事故、工矿事故、生活事故如坠落、挤压、刀伤和火器伤。小肠可因穿透性与闭合性损伤造成肠管破裂或肠系膜撕裂。小肠占满整个腹部，又无骨骼保护，因此易于受到损伤。由于小肠壁厚，血运丰富，故无论是穿孔修补或肠段切除吻合术，其成功率均较高，发生肠瘘的机会少。

二、护理评估

(一)健康史

了解患者腹部损伤的时间、地点及致伤源、伤情、就诊前的急救措施、受伤至就诊之间的病情变化，如果患者神志不清，应询问目击人员。

(二)临床表现

小肠破裂后在早期即产生明显的腹膜炎的体征，这是因为肠管破裂肠内容物溢出腹腔所致。症状以腹痛为主，程度轻重不同，可伴有恶心及呕吐，腹部检查肠鸣音消失，腹膜刺激征明显。

小肠损伤初期一般均有轻重不等的休克症状，休克的深度除与损伤程度有关外，主要取决于内出血的多少，表现为面色苍白、烦躁不安、脉搏细速、血压下降、皮肤发冷等。若为多发性小肠损伤或肠系膜撕裂大出血，可迅速发生休克并进行性恶化。

(三)辅助检查

1.实验室检查

白细胞计数升高说明腹腔炎症；血红蛋白含量取决于内出血的程度，内出血少时变化不大。

2.X线检查

X线透视或摄片检查有无气腹与肠麻痹的征象，因为一般情况下小肠内气体很少，且损伤后伤口很快被封闭，不但膈下游离气体少见，且使一部分患者早期症状隐匿。因此，阳性气腹有诊断价值，但阴性结果也不能排除小肠破裂。

3.腹部B超检查

对小肠及肠系膜血肿、腹腔积液均有重要的诊断价值。

4.CT或磁共振检查

对小肠损伤有一定诊断价值，而且可对其他脏器进行检查，有时可能发现一些未曾预料的损伤，有助于减少漏诊。

5.腹腔穿刺

有混浊的液体或胆汁色的液体,说明肠破裂,穿刺液中白细胞、淀粉酶含量均升高。

6.治疗原则

小肠破裂的诊断一旦确诊,应立即进行手术治疗。手术方式以简单修补为主。肠管损伤严重时,则应做部分小肠切除吻合术。

7.心理、社会因素

小肠损伤大多在意外情况下突然发生,加之伤口、出血及内脏脱出的视觉刺激和对预后的担忧,患者多表现为紧张、焦虑、恐惧。应了解其患病后的心理反应,对本病的认知程度和心理承受能力,家属及亲友对其支持情况、经济承受能力等。

三、护理问题

(一)有体液不足的危险

与创伤致腹腔内出血、体液过量丢失、渗出及呕吐有关。

(二)焦虑、恐惧

与意外创伤的刺激、疼痛、出血、内脏脱出的视觉刺激及担心疾病的预后等有关。

(三)体温过高

与腹腔内感染毒素吸收和伤口感染等因素有关。

(四)疼痛

与小肠破裂或手术有关。

(五)潜在并发症

腹腔感染、肠瘘、失血性休克。

(六)营养失调,低于机体需要量

与消化道的吸收面积减少有关。

四、护理目标

(1)患者体液平衡得到维持,生命体征稳定。

(2)患者情绪稳定,焦虑或恐惧减轻,主动配合医护工作。

(3)患者体温维持正常。

(4)患者主诉疼痛有所缓解。

(5)护士密切观察病情变化,如发现异常,及时报告医生,并配合处理。

(6)患者体重不下降。

五、护理措施

(一)一般护理

1.伤口处理

对开放性腹部损伤者,妥善处理伤口,及时止血和包扎固定。若有肠管脱出,可用消毒或清洁器皿覆盖保护后再包扎,以免肠管受压、缺血而坏死。

2.病情观察

密切观察生命体征的变化,每15min测定脉搏、呼吸、血压1次。重视患者的主诉,若主诉心慌、脉快、出冷汗等,及时报告医生。不注射止痛药(诊断明确者除外),以免掩盖伤情。不随意搬动伤者,以免加重病情。

3.腹部检查

每 30min 检查 1 次腹部体征,注意腹膜刺激征的程度和范围变化。

4.禁食和灌肠

禁食和灌肠可避免肠内容物进一步溢出,造成腹腔感染或加重病情。

5.补充液体和营养

注意纠正水、电解质及酸碱平衡失调,保证输液通畅,对伴有休克或重症腹膜炎的患者可进行中心静脉补液,这不仅可以保证及时大量的液体输入,而且有利于中心静脉压的监测,根据患者具体情况,适量补给全血、血浆或人血清蛋白,尽可能补给足够的热量和蛋白质、氨基酸及维生素等。

(二)心理护理

关心患者,加强交流,讲解相关病情、治疗方式及预后,使患者了解自己的病情,消除患者的焦虑和恐惧,保持良好的心理状态,并与其一起制订合适的应对机制,鼓励患者,增加治疗的信心。

(三)术后护理

1.妥善安置患者

麻醉清醒后取半卧位,有利于腹腔炎症的局限,改善呼吸状态。了解手术的过程,查看手术的部位,对引流管、输液管、胃管及氧气管等进行妥善固定,做好护理记录。

2.监测病情

观察患者血压、脉搏、呼吸、体温的变化。注意腹部体征的变化。适当应用止痛药,减轻患者的不适。若切口疼痛明显,应检查切口,排除感染。

3.引流管的护理

腹腔引流管保持通畅,准确记录引流液的性状及量。腹腔引流液应为少量血性液,若为绿色或褐色渣样物,应警惕腹腔内感染或肠瘘的发生。

4.饮食

继续禁食、胃肠减压,待肠功能逐渐恢复、肛门排气后,方可拔除胃肠减压管。拔除胃管当日可进清流食,第 2d 进流质饮食,第 3d 进半流食,逐渐过渡到普食。

5.营养支持

维持水、电解质和酸碱平衡,增加营养。维生素主要是在小肠被吸收,小肠部分切除后,要及时补充维生素 C、维生素 D、维生素 K 和复合维生素 B 等和微量元素钙、镁等,可经静脉、肌内注射或口服进行补充,预防贫血,促进伤口愈合。

(四)健康教育

(1)注意饮食卫生,避免暴饮暴食,进易消化食物,少食刺激性食物,避免腹部受凉和饭后剧烈活动,保持排便通畅。

(2)注意适当休息,加强锻炼,增加营养,特别是回肠切除的患者要长期定时补充维生素 BR2 等营养素。

(3)定期门诊随访。若有腹痛、腹胀、停止排便及伤口红、肿、热、痛等不适,应及时就诊。

(4)加强社会宣传,增进劳动保护、安全生产、安全行车、遵守交通规则等知识,避免损伤等意外的发生。

(5)普及各种急救知识,在发生意外损伤时,能进行简单的自救或急救。

(6)无论腹部损伤的轻重,都应经专业医务人员检查,以免贻误诊治。

第六节　脾破裂的护理

一、概述

脾脏是一个血供丰富而质脆的实质性器官,脾脏是腹部脏器中最容易受损伤的器官,发生率几乎占各种腹部损伤的40%左右。它被与其包膜相连的诸韧带固定在左上腹的后方,尽管有下胸壁、腹壁和膈肌的保护,但外伤暴力很容易使其破裂引起内出血。以真性破裂多见,约占85%。根据不同的病因,脾破裂分成两大类:①外伤性破裂,占绝大多数,都有明确的外伤史,裂伤部位以脾脏的外侧凸面为多,也可在内侧脾门处,主要取决于暴力作用的方向和部位。②自发性破裂,极少见,且主要发生在病理性肿大(门静脉高压症、血吸虫病、淋巴瘤等)的脾脏;如仔细追询病史,多数仍有一定的诱因,如剧烈咳嗽、打喷嚏或突然改变体位等。

二、护理评估

(一)健康史

了解患者腹部损伤的时间、地点以及致伤源、伤情、就诊前的急救措施、受伤至就诊之间的病情变化,如果患者神志不清,应询问目击人员。患者一般有上腹火器伤、锐器伤或交通事故、工伤等外伤史或病理性(门静脉高压症、血吸虫病、淋巴瘤等)的脾大病史。

(二)临床表现

脾破裂的临床表现以内出血及腹膜刺激征为特征,并常与出血量和出血速度密切相关。出血量大而速度快的很快就出现低血容量性休克,伤情十分危急;出血量少而慢者症状轻微,除左上腹轻度疼痛外,无其他明显体征,不易诊断。随着时间的推移,出血量越来越大,才出现休克前期的表现,继而发生休克。由于血液对腹膜的刺激而有腹痛,起始在左上腹,慢慢涉及全腹,但仍以左上腹最为明显,同时有腹部压痛、反跳痛和腹肌紧张。

(三)诊断及辅助检查

创伤性脾破裂的诊断主要依赖:①损伤病史或病理性脾脏肿大病史。②临床有内出血的表现。③腹腔诊断性穿刺抽出不凝固血液等。④对诊断确有困难、伤情允许的病例,采用腹腔灌洗、B超、核素扫描、CT或选择性腹腔动脉造影等帮助明确诊断。B超是一种常用检查,可明确脾脏破裂程度。⑤实验室检查发现红细胞、血红蛋白和血细胞比容进行性降低,提示有内出血。

(四)治疗原则

随着对脾功能认识的深化,在坚持"抢救生命第一,保留脾第二"的原则下,尽量保留脾的原则已被绝大多数外科医生接受。彻底查明伤情后尽可能保留脾脏,方法有生物胶黏合止血、物理凝固止血、单纯缝合修补、部分脾切除等,必要时行全脾切除术。

(五)心理、社会因素

导致脾破裂的原因均是意外,患者痛苦大、病情重,且在创伤、失血之后,处于紧张状态,患者常有恐惧、急躁、焦虑，甚至绝望，又担心手术能否成功，对手术产生恐惧心理。

三、护理问题

(一)体液不足

与损伤致腹腔内出血、失血有关。

(二)组织灌注量减少

与导致休克的因素依然存在有关。

(三)疼痛

与脾部分破裂、腹腔内积血有关。

(四)焦虑或恐惧

与意外创伤的刺激、出血及担心预后有关。

(五)潜在并发症

出血。

四、护理目标

(1)患者体液平衡能得到维持，不发生失血性休克。

(2)患者神志清楚，四肢温暖、红润，生命体征平稳。

(3)患者腹痛缓解。

(4)患者焦虑或恐惧程度缓解。

(5)护士要密切观察病情变化，如发现异常，及时报告医生，并配合处理。

五、护理措施

(一)一般护理

1.严密观察监护伤员病情变化

把患者的脉率、血压、神志、氧饱和度(SAO_2)及腹部体征作为常规监测项目，建立治疗时的数据，为动态监测患者生命体征提供依据。

2.补充血容量

建立两条静脉通路，快速输入平衡盐液及血浆或代用品，扩充血容量，维持水、电解质及酸碱平衡，改善休克状态。

3.保持呼吸道通畅

及时吸氧，改善因失血而导致的机体缺氧状态，改善有效通气量，并注意清除口腔中异物、假牙，防止误吸，保持呼吸道通畅。

4.密切观察患者尿量变化

怀疑脾破裂病员应常规留置导尿管，观察单位时间的尿量，如尿量＞30mL/h，说明病员休克已纠正或处于代偿期。如尿量＜30mL/h甚至无尿，则提示患者已进入休克或肾衰竭期。

5.术前准备

观察中如发现继续出血(48h内输血超过1200mL)或有其他脏器损伤，应立即做好药物皮试、备血、腹部常规备皮等手术前准备。

(二)心理护理

对患者要耐心做好心理安抚，让患者知道手术的目的、意义及手术效果，消除紧张恐惧心理，还要尽快通知家属并取得其同意和配合，使患者和家属都有充分的思想准备，积极主动配合抢救和治疗。

(三)术后护理

1.体位

术后应去枕平卧，头偏向一侧，防止呕吐物吸入气管，如清醒后血压平稳，病情允许可采取半卧位，以利于腹腔引流。患者不得过早起床活动。一般需卧床休息10～14d。以B超或CT检查为依据，观察脾脏愈合程度，确定能否起床活动。

2.密切观察生命体征变化

按时测血压、脉搏，呼吸、体温，观察再出血倾向。部分脾切除患者，体温持续在38～40℃2～3周，化验检查白细胞计数不高，称为"脾热"。对"脾热"的患者，按高热护理及时给予物理降温，并补充水和电解质。

3.管道护理

保持大静脉留置管输液通畅，保持无菌，定期消毒。保持胃管、导尿管及腹腔引流管通畅，妥善固定，防止脱落，注意引流物的量及性状的变化。若引流管引流出大量的新鲜血性液体，提示活动性出血，及时报告医生处理。

4.改善机体状况，给予营养支持

术后保证患者有足够的休息和睡眠，禁食期间补充水、电解质，避免酸碱平衡失调，肠功能恢复后方可进食。应给予高热量、高蛋白、高维生素饮食，静脉滴注复方氨基酸、血浆等，保证机体需要，促进伤口愈合，减少并发症。

(四)健康教育

(1)患者住院2～3周后出院，出院时复查CT或B超，嘱患者每月复查1次，直至脾损伤愈合，脾脏恢复原形态。

(2)嘱患者若出现头晕、口干、腹痛等不适，均应停止活动并平卧，及时到医院检查治疗。

(3)继续注意休息，脾损伤未愈合前避免体力劳动，避免剧烈运动，如弯腰、下蹲、骑摩托车等。注意保护腹部，避免外力冲撞。

(4)避免增加腹压，保持排便通畅，避免剧烈咳嗽。

(5)脾切除术后，患者免疫力低下，注意保暖，预防感冒，避免进入拥挤的公共场所。坚持锻炼身体，提高机体免疫力。

第七节　肠梗阻的护理

肠腔内容物不能正常运行或通过肠道发生障碍时，称为肠梗阻，是外科常见的急腹症之一。

一、疾病概要

(一)病因和分类

1.按梗阻发生的原因分类

(1)机械性肠梗阻：最常见，是由各种原因引起的肠腔变窄、肠内容物通过障碍。主要原因:①肠腔堵塞:如寄生虫、粪块、异物等。②肠管受压:如粘连带压迫、肠扭转、嵌顿性疝等。③肠壁病变:如先天性肠道闭锁、狭窄、肿瘤等。

(2)动力性肠梗阻:较机械性肠梗阻少见。肠管本身无病变,梗阻原因是神经反射和毒素刺激引起肠壁功能紊乱,致肠内容物不能正常运行。可分为:①麻痹性肠梗阻:常见于急性弥散性腹膜炎、腹部大手术、腹膜后血肿或感染等。②痉挛性肠梗阻:由于肠壁肌肉异常收缩所致,常见于急性肠炎或慢性铅中毒。

(3)血运性肠梗阻:较少见。由于肠系膜血管栓塞或血栓形成,使肠管血运障碍,继而发生肠麻痹,肠内容物不能通过。

2.按肠管血运有无障碍分类

(1)单纯性肠梗阻:无肠管血运障碍。

(2)绞窄性肠梗阻:有肠管血运障碍。

3.按梗阻发生的部位分类

高位性肠梗阻(空肠上段)和低位性肠梗阻(回肠末段和结肠)。

4.按梗阻的程度分类

完全性肠梗阻(肠内容物完全不能通过)和不完全性肠梗阻(肠内容物部分可通过)。

5.按梗阻病情的缓急分类

急性肠梗阻和慢性肠梗阻。

(二)病理生理

1.肠管局部的病理生理变化

(1)肠蠕动增强:单纯性机械性肠梗阻,梗阻以上的肠蠕动增强,以克服肠内容物通过的障碍。

(2)肠管膨胀:肠腔内积气、积液所致。

(3)肠壁充血水肿、血运障碍,严重时可导致坏死和穿孔。

2.全身性病理生理变化

(1)体液丢失和电解质、酸碱平衡失调。

(2)全身性感染和毒血症,甚至发生感染中毒性休克。

(3)呼吸和循环功能障碍。

(三)临床表现

1.症状

(1)腹痛:单纯性机械性肠梗阻的特点是阵发性腹部绞痛;绞窄性肠梗阻表现为持续性剧烈腹痛伴阵发性加剧;麻痹性肠梗阻呈持续性胀痛。

(2)呕吐:早期常为反射性,呕吐胃内容物,随后因梗阻部位不同,呕吐的性质各异。高位肠梗阻呕吐出现早且频繁,呕吐物主要为胃液、十二指肠液、胆汁;低位肠梗阻呕吐出现晚,呕吐物常为粪样物;若呕吐物为血性或棕褐色,常提示肠管有血运障碍;麻痹性肠梗阻呕吐多为溢出性。

(3)腹胀:高位肠梗阻腹胀不明显;低位肠梗阻及麻痹性肠梗阻则腹胀明显。

(4)停止肛门排气排便:完全性肠梗阻时,患者多停止排气、排便,但在梗阻早期,梗阻以下肠管内尚存的气体或粪便仍可排出。

2.体征

(1)腹部:①视诊:单纯性机械性肠梗阻可见腹胀、肠型和异常蠕动波,肠扭转时腹胀多不对称。②触诊:单纯性肠梗阻可有轻度压痛但无腹膜刺激征,绞窄性肠梗阻可有固定压痛和腹膜刺激征。③叩诊:绞窄性肠梗阻时腹腔有渗液,可有移动性浊音。④听诊:机械性肠梗阻肠鸣音亢进,可闻及气过水声或金属音,麻痹性肠梗阻肠鸣音减弱或消失。

(2)全身:单纯性肠梗阻早期多无明显全身性改变,梗阻晚期可有口唇干燥、眼窝凹陷、皮肤弹性差、尿少等脱水征。严重脱水或绞窄性肠梗阻时,可出现脉搏细速、血压下降、面色苍白、四肢发冷等中毒和休克征象。

3.辅助检查

(1)实验室检查:肠梗阻晚期,血红蛋白和血细胞比容升高,并有水、电解质及酸碱平衡失调。绞窄性肠梗阻时,白细胞计数和中性粒细胞比例明显升高。

(2)X线检查:一般在肠梗阻发生4～6h后,立位或侧卧位X线片可见肠胀气及多个液气平面。

(四)治疗原则

1.一般治疗

(1)禁食。

(2)胃肠减压:是治疗肠梗阻的重要措施之一。通过胃肠减压,吸出胃肠道内的气体和液体,从而减轻腹胀,降低肠腔内压力,改善肠壁血运,减少肠腔内的细菌和毒素。

(3)纠正水、电解质及酸碱平衡失调。

(4)防治感染和中毒。

(5)其他:对症治疗。

2.解除梗阻

解除梗阻分为非手术治疗和手术治疗两大类。

(五)常见几种肠梗阻

1.粘连性肠梗阻

粘连性肠梗阻是肠粘连或肠管被粘连带压迫所致的肠梗阻,较为常见。主要由于腹部手术、炎症、创伤、出血、异物等所致。以小肠梗阻为多见,多为单纯性不完全性梗阻。粘连性肠梗阻多采取非手术治疗,如无效或发生绞窄性肠梗阻时应及时手术治疗。

2.肠扭转

肠扭转指一段肠管沿其系膜长轴旋转而形成的闭襻性肠梗阻,常发生于小肠,其次是乙状结肠。①小肠扭转:多见于青壮年,常在饱餐后立即进行剧烈活动时发病。表现为突发腹部绞痛,呈持续性伴阵发性加剧,呕吐频繁,腹胀不明显。②乙状结肠扭转:多见于老年人,常有便秘习惯,表现为腹部绞痛,明显腹胀,呕吐不明显。肠扭转是较严重的机械性肠梗阻,可在短时间内发生肠绞窄、坏死,一经诊断,应急症手术治疗。

3.肠套叠

肠套叠指一段肠管套入与其相连的肠管内,以回结肠型(回肠末端套入结肠)最多见。肠套叠多见于2岁以下婴幼儿。典型表现为阵发性腹痛、果酱样血便和腊肠样肿块(多位于右上腹),右下腹触诊有空虚感。X线空气或钡剂灌肠显示空气或钡剂在结肠内受阻,梗阻端的钡剂影像呈“杯口状”或“弹簧状”阴影。

早期肠套叠可试行空气灌肠复位,无效者或病期超过48h,怀疑有肠坏死或肠穿孔者,应行手术治疗。

4.蛔虫性肠梗阻

由于蛔虫聚集成团并刺激肠管痉挛致肠腔堵塞,多见于2～10岁儿童,驱虫不当常为诱因。主要表现为阵发性脐部周围腹痛,伴呕吐,腹胀不明显。部分患者腹部可触及变形、变位的条索状团块。少数患者可并发肠扭转或肠壁坏死穿孔,蛔虫进入腹腔引起腹膜炎。单纯性蛔虫堵塞多采用非手术治疗,包括解痉挛止痛、禁食、酌情胃肠减压、输液、口服植物油驱虫等,若无效或并发肠扭转、腹膜炎时,应行手术取虫。

二、肠梗阻患者的护理

(一)护理诊断/问题

1.疼痛

与肠内容物不能正常运行或通过障碍有关。

2.体液不足

与呕吐、禁食、胃肠减压、肠腔积液有关。

3.潜在并发症

肠坏死、腹腔感染、休克。

(二)护理措施

1.非手术治疗的护理

(1)饮食:禁食,梗阻缓解12h后可进少量流质饮食,忌甜食和牛奶;48h后可进半流食。

(2)胃肠减压:做好相关护理。

(3)体位:生命体征稳定者可取半卧位。

(4)解痉挛、止痛:若无肠绞窄或肠麻痹,可用阿托品解除痉挛、缓解疼痛,禁用吗啡类止痛药,以免掩盖病情。

(5)输液:纠正水电解质和酸碱失衡,记录24h出入液量。

(6)防治感染和中毒:遵照医嘱应用抗生素。

(7)严密观察病情变化:出现下列情况时应考虑有绞窄性肠梗阻的可能,应及早采取手术治疗:①腹痛发作急骤,为持续性剧烈疼痛,或在阵发性加重之间仍有持续性腹痛。肠鸣音可不亢进。②早期出现休克。③呕吐早、剧烈而频繁。④腹胀不对称,腹部有局部隆起或触及有压痛的包块。⑤明显的腹膜刺激征,体温升高,白细胞计数和中性粒细胞比例增高。⑥呕吐物、胃肠减压抽出液、肛门排出物为血性或腹腔穿刺抽出血性液。⑦腹部X线检查可见孤立、固定的肠襻;⑧经积极非手术治疗后症状、体征无明显改善者。

2.手术前后的护理

(1)术前准备:除上述非手术护理措施外,按腹部外科常规行术前准备。

(2)术后护理:①病情观察,观察患者生命体征、腹部症状和体征的变化,伤口敷料及引流情况，及早发现术后并发症。②麻醉清醒、血压平稳后取半卧位。③禁食、胃肠减压，待排气后逐步恢复饮食。④防止感染，遵照医嘱应用抗生素。⑤鼓励患者早期活动。

第八节　腹股沟疝的护理

发生在腹股沟区的腹外疝统称为腹股沟疝。腹股沟疝可分为腹股沟斜疝和腹股沟直疝，以斜疝最常见，占全部腹外疝的75%～90%。疝囊经腹壁下动脉外侧的腹股沟管内环（深环）突出，向内、向下、向前斜行经过腹股沟管，再穿出腹股沟管外环（皮下环、浅环）进入阴囊者，称为腹股沟斜疝。疝囊经腹壁下动脉内侧的直疝三角直接突出，不经内环，也不进入阴囊，称为腹股沟直疝。

腹股沟区位于下腹部前外侧壁，为左、右各一的三角形区域，其上界为髂前上棘至腹直肌外侧缘的水平线，下界为腹股沟韧带，内界为腹直肌外缘。成人腹股沟管长4～5cm，位于腹前壁、腹股沟韧带的内上方，相当于腹内斜肌、腹横肌弓状下缘与腹股沟韧带之间的斜行裂隙，其走向由外向内、由上向下、由深向浅斜行。有两口和四壁。内口即深环，是腹横筋膜中卵圆形的裂隙；外口即浅环，是腹外斜肌腱膜下方的三角形裂隙。腹股沟管的前壁有皮肤、皮下组织和腹外斜肌筋膜，但外侧1/3部分尚有腹内斜肌覆盖；后壁有腹横筋膜和腹膜，内侧1/3尚有腹股沟镰；上壁有腹内斜肌、腹横肌的弓状下缘；下壁有腹股沟韧带和腔隙韧带。女性腹股沟管内有子宫圆韧带通过，男性则有精索通过。

直疝三角的外侧边为腹壁下动脉，内侧边为腹直肌外侧缘，底边为腹股沟韧带。此处腹壁缺乏完整的腹肌覆盖，且腹横筋膜比周围部分薄，因此易发生疝。腹股沟直疝在此由后向前突出。

一、病因及发病机制

（一）腹股沟斜疝

有先天性和后天性因素。

1.先天性因素

婴儿出生后，若鞘突不闭锁或闭锁不全，则与腹腔相通，当小儿啼哭、排便等腹内压力增加时，鞘突则成为先天性斜疝的疝囊。因右侧睾丸下降时间比左侧略晚，鞘突闭锁也较迟，故右侧斜疝多于左侧。

2.后天性因素

腹股沟区解剖缺损、腹壁肌或筋膜发育不全，腹内压力增加时，内环处的腹膜自腹壁薄弱处向外突出形成疝囊，腹腔内器官、组织也随之进入疝囊。

（二）腹股沟直疝

直疝三角处腹壁缺乏完整的腹肌覆盖，且腹横筋膜比周围部分薄，故易发生疝。

二、临床表现

（一）腹股沟斜疝

1.易复性斜疝

腹股沟区有肿块，偶有胀痛感。肿块多呈带蒂柄的梨形，可降至阴囊或大阴唇。常在站立、行走、咳嗽或用力时出现，平卧休息或用手将肿块向腹腔内推送，肿块可向腹腔回纳并消失。以手指通过阴囊皮肤伸入外环，可感外环扩大，嘱患者咳嗽时，手指有冲击感。用手指紧压腹股沟深环，让患者起立并咳嗽等腹压增高时，疝块不再出现，移去手指，则可见疝块由外上方向内下突出。疝内容物若为肠襻，肿块柔软光滑，叩之呈鼓音，并常在肠襻回纳入腹腔时发出咕噜声；若为大网膜，则肿块坚韧叩呈浊音，回纳缓慢。

2.难复性斜疝

除胀痛稍重外，主要特点是疝块不能完全回纳。

3.嵌顿性疝

嵌顿性疝发生于强体力劳动或用力排便等腹内压骤增时。疝块突然增大，伴有明显疼痛，平卧或用手推送不能使之回纳。肿块张力高且硬度大，有明显触痛。若嵌顿内容物为肠襻，可伴有机械性肠梗阻的临床表现。疝一旦嵌顿，自行回纳的机会较少；如不及时处理，多数患者的症状逐步加重，最后发展成为绞窄性疝。

4.绞窄性疝

临床症状多且较严重。肠襻坏死穿孔时，疼痛可因疝内压力骤降而暂时有所缓解。因此，疼痛减轻而肿块仍存在时，不可误认为是病情好转。绞窄时间较长者，可因疝内容物继发感染，侵及周围组织而引起疝外被盖组织的急性炎症；严重者可发生脓毒血症。

(二)腹股沟直疝

腹股沟直疝多见于老年人。站立时，在腹股沟内侧端、耻骨结节外上方见一半球形肿块由直疝三角突出，不进入阴囊，且无疼痛及其他症状，疝基底较宽，平卧后肿块多能自行回纳腹腔而消失，极少发生嵌顿。

三、处理原则

根据病史、典型临床表现，一般可明确诊断。除少数特殊情况外，腹股沟疝一般均应尽早施行手术治疗。

(一)非手术治疗

半岁以下婴幼儿可暂不手术，用绷带压住腹股沟管深环，防止疝块突出。对年老体弱或有严重疾病不能耐受手术者，可用疝带压住内环，防止腹腔内容物突出。

(二)手术治疗

手术的基本原则是关闭疝门即内环口，加强或修补腹股沟管管壁。手术方法有：①疝囊高位结扎术。②疝修补术：包括传统的疝修补术、无张力疝修补术和经腹腔镜疝修补术。

(三)嵌顿性疝和绞窄性疝的处理

嵌顿性疝原则上需紧急手术治疗，但下列情况可试行手法复位：①嵌顿时间在3～4h以内，局部压痛不明显且无腹膜刺激征者。②年老体弱或伴有较严重疾病而肠襻未绞窄坏死者。绞窄性疝的内容物已坏死，应及时手术。

四、护理诊断及医护合作性问题

(一)疼痛

与疝块突出、嵌顿或绞窄及术后切口张力较大有关。

(二)体液不足

嵌顿疝或绞窄性疝引起的机械性肠梗阻可致体液不足。

(三)潜在并发症

术后阴囊水肿、切口感染、复发。

五、护理措施

(一)非手术治疗患者的护理

卧床休息,下床活动时应压住疝环口;对引起腹内压力升高的因素,如咳嗽便秘、排尿困难等,应给予相应处理;指导患者合理饮食,保持排便通畅;吸烟者应戒烟;密切观察腹部情况,若发生明显腹痛,伴疝块突然增大,应注意是否有嵌顿疝的可能,应立即通知医师,并做好紧急手术准备。

(二)手术治疗患者的护理

1.术前护理

帮助患者做好心理护理;备皮,术前晚灌肠,以防术后腹胀及排便困难;嵌顿疝伴有肠梗阻者,应禁食、胃肠减压,纠正水、电解质及酸碱平衡失调,尽早应用抗生素抗感染等。其他同非手术治疗患者的护理。

2.术后护理

(1)体位与活动:术后平卧 3d,膝下垫一软枕,使髋关节微屈,以降低腹内压力和切口张力,有利于切口愈合和减轻切口疼痛;一般术后 3～5d 可离床活动。

(2)饮食:术后 6～12h,患者若无恶心、呕吐,可进流质,次日可进软食或普食。肠切除吻合术后应禁食、胃肠减压,肠功能恢复后可进流质,逐渐过渡为半流质、普食。

(3)防止腹内压力升高:避免受凉引起咳嗽,指导患者咳嗽时用手按压保护切口;鼓励患者多饮水、多吃粗纤维食物,保持大便通畅,便秘时给予通便药物。

(4)减轻疼痛:取舒适体位;必要时遵医嘱应用止痛药。

(5)并发症的预防:为避免阴囊内积血、积液以及阴囊水肿,术后可用丁字带将阴囊托起,并密切观察阴囊肿胀情况;预防切口感染,合理应用抗生素;及时更换并保持切口敷料干燥;密切观察切口愈合情况,一旦发现感染征象,应尽早处理。

(三)健康教育

告知患者预防和及时治疗使腹内压升高的各种疾病,如剧烈咳嗽、便秘等;出院后应逐渐增加活动量,3 个月内避免重体力劳动或提举重物;定期随诊,若有疝复发,应及早诊治。

第九节　胆石症的护理

一、疾病概述

(一)概念

胆石症是指胆管系统任何部位发生的结石,包括发生在胆囊和胆管内的结石,是胆管系统的最普遍疾病。其发病率随年龄增长而增高。在我国,胆石症已由以胆管的胆色素结石为主转变为胆囊的胆固醇结石为主，胆石症的患病率为0.9%～10.1%，平均5.6%；男女比例为1：2.57。20余年来，随着影像学(B超、CT及MRI等)检查的普及，在自然人群中，胆石症的发病率达10%左右，国内尸检结果报告，胆石症的发生率为7%。随着生活水平的提高及饮食习惯的改变，胆石症的发生率有逐年增高的趋势，我国的胆结石以胆管的胆色素结石为主逐渐转变为以胆囊的胆固醇结石为主。

(二)相关病理生理

多年来的研究已证明，胆石是在多种因素影响下，经过一系列病理生理过程而形成的。这些因素包括胆汁成分的改变、过饱和胆汁或胆固醇呈过饱和状态、胆汁囊泡及胆固醇单水晶体的沉淀、促成核因子与抗成核因子的失调胆囊功能异常、氧自由基的参与及胆管细菌、寄生虫感染等。部分胆管结石并不引起后果。一般胆石引起胆囊炎、结石嵌顿或阻塞胆管是重要和常见的后果。小的胆囊结石可移动到胆囊管、胆总管而使其发生堵塞，还可到达十二指肠内胆总管的末端。

(三)胆石的成因

胆石的成因非常复杂，迄今仍未完全明确，可能是多种因素综合作用的结果。有大量的研究探讨并从不同的侧面阐述了胆石的成因，提出了诸如胆固醇过饱和学说、β-葡萄糖醛酸苷酶学说、胆红素钙沉淀-溶解平衡学说等。随着生物医学的不断发展，人们对胆石形成诱因的认识也在不断深入。主要归纳为以下几个方面。

1.胆管感染

各种原因所致胆汁滞留，细菌或寄生虫侵入胆管而致感染。细菌产生的β-葡萄糖醛酸苷酶和磷脂酶能水解胆汁中的脂质，使可溶性的结合胆红素水解为游离胆红素，后者与钙结合形成胆红素钙，促使胆色素结石形成。

2.胆管异物

胆汁中的脱落上皮、炎症细胞、寄生虫残体和虫卵可构成胆红素钙结石的核心。胆管手术后的手术线结或Oddi括约肌功能紊乱时，食物残渣随肠内容物反流入胆管成为结石形成的核心。

3.胆管梗阻

胆管梗阻引起胆汁淤滞，胆汁排出受阻，为胆红素钙的析出、沉淀、成核、聚积成石做了时间上的准备。其中的胆色素在细菌的作用下分解为非结合性胆红素，形成胆色素结石。

4.代谢因素

胆汁内的主要成分为胆盐、磷脂酰胆碱和胆固醇。正常情况下，保持相对高的浓度而又成溶解状态，3种成分按一定比例组成。胆固醇一旦代谢失调，如回肠切除术后，胆盐的肝肠循环被破坏，三种成分聚合点落在ABC曲线范围外，即可使胆固醇呈过饱和状态并析出、沉淀、结晶，从而形成胆固醇结石。此外，胆汁中的某些成核因子(如糖蛋白、黏蛋白和Ca^{2+}等)有明显的促成核作用，缩短了成核时间，促进结石的生长。

5.胆囊功能异常

胆囊排空障碍，淤胆是胆囊结石形成的动力学机制，为结石生长提供了充足的时间和空间。

6.其他

雌激素会影响肝内葡萄糖醛酸胆红素的形成，使非结合胆红素增高，而雌激素又影响胆囊排空，引起胆汁淤滞，促发结石形成。绝经后用雌激素者，胆结石发病率明显增高；遗传因素与胆结石的成因有关。

(四)胆石的分类

从胆石含有的化学成分的种类来看，所有的胆石都大致相同：有胆固醇、胆红素、糖蛋白、脂肪酸、胆汁酸、磷脂等有机物，碳酸盐、磷酸盐等无机盐，以及钙、镁、铜、铁等十余种金属元素。但不同的结石中，各种化学成分的含量却差别甚大。

(1)根据结石的主要成分将常见的结石分为胆固醇结石、胆色素结石和混合性结石三大类。其中以胆固醇结石最为多见。其他少见的结石有以脂肪酸盐为主要成分的脂肪酸盐结石、以蛋白质为主要成分的蛋白结石。①胆固醇结石：主要成分是胆固醇。成石诱因为脂类代谢紊乱。结石质坚，色白或浅黄。80%的胆固醇结石位于胆囊内。小结石可通过胆囊管降入胆总管成为继发性胆总管结石；肝内胆管结石中虽然也有胆固醇结石，但极罕见。②胆色素结石：分为棕色胆色素结石和黑色胆色素结石两个亚类，主要成分都是胆红素的化合物，包括胆红素酸与钙等金属离子形成的盐和螯合型高分子聚合物。③混合型结石。

(2)根据胆石在胆管中的位置分类，可分为：①胆囊结石，指位于胆囊内的结石，其中70%以上的是胆固醇结石；②肝外胆管结石；③肝内胆管结石。其中胆囊结石约占结石总数的50%。

1.胆囊结石

(1)概念：胆囊结石是指发生在胆囊内的结石，常与急性胆囊炎并存。是胆管系统的常见病、多发病。在我国，其患病率为7%～10%，其中70%～80%的胆囊结石为胆固醇结石，约25%的为胆色素结石。多见于女性，男女比例约为1：2～3。40岁以后发病率随着年龄增长呈增高的趋势，随着年龄增长性别差异逐渐缩小，老年男女发病比例基本相等。

(2)病因：对胆囊结石，尤其是胆固醇结石成因的研究一度成为胆管外科的热点。研究表明，胆囊结石的形成不仅有多种生物学因素的影响，遗传因素和环境因素也是不可忽视的条件。胆囊结石是综合性因素作用的结果，主要与胆汁中胆固醇过饱和、胆固醇成核过程异常及胆囊功能异常有关。这些因素引起胆汁的成分和理化性质发生变化，使胆汁中的胆固醇呈过饱和状态，沉淀析出、结晶而形成结石。胆囊结石有明显的“4F征”，即Female(女性)、Forty(40岁)、Fat(肥胖)、Fertile(多产次)。此外，相关疾病也与胆石症的发生有关，如肝硬化患者的胆石症患病率高于非肝硬化患者；糖尿病患者的胆石症患病率也明显增高；多数胆囊结石含有胆固醇部分，而胆固醇饱和指数与血脂有关，故胆囊结石与血清总胆固醇水平呈正相关；胃切除术后，患者容易并发胆石症。

(3)病理生理：饱餐、进食油腻食物后胆囊收缩，或睡眠时体位改变致结石移位并嵌顿于胆囊颈部，导致胆汁排出受阻，胆囊强烈收缩而发生胆绞痛。结石长时间持续嵌顿和压迫胆囊颈部，或排入并嵌顿于胆总管，临床可出现胆囊炎、胆管炎或梗阻性黄疸，称为Mieizzi综合征。较小的结石可经过胆囊管排入胆总管，形成继发性胆管结石。进入胆总管的结石在通过胆总管下端时可损伤Oddi括约肌或嵌顿于壶腹部引起胆源性胰腺炎；较大结石可经胆囊十二指肠瘘进入小肠引起个别患者发生胆石性肠梗阻。此外，结石及炎症反复刺激胆囊黏膜可诱发胆囊癌。若胆囊结石长期嵌顿而未合并感染时，积聚于胆囊胆汁中的胆色素被胆囊膜吸收，加上胆囊分泌的黏性物质而形成胆囊积液，积液呈无色透明，称为白色胆汁。

(4)临床表现：部分单发或多发的胆囊结石，在胆囊内自由存在，不易发生嵌顿，很少产生症状，被称为无症状胆囊结石。约30%的胆囊结石患者可终身无临床症状。仅于体检或手术时发现的结石称为静止性结石。单纯性胆囊结石，未合并梗阻或感染时，在早期常无临床症状，大多数是在常规体检、手术或尸体解剖中偶然发现，或仅有轻微的消化系统症状被误认为是胃病而没有及时就诊。当结石嵌顿时，则可出现明显症状和体征。

(5)症状：①胆绞痛为典型的首发症状，表现为突发的右上腹、阵发性剧烈绞痛。临床症状也可在几小时后自行缓解。常发生于饱餐、进食油腻食物后或睡眠时，是由于油腻饮食后胆囊素大量分泌，胆囊平滑肌痉挛，收缩功能增强，引起胆囊内压力增高；加之胆汁酸刺激胆囊黏膜，胆囊壁充血、水肿、炎性物质渗出，导致急性胆囊炎发生；或由于睡眠时体位改变，导致结石移位并嵌顿于胆囊颈部，胆汁不能通过胆囊颈和胆囊管排出，导致胆囊内压力增高，胆囊强烈收缩所致。有部分患者可以在几小时后临床症状自行缓解。如果胆囊结石嵌顿持续不缓解，胆囊继续增大、积液，甚至合并感染，从而进展为急性胆囊炎。如果治疗不及时，少部分患者可以进展为急性化脓性胆囊炎或胆囊坏疽，严重时可发生胆囊穿孔，临床后果严重。

多数患者有右肩部、肩胛部或背部放射性疼痛，常伴有恶心、呕吐、厌油、腹胀等消化不良症状。②消化道症状主要表现为上腹部或右上腹部闷胀不适、饱胀、嗳气、恶心、呕吐、厌食、呃逆等非特异性的消化道症状。大多数患者仅在进食后，特别是进食油腻食物后，胃肠道症状更明显，服用治"胃病"药物多可缓解，易被误诊。

(6)体征：①腹部体征有时可在右上腹部触及肿大的胆囊。可有右上腹胆囊区压痛，若继发感染，右上腹部可有明显压痛、肌紧张或反跳痛。检查者将左手平放于患者右肋部，拇指置于右腹直肌外缘于肋弓交界处，嘱患者缓慢深吸气，使肝脏下移，若患者因拇指触及肿大的胆囊引起疼痛而突然屏气，称为Murphy征阳性。②胆囊结石形成Mirizzi综合征时黄疸明显。黄疸时常有尿色变深、粪色变浅。

(7)辅助检查：①腹部超声是胆囊结石病首选的诊断方法，特异性高、诊断准确率高达96%以上。②口服胆囊造影，胆囊显影率很高，可达80%以上，故可发现胆囊内，甚至肝外胆管内有无结石存在。但由于显影受到较多因素的影响，故诊断胆囊结石的准确率仅为50%～60%。③CT或MRI检查，经B超波检查未能发现病变时，可进一步做CT或MRI检查。CT扫描对含钙的结石敏感性很高，常可显示直径为2mm的小结石，CT扫描诊断胆石的准确率可达80%～90%。平扫即可显示肝内胆管总肝管、胆总管及胆囊内的含钙量高的结石；经口服或静脉注射造影剂后，CT可显示胆色素性结石和混合性结石，亦能显示胆囊内的泥沙样结石。CT扫描对单纯胆固醇性结石有时易发生漏诊。近年来MRI诊断技术已逐渐应用于临床，其对胆石的诊断正确率也很高。由于CT或MRI检查的费用较昂贵，所以一般不作为首选的检查方法。

(8)主要处理原则：胆囊结石治疗的历史较长、方法较多，但仍以外科手术治疗为主。胆石症的治疗目的在于缓解症状、消除结石、减少复发、避免并发症的发生。急性发作期宜先行非手术治疗,待症状控制后,进一步检查,明确诊断;如病情严重,非手术治疗无效,应在初步诊断的基础上及时进行手术治疗。

(9)非手术治疗:①适应证,初次发作的青年患者;经非手术治疗症状迅速缓解者;临床症状不典型者;发病已逾3d,无紧急手术指征且在非手术治疗下症状有消退者。合并严重心血管疾病不能耐受手术的老年患者。②常用的非手术疗法主要包括卧床休息、禁饮食、低脂饮食或胃肠减压、输液、纠正水电解质和酸碱平衡紊乱、合理使用抗生素、解痉止痛和支持对症处理。有休克应加强抗休克的治疗,如吸氧、维持血容量、及时使用升压药物等。还可采用溶石疗法、排石疗法、体外冲击波碎石治疗等。

(10)手术治疗:①适应证,胆囊造影时胆囊不显影;结石直径超过2cm;胆囊萎缩或瓷样胆囊;B超提示胆囊局限性增厚;病程超过5年,年龄在50岁以上的女性患者;结石嵌顿于颈部或胆囊管;慢性胆囊炎,结石反复发作引起临床症状;无症状,但结石已充满整个胆囊。②胆囊切除术是胆囊结石治疗的首选方法。但对无症状的胆囊结石,一般无须立即手术切除胆囊,只需观察和随诊。根据病情选择经腹或腹腔镜作胆囊切除术。继发胆管感染的患者,最好是待控制急性感染发作和缓解症状后再择期手术治疗。

2.胆管结石

(1)概念:胆管结石为发生在肝内、外胆管的结石。又分为原发性和继发性胆管结石。原发于胆囊的结石迁徙到肝外胆管,称继发性胆管结石;不是来自胆囊,而是直接在肝外胆管生成的结石,称原发性胆管结石。因此,凡是不伴有胆囊结石者可确认为原发性胆管结石。但伴有胆囊结石的胆管结石是原发性还是继发性,要具体分析。肝内胆管结石无论是否合并胆囊结石,均为原发性胆管结石。

(2)病因:胆管结石的主要原因包括胆汁淤滞、细菌感染和脂类代谢异常。肝外胆管结石的形成除上述原因外,胆管内异物,如虫卵和蛔虫的尸体亦可成为结石的核心;胆囊内结石或肝内胆管结石在某些因素作用下进入肝外胆管(左右肝管汇合部以下)引起肝外胆管结石。

(3)病理生理:胆管结石所致的病理生理改变与结石的部位、大小及病史的长短有关。胆管结石可引起胆管不同程度的梗阻,梗阻可使近端胆管呈现不同程度的扩张、管壁增厚、胆汁滞留在胆管内;胆管壁的充血、水肿进一步加重梗阻,使之从不完全梗阻变为完全性梗阻而出现梗阻性黄疸。胆管的完全性梗阻可激发化脓性感染,引起急性梗阻性化脓性胆管炎;脓液在胆管内积聚,使胆管内压力继续升高,当胆管内压力超过1.96kPa(20cmH_2O)时,细菌和毒素可随胆汁逆流入血,引起脓毒血症;当感染致胆管壁坏死、破溃,甚至形成胆管与肝动脉或门静脉瘘时,可并发胆管大出血。胆管的梗阻和化脓性感染可造成肝细胞损害,甚至肝细胞坏死或形成肝源性肝脓肿;长期梗阻和(或)反复发作可引起胆汁性肝硬化和门脉高压症。当结石嵌顿于胆总管壶腹部时,可造成胰液排出受阻甚至发生逆流而引起胆源性急、慢性胰腺炎。

肝内胆管结石可局限于一叶或一段肝内,也可弥散分布于所有肝内胆管,临床以左叶及右叶肝内胆管结石多见。其基本病理生理改变为结石导致的肝内胆管狭窄或扩张、胆管炎及肝纤维组织增生、肝硬化、萎缩,甚至癌变。

(4)分类:根据胆管结石发病的病因,胆管结石可分为原发性胆管结石和继发性胆管结石。在胆管内形成的结石称为原发性胆管结石,以胆色素结石和混合性结石多见。胆管内结石来自胆囊结石者,称为继发性胆管结石,以胆固醇结石多见。根据结石所在的部位,胆管结石可分为肝外胆管结石和肝内胆管结石。肝管分叉部以下的胆管结石为肝外胆管结石,肝管分叉部以上的胆管结石为肝内胆管结石。

(5)临床表现:取决于胆管有无梗阻、感染及其程度。当结石阻塞胆管并继发感染时,典型的表现是反复发作的腹痛、寒战高热和黄疸,称为查科三联征。

肝外胆管结石:①腹痛多为剑突下或右上腹部阵发性绞痛,或持续性疼痛、阵发性加剧,呈阵发性刀割样,疼痛常向右肩背部放射。这是由于结石下移嵌顿于胆总管下端或壶腹部,刺激胆管平滑肌,引起 Oddi 括约肌痉挛收缩和胆管高压所致。②寒战、高热是结石阻塞胆管并继发感染后引起的全身性中毒症状。由于胆管梗阻,胆管内压升高,感染随胆管逆行扩散,细菌和毒素通过肝窦入肝静脉进入体循环,引起菌血症或毒血症。多发生于剧烈腹痛后,体温可高达 39～40℃,呈弛张热热型,伴有寒战。③黄疸是胆管梗阻后胆红素逆流入血所致。胆管结石嵌于 VATER 壶腹部不缓解,1～2d 后即可出现黄疸。患者首先表现为尿黄,接着出现巩膜黄染,然后出现皮肤黄染伴瘙痒。黄疸的程度取决于梗阻的程度及是否继发感染,若梗阻不完全或结石有松动,则黄疸程度轻,且呈波动性;若为完全性梗阻,则黄疸呈进行性加深。若梗阻性黄疸长期未得到解决,将会导致严重的肝功能损害。部分患者结石嵌顿不重,阻塞的胆管近端扩张,胆石可漂移上浮,或小结石通过壶腹部排入十二指肠,使上述症状缓解。间歇性黄疸是肝外胆管结石的特点。④消化道症状多数患者有恶心、腹胀、嗳气、厌食油腻食物等。

肝内胆管结石:常与肝外胆管结石并存,其临床表现与肝外胆管结石相似。一般没有肝外胆管结石那样典型和严重。位于周围胆管的小结石平时可无症状。当胆管梗阻和感染仅发生在部分肝叶、段胆管时,患者可无症状或仅有轻微的肝区和患侧背部胀痛。位于Ⅱ、Ⅲ级胆管的结石平时只有肝区不适或轻微疼痛。结石位于Ⅰ、Ⅱ级胆管或整个肝内胆管充满结石,患者会有肝区胀痛,常无胆绞痛,一般无黄疸。若一侧肝内胆管结石合并感染而未能及时治疗,并发展为叶、段胆管积脓或肝脓肿时,则出现寒战、高热、轻度黄疸,甚至休克,称为急性梗阻性化脓性胆管炎(AOSC)。

1983 年,我国胆管外科学组建议为"急性重症胆管炎(ACST),因为,胆管梗阻引起的急性化脓性胆管炎并非全部表现为 AOSC,还有一部分表现为没有休克的轻型急性化脓性胆管炎,而且后者为多数。因此,目前在我国,AOST 一词已逐渐被废弃,被更能反映实际病因、病例特点的 ACST 替代。患者可由于长时间发热、消耗而出现消瘦、体弱等表现。部分患者可有肝大肝区压痛和叩痛等体征。

(6)辅助检查:①实验室检查,血常规检查可见血白细胞计数和中性粒细胞比例明显升高;血清胆红素、转氨酶和碱性磷酸酶升高。尿液检查示尿胆红素升高,尿胆原降低甚至消失,粪便检查示粪中尿胆原减少。高热时血细菌培养阳性,以大肠杆菌最多见,厌氧菌感染也属常见。②影像学检查,B 超诊断肝内胆管结石的准确率可达 100%。检查可显示胆管内结石影,提示胆石存在的部位、胆管有无扩张、有无肝萎缩。同时可提供是否合并肝硬化、脾大、门脉高压及肝外胆管结石等信息。PTC、ERCP 或 MRCP 等检查可显示梗阻部位、程度、结石大小和数量等。

(7)处理原则:以手术治疗为主。原则为解除胆管梗阻或狭窄,取净结石,去除感染灶。肝内胆管结石的治疗难度明显高于肝外胆管结石。胆管术后常放置 T 形管。主要目的：①引流胆汁和减压，防止，因胆汁排出受阻导致胆总管内压力增高、胆汁外漏而引起胆汁性腹膜炎。②引流残余结石，使胆管内残余结石，尤其是泥沙样结石通过 T 形管排出体外。③支撑胆管，防止胆总管切口瘢痕狭窄、管腔变小、粘连狭窄等。④经 T 形管溶石或造影等。

此外，术后注意调整水、电解质及酸碱失衡，合理应用抗生素，注意保护肝功能。

二、护理评估

(一)一般评估

1.生命体征(T、P、R、BP)

胆石症患者如与细菌感染并存，可出现体温偏高，疼痛刺激可能会导致心率加快、呼吸频率加快、血压上升，应监测生命体征的变化。还要注意评估患者的神志、皮肤色泽、肢端循环、尿量等，以判断有无休克的发生。

2.患者主诉

腹痛、腹胀、恶心等不适症状，发病及诊治经过等。

3.相关记录

体重、体位、饮食、面容与表情、皮肤、出入量等。

(二)身体评估

1.视诊

面部表情、皮肤黏膜颜色(黄疸、贫血)、体态、体位、腹部外形等。

2.触诊

(1)腹部触诊：腹壁紧张度、压痛与反跳痛、腹腔内包块。

(2)胆囊触诊：胆囊肿大、Murphy 征等。

3.叩诊

胆囊叩击痛(胆囊炎的重要体征)。

4.听诊

一般无特殊。

(三)心理-社会评估

患者在疾病治疗过程中的心理反应与需求，家庭及社会支持情况，引导患者正确配合疾病的治疗与护理。

(四)辅助检查阳性结果评估

1.实验室检查

胆管结石血常规检查可见血白细胞计数和中性粒细胞比例明显升高；血清胆红素、转氨酶和碱性磷酸酶升高，凝血酶原时间延长。尿液检查示尿胆红素升高，尿胆原降低甚至消失，粪便检查示粪中尿胆原减少。

2.影像学检查

胆囊结石 B 超检查可显示胆囊内结石影；胆管结石可显示胆管内结石影，近端胆管扩张。

PTC、ERCP或MRCP等检查可显示梗阻部位、程度、结石大小和数量等。

(五)治疗效果的评估

1.非手术治疗评估要点

生命体征平稳、疼痛缓解。

2.手术治疗评估要点

(1)患者自觉症状:有无腹痛、恶心、呕吐的情况。

(2)生命体征稳定,无腹部疼痛(术后伤口疼痛除外)。

(3)腹部及全身体征:腹部无阳性体征、肠鸣音恢复正常、皮肤无黄染及瘙痒等不适。

(4)伤口愈合情况:一期愈合。

(5)T形管引流的评估:引流液色泽正常、引流量逐渐减少。

(6)结合辅助检查:如胆管造影无结石残留或结合B超检查判断。

三、主要护理诊断(问题)

(一)疼痛

与胆囊结石突然嵌顿、胆汁排空受阻致胆囊强烈收缩及手术后伤口疼痛有关。

(二)体温过高

与细菌感染致急性胆囊炎或胆管结石梗阻导致急性胆管炎有关。

(三)知识缺乏

与缺乏胆石症和腹腔镜手术相关知识、引流管及饮食保健知识有关。

(四)有体液不足的危险

与恶心、呕吐及感染性休克有关。

(五)营养失调

与胆汁流动途径受阻有关。

(六)焦虑

与手术及不适有关。

(七)潜在并发症

1.术后出血

术后出血与术中结扎血管线脱落、肝断面渗血及凝血功能障碍有关。

2.胆瘘

胆瘘与胆管损伤、胆总管下端梗阻、T形管引流不畅等有关。

3.胆管感染

胆管感染与腹部切口及多种置管(引流管、尿管、输液管)有关。

4.胆管梗阻

胆管梗阻与手术及引流不畅有关。

5.水、电解质平衡紊乱

水、电解质平衡紊乱与患者恶心、呕吐、体液补充不足有关。

6.皮肤受损

皮肤受损与胆管梗阻、胆盐沉积致皮肤黄疸、瘙痒及术后胆汁渗漏有关。

四、主要护理措施

(一)减轻或控制疼痛

根据疼痛的程度,采取非药物或药物方法止痛。

1.加强观察

观察疼痛的程度、性质;发作的时间、诱因及缓解的相关因素;与饮食、体位、睡眠的关系;腹膜刺激征及 Murphy 征是否阳性等,为进一步治疗和护理提供依据。

2.卧床休息

协助患者采取舒适体位,指导其有节律的深呼吸,达到放松和减轻疼痛的效果。

3.合理饮食

根据病情指导患者进食清淡饮食,忌食油腻食物;病情严重者予以禁食、胃肠减压,以减轻腹胀和腹痛。

4.药物止痛

对诊断明确的剧烈疼痛者,可遵医嘱通过口服、注射等方式给予消炎利胆、解痉或止痛药,以缓解疼痛。

(二)降低体温

根据患者的体温情况,采取物理降温和(或)药物降温的方法尽快降低患者的体温。遵医嘱应用足量有效的抗菌药,以有效控制感染,恢复患者正常体温。

(三)营养支持

对于梗阻未解除的禁食患者,通过胃肠外途径补充足够的热量、氨基酸、维生素、水、电解质等,以维持良好的营养状态。对梗阻已解除、进食量不足者,指导和鼓励患者进食高蛋白、高碳水化合物、高维生素和低脂饮食。

(四)皮肤护理

1.提供相关知识

胆管结石患者常因胆管梗阻致胆汁淤滞、胆盐沉积而引起皮肤瘙痒等,应告知患者相关知识,不可用手抓挠,防止抓破皮肤。

2.保持皮肤清洁

可用温水擦洗皮肤,减轻瘙痒。瘙痒剧烈者,遵医嘱使用外用药物和(或)其他药物治疗。

3.注意引流管周围皮肤的护理

若术后放置引流管,应注意其周围皮肤的护理。若引流管周围见胆汁样渗出物,应及时更换被胆汁浸湿的敷料,局部皮肤涂氧化锌软膏,防止胆汁刺激和损伤皮肤。

(五)心理护理

关心体贴患者,使患者保持良好情绪,减轻焦虑,安心接受治疗与护理。

(六)并发症的预防与护理

1.出血的预防和护理

术后早期出血的原因多由于术中结扎血管线脱落、肝断面渗血及凝血功能障碍所致,应加强预防和观察。

(1)卧床休息:对于肝部分切除术后的患者,术后应卧床 3～5d,以防过早活动致肝断面出血。

(2)改善和纠正凝血功能:遵医嘱予以维生素 K 110mg 肌内注射,每日 2 次,以纠正凝血机制障碍。

(3)加强观察:术后早期若患者腹腔引流管内引流出血性液增多,每小时 100mL,持续 3h 以上,或患者出现腹胀、腹围增大,伴面色苍白、脉搏细速、血压下降等表现时,提示患者可能有腹腔内出血,应立即报告医生,并配合医生进行相应的急救和护理。治疗上如经积极的保守治疗效果不佳,则应及时采用介入治疗或手术探查止血。

2.胆瘘的预防和护理

胆管损伤、胆总管下端梗阻、T 形管引流不畅等均可引起胆瘘。

(1)加强观察:术后患者若出现发热、腹胀、腹痛等腹膜炎的表现,或患者腹腔引流液呈黄绿色胆汁样,常提示患者发生胆瘘。应及时与医生联系,并配合进行相应处理。

(2)妥善固定引流管:无论是腹腔引流管还是 T 形管,均应用缝线或胶布将其妥善固定于腹壁,避免将管道固定在床上,以防患者在翻身或活动时被牵拉而脱出,T 形管引流袋挂于床旁应低于引流口平面。对躁动及不合作的患者,应采取相应的防护措施,防止脱出。

(3)保持引流通畅:避免腹腔引流管或 T 形管扭曲、折叠及受压,定期从引流管的近端向远端挤捏,以保持引流通畅,术后 5～7d 内,禁止加压冲洗引流管。

(4)观察引流情况:定期观察并记录引流管引出胆汁的量、颜色及性质。正常成人每日分泌胆汁的量为 800～1200mL,呈黄绿色、清亮、无沉渣、有一定黏性。术后 24h 内引流量为 300～500mL,恢复进食后,每日可有 600～700mL,以后逐渐减少至每日 200mL 左右。术后 1～2d 胆汁的颜色可呈淡黄色、混浊状,以后逐渐加深、清亮。若胆汁突然减少甚至无胆汁引出,提示引流管阻塞、受压、扭曲、折叠或脱出,应及时查找原因和处理;若引出胆汁量较多,常提示胆管下端梗阻,应进一步检查,并采取相应的处理措施。

3.感染的预防和护理

(1)采取合适体位:病情允许时应采取半坐或斜坡卧位,以利于引流和防止腹腔内渗液积聚于膈下而发生感染;平卧时引流管的远端不可高于腋中线,坐位、站立或行走时不可高于腹部手术切口,以防止引流液和(或)胆汁逆流而引起感染。

(2)加强皮肤护理:每日清洁、消毒腹壁引流管口周围皮肤,并覆盖无菌纱布,保持局部干燥,防止胆汁浸润皮肤而引起炎症反应。

(3)加强引流管护理:定期更换引流袋,并严格执行无菌技术操作。

(4)保持引流通畅:避免腹腔引流管或 T 形管扭曲、折叠和滑脱,以免胆汁引流不畅、胆管内压力升高而致胆汁渗漏和腹腔内感染。

(七)T 形管拔管的护理

若 T 形管引流出的胆汁色泽正常,且引流量逐渐减少,可在术后 10d 左右,试行夹管 1～2d,夹管期间应注意观察病情,患者若无发热、腹痛、黄疸等症状,可经 T 形管做胆管造影,如造影无异常发现,在持续开放 T 形管 24h 充分引流造影剂后,再次夹管 2～3d,患者仍无不适时即可拔管。拔管后残留窦道可用凡士林纱布填塞,1～2d 可自行闭合。若胆管造影发现有结石残留,则需保留 T 形管 6 周以上,再做取石或其他处理。

五、护理效果评估

(1)患者自觉症状好转(腹痛等不适消失),食欲增加。

(2)疾病愈合良好,无并发症发生。

(3)患者对疾病的心理压力得到及时的调适与干预。

(4)患者依从性较好,并对疾病的治疗和预防有一定的了解。

第十节　胆管感染的护理

胆道感染是临床上常见的疾病,按发生部位分为胆囊炎和胆管炎。按发病急缓和病程经过分为急性、亚急性和慢性炎症。胆道感染与胆石症互为因果关系。胆石症引起胆道梗阻胆汁淤积,细菌繁殖致胆道感染,胆道感染的发作又是胆石形成的重要的致病因素和促发因素。

急性胆囊炎是胆囊发生的急性化学性或细菌性炎症。约95%的患者合并有胆囊结石,称结石性胆囊炎,发病原因为结石导致胆囊管梗阻以及继发细菌感染所致。致病菌可通过胆道逆行侵入胆囊,或经血循环或淋巴途径进入胆囊,致病菌主要为革兰阴性杆菌,以大肠埃希菌最常见,其次有肠球菌、铜绿假单胞菌、厌氧菌等。5%的患者未合并有胆囊结石,称非结石性胆囊炎,发病原因尚不十分清楚,易发生在严重创伤、烧伤、手术后及危重患者中,可能是这些患者都有不同程度的低血压和组织低血流灌注,胆囊也受到低血流灌注损害,导致黏膜糜烂,胆囊壁受损。急性胆囊炎病理过程分为急性单纯性胆囊炎、急性化脓性胆囊炎和急性坏疽性胆囊炎3个阶段。

慢性胆囊炎是急性胆囊炎反复发作的结果,70%～95%的患者合并胆囊结石。

急性梗阻性化脓性胆管炎(AOSC)又名急性重症胆管炎(ACST),是急性胆管炎和胆道梗阻未解除,感染未控制,病情进一步发展的结果。由于胆管内压力持续升高,管腔内充满脓性胆汁,高压脓性胆汁逆流入肝,大量细菌和毒素经肝窦入血,导致脓毒症和感染性休克。

一、护理评估

(一)健康史

注意询问患者饮食习惯和饮食种类,发病是否有与饱食和高脂饮食有关,既往有无胆囊结石、胆囊炎、胆管结石、胆管炎及黄疸病史。

(二)身体状况

1.急性胆囊炎

(1)腹痛:急性发作典型表现是突发右上腹阵发性绞痛,常在饱餐、进油腻食物后,或在夜间发作。疼痛常放散到右肩部、肩胛部和背部。病变发展可出现持续性疼痛并阵发性加重。

(2)发热:患者常有轻度发热,通常无寒战。如果胆囊积脓、穿孔或合并急性胆管炎,可出现明显的寒战高热。

(3)消化道症状:疼痛时常伴有恶心、呕吐、厌食等消化道症状。

(4)体格检查:右上腹部可有不同程度和范围的压痛、反跳痛及肌紧张,墨菲征(Murphy)阳性,可扪及肿大的胆囊。

(5)并发症:胆囊积脓、胆囊穿孔、弥散性腹膜炎、急性化脓性胆管炎、急性坏死性胰腺炎。

2.慢性胆囊炎

临床症状常不典型,多数患者有胆绞痛病史,尔后有厌油腻、腹胀、嗳气等消化道症状,右上腹部和肩背部隐痛,一般无畏寒、高热和黄疸。体格检查右上腹胆囊区轻压痛或不适感,Murphy 征可呈阳性。

3.急性梗阻性化脓性胆管炎

发病急骤、病情发展迅速、并发症凶险。除一般胆道感染的夏柯三联征(腹痛、寒战、高热、黄疸)外,患者迅速出现休克、中枢神经系统受抑制表现,即雷诺五联征,如果患者不及时治疗,可迅速死亡。查体可有不同程度的上腹部压痛和腹膜刺激征。

(三)心理-社会状况

患者因即将面临手术、担心预后、疾病反复发作等因素引起患者及其亲属的焦虑与恐惧。急性梗阻性化脓性胆管炎患者,因病情危重,患者及其亲属常难以应对。

(四)辅助检查

1.实验室检查

胆囊炎患者白细胞计数和中性粒细胞比例增高;急性梗阻性化脓性胆管炎患者,白细胞计数$>10\times10^9/L$,中性粒细胞比例增高,胞浆可出现中毒颗粒。血小板计数降低,凝血酶原时间延长。

2.B 超检查

急性胆囊炎可见胆囊肿大、壁厚、囊内有结石。慢性胆囊炎囊壁厚或萎缩,其内有结石或胆固醇沉着。急性梗阻性化脓性胆管炎患者可在床旁检查,能及时了解胆道梗阻的部位合病变性质,以及肝内外胆管扩张情况。

(五)治疗要点

1.非手术治疗

保守治疗包括禁食、输液、纠正水、电解质及酸碱失衡,全身支持疗法,选用有效的抗生素控制感染,解痉止痛等处理。大多数急性胆囊炎患者病情能控制,待以后行择期手术。而急性梗阻性化脓性胆管炎患者,如病情较轻,可在 6h 内试行非手术治疗,若无明显好转,应紧急手术治疗。

2.手术治疗

(1)急性胆囊炎发病在 72h 内、经非手术治疗无效且病情恶化或有胆囊穿孔、弥散性腹膜炎、急性化脓性胆管炎、急性坏死性胰腺炎等并发症者,均应急诊手术。争取行胆囊切除术,但高危患者,或局部炎症水肿粘连重,解剖关系不清者,应选用胆囊造口术,3 个月后再行胆囊切除术。

(2)其他胆囊炎患者均应在患者情况处于最佳状态时择期行胆囊切除术。

(3)急性梗阻性化脓性胆管炎手术的目的是抢救生命,应力求简单有效,常采用胆总管切开减压、T 形管引流。其他方法还有 PTCD、经内镜鼻胆管引流术(ENAD)等。

二、护理诊断及合作性问题

(一)焦虑与恐惧

与疼痛、病情反复发作、手术有关。

(二)急性疼痛

与疾病本身和手术伤口有关。

(三)体温升高

与术前感染、术后炎症反应有关。

(四)营养失调

低于机体需要量与胆道功能失调,胆汁排出受阻,或手术后胆汁引流至体外导致消化不良、食欲不佳、肝功能受损有关。

(五)体液不足

与T形管引流、呕吐、感染性休克有关。

(六)潜在并发症

胆囊穿孔、弥散性腹膜炎、急性化脓性胆管炎、急性坏死性胰腺炎、感染性休克等。

三、护理目标

患者情绪平稳,积极配合治疗,疼痛缓解,体温正常,营养得到改善,能维持体液平衡,无胆囊穿孔、弥散性腹膜炎、急性化脓性胆管炎、急性坏死性胰腺炎、感染性休克等并发症发生。

四、护理措施

(一)非手术疗法及术前护理

1.心理护理

加强与患者沟通,介绍胆囊炎的有关知识,解释术前准备的目的和必要性,使之配合。急性梗阻性化脓性胆管炎患者应将其病情的严重性告知患者亲属,使其理解配合。

2.病情观察

应密切观察体温、脉搏、血压、黄疸、神志、腹痛程度及腹部体征,发现异常,及时通知医生。

3.禁食、输液

急性胆囊炎需禁食,补充水、电解质和纠正酸碱紊乱。凝血酶原低者,补充维生素K,若紧急手术者,可输全血供给凝血酶原。

4.营养支持

向慢性胆囊炎患者解释进食低脂饮食的意义,提供低脂、高热量饮食。

5.抗感染与对症处理

遵医嘱应用解痉、镇痛及抗感染药物,高热者用物理或药物降温。

6.术前各项准备工作

急性梗阻性化脓性胆管炎患者应及时完成手术前各项准备工作,如扩容、广谱、足量、联合使用抗生素,视病情使用激素、血管活性药物等抗休克措施,争取尽快手术。

(二)术后护理

同胆石症患者术后护理,急性梗阻性化脓性胆管炎患者仍需严密观察病情变化,继续积极抗休克治疗。

(三)健康指导

指导患者宜进低脂、高热量、高维生素易消化饮食,如出现发热、腹痛、黄疸等情况,及时来医院就诊。

五、护理评价

患者是否情绪平稳，是否积极配合治疗，疼痛是否缓解，体温是否恢复正常；营养是否得到改善，能否维持体液平衡，有无胆囊穿孔、弥散性腹膜炎、急性化脓性胆管炎、急性坏死性胰腺炎、感染性休克等并发症发生。

第十一节　胰腺疾病的护理

一、胰腺解剖生理概要

(一)解剖

胰腺位于腹膜后，横贴在腹后壁，相当于第1～2腰椎前方。分头、颈、体、尾四部分，总长15～20cm，头部与十二指肠第二段紧密相连，两者属同一血液供应系统。胰尾靠近脾门，这两者也属同一血液供应系统。胰管与胰腺长轴平行，主胰管直径2～3mm，多数人的主胰管与胆总管汇合形成共同通道开口于十二指肠第二段的乳头部，少数人胰管与胆总管分别开口在十二指肠。两者开口于十二指肠又是胆、胰发生逆行感染的解剖基础。胰腺除主胰管外，有时有副胰管。

(二)生理

胰腺具有内、外分泌的双重功能，内分泌主要由分散在胰腺实质内的胰岛来实现，其最主要功能是调控血糖。胰腺的外分泌功能是分泌胰液，每日分泌可达750～1500mL。呈强碱性，含有多种消化酶，其中含有蛋白酶、淀粉酶、脂肪酶等。外分泌是由腺细胞分泌的胰液，进入胰管，经共同通道排入十二指肠，胰液的分泌受神经、体液的调节。

二、急性胰腺炎

(一)病因

1.梗阻因素

梗阻是最常见原因。常见于胆总管结石，胆管蛔虫症，Oddi括约肌水肿和痉挛等引起的胆管梗阻以及胰管结石、肿瘤导致的胰管梗阻。

2.乙醇中毒

乙醇引起Oddi括约肌痉挛，使胰管引流不畅、压力升高。同时乙醇刺激胃酸分泌，胃酸又刺激促胰液素和缩胆囊素分泌增多，促使胰腺外分泌增加。

3.暴饮暴食

尤其是高蛋白高脂肪食物、过量饮酒可刺激胰腺大量分泌，胃肠道功能紊乱，或因剧烈呕吐导致十二指肠内压骤增，十二指肠液反流，共同通道受阻。

4.感染因素

腮腺炎病毒、肝炎病毒、伤寒杆菌等经血流、淋巴进入胰腺所致。

5.损伤或手术

胃胆管手术或胰腺外伤、内镜逆行胰管造影等因素可直接或间接损伤胰腺，导致胰腺缺血，Oddi括约肌痉挛或刺激迷走神经，使胃酸、胰液分泌增加亦可导致发病。

6.其他因素

内分泌或代谢性疾病，如高脂血症、高钙血症等，某些药物，如利尿剂，吲哚美辛、硫唑嘌呤等均可损害胰腺。

(二)病理生理

根据病理改变可分为水肿性胰腺炎和出血坏死性胰腺炎两种。基本病理改变是水肿、出血和坏死，严重者可并发休克、化脓性感染及多脏器衰竭。

(三)临床表现

1.腹痛

大多为突然发作性腹痛，常在饱餐后或饮酒后发病。多为全上腹持续剧烈疼痛伴有阵发性加重，向腰背部放射，疼痛与病变部位有关：胰头部以右上腹痛为主，向右肩部放射；胰尾部以左上腹为主，向左肩放射；累及全胰则呈束带状腰背不疼痛。重型患者腹痛延续时间较长，由于渗出液扩散，腹痛可弥散至全腹，并有麻痹性肠梗阻现象。

2.恶心、呕吐

早期为反射性频繁呕吐，多为胃十二指肠内容物，后期因肠麻痹或肠梗阻可呕吐小肠内容物。呕吐后腹胀不缓解为其特点。

3.发热

发热与病变程度相一致。重型胰腺炎继发感染或合并胆管感染时可持续高热，如持续高热不退则提示合并感染或并发胰周脓肿。

4.腹胀

腹胀是重型胰腺炎的重要体征之一，其原因是腹膜炎造成麻痹性肠梗阻所致。

5.黄疸

黄疸多在胆源性胰腺炎时发生。严重者可合并肝细胞性黄疸。

6.腹膜炎体征

水肿性胰腺炎时，压痛只局限于上腹部，常无明显肌紧张；出血性坏死性胰腺炎压痛明显，并有肌紧张和反跳痛，范围较广泛或波及全腹。

7.休克

严重患者出现休克，表现为脉细速，血压降低，四肢厥冷，面色苍白等。有的患者以突然休克为主要表现，称为暴发性急性胰腺炎。

8.皮下瘀斑

少数患者因胰酶及坏死组织液穿过筋膜与基层渗入腹壁下，可在季肋及腹部形成蓝棕色斑(Grey-Turner 征)或脐周皮肤青紫(Cullen 征)。

(四)辅助检查

1.胰酶测定

(1)血清淀粉酶：90％以上的患者血清淀粉酶升高，通常在发病后 3～4h 后开始升高，12～24h 达到高峰，3～5d 恢复正常。

(2)尿淀粉酶测定：通常在发病后 12h 开始升高，24～48h 开始达高峰，持续 5～7d 开始下降。

(3)血清脂肪酶测定:在发病 24h 升高至 1.5 康氏单位(正常值 0.5～1.0U)。

2.腹腔穿刺

穿刺液为血性混浊液体,可见脂肪小滴,腹腔积液淀粉酶较血清淀粉酶值高 3～8 倍之多。并发感染时显脓性。

3.B 超检查

B 超检查可见胰腺弥散性均匀肿大,界限清晰,内有光点反射,但较稀少,若炎症消退,上述变化持续 1～2 周即可恢复正常。

4.CT 检查

CT 扫描显示胰腺弥散肿大,边缘不光滑,当胰腺出现坏死时可见胰腺上有低密度、不规则的透亮区。

(五)临床分型

1.水肿性胰腺炎(轻型)

水肿性胰腺炎主要表现为腹痛、恶心、呕吐;腹膜炎体征、血和尿淀粉酶增高,经治疗后短期内可好转,死产率低。

2.出血坏死性胰腺炎(重型)

除上述症状、体征继续加重外,出血坏死性胰腺炎可有高热持续不退,黄疸加深,神志模糊和谵妄,高度腹胀,血性或脓性腹腔积液,两侧腰部或脐下出现青紫瘀斑,胃肠出血、休克等;实验室检查:白细胞增多($>16\times10^9/L$),红细胞和血细胞比容降低,血糖升高($>11.1mmol/L$),血钙降低($<2.0mmol/L$),$PAO_2<8.0kPa$($<60mmHg$),血尿素氮或肌酐增高,酸中毒等,甚至出现急性肾衰竭、DIC、ARDS 等。病死率较高。

(六)治疗原则

1.非手术治疗

急性胰腺炎大多采用非手术治疗。①严密观察病情。②应用抑制或减少胰液分泌的药物。③解痉镇痛。④有效抗生素防治感染。⑤抗休克、纠正水电解质平衡失调。⑥抗胰酶疗法。⑦腹腔灌洗。⑧激素和中医中药治疗。

2.手术治疗

(1)目的:清除含有胰酶、毒性物质和坏死的组织。

(2)指征:采用非手术疗法无效者;诊断未明确而疑有腹腔脏器穿孔或肠坏死者;合并胆管疾病;并发胰腺感染者;应考虑手术探查。

(3)手术方式:有灌洗引流、坏死组织清除和规则性胰腺切除术、胆管探查,T 形管引流和胃造瘘、空肠造瘘术等。

(七)护理措施

1.非手术期间的护理

(1)病情观察:严密观察神志,监测生命体征和腹部体征的变化,监测血气、凝血功能、血电解质变化,及早发现坏死性胰腺炎、休克和多器官衰竭。

(2)维持正常呼吸功能:给予高浓度氧气吸入,必要时给予呼吸机辅助呼吸。

(3)维护肾功能:详细记录每小时尿量、尿比重、出入水量。

(4)控制饮食、抑制胰腺分泌:对病情较轻者,可进少量清淡流质或半流质饮食,限制蛋白质摄入量,禁进脂肪。对病情较重或频繁呕吐者要禁食,行胃肠减压;遵医嘱给予抑制胰腺分泌的药物。

(5)预防感染:对病情重或胆源性胰腺炎患者给予抗生素,为预防真菌感染,应加用抗真菌药物。

(6)防治休克:维持水电平衡,应早期迅速补充水电解质、血浆、全血。患者还易发生低钾血症、低钙血症,在疾病早期应注意观察,及时矫正。

(7)心理护理:指导患者减轻疼痛的方法,解释各项治疗措施的意义。

2.术后护理

(1)术后各种引流管的护理:①熟练掌握各种管道的作用,将导管贴上标签后与引流装置正确连接,妥善固定,防止导管滑脱。②分别观察记录各引流管的引流液性状、颜色、量。③严格遵循无菌操作规程,定期更换引流装置。④保持引流通畅;防止导管扭曲,重型患者常有血块坏死组织脱落,容易造成引流管阻塞。如有阻塞可用无菌温生理盐水冲洗。经常更换体位,以利引流。⑤冲洗液、灌洗液现用现配。⑥拔管护理:当患者体温正常并稳定10d左右,白细胞计数正常,腹腔引流液少于每日5mL、引流液淀粉酶测定,正常后可考虑拔管。拔管后要注意拔管处伤口有无渗漏,如有渗液应及时更换敷料。拔管处伤口可在1周左右愈合。

(2)伤口护理:观察有无渗液、有无裂开,按时换药;并发胰外瘘时,要注意保持负压引流通畅,并用氧化锌糊剂保护瘘口周围皮肤。

(3)营养支持治疗与护理:根据患者营养评定状况,计算需要量,制订计划。第1阶段,术前和术后早期,需抑制分泌功能,使胰腺处于休息状态,同时因胃肠道功能障碍,此时需完全胃肠外营养(TPN)2～3周。第2阶段,术后3周左右,病情稳定,肠道功能基本恢复,可通过空肠造瘘提供营养3～4周,称为肠道营养(TEN)。第3阶段,逐渐恢复经口进食,称为胃肠内营养(EN)。

(4)做好基础生活护理和心理护理。

(5)并发症的观察与护理:①胰腺脓肿及腹腔脓肿:术后2周的患者出现高热,腹部肿块,应考虑其可能。一般均为腹腔引流不畅,胰腺坏死组织及渗出液局部积聚感染所致。非手术疗法无效时应手术引流。②胰瘘:如观察到腹腔引流有无色透明腹腔液经常外漏,其中淀粉酶含量高,为胰液外漏所致,合并感染时引流液可显脓性。多数可逐渐自行愈合。③肠瘘:主要表现为明显的腹膜刺激征,引流液中伴有粪渣。瘘管形成后用营养支持治疗。长期不愈者,应考虑手术治疗。④假性胰腺囊肿:多数需手术行囊肿切除或内引流手术,少数患者经非手术治疗6个月可自行吸收。⑤糖尿病:胰腺部分切除后,可引起内、外分泌缺失。注意观察血糖、尿糖的变化,根据化验报告补充胰岛素。⑥心理护理:由于病情重,术后引流管多,恢复时间长,患者易产生悲观急躁情绪,因此应关心体贴鼓励患者,帮助患者树立战胜疾病的信心,积极配合。

(八)健康教育

(1)饮食应少量多餐,注意食用富有营养易消化食物,避免暴饮暴食及酗酒。

(2)有胆管疾病、病毒感染者应积极治疗。

(3)告知会引发胰腺炎的药物种类,不得随意服药。

(4)有高糖血症,应遵医嘱口服降糖药或注射胰岛素,定时查血糖、尿糖,将血糖控制在稳定水平,防治各种并发症。

(5)出院4～6周,避免过度疲劳。

(6)门诊应定期随访。

三、胰腺癌、壶腹部癌及护理

胰腺癌是常见消化道肿瘤之一,以男性多见,40岁以上患者占80%,癌肿发生在胰头部位占70%～80%,体尾部癌约占12%。其转移途径有血行、淋巴途径转移和直接浸润,癌细胞还可沿胰周神经由内向外扩散。壶腹部癌是指胆总管末段壶腹部和十二指肠乳头的恶性肿瘤,在临床上与胰腺癌有不少共同点,统称为壶腹周围癌。

(一)临床表现

1.腹痛和上腹饱胀不适

初期仅表现为上腹部胀闷感及隐痛。随病情加重,疼痛逐渐剧烈,并可牵涉到背部,胰头部癌疼痛多位于上腹居中或右上腹部疼痛,胰体尾部癌疼痛多在左上腹或左季肋部疼痛。晚期可向背部放射,少数患者以此为首发症状,当癌肿侵及腹膜后神经丛时,疼痛常剧烈难受,尤以夜间为甚,以至于患者常取端坐位。

2.消化道症状

患者常有食欲缺乏、恶心、呕吐、厌食油腻和动物蛋白饮食、消化不良、腹泻或便秘、呕吐和黑便。

3.黄疸

胰腺癌侵及胆管时可出现黄疸,其特征是进行性加深并伴尿黄,大便呈陶土色及皮肤瘙痒。胰头癌因其靠近胆管,故黄疸发生较早,胰体尾部癌距胆管较远,通常到晚期才发生黄疸。

4.乏力和消瘦

胰腺癌较早出现乏力及消瘦,常于短期内出现明显消瘦。

5.发热

少数患者可出现持续性或间歇性低热。

6.腹部肿块

患者主要表现为肝大,胆囊肿大,晚期患者可扪及胰腺肿大。

7.腹腔积液

晚期患者可见腹腔积液。

(二)辅助检查

1.实验室检查

(1)免疫学检查:癌胚抗原(CEA)、胰腺胚胎抗原(POA)、胰腺癌相关抗原(PCAA)、胰腺癌特异抗原(PAA)、糖类抗原19-9(CA19-9)均增高。

(2)血清生化检查:早期可有血、尿淀粉酶增高、空腹血糖增高,糖耐量试验阳性,有黄疸时,血清胆红素增高,碱性磷酸酶升高,转氨酶轻度升高,尿胆红素阳性;无黄疸的胰体尾癌可见转肽酶升高。

2.影像学检查

主要影像学检查有超声波检查、CT、内镜逆行胰胆管造影(ERCP)、腹腔镜检查、X线钡餐检查。

(三)治疗原则

早期发现、早期诊断、早期手术治疗。手术切除是胰头癌最有效的治疗方法。胰腺癌无远处转移者,应争取手术切除,常用的手术方法有胰头十二指肠切除术。对不能切除的患者,应行内引流手术,即胆总管与空肠或十二指肠吻合。术后采用综合治疗包括化学、免疫和放射疗法及中医中药治疗。为控制晚期患者的疼痛可采用剖腹或经皮行腹腔神经丛无水乙醇注射治疗。

(四)护理措施

1.手术前护理

(1)心理支持:每次检查及护理前给予解释,尊重患者心理调适的过程。

(2)控制血糖在稳定水平:检查患者血糖、尿糖,如有高血糖,应在严密监测血糖、尿糖的基础上调整胰岛素用量,将血糖控制在稳定水平。

(3)改善凝血功能:遵医嘱给予维生素K。

(4)改善营养:术前应鼓励患者进富有营养饮食,必要时给予胃肠外营养。

(5)术前日常规皮肤准备,术前晚灌肠。

2.手术后护理

(1)观察生命体征:由于胰头癌切除涉及的器官多、创伤重,术后要严密观察生命体征。

(2)防治感染:胰头十二指肠切除术手术大、范围广,消化道吻合多,感染机会多,故术后应遵医嘱静脉加用广谱抗生素。术后更换敷料应严格遵循无菌操作规程。

(3)维持水、电解质和酸碱平衡:手术范围大、创伤大,术后引流管多,消化液及体液丢失,易导致脱水、低钾、低钙等,应准确记录出入量。按医嘱及时补充水和电解质,以维持其平衡。

(4)加强营养:术后给予静脉高营养,静脉输血、血浆、清蛋白及脂肪乳,氨基酸等。限制脂肪饮食,少量多餐。

(5)引流管护理:应妥善固定引流管,保持引流通畅,并观察记录引流液的颜色、性质和量。患者无腹胀、无腹腔感染、无引流液时可去除引流管。

(6)术后出血的防治与护理:观察患者有无切口出血、胆管出血及应激性溃疡出血。

(7)低血糖监测:胰头十二指肠切除患者术后易发生低血糖,注意每日监测血糖、尿糖变化。

(8)胰瘘的预防与护理:胰瘘多发生在术后5～7d。

(9)胆瘘的预防与护理:多发生于术后2～9d。表现为右上腹痛、发热、腹腔引流液呈黄绿色,T形管引流量突然减少,有局限性或弥散性腹膜炎表现,严重者出现休克症状。术后应保持T形管引流畅通,将每日胆汁引流量做好记录,发现问题,及时与医师联系。

(10)化疗护理:适用于不能行根治性切除的胰腺癌,术后复发性胰腺癌和合并肝转移癌。

(11)心理护理:给予心理支持,促进早日痊愈。

(五)健康教育

(1)出院后对于胰腺功能不足,消化功能差的患者,除应用胰酶代替剂外,同时采用高蛋白、高糖、低脂肪饮食，给予脂溶性维生素。

(2)定期检测血糖、尿糖，发生糖尿病时给予药物治疗。

(3)3～6个月复查1次，如出现进行性消瘦、乏力、贫血、发热等症状，应回医院诊治。

第十二节　肝囊肿的护理

一、概述

肝囊肿总体可分非寄生虫性和寄生虫性囊肿，非寄生虫性肝囊肿是常见的良性肿瘤，又可分为先天性、创伤性、炎症性和肿瘤性囊肿，临床以潴留性囊肿和先天肿瘤性多囊肝为多见。单发性肝囊肿可发生于任何年龄，女性多见，常位于肝右叶。多发性肝囊肿比单发性多见，可侵犯左、右肝叶。多发性肝囊肿约50%可合并多囊肾。此病一般没有明显的症状，体检时发现。肝囊肿一般是良性单发或多发，与胆管相通或不通。肝实质单发的大囊肿非常少见。大部分囊肿以胆管上皮，有的是实质细胞，或其他细胞内衬。右叶多发，囊肿因基膜的改变，逐步形成憩室，或小上皮细胞代谢失常、脱落、异常增殖，或局部缺血、炎症反应、间质纤维化，最终小管梗阻形成囊肿。

(一)病因

肝囊肿有遗传性，特别是多囊肝有家族化倾向。肝囊肿是在胚胎时期胆管发育异常造成的。囊肿壁是由胆管上皮伴炎性增生及胆管阻塞致管腔内容滞留而逐渐形成。

非寄生虫性肝囊肿是指肝脏局部组织呈囊性肿大而出现肝囊肿，最常见有两种情况。

1.潴留性肝囊肿

为肝内某个胆小管由于炎症、水肿、瘢痕或结石阻塞引起分泌增多，或胆汁潴留引起，多为单个；也可因肝钝性挫伤致中心破裂而引起。病变囊内充满血液或胆汁，包膜为纤维组织，为单发性假性囊肿。

2.先天性肝囊肿

由于肝内胆管和淋巴管胚胎时发育障碍，或胎儿期患胆管炎，肝内小胆管闭塞，近端呈囊性扩大及肝内胆管变性，局部增生阻塞而成，多为多发。

(二)病理

孤立性肝囊肿发生于右叶较左叶多1倍。囊肿大小不一，小者直径仅数毫米，大者直径达20cm以上，囊液量由数毫升至数千毫升。囊肿呈圆形或椭圆形，囊壁光滑，多数为单房性，亦可为多房性。囊肿有完整的包膜，表面呈乳白色或灰蓝色，囊壁较薄，厚度为0.5～5.0mm，较厚的囊壁中有较大的胆管、血管及神经。囊液多数清亮、透明，有时含有胆汁，其比重为1.010～1.022，呈中性或碱性，含有少量胆固醇、胆红素、葡萄糖、酪氨酸、胆汁、酶、清蛋白、IGG和黏蛋白，显示囊壁上皮有分泌蛋白的能力。

多囊肝的囊肿大多散布及全肝，以右叶为多见。肝脏增大变形，表面可见大小不一的灰白色囊肿，小如针尖，大如儿头。肝切面呈蜂窝状。囊壁多菲薄，内层衬以立方上皮或扁平胆管上皮，外层为胶原组织。囊液多数为无色透明或微黄色。囊肿间一般为正常肝组织，晚期可出现纤维化和胆管增生，引起肝功能损害、肝硬化和门静脉高压。

创伤性肝囊肿多发生于肝右叶，囊壁无上皮细胞内衬，系假囊肿。囊内含有血液、胆汁等混合物，合并感染时可形成脓肿。

二、护理评估

（一）临床表现

先天性肝囊肿生长缓慢，小的囊肿可无任何症状，常偶发上腹无痛性肿块、腹围增加，临床上多数是在体检B超发现，当囊肿增大到一定程度时，可因压迫邻近脏器而出现症状。

（1）肝区胀痛伴消化道症状：如食欲缺失、嗳气、恶心、呕吐、消瘦等。

（2）若囊肿增大压迫胆总管，则有黄疸。

（3）囊肿破裂可有囊内出血而出现急腹症。

（4）带蒂囊肿扭转可出现突然右上腹绞痛，肝大但无压痛，约半数患者有肾、脾、卵巢、肺等多囊性病变。

（5）囊内发生感染，则患者往往有畏寒、发热、白细胞计数升高等。

（6）体检时右，上腹可触及肿块和肝大，肿块随呼吸上下移动，表面光滑，有囊性感，无明显压痛。

（二）辅助检查

1.B超检查

B超检查是首选的检查方法，是诊断肝囊肿经济、可靠而非侵入性的一种简单方法。超声波显示肝大且无回声区，二维超声可直接显示囊肿大小和部位。

2.CT检查

可发现直径1～2cm的肝囊肿，可帮助临床医师准确定位病变，尤其是多发性囊肿的分布状态定位，从而有利于治疗。

3.放射性核素肝扫描

显示肝区占位性病变，边界清楚，对囊肿定位诊断有价值。

（三）治疗原则

非寄生虫性肝囊肿治疗方法包括囊肿穿刺抽液术、囊肿开窗术、囊肿引流术或囊肿切除术等。

第十三节　直肠肛管疾病的护理

一、直肠、肛管良性疾病

（一）解剖生理概要

1.直肠

直肠位于盆腔的后部，上接乙状结肠，下连肛管，长12～15cm。上段直肠前面的腹膜返折成为直肠膀胱陷凹或直肠子宫陷凹。直肠的主要功能是吸收、分泌和排便。

2.肛管

肛管上至齿状线,下至肛门缘,全长3～4cm。直肠与肛管周围以肛提肌为界有数个间隙,包括骨盆直肠间隙、坐骨肛管间隙、直肠后间隙和肛门周围间隙。这些间隙是肛周脓肿的常见部位。肛管的主要功能是排便。

(二)直肠、肛管疾病的检查方法及记录

1.检查方法

①体位,结石位、胸膝位、蹲位、侧卧位;②视诊;③直肠指检;④肛镜检查。

2.记录方法

时钟定位法。

(三)直肠、肛管疾病

1.痔

痔是齿状线上下的静脉迂曲、扩张所形成的团块。

(1)病因:①解剖因素:位置低、静脉内没有静脉瓣,周围支撑力差,回流不好。②腹内压增高:便秘、妊娠等。③其他因素:周围组织感染、年老体弱、营养不良等。

(2)临床表现:①内痔:位于齿状线以上,由直肠上静脉迂曲、扩张所致,表面覆盖黏膜。主要表现为无痛性便血和痔核脱出。可分为三期:第一期,主要表现为排便时无痛性出血,但是不伴有痔核脱出;第二期,主要是便血加重,同时伴有痔块脱出,但便后能自行还纳;第三期,便血减轻,主要以痔核脱出为主,脱出的痔核不能自行还纳。②外痔:位于齿状线以下,由直肠下静脉迂曲、扩张所致,表面覆盖皮肤。常无明显的症状,但容易形成血栓性外痔,引起肛门周围疼痛。③混合痔:由直肠上下静脉迂曲、扩张所致,表面覆盖皮肤和黏膜。兼有两者特点。

(3)治疗:①一般治疗,适用于一期内痔。主要方法是预防便秘、温水坐浴、药物的使用、对症疗法和手法治疗。②注射治疗:使用硬化剂使静脉闭塞。③冷冻治疗:适用于较小的出血性外痔。④手术治疗:适用于上述方法无效的。

2.肛裂

肛裂是肛管皮肤全层裂开,多见于肛管后正中线。

(1)病因:长期便秘是主要的病因。

(2)临床表现:①疼痛,是主要的症状,表现为排便时及便后肛门疼痛。②便秘:因为疼痛不敢排便所以使便秘加重。③出血:多为鲜血不与粪便混合。④肛门检查可见肛裂“三联征”。

(3)治疗:①一般治疗,保持排便通畅、温水坐浴、封闭疗法、麻醉下扩张肛管等。②手术治疗。

3.直肠肛管周围脓肿

(1)病因:多由肛腺感染引起。

(2)临床表现:①肛门周围脓肿:最常见。主要表现为肛周持续性跳痛,排便、受压或咳嗽时加重,局部有红肿、触痛。常自行破溃形成低位肛瘘。②坐骨肛管间隙脓肿:初期局部体征不明显,以全身感染中毒症状为主,肛周疼痛加重。直肠指诊:患处有触痛性肿块,脓肿破溃后可形成高位肛瘘。③骨盆直肠间隙脓肿:较少见。位置较深,全身感染中毒症状重而局部表现不明显。诊断主要靠穿刺。

(3)治疗:①脓肿未形成前:早期使用抗生素、局部理疗或热敷、温水坐浴、润肠通便。②脓肿形成后:切开引流。

4.肛瘘

肛瘘是肛管或直肠远端与肛周皮肤间形成的慢性感染性瘘管。

(1)病因:多由直肠肛管周围脓肿处理不当引起。

(2)分类:①按瘘管和瘘口的多少分为:单纯性肛瘘、复杂性肛瘘。②按瘘的位置分为:低位瘘、高位瘘。③按瘘管外口的位置分为:外瘘、内瘘。

(3)临床表现:典型症状是肛周外口流脓、肛门周围湿疹和瘙痒。局部检查可见肛周皮肤上有单个或多个瘘口,呈红色乳头状隆起。直肠指诊可以扪及条索状瘘管。

(4)治疗原则:肛瘘不能自愈,必须手术治疗。低位单纯性肛瘘行切开术,高位单纯性肛瘘行挂线疗法。

5.直肠脱垂

直肠脱垂也称脱肛,是直肠壁部分或全部脱出肛门外。

(1)病因:①解剖因素:幼儿发育不全或年老体弱造成盆底软组织薄弱。②腹内压增高因素。③其他:

如内痔反复脱出,引起黏膜脱垂。

(2)临床表现:主要症状是有肿物自肛门脱出。尤其是蹲位检查时明显,脱出的多是直肠。

(3)治疗原则:①非手术治疗:加强营养;消除腹压增高因素;养成定时排便的习惯;一旦脱出及时复位。②注射疗法:适用于轻度直肠脱垂者。③手术治疗:适用于非手术治疗无效者。

二、直肠肛管疾病患者的护理

(一)护理评估

1.健康史

如询问饮食情况、排便情况等。

2.常见症状

便秘、疼痛、便血等。

3.检查

根据病情采用不同的体位、直肠指诊、直肠镜。

(二)护理措施

1.一般护理

(1)饮食:多饮水,多进食富含纤维素的食物。忌饮酒及辛辣饮食。

(2)保持排便通畅。

(3)坚持每日适当的运动。

(4)保持肛门清洁。

(5)肛门坐浴。

(6)注意病情观察和症状护理。

2.术前护理

手术前1d进少渣饮食,每晚肛门坐浴,手术前排空大便,必要时灌肠。

3.术后护理

(1)病情观察:观察生命体征、并发症、切口情况,发现情况及时处理。

(2)对症治疗:止痛等。

(3)饮食和排便:术后1d进流食,注意润肠通便。

(4)处理尿潴留。

(5)正确处理伤口。

第十四节　腹外疝的护理

一、疾病概述

(一)概念

体内某个脏器或组织离开其正常解剖部位,通过先天或后天形成的薄弱点、缺损或孔隙进入另一部位,成为疝。疝多发生于腹部,腹部疝分为腹内疝和腹外疝。腹内疝是由脏器或组织进入腹腔内的间隙囊内形成,如网膜孔疝。腹外疝是腹腔内的脏器或组织连同壁腹膜,经腹壁薄弱点或孔隙,向体表突出所形成。常见的有腹股沟疝、股疝、脐疝、切口疝等。临床上以腹外疝多见。

(二)相关病理生理

典型的腹外疝由疝环、疝囊、疝内容物和疝外被盖等组成。

1.疝环

疝环也称为疝门,是疝突出体表的门户,也是腹壁薄弱点或缺损所在。各类疝多以疝门而命名,如腹股沟疝、股疝、脐疝、切口疝等。

2.疝囊

疝囊是壁腹膜经疝门向外突出形成的囊袋。一般分为疝囊颈、疝囊体、疝囊底3部分。疝囊颈是疝囊与腹腔的连接部,其位置相当于疝环,常是疝囊比较狭窄的部分,也是疝内容物脱出和回纳的必经之处,因疝内容物进出反复摩擦刺激易产生瘢痕而增厚,若疝囊颈狭小易使疝内容物在此处受到嵌闭和狭窄,如股疝和脐疝等。

3.疝内容物

疝内容物是进入疝囊的腹内脏器和组织,以小肠多见,大网膜次之。比较少见的还可有盲肠、阑尾、乙状结肠、横结肠、膀胱等。卵巢及输卵管进入则罕见。

4.疝外被盖

疝外被盖是指疝囊以外的腹壁各层组织,一般为筋膜、皮下组织及皮肤。

(三)病因与诱因

1.基本病因

腹壁强度降低是腹外疝发病的基本病因。腹壁强度降低有先天性和后天性两种情况。

(1)先天性因素:最常见的是在胚胎发育过程中某些组织穿过腹壁的部位,如精索或子宫圆韧带穿过腹股沟管、腹内股动静脉穿过股管、脐血管穿过脐环等处;其他如腹白线发育不全等。

(2)后天性因素：见于手术切口愈合不良、外伤、感染造成的腹壁缺损，腹壁神经损伤、年老、久病、肥胖等所致肌萎缩等。

2.诱发因素

腹内压力增高易诱发腹外疝的发生。引起腹内压力增高的常见原因有慢性咳嗽、慢性便秘、排尿困难（如前列腺增生症、膀胱结石）、腹腔积液、妊娠搬运重物、婴儿经常啼哭等。正常人因腹壁压力强度正常，虽时有腹内压增高的情况，但不致发生疝。

(四)临床表现

腹外疝有易复性、难复性、嵌顿性和绞窄性等临床类型，其临床表现各异。

1.易复性疝

最常见，疝内容物很容易回纳入腹腔，称为易复性疝。在患者站立、行走、咳嗽等导致腹内压增高时肿块突出，平卧、休息或用手将疝内容物向腹腔推送时可回纳入腹腔。除疝块巨大者可有行走不便和下坠感，或伴腹部隐痛外，一般无不适。

2.难复性疝

疝内容物不能或不能完全回纳入腹腔内，但并不引起严重症状者，称为难复性疝。此类疝内容物大多数为大网膜，滑动性疝也属难复性疝的一种。患者常有轻微不适、坠胀、便秘或腹痛等。

3.嵌顿性疝

疝环较小而腹内压突然增高时，较多的疝内容物强行扩张疝环挤入疝囊，随后由于疝囊颈的弹性回缩，使疝内容物不能回纳，称为嵌顿性疝。此时疝内容物尚未发生血运障碍。多发生于股疝、腹股沟斜疝等。患者可有腹部或包块部疼痛，若嵌顿为肠管可有腹痛、恶心呕吐、肛门停止排便排气等。

4.绞窄性疝

嵌顿若不能及时解除，嵌闭的疝内容物持续受压，出现血液回流受阻而充血、水肿、渗出，并逐渐影响动脉血供，成为绞窄性疝。发生绞窄后，包块局部出现红、肿、痛、热，甚至形成脓肿，全身有畏寒、发热、脱水、腹膜炎、休克等症状。

(五)辅助检查

1.透光试验

用透光试验检查肿块，因疝块不透光，故腹股沟斜疝呈阴性，而鞘膜积液多为透光(阳性)，可以此鉴别。但幼儿的疝块，因组织菲薄，常能透光，勿与鞘膜积液混淆。

2.实验室检查

疝内容物继发感染时，血常规检查提示白细胞和中性粒细胞比例升高；粪便检查显示隐血试验阳性或见白细胞。

3.影像学检查

疝嵌顿或绞窄时 X 线检查可见肠梗阻征象。

(六)治疗原则

除少数特殊情况外，腹股沟疝一般均应尽快施行手术治疗。腹股沟疝早期手术效果好、复发率低；若历时过久，疝块逐渐增大后，加重腹壁的损伤而影响劳动力，也使术后复发率增高；

而斜疝又常可发生嵌顿或绞窄而威胁患者的生命。股疝因极易嵌顿、绞窄,确诊后应及时手术治疗。对于嵌顿性或绞窄性股疝,则应紧急手术。

1.非手术治疗

(1)棉线束带法或绷带压深环法:适用于1岁以下婴幼儿。因为婴幼儿腹肌可随躯体生长逐渐强壮,疝有自行消失的可能。可采用棉线束带或绷带压住腹股沟深环,防止疝块突出。

(2)医用疝带的使用:此方法适用于年老体弱或伴有其他严重疾病而禁忌手术者,可用疝带压迫阻止疝内容物外突。但长期使用疝带可使疝囊颈增厚,增加疝嵌顿的发病率,易与疝内容物粘连,形成难复性疝和嵌顿性疝。

(3)嵌顿性疝的复位:复位方法是将患者取头低足高位,注射吗啡或哌替啶以止痛、镇静并放松腹肌,后用手持续缓慢地将疝块推向腹腔,同时用左手轻轻按摩浅环和深环以协助疝内容物回纳。复位方法应轻柔,切忌粗暴,以防损伤肠管,手法复位后必须严密观察腹部体征,若有腹膜炎或肠梗阻的表现,应尽早手术探查。

2.手术治疗

手术是治疗腹外疝的有效方法,但术前必须处理慢性咳嗽、便秘、排尿困难、腹腔积液、妊娠等腹内压增高因素,以免术后复发。常用的手术方式有以下几种。

(1)疝囊高位结扎术:暴露疝囊颈,予以高位结扎或是贯穿缝合,然后切去疝囊。单纯性疝囊高位结扎适用于婴幼儿或儿童,以及绞窄性斜疝因肠坏死而局部严重感染者。

(2)无张力疝修补术:将疝囊内翻入腹腔,无须高位结扎,而用合成纤维网片填充疝环的缺损,再用一个合成纤维片缝合于后壁,替代传统的张力缝合。传统的疝修补术是将不同层次的组织强行缝合在一起,可引起较大张力,局部有牵拉感、疼痛,不利于愈合。现代疝手术强调在无张力情况下,利用人工高分子修补材料进行缝合修补,具有创伤小、术后疼痛轻、无须制动、复发率低等优点。

(3)经腹腔镜疝修补术:其基本原理是从腹腔内部用网片加强腹壁缺损或用钉(缝线)使内环缩小,可同时检查双侧腹股沟疝和股疝,有助于发现亚临床的对侧疝并同时予以修补。该术式具有创伤小、痛苦少、恢复快、美观等特点,但对技术设备要求高,需全身麻醉,手术费用高,目前临床应用较少。

(4)嵌顿疝和绞窄性疝的手术处理:手术处理嵌顿或绞窄性疝时,关键在于准确判断肠管活力。若肠管坏死,应行肠切除术,不做疝修补,以防感染使修补失败;若嵌顿的肠袢较多,应警惕有无逆行性嵌顿,术中必须把腹腔内有关肠管牵出检查,以防隐匿于腹腔内坏死的中间肠袢被遗漏。

二、护理评估

(一)一般评估

1.生命体征(T、P、R、BP)

发生感染时可出现发热、脉搏细速、血压下降等征象。

2.患者主诉

突出于腹腔的疝块是否可回纳,有无压痛和坠胀感,有无肠梗阻和腹膜刺激征等。

3.相关记录

疝块的部位、大小、质地等;有无腹内压增高的因素等。

(二)身体评估

1.视诊

腹壁有无肿块。

2.触诊

疝块的部位、大小、质地、有无压痛,能否回纳,有无压痛、反跳痛、腹肌紧张等腹膜刺激征。

3.叩诊

无特殊。

4.听诊

无特殊。

(三)心理-社会评估

了解患者有无因疝块长期反复突出影响工作和生活并感到焦虑不安,对手术治疗有无思想顾虑。了解家庭经济承受能力,患者及家属对预防腹内压升高等相关知识的掌握程度。

(四)辅助检查阳性结果评估

了解阴囊透光试验是否阳性,血常规检查有无白细胞计数及中性粒细胞比例的升高,粪便潜血试验是否阳性等,腹部 X 线检查有无肠梗阻等。

(五)治疗效果的评估

1.非手术治疗评估要点

(1)有无病情变化:观察患者疼痛性状及病情有无变化,若出现明显腹痛,伴疝块突然增大、发硬且触痛明显,不能回纳腹腔,应高度警惕嵌顿疝发生的可能。

(2)有无引起腹内压升高的因素:患者是否戒烟,是否注意保暖防感冒,有无慢性咳嗽、腹腔积液、便秘、排尿困难、妊娠等引起腹内压增高的因素。

(3)棉线束带或绷带压深环的患者:注意观察局部皮肤的血运情况;棉束带是否过松或过紧,过松达不到治疗作用,过紧则使患儿感到不适而哭闹;束带有无被粪尿污染等应及时更换,防止发生皮炎。

(4)使用医用疝带的患者:患者是否正确佩戴疝带,以防因疝带压迫错位而起不到效果;长期戴疝带的患者是否因疝带压迫有不舒适感而产生厌烦情绪,应详细说明戴疝带的作用,使其能配合治疗。

(5)行手法复位的患者:手法复位后 24h 内严密观察患者的生命体征,尤其脉搏、血压的变化,注意观察腹部情况,注意有无腹膜炎或肠梗阻的表现。

2.手术治疗评估要点

(1)有无引起腹内压升高的因素:患者是否注意保暖防感冒,是否保持大小便通畅,有无慢性咳嗽、便秘、尿潴留等引起腹内压增高的因素。

(2)术中有无损伤肠管或膀胱:患者是否有急性腹膜炎或排尿困难、血尿、尿外渗等表现,应怀疑术中可能有肠管或膀胱损伤。

(3)局部切口的愈合情况:注意观察有无伤口渗血;有无发生切口感染,注意观察体温和脉搏的变化，切口有无红肿、疼痛，阴囊部有无出血、血肿。术后48h后，患者如仍有发热，并有切口处疼痛，则可能为切口感染。

(4)有无发生阴囊血肿：注意观察阴囊部有无水肿、出血、血肿。术后24h内，阴囊肿胀，呈暗紫色，穿刺有陈旧血液，则可能为阴囊血肿。

三、主要护理诊断(问题)

(一)疼痛

与疝块嵌顿或绞窄、手术创伤有关。

(二)知识缺乏

与缺乏腹外疝成因、预防腹内压增高及促进术后康复的知识有关。

(三)有感染的危险

与手术、术中使用人工合成材料有关。

(四)潜在并发症

1.切口感染

切口感染与术中无菌操作不严，止血不彻底，或全身抵抗力弱等有关。

2.阴囊水肿

阴囊水肿与阴囊比较松弛、位置低，容易引起渗血、渗液的积聚有关。

四、主要护理措施

(一)休息与活动

术后当日取平卧位，膝下垫一软枕，使髋关节微屈，以降低腹股沟区切口张力和减少腹腔内压力，利于切口愈合和减轻切口疼痛，次日可改为半卧位。术后卧床期间鼓励床上翻身及活动肢体。传统疝修补术后3～5d患者可离床活动，采用无张力疝修补术的患者一般术后次日即可下床活动，年老体弱、复发性疝、绞窄性疝、巨大疝等患者可适当推迟下床活动的时间。

(二)饮食护理

术后6～12h，若无恶心、呕吐，可进流食，次日可进软食或普食，应多食粗纤维食物，利于排便。行肠切除、肠吻合术者应待肠功能恢复后方可进食。

(三)避免腹内压增高

术后注意保暖，防止受凉、咳嗽，若有咳嗽，教患者用手掌按压伤口处后再咳嗽。保持大小便通畅，及时处理便秘，避免用力排便。术后有尿潴留者应及时处理。

(四)预防阴囊水肿

术后可用丁字带托起阴囊，防止渗血、渗液积聚阴囊。

(五)预防切口感染

术后切口一般不需加沙袋压迫，有切口血肿时应予适当加压。术后遵医嘱使用抗菌药物，并注意保持伤口敷料干燥、清洁，不被粪尿污染，发现敷料脱落或污染应及时更换。

(六)健康教育

1.活动指导

患者出院后生活要规律，避免过度紧张和劳累，应逐渐增加活动量，3个月内应避免重体力劳动或提举重物等。

2.饮食指导

调整饮食习惯，多饮水，多进食高纤维食物，养成定时大便习惯，保持排便通畅。

3.防止复发

减少和消除引起腹外疝复发的因素，并注意避免增加腹内压的动作，如剧烈咳嗽、用力排便等。防止感冒，若有咳嗽应尽早治疗。

4.定期随访

若疝复发，应及早诊治。

五、护理效果评估

(1)患者自述疼痛减轻，舒适感增强。

(2)患者能正确描述形成腹外疝的原因，预防腹内压升高及促进术后康复的有关知识。

(3)患者伤口愈合良好，使用人工合成材料无排斥、感染现象。

(4)患者未发生阴囊水肿、切口感染；若发生，得到及时发现和处理。

第十五节　胰腺癌的护理

一、疾病概述

(一)概念

胰腺癌是恶性程度很高的一种消化道肿瘤，发病率有明显增加趋势。本病多发于40～70岁中老年人，男女发病比例为1.5∶1，多发于胰头部，约占75%，其次为胰体尾部，全胰癌少见。本病早期确诊率不高，而中晚期胰腺癌的手术切除率低，预后很差。

(二)病理

以导管细胞腺癌最多见，约占90%；其次为腺泡细胞癌，黏液性囊腺癌和胰母细胞癌等较少见。导管细胞腺癌致密而坚硬，浸润性强，切面呈现或白色或灰黄色，常伴有纤维化增生及炎症反应，与周围胰腺组织无明确界限。胰腺癌转移和扩散途径主要为局部浸润和淋巴转移，也可经血行转移至肝、肺、骨等处。

(三)病因

尚未确定。胰腺癌好发于高蛋白、高脂肪摄入及嗜酒、吸烟者。长期接触某些金属、石棉、N-亚硝基甲烷、β-萘酚胺的人群及糖尿病、慢性胰腺炎患者，其胰腺癌的发病率明显高于一般人群。胰腺癌患者的亲属患胰腺癌的危险性增高。

(四)临床表现

胰腺癌出现临床症状往往已属晚期。早期无特异性症状，仅有上腹不适、饱胀、食欲减退等消化不良症状，极易与胃肠、肝胆等疾病相混淆。因此，常被患者及医生忽视而延误诊治。

1.症状

(1)上腹痛：是最早出现的症状。因胰管梗阻引起胰管内压力增高，甚至小胰管破裂，胰管外溢至胰腺组织呈慢性炎症所致，疼痛可向肩背部或腰胁部放射。晚期因癌肿侵及腹膜后神经组织，出现持续性剧烈疼痛，向腰背部放射，日夜不止，屈膝卧位可稍有缓解。胰体尾部癌的腹痛部位发生在左上腹或脐周，出现疼痛时已属晚期。

(2)黄疸：是胰腺癌的主要症状，约80%的胰腺癌患者在发病过程中出现黄疸，尤其是胰头癌患者最常见，因其接近胆总管，使之浸润或压迫，造成梗阻性黄疸。黄疸一般呈进行性加重，可伴有茶色尿、陶土样大便，出现皮肤瘙痒等。约25%胰头癌的患者表现为无痛性黄疸，10%左右的胰体尾部癌患者也可发生黄疸，与肿瘤发生肝内转移或肝门部淋巴结转移时压迫肝外胆管有关。黄疸伴无痛性胆囊增大称库瓦西耶征，对胰头癌具有诊断意义。肝和胆囊因胆汁淤积而肿大，胆囊常可触及，并有出血倾向及肝功能异常。

(3)消化道症状：早期常有上腹饱胀、食欲减退、消化不良、腹泻等症状；腹泻后上腹饱胀不适并不消失。晚期癌肿浸润或压迫胃十二指肠，可出现上消化道梗阻或消化道出血，患者可出现恶心、呕吐或黑便。

(4)消瘦和乏力：是主要临床表现之一，与饮食减少、消化不良、睡眠不足和癌肿消耗能量密切相关。随着病情进展，患者消瘦乏力、体重下降越来越严重，同时伴有贫血、低蛋白血症等。

(5)其他：可出现发热、胰腺炎发作、糖尿病、脾大并功能亢进及血栓性静脉炎等。

2.体征

肝大胆囊肿大、胰腺肿块，可在左上腹或脐周闻及血管杂音。晚期可出现腹腔积液或扪及左锁骨上淋巴结肿大。

(五)辅助检查

1.实验室检查

(1)血清生化检查：继发胆管梗阻或出现肝转移时，常出现血清胆红素升高，以直接胆红素升高为主，碱性磷酸酶和转氨酶多有升高；空腹或餐后血糖升高及糖耐量异常；血、尿淀粉酶一过性升高。

(2)免疫学检查：诊断胰腺癌常用的肿瘤标志物有糖链抗原(CA19-9)、癌胚抗原(CEA)和胰胚抗原(POA)。对胰腺癌敏感性和特异性较好，其结果优于CEA和POA，还可用于疗效判定、术后随访、监测肿瘤复发及估计预后。

2.影像学检查

(1)B超检查：是首选检查方法，可显示胆、胰管扩张，可检出直径≥2.0cm的胰腺癌。

(2)内镜超声(EUS)检查：能发现直径≤1.0cm的小胰癌。

(3)CT检查：是诊断胰腺癌的较为可靠的检查方法，能清楚显示胰腺形态、肿瘤部位、肿瘤与邻近血管的关系及后腹膜淋巴转移情况，以判断肿瘤切除的可能性。

(4)经内镜逆行胰胆管造影(ERCP)：可显示胆管或胰管狭窄或扩张，并能进行活检，同时还可经内镜放置鼻胆管或内支架引流，以减轻胆管压力和黄疸。

(5)经皮肝穿刺胆囊造影(PTC)和经皮肝穿刺胆囊引流术(PTCD)：适用于深度黄疸且肝内胆管扩张者，可清楚显示梗阻部位、梗阻以上胆管扩张程度及受累胆管改变等。

(6)MRI检查：显示胰腺肿块的效果较CT更好，诊断胰腺癌敏感性和特异性较高。

(7)磁共振胆胰造影(MRCP)：可显示胰、胆管扩张的程度及梗阻的部位，具有重要诊断意义。且具有无创伤、多维成像、定位准确的特点。故优于单纯MRI。

(8)选择性动脉造影：对胰腺癌诊断价值不大，但能显示肿瘤与邻近血管的关系，术前对肿瘤切除可行性的判断有较大帮助。因其具有创伤及并发症，目前多采用CTA或MRA。

(9)正电子发射断层扫描(PET)：是目前世界上发展的高科技现代化医疗技术和设备，其对胰腺良恶性肿瘤的鉴别有重要临床价值，但价格昂贵。

3.细胞学检查

做ERCP时逆行胰管插管收集胰液查找癌细胞以及在B超或CT引导下经皮细针穿刺胰腺病变组织，行细胞学检查，是很有价值的诊断方法。

4.胰管镜检查

胰管镜检查是近20多年来国外开发的新技术，目前我国尚无有关报道。它对胰腺癌的诊断有较大价值。

(六)主要治疗原则

1.手术治疗

手术切除肿瘤是治疗胰腺癌最有效的方法。尚无远处转移的胰头癌，均应采取手术切除。

(1)胰十二指肠切除术(Whipple手术)：是腹外科最复杂的手术之一，胰头癌可施行胰十二指肠切除术。手术切除范围包括胰头(含钩突部)、胆囊和胆总管、远端胃、十二指肠及空肠上段，同时清除周围淋巴结，再做胰胆和胃肠吻合，重建消化道。

(2)保留幽门的胰头十二指肠切除术(Pppd)：即保修全胃、幽门和十二指肠球部，其他切除范围和经典胰十二指肠切除术相同。适用于无幽门上下淋巴结转移、十二指肠切缘无癌细胞残留的壶腹周围癌。

PPPD保留了胃的正常容量和生理功能，减少了手术创伤，避免了胃大部切除并发症，有利于改善术后营养状态。

(3)胰体尾切除术：适用于胰体尾部癌，因确诊时多属晚期，故切除率低。

2.姑息性手术

对不能手术切除的胰腺癌，可行肝-肠内引流术或经内镜放置内支架，以解除黄疸；伴有十二指肠梗阻者可做胃-空肠吻合术，以保证消化道通畅；对于不能切除者还可作区域性介入治疗。

3.辅助治疗

目前已被证实对胰腺癌有效的化疗药物中，氟尿嘧啶和吉西他滨最为常用；还可选择介入治疗、放射治疗、基因治疗及免疫治疗等。生物学治疗及基因治疗的基础是肿瘤免疫，特别是细胞免疫。目前肿瘤生物治疗的细胞因子、免疫活性细胞、单克隆抗体等领域均有很大进展，为胰腺癌的治疗提供了新的前景和希望。

二、护理评估

(一)术前评估

1.健康史

(1)一般情况：评估患者饮食习惯、是否长期进食高蛋白、高脂肪饮食；是否长期接触污染环境和有毒物质；有无吸烟史或(和)长期大量饮酒。

(2)既往史及家族史：有无糖尿病、慢性胰腺炎等；有无胰腺肿瘤或其他肿瘤家族史。

2.身体状况

(1)局部：腹痛部位和特点，影响疼痛的因素及药物镇痛效果；有无恶心、呕吐或腹胀；腹部是否触及肿大的肝和胆囊;有无移动性浊音。

(2)全身:有无消化道症状,如食欲减退、上腹饱胀等;大便次数、颜色和性状;有无黄疸及黄疸出现的时间、程度,是否伴有皮肤瘙痒。

(3)辅助检查:了解检查结果,评估疾病性质及手术的耐受力。

3.心理(社会)状况

评估患者有无焦虑、恐惧、悲观等心理反应;患者家庭承受能力,家属对患者的关心和支持程度。

(二)术后评估

1.手术情况

了解麻醉方式和手术类型、范围,术中出血量、补液量及引流管安置情况。

2.身体状况

评估患者生命体征及引流管情况;手术切口愈合情况;有无并发症发生,如出血、胰瘘等;术后疼痛程度及睡眠情况。

3.心理社会状况

评估患者对疾病和术后有无各种不适心理反应;患者及家属对术后康复过程及出院健康教育知识的掌握程度。

三、主要护理诊断(问题)

(一)焦虑

与诊断为癌症、对手术治疗缺乏信心及担心预后有关。

(二)急性疼痛

与胰管阻塞、癌肿浸润、侵犯腹膜后神经丛及手术创伤有关。

(三)营养失调

与食欲缺失、癌肿消耗有关。

(四)潜在并发症

感染、胰瘘、胆瘘、出血、血糖异常等。

四、主要护理措施

(一)术前护理

1.心理护理

多数患者就诊时已处于中晚期,得知诊断后易出现否认悲哀、畏惧和愤怒等不良情绪,对手术治疗产生焦虑情绪。护士应理解、同情患者,通过沟通了解真实感受。根据患者对疾病知识的掌握程度,有针对性地进行健康指导,使患者能配合治疗与护理,促进疾病的康复。

2.疼痛护理

疼痛剧烈者,及时使用镇痛药,评估镇痛效果,保证良好睡眠及休息。

3.营养支持

监测相关营养指标,如血清蛋白水平、皮肤弹性、体重等。指导患者进食高热量、高蛋白、高维生素、低脂饮食。营养不良者,可经肠内和肠外营养途径改善患者营养状况。

4.改善肝功能

遵医嘱予保肝药、复合维生素 B 等。静脉输注高渗葡萄糖加胰岛素和钾盐,增加肝糖原储备。有黄疸者,静脉输注维生素 K,改善凝血功能。

5.肠道准备

术前 3d 开始口服抗生素抑制肠道细菌,预防术后感染;术前 2d 流质饮食;术前晚清洁灌肠,减少术后腹胀及并发症的发生。

6.其他措施

血糖异常者,通过饮食调节和注射胰岛素控制血糖。有胆管梗阻并继发感染者,遵医嘱予抗生素控制感染。

(二)术后护理

1.病情观察

密切观察生命体征、腹部体征、伤口及引流情况,准确记录 24h 入液量,必要时监测 CVP 及每小时尿量。

2.营养支持

术后早期禁食,禁食期间给予肠外营养支持,维持水电解质平衡,必要时输注入血清蛋白。拔除胃管后予以流质、半流质饮食,逐渐过渡至正常饮食。术后因胰外分泌功能减退,易发生消化不良、腹泻等,应根据胰腺功能予以消化酶制剂或止泻药。

3.并发症的观察及护理

主要包括出血、胰瘘、胆瘘、肠瘘、感染、血糖异常。

(1)出血:术后出血原因包括手术创面的活动性出血、感染坏死组织侵犯引起的消化道大出血、消化液腐蚀引起的腹腔大血管出血或应激性溃疡等。护理措施:①密切观察生命体征,特别是血压、脉搏的变化。②观察伤口渗液及引流液,保持引流通畅,准确记录引流液的量、颜色和性状变化。术后 1～2d 或 1～2 周时均可发生出血,表现为经引流管引流出血性液呕血、黑便或血便等,患者同时有出汗、脉速、血压下降等现象。③遵医嘱使用止血和抑酸药物,出血量少者可予静脉补液,应用止血药、输血治疗等,出血量大者需要手术止血。④监测凝血功能,及时纠正凝血功能紊乱。有出血倾向者,按医嘱补充维生素 K 和维生素 C 出血。⑤应激性溃疡出血应采用冰盐水加去甲肾上腺素胃内灌洗;胰腺及周围坏死、大出血时行急诊手术治疗。

(2)胰瘘:是胰十二指肠切除术后最常见的并发症和死亡的主要原因。应密切观察患者,术后 1 周左右,患者出现腹痛、持续腹胀、发热、腹腔引流管或伤口流出无色清亮液体时,引流液测得淀粉酶,警惕发生胰瘘。取半卧位,保持引流通畅;根据胰瘘的程度,采取禁食、胃肠减压、静脉泵入生长抑素等措施;严密观察引流液颜色、量、性状,准确记录;必要时做腹腔灌洗引流,防止胰液积聚侵蚀内脏、继发感染或腐蚀大血管;持续负压引流者,应保持引流装置有效;用凡士林纱布覆盖或氧化锌软膏涂抹保护腹壁瘘口周围皮肤。

(3)胆瘘:是肝胆外科中一种严重并发症,并不少见。多出现于术后 5～10d。表现为发热,右上腹痛、腹肌紧张及腹膜刺激征。胆瘘发生后由于失液、继发感染、腹胀等因素,易导致呼吸和循环功能障碍。应做好生命体征的监测、血氧饱和度及尿量的监测,合理安排好输液顺序,注意输液滴速,及时送检血常规和电解质,预防并纠正水电解质、酸碱失衡。此外,注意观察并记录引流物的颜色、性质、量，记录出入水量，敷料色泽的变化。

(4)肠瘘：出现明显的腹膜刺激征，引流出粪便样液体或输入的肠内营养液时，应考虑肠瘘。护理措施：持续灌洗，低负压吸引，保持引流通畅；纠正水电解质酸碱平衡紊乱，加强营养支持；指导患者正确使用造口袋，保护瘘口周围皮肤。

(5)感染：以腹腔内局部细菌感染最常见，若患者免疫力低下，还可合并全身感染。术后严密观察患者有无高热、腹胀、腹痛、白细胞计数升高等。合理使用抗生素，加强全身支持治疗。预防肺部感染，严格执行无菌操作技术。形成腹腔脓肿者，可在B超引导下做脓肿穿刺置管引流术。

(6)血糖异常：动态监测血糖水平，对合并高血糖者，调节饮食并遵医嘱注射胰岛素，控制血糖在适当水平；出现低血糖者，适当补充葡萄糖。

(三)健康教育

1.自我监测

年龄40岁以上者，短期内出现持续性上腹部疼痛、腹胀、黄疸、食欲减退、消瘦等症状时，需行胰腺疾病筛查。

2.合理饮食

戒烟酒、少量多餐、均衡饮食。

3.按计划化疗

化疗期间定期复查血常规，白细胞计数低于 4×10^9/L者，暂停化疗。

4.定期复查

术后每3～6个月复查1次，若出现消瘦、贫血、发热、黄疸等症状，及时就诊。

第七章　中医内科的护理

第一节　中医内科的护理常规

一、环境与休息

1.病室环境清洁、舒适、安静，保持室内空气新鲜。

2.根据病证性质，室内温湿度适宜。

3.根据病种、病情安排病室，护送患者到指定床位休息。

二、入院介绍

1.介绍主管医师、护士，并通知医师。

2.介绍病区环境及设施的使用方法。

3.介绍作息时间及相关制度。

三、生命体征监测。

1.测量入院时体温、脉搏、呼吸、血压、体重。

2.新入院患者每日测体温、脉搏、呼吸，3 次，连续 3 日。

3.若体温 37.5℃以上者，每日测体温、脉搏、呼吸，4 次。

4.若体温 39℃以上者，每 4 小时测体温、脉搏、呼吸，1 次，或遵医嘱执行。

5.体温正常 3 日后，每日测体温、脉搏、呼吸各 1 次，或遵医嘱执行。

6.危重患者生命体征监测遵医嘱执行。

7.每日记录大便次数 1 次。

8.每周测体重、血压各 1 次，或遵医嘱执行。

四、入院评估

1.生活自理能力评估：运用 Barthel 指数评定量表进行自理能力分级。

2.皮肤评估：运用 Branden 评估表等评估患者皮肤情况。

3.跌倒风险评估：运用跌倒护理单评估患者跌倒风险。

4.根据患者病情，选择合适量表进行入院评估。

五、遵医嘱执行分级护理

1.定时巡视病房，做好护理记录。

2.严密观察患者生命体征、神志、瞳孔、舌脉、二便等变化，发现异常，及时报告医师，并配合治疗。

3.注意观察分泌物、排泄物、治疗效果及药物的不良反应等，发现异常及时报告医师。

4.及时了解患者在生活起居、饮食、睡眠和情志等方面的问题，实施相应的护理措施。

六、用药护理

遵医嘱准确给药。服药的时间、温度和方法,依病情、药性而定,注意观察服药后的效果及反应,并向患者做好药物相关知识的宣教。

七、饮食护理

辨证施膳,满足患者康复需要。

八、情志护理

加强情志护理,疏导不良心理,使其安心治疗。

九、健康教育

1.根据病情,对患者或家属进行相关健康指导,使之对疾病、治疗、护理等知识有一定了解,积极配合治疗。

2.指导患者及家属做好卫生防护,预防院内交叉感染。

3.严格执行消毒隔离制度。

十、出院指导

1.指导患者及家属出院注意事项。

2.征求意见。

第二节　脾胃科疾病的护理

一、胃脘痛

(一)概念

胃脘痛是因外感邪气,内伤饮食、情志,脏腑功能失调等导致气机郁滞,胃失所养,以上腹部近心窝处疼痛为主要临床表现。病位在胃,涉及肝、脾。急慢性胃炎、胃与十二指肠消化性溃疡等即可参照本病的护理。

(二)护理评估与观察要点

1.腹痛的部位、性质、时间、程度、疼痛有无规律及与饮食的关系。

2.饮食,生活习惯及既往史。

3.心理—社会状况。

(三)常见证候要点及治法

1.肝胃气滞证

胃脘胀满或胀痛,胁肋胀痛,症状因情绪因素诱发或加重,嗳气频作,胸闷不舒。舌苔薄白,脉弦。治法:疏肝和胃,理气止痛。

2.肝胃郁热证

胃脘饥嘈不适或灼痛,心烦易怒,嘈杂反酸,口干口苦,大便干燥。舌质红苔黄,脉弦或弦数。治法:疏肝清热,和胃止痛。

3.脾胃湿热证

脘腹痞满,食少纳呆,口干口苦,身重困倦,小便短黄,恶心欲呕。舌质红,苔黄腻,脉滑或数。治法:清热化湿,理气和胃。

4.脾胃气虚证

胃脘胀满或胃痛隐隐,餐后明显,饮食不慎后易加重或发作,纳呆,疲倦乏力,少气懒言,四肢不温,大便溏薄。舌淡或有齿印,苔薄白,脉沉弱。治法:健脾益气,行气止痛。

5.脾胃虚寒证

胃痛隐隐,绵绵不休,喜温喜按,劳累或受凉后发作或加重,泛吐清水,神疲纳呆,四肢倦怠,手足不温,大便溏薄。舌淡苔白,脉虚弱。治法:健脾益气,温中和胃止痛。

6.胃阴不足证

胃脘灼热疼痛,胃中嘈杂,似饥而不欲食,口干舌燥,大便干结。舌红少津或有裂纹,苔少或无,脉细或数。治法:养阴生津,益胃止痛。

7.胃络瘀阻证

胃脘痞满或痛有定处,胃痛拒按,黑便,面黄暗滞。舌质暗红或有瘀点、瘀斑,脉弦涩。治法:活血化瘀,理气和胃。

8.寒邪客胃证

胃痛暴作,恶寒喜暖,得温痛减,遇寒加重,口淡不渴,或喜热饮,舌淡苔薄白,脉弦紧。治法:温胃散寒,理气止痛。

9.饮食滞胃证

胃脘疼痛,胀满拒按,嗳腐吞酸,或呕吐不消化食物,其味腐臭,吐后痛减,不思饮食,大便不爽,得矢气及便后稍舒,舌苔厚腻,脉滑。治法:消食导滞,和胃止痛。

10.肝郁脾虚证

胃脘隐痛或少腹胀痛,嗳气频繁,或有泛吐酸水,烦躁易怒,失眠多梦,口苦咽干,纳呆食少,大便溏而不爽或时溏时干,舌质淡,舌苔微黄,舌体稍胖或有齿痕,脉弦缓。治法:健脾疏肝,行气止痛。

11.寒热错杂证

胃脘痞满或灼热疼痛,嘈杂吞酸,食凉则胃脘不适,纳食减少,嗳气,大便干稀交替,或肠鸣下利,舌苔黄白相兼,脉象沉细缓,或沉细弦滑。治法:辛开苦降,和胃止痛。

12.脾虚气滞证

胃脘部隐痛、胀痛,空腹尤甚,得食则缓,痛时喜按,饮食减少,无力,大便溏,舌质淡、苔薄,脉细。治法:健脾益气。

13.脾肾阳虚证

胃脘胀满不适,肢寒畏冷,气短乏力,腰膝酸软,食欲缺乏,便溏腹泻,舌质淡胖,苔白滑,脉沉迟无力。治法:温补脾肾,散寒止痛。

14.气阴两虚,瘀热内阻证

胃脘灼热疼痛或痛有定处,神疲乏力,气短懒言,咽干口燥,烦渴欲饮,小便短少,大便干结,舌红苔少,脉虚数。治法:益气养阴,清热化瘀。

(四)护理要点

1.一般护理

(1)按内科一般护理常规实施。

(2)胃痛持续不已,疼痛较剧烈,或呕血、黑便者,应卧床休息,缓解后可下床活动。

2.用药护理

(1)中药汤剂一般宜温服。

(2)脾胃虚寒或寒凝气滞者,中药汤剂宜热服。

(3)慎用药物:慎用损伤胃黏膜的药物。

(4)多潘立酮片等促动力药宜饭前15～30分钟服用。

3.饮食指导

(1)饮食以质软、少渣、易消化、定时进食、少量、多餐为原则:宜细嚼、慢咽,减少对胃黏膜的刺激;忌食辛辣、肥甘、过咸、过酸、生冷之品,戒烟酒、浓茶、咖啡。

(2)肝胃气滞证:进食疏肝理气的食物,如香橼、佛手、山楂、桃仁、山药、萝卜、生姜等。忌食壅阻气机的食物,如豆类、红薯、南瓜等。食疗方:金桔山药粟米粥等。

(3)肝胃郁热证:进食疏肝清热的食物,如栀子、杏仁、薏苡仁、莲子、菊花等。食疗方:菊花饮等。

(4)脾胃湿热证:进食清热除湿的食物,如荸荠、百合、马齿苋、赤小豆等。食疗方:赤豆粥等。

(5)脾胃气虚证:进食补中健胃的食物,如鸡蛋、瘦猪肉、羊肉、大枣、桂圆、白扁豆、山药、茯苓。食疗方:莲子山药粥等。

(6)脾胃虚寒证:进食温中健脾的食物,如猪肚、鱼肉、羊肉、鸡肉、桂圆、大枣、莲子、生姜等。食疗方:桂圆糯米粥等。

(7)胃阴不足证:进食健脾和胃的食物,如蛋类、莲子、山药、白扁豆、百合、大枣、薏苡仁、枸杞等。忌油炸食物、羊肉、狗肉、酒类等助火之品。食疗方:山药百合大枣粥、山药枸杞薏米粥等。

(8)胃络瘀阻证:进食活血祛瘀食物,如桃仁、山楂、大枣、赤小豆、生姜等。忌粗糙、坚硬、油炸、厚味之品,忌食生冷性寒之物。食疗方:大枣赤豆莲藕粥等。

(9)寒邪客胃证:宜食温胃散寒,理气止痛的食物。如陈皮、胡椒、生姜、猪肚等。食疗方:胡椒猪肚汤等。

(10)饮食滞胃证:宜食消食导滞、理气止痛的食物。如山楂、神曲、陈皮等。食疗方:曲末粥等。

(11)肝郁脾虚证:宜食疏肝解郁,健脾益气的食物。如佛手、菊花、淮山、桂圆、扁豆等。食疗方:佛手玫瑰茶等。

(12)寒热错杂证:宜食寒热并用、和中消痞的食物,宜进食猪肚、人参、生姜、陈皮等。食疗方:人参瘦肉汤等。

(13)脾虚气滞证:宜食健脾行气的食物,如黄芪、淮山、陈皮、桂圆、红枣等。食疗方:桂圆红枣粥等。

(14)脾肾阳虚证:宜进食健脾益肾的食物,如猪腰、猪肚、淮山、桂圆、核桃等。食疗方:核桃桂圆粥等。

(15)气阴两虚,瘀热内阻证:宜食益气养阴,清热祛瘀的食物。如沙参、玉竹、麦冬、黄芪、桃仁等。食疗方:如麦冬粥等。

4.情志护理

(1)保持情绪稳定,避免不良刺激。

(2)鼓励患者表达内心感受,针对性给予心理支持。

(3)指导患者掌握自我排解不良情绪的方法,如音乐疗法、谈心释放法、转移法。

5.常见症状施护

(1)胃脘疼痛

1)观察疼痛的部位、性质、程度、持续时间、诱发因素及伴随症状。出现疼痛加剧,伴呕吐、寒热,或出现厥脱先兆症状时应立即报告医师,采取应急处理措施。

2)急性发作时宜卧床休息,给予精神安慰;伴有呕吐或便血时立即报告医师,指导患者暂禁饮食,避免活动及精神紧张。

3)根据证型,指导患者进行饮食调护,忌食辛辣、肥甘、煎炸之品,戒烟酒。

4)调摄精神,指导患者采用有效的情志转移法,如深呼吸、全身肌肉放松、听音乐等。

5)艾灸:取中脘、气海、关元、足三里等穴位。中药热熨敷:脾胃虚寒者予五籽散中药封包热熨胃脘部。

(2)胃脘胀满

1)观察胀满的部位、性质、程度、时间、诱发因素及伴随症状。

2)鼓励患者饭后适当运动,保持大便通畅。

3)根据食滞轻重控制饮食,避免进食过饱。

4)保持心情舒畅,避免郁怒、悲伤等情志刺激。

5)穴位敷贴:取脾俞、胃俞、肾俞、天枢、神阙、中脘、关元等穴位。腹部按摩:全腹部顺时针按摩,每次 15—20 分钟,每日 2~3 次。

(3)嗳气、反酸

1)观察嗳气、反酸的频率、程度、伴随症状及与饮食的关系。

2)指导患者饭后不宜立即平卧,发作时宜取坐位,可饮用温开水:若空腹时出现,应立即进食以缓解不适。

3)忌生冷饮食,少食甜、酸之品,戒烟酒。

4)指导患者慎起居,适寒温,畅情志,避免恼怒、抑郁。

5)穴位注射:取双侧足三里、内关等穴位。穴位按摩:取足三里、合谷、天突、中脘、内关等穴位。

(4)纳呆

1)观察患者饮食状况、口腔气味、口中感觉、伴随症状及舌质舌苔的变化。

2)定期测量体重,监测有关营养指标的变化,并做好记录。

3)指导患者少食多餐,宜进高热量、高优质蛋白、高维生素、易消化的饮食,忌肥甘厚味、煎炸之品。

4)耳穴贴压:取耳穴脾、胃、肝、小肠、心、交感等穴位。

6.康复护理

(1)指导患者和家属了解本病的性质,掌握控制疼痛的简单方法,减轻身体痛苦和精神压力。

(2)鼓励患者适当进行体育锻炼,如散步、做保健操、练气功等,并指导患者注意陶冶情操,保持稳定情绪。

(五)健康(出院)指导

1.生活规律,劳逸结合,保证睡眠,保持乐观情绪。同时,避免寒感外邪。

2.养成饮食有节、定时定量、勿暴饮暴食的习惯,禁烟酒、浓茶、咖啡等刺激性食物。

3.如出现疼痛、嗳气、反酸等症状时,及时就医。

二、胃疡

(一)概念

胃疡是因情志郁怒,肝气失达,饮食不节,或外邪侵扰,药物刺激等,使脾胃失健,胃络受损所致,以经常性胃脘疼痛为主要临床表现。相当于西医学的胃及十二指肠溃疡。临床上分实证和虚证。

(二)护理评估与观察要点

1.腹痛的部位、性质、时间、程度、疼痛有无规律及与饮食的关系。

2.饮食,生活习惯及既往史。

3.心理一社会状况。

(三)常见证候要点及治法

1.肝胃不和证

胃脘胀痛,窜及两胁;善叹息,遇情志不遂胃痛加重;嗳气频繁;口苦;性急易怒;嘈杂泛酸。舌质淡红,苔薄白或薄黄。治法:疏肝理气。

2.脾胃气虚证

胃脘隐痛;腹胀纳少,食后尤甚;大便溏薄;肢体倦怠;少气懒言;面色萎黄;消瘦。舌淡苔白。治法:健脾益气。

3.脾胃虚寒证

胃脘隐痛,喜暖喜按;空腹痛重,得食痛减;纳呆食少;畏寒肢冷;头晕或肢倦;泛吐清水;便溏腹泻。舌体胖,边有齿痕,苔薄白。治法:温中健脾。

4.肝胃郁热证

胃脘痛势急迫,有灼热感;口干口苦;吞酸嘈杂;烦躁易怒;便秘;喜冷饮。舌质红,苔黄或苔腐或苔腻。治法:疏肝泄热。

5.胃阴不足证

胃脘隐痛或灼痛;似饥而不欲食,口干而不欲饮;口干舌燥;纳呆干呕;失眠多梦;手足心热;大便干燥。舌红少津裂纹、少苔、无苔或剥脱苔。治法:养阴益胃。

6.脾胃湿热证

胃脘疼痛或胀痛,顶胀两胁,口干口苦,口臭,不欲饮,尿黄,大便不爽。舌红,苔黄厚腻,脉滑数。治法:健脾和胃,清热祛湿。

7.瘀阻胃络证

胃脘刺痛，或如刀割，痛有定处，按之痛甚，食后加剧，入夜尤甚，病程长久，反复发作，面色晦暗。或见呕血、黑便。舌质紫暗或两侧瘀斑、瘀点，脉涩。治法：活血化瘀，通络止痛。

8.肝郁脾虚证

胃脘疼痛，牵连两胁，乏力。食欲减少，食后腹胀，嗳气吞酸，烦躁易怒，情志忧郁。舌淡红，苔薄白，脉弦细。治法：疏肝健脾，行气止痛。

（四）护理要点

1.一般护理

（1）按内科一般护理常规实施。

（2）胃痛持续不已，疼痛较剧烈，或者呕血、黑便者，应卧床休息。

2.用药护理

（1）中药汤剂一般宜温服。

（2）脾胃虚寒或寒凝气滞者，中药汤剂宜热服。

（3）根除幽门螺杆菌前应先注意口腔卫生。睡前空腹服用抗酸药物效果最好。服用抗菌药物期间不能吃酸的食品或者喝酸奶。

3.饮食指导

（1）饮食以质软、少渣、易消化、定时进食、少量、多餐为原则；宜细嚼、慢咽，减少对胃黏膜的刺激；忌食辛辣、肥甘、过咸、过酸、生冷之品，戒烟酒、浓茶、咖啡。

（2）肝胃不和证：宜疏肝理气之品，如佛手、山楂、山药、萝卜、生姜等。忌食壅阻气机的食物，如豆类、红薯、南瓜等。食疗方：山药粥、萝卜汤。

（3）脾胃气虚证：宜补中健胃之品，如大枣、白扁豆、山药等。食疗方：大枣山药粥。

（4）脾胃虚寒证：宜温中健脾之品，如桂圆、大枣、生姜、羊肉等。食疗方：姜汁羊肉汤。

（5）肝胃郁热证：宜疏肝清热之品，如薏苡仁、莲子、菊花等。食疗方：苡仁莲子粥。

（6）胃阴不足证：宜健脾和胃之品，如蛋类、莲子、山药、白扁豆、百合、大枣、薏苡仁、枸杞等。食疗方：山药百合大枣粥等。

（7）脾胃湿热证：宜清热祛湿，理气和胃之品。如茯苓、薏苡仁等。食疗方：双鱼汤等。

（8）瘀阻胃络证：宜补气活血，化瘀止痛之品。如田七、红枣、黄芪等。食疗方：田七煲鸡汤等。

（9）肝郁脾虚证：宜疏肝和胃，降逆止痛之品。如佛手、陈皮、菊花等。食疗方：佛手养胃粥等。

4.情志护理

（1）指导患者保持乐观情绪，规律生活，避免过度紧张劳累。

（2）针对患者忧思恼怒、恐惧紧张等不良情志，指导患者采用移情相制疗法，转移其注意力，淡化、甚至消除不良情志；针对患者焦虑或抑郁的情绪变化，可采用暗示疗法或顺情从欲法，如精神放松法、呼吸控制训练法，提高自我调控能力及心理应急能力。

（3）鼓励家属多陪伴患者，给予患者心理支持。

（4）鼓励病友间多沟通交流疾病防治经验，提高认识，增强治疗信心。

(5)指导患者和家属了解本病的性质,掌握控制疼痛的方法,减轻精神压力。

5.常见症状施护

(1)胃脘疼痛

1)观察疼痛部位、性质、程度、持续时间、诱发因素及伴随症状,做好疼痛评分,可应用疼痛自评工具“数字评分法(NRS)”评分,记录具体分值。

2)指导患者卧床休息,避免活动及精神紧张。出现呕吐或便血时立即报告医师处理。

3)穴位按摩:取中脘、气海、胃俞、合谷、足三里等。艾灸:取中院、神阙、气海、关元等穴位。

(2)嗳气、反酸

1)观察嗳气、反酸的频率、程度、伴随症状及与饮食的关系。

2)指导患者饭后不宜立即平卧,发作时宜取坐位,可饮用温开水,若空腹时出现嗳气、反酸,应立即进食以缓解不适。

3)穴位注射,取足三里、内关等穴。

(3)纳呆

1)观察饮食状况、口腔气味、伴随症状及舌质舌苔的变化,保持口腔清洁。

2)定期测量体重,并做好记录。

3)耳穴贴压:取耳穴脾、胃、肝、小肠、心、交感等。

(4)恶心呕吐

1)观察和记录呕吐物颜色、气味、性质、量、次数及伴随症状。呕吐剧烈、量多,或呕吐物中带咖啡样物或鲜血时,及时报告医师,并配合处理。

2)防止误吸,有恶心、呕吐时应协助患者上半身抬高,侧卧位。

3)保持口腔清洁,可用淡盐水漱口。

4)穴位注射,取足三里或内关穴。

6.康复护理

(1)指导患者和家属了解本病的性质,掌握控制疼痛的简单方法,减轻身体痛苦和精神压力。

(2)指导患者养成良好的饮食卫生习惯,制订推荐食谱,改变以往不合理的饮食结构。

(3)避免导致疾病发生或加重的因素。

(4)坚持传统体育疗法,如太极拳以稳定情绪,五禽戏、八段锦以防治疾病。

(五)健康(出院)指导

1.生活规律,劳逸结合,保证睡眠,保持乐观情绪。同时,避免寒感外邪。

2.养成饮食有节、定时定量、勿暴饮暴食的习惯,禁烟酒、浓茶、咖啡等刺激性食物。

3.如出现疼痛、嗳气、反酸、呕血或黑便等症状时,及时就医。

三、呕血/便血

(一)概念

1.呕血病

血由胃来,经呕吐而出,血色红或紫暗,常夹有食物残渣,称为吐血,亦称为呕血。

2.便血病

胃肠脉络受损，血液随大便而下，或大便呈柏油样为主要临床表现的病证。

(二)护理评估与观察要点

1.出血部位、方式、量、颜色、性质及伴随症状。

2.有无不良生活习惯，有无机械损伤消化道等情况。

3.饮食习惯、卫生习惯、发病经过、病程长短。

4.潜在并发症

(1)血脱：与出血量多，或反复出血有关，可伴有烦躁不安，面色苍白，肌肤湿冷，呼吸浅促，血压明显下降，脉搏细弱等。

(2)窒息：与大量呕血不能及时排出，血阻气道有关，表现为大量呕血突然中止，自觉胸闷气促，甚则唇甲发绀，呼吸骤停。

(三)常见证候要点及治法

1.出血期

(1)胃热迫血证：突然呕血或柏油样便，或解暗红色大便，大便臭秽，胃脘灼热疼痛，口干苦，口气臭，喜冷饮，尿赤，舌红苔黄，脉滑数。治法：清胃泻火，凉血止血。

(2)肝火犯胃证：吐血鲜红或紫暗量多，来势急迫，口苦目赤，胸胁胀痛，心烦易怒，寐少梦多，或伴黄疸，或见蛛丝赤缕，舌红绛，苔黄，脉弦数。治法：清肝泻火，和胃止血。

(3)湿热内盛证：解黑色柏油便或暗红色便或解黑色成形便，气味臭秽，解便不畅，脘腹胀痛；舌红，苔黄厚腻，脉滑数。治法：清化湿热，凉血止血。

(4)阴虚火旺证：吐血、便血反复不已，色红量不多，胃痛隐隐，伴五心烦热，口干欲饮，乏力，消瘦，心烦，失眠多梦，舌红，少苔，脉细数。治法：滋阴清热，凉血止血。

(5)脾虚不摄证：大便色黑，稀溏，或吐血暗淡，病程缠绵难愈，伴腹胀纳呆，乏力，头昏，心悸，面色无华，舌质淡，苔薄白，脉细弱。治法：健脾益气，摄血止血。

(6)脾胃虚寒证：便血紫暗，甚则黑色，腹部隐痛，喜热饮，面色无华，神倦懒言，便溏，口淡流清涎，畏寒肢冷，舌质淡白，苔薄白腻，脉弱。治法：健脾温中，养血止血。

(7)气衰血脱证：大量呕血，便血后，出现面色唇甲苍白，眩晕，心悸，烦躁，口干，冷汗淋漓，四肢冷，尿少，神态恍惚或昏迷，舌淡脉细弱。治法：益气摄血，回阳固脱。

2.静止期(胃有余热，气阴不足)

呕血，便血刚停止，上腹部胀满不适，口干，乏力，头昏，大便色褐或黄。舌稍红少津，苔少，脉沉细。治法：补益气血，养胃生肌。

3.恢复期(气血亏虚)

呕血、便血停止，上腹胀满不适，乏力，口干，纳呆，大便色黄。舌淡白，苔薄白，脉沉细。治法：补益气血。

(四)护理要点

1.一般护理

按内科一般护理常规实施。

2.给药护理

(1)中药与西药的服药时间应间隔1～2小时左右。

(2)中药汤剂宜温偏凉服。

(3)伴有呕吐者宜姜汁滴舌后服,并采用少量频服。

(4)尽快补充血容量,立即迅速建立静脉通道,失血量较大时,可输入胶体扩容剂,若需输血者,待配血后立即输血。

(5)止血措施要跟上,静脉滴注止血药应遵医嘱调整滴速,并监测血压、心率等变化。

3.情志调理

(1)多与患者沟通,掌握情志动态。

(2)鼓励家属多陪伴患者。

(3)正确运用开导法,使患者心境坦然,精神愉快,心情舒畅,气机条达,气血调和,脏腑气血功能旺盛,促使疾病早愈。

(4)指导患者注意陶冶情操,避免情志过激。

4.常见症状施护

(1)呕血、便血

1)安置在抢救室或观察室,避免不必要的搬动和检查,绝对卧床休息,头偏一侧。

2)观察出血部位、色、质、量及出血诱因和时间。

3)密切观察患者的神志、面色、肢温等情况,定时测量生命体征,记录24小时尿量。

如发现患者面色苍白、大汗淋漓、血压下降时,立即报告报告医生,配合抢救。

4)迅速建立有效静脉通道,为及时输血、输液做好准备。

5)严格记录出入量、出血量,注意观察患者每日尿量,保证每小时平均尿量大于30mL。

6)加强生活护理,每日用盐水或遵医嘱予中药液口腔护理,便后协助清理,保持肛周皮肤清洁。

7)呕血或便血后及时清理血污,更换污染的衣被,减轻患者恐惧的心理。

8)呕血的患者随时遵医嘱用冰水或冰冻止血中药夜胃内灌洗;便血者,遵医嘱可用生地、地榆等中药煎水代茶冷饮。

(2)头昏、心悸

1)加强安全护理,绝对卧床,加护床栏,防止坠床。

2)观察患者心率、心律、血压、呼吸、神色、汗出等变化,并做好记录。

3)给予低流量吸氧。

(3)乏力

1)加强安全护理,绝对卧床,加护床栏,防止坠床。

2)加强基础护理,加强巡视,及时了解患者生活所需,协助患者洗漱、进食等。

3)病情稳定后,在陪人协助下可适当下床活动,进行体育锻炼,以促进体力恢复。

5.康复护理

病情稳定后,可适当进行体育锻炼,如散步、做保健操、练气功等,但不宜剧烈活动。

(五)健康(出院)指导

1.生活规律,劳逸结合,保证睡眠,保持乐观情绪。同时,避免外感寒邪。

2.养成饮食有节、定时定量、勿暴饮暴食的习惯,康复期饮食应选择细软易消化富含营养的食物,避免机械性和化学性刺激过强的食物,禁烟酒、浓茶、咖啡等刺激性食物。

3.如出现呕血、大便色黑、头晕等不适应及时就医。

四、积聚(肝硬化)

(一)概念

积聚是由疫毒时邪,酒食不节,情志所伤,劳欲过度,虫积水毒及他病日久失治转归所致的一类病证。主要表现为腹内结块,或胀或痛。病位主要在肝、脾两脏。

(二)护理评估与观察要点

1.评估全身表现:精神、营养、体力、黄疸、水肿、肝病面容、肝掌、蜘蛛痣等。

2.评估消化道症状:食欲缺乏、腹胀、腹泻、腹痛、黄疸等症状的诱发因素、发作时间、性质、程度等。

3.评估门静脉高压三大临床表现:脾肿大,侧支循环的建立与开放,腹腔积液的程度及潜在的护理问题。

4.评估潜在并发症及安全隐患:如出血倾向或贫血,面色萎黄、鼻腔出血、牙龈出血、皮肤和黏膜有紫斑或出血点,或有呕血与黑便。

5.评估饮食、生活习惯、心理一社会状况及既往病史。

(三)常见证候要点及治法

1.湿热内阻证

皮目黄染,黄色鲜明,恶心或呕吐,口干苦或口臭,胁肋灼痛,或纳呆,或腹胀,小便黄赤,大便秘结或黏滞不畅,舌苔黄腻。治法:清热利湿。

2.肝脾血瘀证

胁痛如刺,痛处不移,朱砂掌,或蜘蛛痣色暗,或毛细血管扩张,胁下积块,胁肋久痛,面色晦暗,舌质紫暗,或有瘀斑瘀点。治法:活血软坚。

3.肝郁脾虚证

胁肋胀痛或窜痛,急躁易怒,喜太息,口干口苦,或咽部有异物感,食欲缺乏或食后胃脘胀满,腹胀,嗳气,乳房胀痛或结块,便溏,舌质淡红,苔薄黄或薄白。治法:疏肝理气健脾。

4.脾虚湿盛证

食欲缺乏或食后胃脘胀满,便溏或黏滞不爽,腹胀,气短,乏力,恶心或呕吐,自汗,口淡不欲饮,面色萎黄,舌质淡或齿痕多,舌苔薄白或腻。治法:健脾利湿。

5.肝肾阴虚证

腰痛或腰酸膝软,眼干涩,五心烦热或低热,耳鸣,耳聋,头晕,眼花,胁肋隐痛,劳累加重,口干咽燥,小便短赤,大便干结,舌红少苔。治法:滋养肝肾。

6.脾肾阳虚证

五更泄,腰痛或腰酸腿软,阳痿,早泄,耳鸣,耳聋,形寒肢冷,小便清长或夜尿频数,舌质淡胖,苔润。治法:健脾温肾。

(四)护理要点

1.一般护理

按内科一般护理常规实施。

2.用药护理

(1)合并食管静脉曲张者中药汤剂宜温服。

(2)脾虚湿盛者中药汤剂宜浓煎,少量频服;湿热内阻者中药宜温服。

(3)应用利尿剂者应监测尿量、腹围、体重变化,并定期监测患者电解质变化,防低钾、低钠的发生。

3.饮食指导

(1)饮食原则:清淡、易消化低脂半流饮食,不食山芋、土豆等胀气食物,勿暴饮暴食,忌食生冷辛辣、煎炸油腻、粗硬之品,禁烟酒。并发肝性脑病者予低蛋白饮食,禁食动物蛋白;长期使用利尿剂者,摄入含钾高的食物,如柑橘、橘汁、蘑菇等。

(2)湿热内阻证:饮食宜偏凉,宜食清热利湿类之品,如西瓜、藕、冬瓜、鲤鱼等。食疗方:薏米绿豆粥。

(3)肝脾血瘀证:饮食宜稀软,宜食理气活血化瘀之品,如柚子、扁豆、山楂等。食疗方:山楂薏米羹。

(4)肝郁脾虚证:宜食疏肝健脾之品,如山药、黑豆、莲藕等。食疗方:黑鱼山药汤。

(5)脾虚湿盛证:宜食健脾利湿之品,如鲤鱼、鲫鱼、赤小豆等。食疗方:鲫鱼赤小豆汤。

(6)肝肾阴虚证:宜食滋补肝肾之品,如百合、枸杞、甲鱼等。食疗方:百合枸杞粥。

(7)脾肾阳虚证:宜食温补脾肾之品,如韭菜、胡桃等。食疗方:羊肉汤。

4.情志护理

(1)对于焦虑的患者,加强健康教育,针对病情恰当解释,使患者和家属对疾病有正确的认识,不思少虑,防止思多伤脾。

(2)对于恐惧或急躁易怒的患者,加强与患者沟通,介绍成功病例,增强患者治疗的信心;向患者说明疾病和情志的关系,鼓励患者积极面对疾病,提高患者治疗的依从性:采用移情易性、澄心静志疗法,以疏导情志,稳定情绪。

(3)对于情绪低落或悲观失望的患者,鼓励患者积极参与社会活动,多与家人、同事、朋友沟通,建立良好的人际关系,争取社会支持,以利康复。

(4)病情稳定时,进行体育锻炼,如气功、太极拳、八段锦、五禽戏等。

5.常见症状施护

(1)胁痛

1)观察疼痛的部位、性质、程度、发作的时间、伴随症状以及与气候、饮食、情志、劳倦的关系,避免疼痛的诱发因素。

2)病室宜安静,减少外界不良刺激,疼痛发作时卧床休息。

3)遵医嘱药熨,热熨疼痛部位。湿热内阻证不宜此法。中药冷敷:双柏水蜜外敷于右胁部,具有行气止痛、活血化瘀的功效,适用于胁肋胀痛患者。

(2)腹胀

1)观察腹胀的部位、性质、程度、时间、诱发因素,及伴随症状,观察腹胀发作的规律,定期测量腹围及体重。避免腹胀发作的诱因,如饮食过饱、低钾等。

2)保持大便通畅,予腹部按摩,顺时针方向环形按摩,每次15～20分钟,每日2～3次,便秘者遵医嘱保留灌肠。

3)遵医嘱艾灸,取足三里、中脘、天枢等穴。湿热内阻、肝肾阴虚发热者忌用此法。

(3)黄疸

1)密切观察黄疸伴随症状,加强巡视。如果患者出现黄疸迅速加深,伴高热、腹腔积液、神志恍惚、烦躁等急黄证,及时报告医师,积极配合抢救。

2)保持大便通畅,便秘者遵医嘱口服通便药物,禁止使用碱性液体灌肠。

3)并发皮肤瘙痒时,指导患者着棉质宽松透气衣裤,保持个人卫生,避免用力抓挠,防止皮肤破溃,洗澡时禁用肥皂或浴液等碱性用品。

4)遵医嘱中药保留灌肠、中药全结肠灌洗、退黄方中药熏洗。

(4)纳呆

1)观察患者饮食情况、口腔气味、口中感觉、伴随症状及舌质舌苔的变化。

2)保持病室空气新鲜,及时清除呕吐物、排泄物,避免不良气味刺激。

3)穴位按摩,取足三里、脾俞、中脘等穴。中药穴位注射:用黄芪针注射双侧足三里,益气健脾。

6.康复护理

(1)指导患者或家属自我监测腹围、体重、尿量、大便情况。

(2)帮助患者建立排便规律,保持大便通畅,避免因便秘、湿毒内积导致的并发症。

(3)病情康复期,可适当参加轻体力工作或活动,如散步、保健操、太极拳、八段锦、气功等,可促进消化、条达情志、增强体质。但须劳逸结合,动静有度。

(4)指导患者及家属进行相关疾病防护,防止交叉感染。

(五)健康(出院)指导

1.生活调护

指导患者养成良好的起居作息习惯,生活有规律,避免熬夜,保证充足的睡眠。疾病恢复期可适当做一些慢节奏体育活动,增强体质,但应劳逸结合,避免劳累。

2.饮食调养

养成良好的饮食习惯,严禁饮酒,避免饮食过饱,少食肥甘厚腻及辛辣之品,以高热量、维生素丰富而易消化的食物为宜。如有肝性脑病先兆时应限制蛋白质饮食;有腹腔积液者,视病情调整盐和水摄入,有食管－胃底静脉曲张者,应避免进食坚硬、粗糙食物。

3.精神调理

本病与情志关系密切,指导患者保持乐观情绪,避免急躁、暴怒、抑郁等不良情绪刺激。

4.用药指导

指导患者积极治疗原发疾病,在医师指导下用药,避免滥用药物加重肝脏负担和肝功能损害。

5.复诊指导

指导患者定期门诊复查肝功能、凝血功能、乙肝 DNA 腹部 B 超/CT 等。

五、吐酸病(胃食管反流病)

(一)概念

吐酸病是指人自觉有酸水自胃脘上泛于食管，咽喉或口腔的病症，临床上常伴有烧心、胸骨后烧灼痛、反食、嗳气等症，部分患者伴有咽部梗阻感、夜间呛咳等症状。本病病位在胃和食管，与肝、胆、脾关系密切。

(二)护理评估与观察要点

1.评估患者烧心、反酸的频率、程度、伴随症状及与饮食的关系。

2.评估患者疼痛的部位、性质、程度、持续时间、诱发因素。

3.观察患者嗳气的时间、次数及伴随症状。

4.观察患者饮食情况，生活习惯、心理一社会状况及既往病史。

(三)常见证候要点及治法

1.肝胃郁热证

烧心，反酸，胸骨后灼痛，胃脘灼痛，脘腹胀满，嗳气反食，心烦易怒，嘈杂易饥，舌红苔黄。治法：疏肝泄热，和胃降逆。

2.胆热犯胃证

口苦咽干，烧心，脘胁胀痛，胸痛背痛，反酸，嗳气反流，心烦失眠，嘈杂易饥，舌红苔黄腻。治法：清化胆热，降气和胃。

3.中虚气逆证

反酸或泛吐清水，嗳气反流，胃脘隐痛，胃痞胀满，食欲缺乏，神疲乏力，大便溏薄，舌淡苔薄。治法：健脾和胃，疏肝降逆。

4.气郁痰阻证

咽喉不适如有痰梗，胸膺不适，嗳气或反流，吞咽困难，声音嘶哑，半夜呛咳，舌苔白腻。治法：开郁化痰，降气和胃。

5.瘀血阻络证

胸骨后灼痛或刺痛，后背痛，呕血或黑便，烧心，反酸，嗳气，胃脘隐痛，舌质紫暗或瘀斑。治法：活血化瘀，行气通络。

(四)护理要点

1.一般护理

按内科一般护理常规实施。

2.用药护理

中药制剂宜温服。中药汤剂一般以上午九时、下午三时为宜，虚证汤剂适宜久煎、热敷或温敷；实证适宜温服或凉服；补益药、健脾药宜饭前服用。

3.饮食指导

(1)饮食细软易消化、定时定量、少食多餐为原则。宜细嚼、慢咽。忌食辛辣刺激、肥甘厚味、过食辛、酸及易产酸食物；禁忌易阻气机、寒凉生冷、坚硬的食物。戒烟酒、浓茶、咖啡。

(2)肝胃郁热证:宜食疏肝解郁,和胃清热的食品,如金橘根、猪肚;肝气犯胃者宜食理气降气的食品,如萝卜、佛手、生姜等。食疗方:金桔根饮等。

(3)胆热犯胃证:宜食疏肝利胆,清热和胃的食品,如猕猴桃、甘蔗(不宜空腹食用)白菜、蚌肉、生姜等。食疗方:白菜汤等。

(4)中虚气逆证:宜食补中益气、健脾和胃的食品,如粳米、莲藕、香菇、山药、猪肚、莲子等。食疗方:粳米山药粥等。

(5)气郁痰阻证:宜食理气止郁,健脾化痰的食品,如扁豆、佛手、萝卜等。食疗方:扁豆萝卜汤。

(6)瘀血阻络证:宜食活血化瘀,理气通络的食品,如莲藕、丝瓜等。食疗方:黑木耳炒肉片。

(7)烧心反酸的患者忌食生冷,少食甜、酸之品,戒烟酒、浓茶、浓咖啡、韭菜、茴香等,不宜过饱或过量饮水;胸骨后灼痛的患者忌食过热、过烫的食物以免损伤食管黏膜,忌食辛辣、肥甘、煎炸之品,戒烟酒;胃脘胀满。

(8)烹调方法。食物应切细煮软,烹调以烧、蒸、煮等软性烹调为主,忌煎、炸、熏烤及腌制食品。

4.情志调理

(1)了解患者心理状态,指导患者避免忧思恼怒,保持乐观情绪。

(2)鼓励家属多陪伴患者,给予患者心理支持。

(3)针对患者不良情绪,指导采用移情相制疗法,转移注意力,淡化、消除不良情志。

(4)针对患者焦虑或抑郁的情绪变化,可采用暗示疗法,如言语暗示、药物暗示、情境暗示等,解除患者心理上的压力和负担。

(5)鼓励患者间沟通,交流疾病防治经验,提高对疾病的认识,增强治疗信心。

5.常见症状施护

(1)烧心、反酸、嘈杂

1)观察烧心、反酸的频率、程度、伴随症状及与饮食的关系。

2)指导患者饭后 30 分钟内不宜平卧,就寝时宜抬高床头 30°。反酸明显者,用温淡盐水漱口。口苦、口臭、牙龈肿痛做好口腔护理,可遵医嘱应用中药含漱。

3)艾灸,取神阙、中脘、天枢等穴。

(2)胸骨后灼痛

1)观察疼痛的部位、性质、程度、持续时间、诱发因素。

2)注意休息,少量饮温开水,可自上而下按摩胃脘部,使气顺而痛缓。

3)艾灸,取中脘、气海、关元、足三里等穴。

(3)嗳气、胃脘胀满

1)观察嗳气的时间、次数及伴随症状。

2)穴位贴敷,取中脘、天枢、胃俞等穴。

6.康复护理

(1)情志调摄:保持心情舒畅尤为重要,宜疏导患者,保持积极乐观的心态,及时调节好心情。

(2)饮食宜忌:对于肥胖的患者,要控制饮食,平衡营养,尽快减轻体重。减少高脂肪膳食的摄入,忌食咖啡、巧克力、薄荷等食物,禁烟酒,避免进食过冷、过热及甜酸辛辣等刺激性食物,以防疼痛症状加重,导致病情反复。

(3)起居调摄:由于反流易发生在夜间,睡觉时可抬高床头(15cm～20cm)。睡前不进食,晚餐与入睡的间隔不得少于3小时,以减少夜间食物刺激泌酸。

(五)健康(出院)指导

1.指导患者生活规律,劳逸结合,适当运动,保证睡眠,保持乐观情绪。

2.指导患者养成良好的饮食卫生习惯,制订推荐食谱,改变以往不合理的饮食结构。睡前不进食,晚餐与睡前的间隔不少于3小时。

3.指导患者注意保暖,避免腹部受凉,可腹部按摩:掌心在腹部按顺时针方向做绕圈按摩,也可从上腹往下腹缓缓按摩,每天进行3～4次,每次5～10分钟左右。

4.指导患者及家属了解本病的性质,掌握控制疼痛的简单方法,减轻身体痛苦和精神压力,及时就诊。

第三节　风湿科疾病的护理

一、痛风

(一)概念

痛风是由湿浊瘀阻、留滞关节经络,气血不畅所致,以趾、指等关节红肿疼痛或伴发热等为主要临床表现。痛风病位在脾、肾、肝,以肝肾亏虚、脾失健运为本,以风寒湿热、痰浊、瘀血闭阻经脉为标。

(二)护理评估与观察要点

1.评估疼痛诱因、性质、累及小关节的部位及数量、持续时间、程度,并进行疼痛评分。

2.评估患者关节有无红、肿、热,以及关节皮肤有无渗液、硬结等。

3.观察患者有无发热。

4.观察患者是否有尿浊、水肿、腰酸腰痛、呕恶频作等主要症状。

(三)常见证候要点及治法

1.湿热蕴结证(急性期)

关节红肿热痛,发病急骤,病及一个或多个关节,多兼有发热、口渴、烦闷不安或头痛汗出,小便短黄。舌红苔黄,或黄腻,脉弦滑数。治法:清热利湿,通络止痛。

2.脾虚湿阻证(间歇期)

无症状期,或仅有轻微的关节症状,可见身困倦怠,头昏头晕,腰膝酸痛,纳食减少,脘腹胀闷。舌质淡胖或舌尖红,苔白或黄厚腻,脉细或弦滑等。治法:健脾利湿,益气通络。

3.寒湿痹阻证(慢性期)

关节疼痛,肿胀不甚,局部不热,痛有定处,屈伸不利,或见皮下结节或痛风石。舌苔薄白或白腻，脉弦或濡缓。治法：温经散寒，除湿通络。

4.痰瘀痹阻证（慢性期）

关节疼痛反复发作，日久不愈，或呈刺痛，固定不移，关节肿大，甚至强直畸形，屈伸不利，皮下结节，或皮色紫暗，脉弦或沉涩。治法：活血化瘀，涤痰通络。

（四）护理要点

1.一般护理

按内科一般护理常规实施。

2.用药护理

（1）中药汤剂宜餐后服用，湿热蕴结证中药宜凉服，脾虚湿阻证、痰浊阻滞证、寒湿痹阻证中药宜温服。

（2）指导患者避免服用诱发高尿酸血症的药物，如利尿剂、阿司匹林、抗结核药物等。

（3）指导患者根据医嘱正确应用解热镇痛药物，以改善炎症反应，降低疼痛程度。严密观察用药效果及反应，注意患者有无使用药物后的并发症，如胃肠出血、腹泻等。

3.饮食指导

（1）饮食宜食清淡、易消化之品，避免进食高嘌呤的食物，并且适当限制脂肪和食盐的摄入。

（2）湿热蕴结证：饮食宜清热利湿，祛风通络之品，如绿豆、薏苡仁、茯苓等。食疗方：绿豆汤、冬瓜薏苡汤等。

（3）脾虚湿阻证：饮食宜健脾利湿，益气通络之品，如黄芪、茯苓、薏苡仁、芡实等，食疗方：黄芪瘦肉粥、茯苓饼等。

（4）寒湿痹阻证：饮食宜温经散寒，除湿通络之品，如生姜、红糖、茯苓、当归等，食疗方：苡仁粳米粥等。

（5）痰瘀痹阻证：饮食宜活血祛瘀，化痰通络之品，如桃仁、田七等，食疗方：薏米防风茶、田七当归瘦肉汤等。

4.情志调理

（1）对患者进行心理安慰，解释病情，讲解疾病相关知识，帮助其了解痛风的病因及防治方案，提高患者信心，促进患者配合治疗。

（2）指导患者节律性呼吸或有规律地放松和收缩肌肉，以放松全身和提高痛阈。

5.常见症状施护

（1）关节疼痛、肿胀

1）评估疼痛诱因、性质、累及小关节的部位及数量、持续时间、程度等。

2）指导患者卧床休息，抬高患肢，避免受累关节负重。

3）日常所需用物如茶杯、开水、呼叫仪等，尽量放至床边以方便患者取用，减轻患者因移动肢体所造成的疼痛。

4）急性关节炎期，局部勿施以冰敷、热敷或按摩。

5）观察患者体温变化，注意患者有无发热症状。

6）因关节腔积液而引起关节疼痛肿胀时，可行关节腔穿刺抽出关节液，并送检。

7)遵医嘱中药冷敷:双柏水蜜等方剂冷敷患部。

(2)无伤口的痛风石关节炎

1)评估痛风石的部位、程度、有无感染。

2)痛风石形成处的皮肤,易因衣服摩擦刺激造成发炎,因此需指导患者选择吸汗、柔软的衣物,穿着柔软适当的鞋子,勿磨破患部皮肤。

3)保持皮肤清洁及完整性,避免受伤,每天观察患部有无伤口。

4)在没有感染的情况下,勿随意切开存在痛风石的关节皮肤,因其伤口极难愈合,且易受感染。

5)观察记录尿量,定期监测血尿素氮、肌酐,以助观察有无肾脏损害。

6)遵医嘱中药熏蒸:子凉血通络祛风除湿方剂熏患部。

(3)有伤口的痛风石关节炎

1)痛风石破裂所造成的伤口切勿随便敷成药或中药粉。

2)伤口常有痛风石液体或结晶流出,换药时应尽量消毒干净,注意观察伤口有无分泌物或恶臭,随时告知医师。

3)遵医嘱刺络放血:取阿是穴等穴位。耳穴贴压:取耳穴神门、内分泌、肝、肾、交感等穴位。

(4)高尿酸血症

1)观察患者尿路结石的症状,观察患者有无血尿或一侧腰部短暂性剧烈疼痛。

2)注意观察患者有无身困倦怠,头昏头晕,腰膝酸痛,纳食减少,脘腹胀闷等情况。

3)避免服用诱发高尿酸血症的药物,如利尿剂、阿司匹林、抗结核药物等,如自行服用时,请务必告知医生。避免一些诱发痛风发作因素,如饮食不正常、饥饿、喝酒、压力、寒冷等。

4)定期检测血尿酸值。

5)遵医嘱拔罐:取阿是穴等穴位。穴位按摩:取风池、百会、太阳等穴位。

6.康复护理

(1)急性关节炎期指导患者卧床休息,抬高患肢,注意保护受累关节,待关节疼痛缓解72小时后方可恢复关节活动。

(2)指导患者行肢体功能锻炼。

(五)健康(出院)指导

1.生活有规律,按时起居,注意劳逸结合,避免过度劳累、紧张与激动,保持心情舒畅,情绪平和。

2.注意控制体重,低嘌呤饮食,坚持适当的运动量,戒酒戒烟。

3.注意鞋子的选择,尽量穿柔软舒适的鞋子,避免足部磨损造成感染。冬天避免受凉,室温保持在20～22℃,对年老体弱者应注意保暖。

4.饮水量宜每日2000～3000mL,饮水时间宜在两餐之间。

5.定期检测血尿酸值,1～3个月检测一次为宜。

6.在医师指导下坚持服药,以控制痛风急性及反复发作,维持血尿酸在正常范围。不宜使用一些抑制尿酸排出的药物:双氢克尿塞,速尿。

7.指导患者定期门诊复诊及换药。

二、旭痹

(一)概念

是由风寒湿邪客关节,气血痹阻所致的骨关节疾嫡,以小关节疼痛、肿胀、晨僵为特点的疾病。

(二)护理评估与观察要点

1.密切观察疼痛发作时间、部位、性质、伴随症状、关节形态及与气候变化的关系。

2.观察患者病程长短,对疾病的认知程度及生活自理能力。

3.观察患者注意关节外症状,如胸闷、心前区疼痛、腹痛、消化道出血、头痛、发热、咳嗽、呼吸困难等,提示病情严重,应尽早给予适当的处理。

(三)常见证候要点及治法

1.风湿痹阻证

肢体关节疼痛、重着,或有肿胀,痛处游走不定,关节屈伸不利,舌淡红苔白腻。治法:祛风除湿,通络止痛。

2.寒湿痹阻证

肢体关节冷痛,肿胀、屈伸不利,局部畏寒,得寒痛剧,得热痛减,舌胖,舌质淡暗,苔白腻或白滑。治法:温经散寒,祛湿通络。

3.湿热瘀阻证

关节肿痛,触之灼热或有热感,口渴不欲饮,烦闷不安,或有发热,舌质红,苔黄腻。治法:清热除湿,活血通络。

4.痰瘀痹阻证

关节肿痛日久不消,晨僵,屈伸不利,关节周围或皮下结节,舌暗紫,苔白厚或厚腻。治法:活血行瘀,化痰通络。

5.肝肾不足证

关节肌肉疼痛,肿大或僵硬变形,屈伸不利,腰膝酸软无力,关节发凉,畏寒喜暖,舌红,苔白薄。治法:补益肝肾,蠲痹通络。

(四)护理要点

1.一般护理

按内科一般护理常规实施。

2.用药护理

(1)中药与西药的服药时间应间隔 1～2 小时左右。

(2)内服中药:风寒湿痹者中药宜温服:热痹者中药宜偏凉服。

(3)指导患者用药的方法和注意事项,用药期间应严密观察药物疗效及不良反应。

(4)定期检测血、尿常规及肝、肾功能等,一旦发现有严重的不良反应,应立即停药并及时处理。

(5)遵医嘱用药,不要随便停药、换药、增减药量,坚持治疗,减少复发。

3.饮食指导

(1)风湿痹阻证:宜食祛风除湿、通络止痛的食品,如鳝鱼、薏苡仁、木瓜、樱桃等。食疗方:薏仁粥、葱豉汤。

(2)寒湿痹阻证:宜食温经散寒、祛湿通络的食品,如牛肉、山药、枣、红糖、红小豆等。食疗方:红枣山药粥、黄酒烧牛肉。

(3)湿热瘀阻证:宜食清热祛湿的食品,如薏苡仁、红豆、黄瓜、苦瓜、冬瓜、丝瓜、绿豆芽、绿豆等。食疗方:丝瓜绿豆汤、冬瓜薏仁汤。

(4)痰瘀痹阻证:宜食活血化瘀的食品,如山楂、桃仁、陈皮、薏苡仁、绿豆等。食疗方:薏苡仁桃仁汤、山芋薏仁粥。

(5)肝肾不足证:宜食补益肝肾的食品,如甲鱼、山药、枸杞子、鸭肉、鹅肉、芝麻、黑豆等。食疗方:山药芝麻糊、枸杞鸭汤。

4.情志护理

(1)多与患者沟通,了解其心理状态,及时给予心理疏导。同时鼓励患者与他人交流。

(2)鼓励家属多陪伴患者,给予情感支持。

5.常见症状施护

(1)晨僵

1)观察晨僵持续的时间、程度及受累关节。

2)注意防寒保暖,必要时佩戴手套、护膝、袜套、护腕等。

3)晨起用力握拳再松开,交替进行50～100次(手关节锻炼前先温水浸泡);床上行膝关节屈伸练习30次。

4)予穴位按摩:取双膝眼、曲池、肩偶、阿是穴等穴。

5)予中药泡洗。

(2)关节肿痛

1)观察疼痛性质、部位、程度、持续时间及伴随症状。

2)疼痛剧烈的患者,以卧床休息为主,受损关节保持功能位。

3)局部保暖并在关节处加护套。

4)勿持重物,可使用辅助工具,减轻对受累关节的负重。

5)予穴位贴敷:取阿是穴。局部皮肤色红,禁止穴位贴敷。

6)予中药离子导入。

(3)关节畸形

1)做好安全评估,如日常生活能力、跌倒/坠床等,防止跌倒或其他意外事件发生。

2)予艾灸:取阿是穴。

3)予中药泡洗。

4)予中药离子导入。

5)遵医嘱穴位贴敷:取阿是穴。

(4)疲乏无力

1)急性期多卧床休息,恢复期适量活动,防止劳累,减少弯腰、爬高、下蹲等动作。

2)予艾灸:取足三里、关元、气海等穴。

3)穴位贴敷:取肾俞、脾俞、足三里等穴。

6.康复护理

(1)保持关节的功能位,并在医护人员指导下做康复运动,活动量应循序渐进地增加,避免突然剧烈活动。

(2)病情稳定后,可借助各种简单工具与器械,进行关节功能锻炼,如捏核桃、握力器、手指关节操等,锻炼手指关节功能;空蹬自行车,锻炼膝关节;踝关节屈伸运动等。逐步可进行太极拳、八段锦、练气功等锻炼。

(五)健康(出院)指导

1.居室环境宜温暖向阳、通风、干燥,避免寒冷刺激。

2.避免小关节长时间负重,避免不良姿势,减少弯腰、爬高、蹲起等动作。

3.每日适当晒太阳,用温水洗漱,坚持热水泡足。

4.卧床时保持关节功能位,行关节屈伸运动。

第四节　肾病科疾病的护理

一、慢性肾衰竭

(一)概念

慢性肾衰竭是因暴病及肾,损伤肾气或肾病日久所致。以急起少尿甚或无尿,继而多尿,或以精神萎靡,面色无华、口中尿味等为主要临床表现。

(二)护理评估与观察要点

1.观察尿的颜色、性质、量及饮水量,多饮多尿者需记录24小时出入量。记录尿液的次数、颜色、气味。

2.观察患者血压、血糖变化。

3.观察患者的面部、四肢、腹部是否水肿。

(三)常见证候要点及治法

1.正虚诸证

(1)脾肾气虚证:倦怠乏力,气短懒言,食少纳呆,腰酸膝软,脘腹胀满,大便溏,口淡不渴。舌淡有齿痕。治法:补脾益肾。

(2)脾肾阳虚证:畏寒肢冷,倦怠乏力,气短懒言,食少纳呆,腰酸膝软,腰部冷痛,脘腹胀满,大便溏,夜尿清长。舌淡有齿痕。治法:温补脾肾。

(3)气阴两虚证:倦怠乏力,腰酸膝软,口干咽燥,五心烦热,夜尿清长。舌淡有齿痕。治法:益气养阴。

(4)肝肾阴虚证:头痛,腰酸膝软,口干咽燥,五心烦热,大便干结,尿少色黄。舌淡红少苔。治法:滋补肝肾。

(5)阴阳两虚证:畏寒肢冷,五心烦热,口干咽燥,腰酸膝软,夜尿清长,大便干结。舌淡有齿痕。治法:阴阳双补。

2.邪实诸证

(1)湿浊证:恶心呕吐,肢体困重,食少纳呆,脘腹胀满,口中粘腻,舌苔厚腻。治法:祛湿化浊。

(2)湿热证:恶心呕吐,身重困倦,食少纳呆,口干口苦,脘腹胀满,口中粘腻,舌苔黄腻。治法:清热利湿。

(3)水气证:全身水肿,尿量少,心悸、气促,甚则不能平卧。治法:行气利水。

(4)血瘀证:面色晦暗,腰痛,肌肤甲错,肢体麻木,舌质紫暗或有瘀点瘀斑。治法:活血化瘀。

(5)浊毒证:恶心呕吐,口有氨味,纳呆,皮肤瘙痒,尿量少,身重困倦,嗜睡,气促不能平卧。治法:泄浊解毒。

(四)护理要点

1.一般护理。按内科一般护理常规实施。

2.用药护理

(1)恶心呕吐严重者,可将1～2mL生姜汁与中药混匀后同服。

(2)服用通腑降浊类中成药,服药期间有便溏加重者,立即通知医师。

3.饮食指导

施行持续性饮食营养管理,记录出入量,增加优质蛋白摄入。

(1)脾肾气虚证:宜食健脾补肾益气的食品,如炖服红枣、肉桂等。食疗方:红枣煲鸡粥。服食期间不宜食萝卜。

(2)脾肾阳虚证:宜食温阳的食品,如肉桂、羊肉等。食疗方:羊骨粥等。

(3)气阴两虚证:宜食滋阴补气的食品,如玉竹、桑葚等。

(4)肝肾阴虚证:宜食补益肝肾,滋阴清热的食品,如红枣、枸杞子、山药、扁豆、薏苡仁等。食疗方:红枣山药粥。

(5)阴阳两虚证:宜食阴阳双补的食品,如牛肉、羊肉、韭菜、山药等。

(6)湿浊证:宜食健脾化浊食品,如薏苡仁、白扁豆、山药等。食疗方:苡仁煲瘦肉。

(7)湿热证:宜食清热化湿食品,如赤小豆、薏苡仁、冬瓜等。食疗方:苡仁煲鲫鱼。

(8)水气证:宜食化气利水的食品,如冬瓜、丝瓜等。食疗方:萝卜煲瘦肉。

(9)血瘀证:宜食活血化瘀的食品,如葡萄、慈菇、桃子等。食疗方:桃仁粉冲服。

(10)浊毒证:宜食解毒化浊食品,如绿豆、赤小豆、薏苡仁等。食疗方:绿豆苡仁粥。

4.情志护理

(1)语言疏导法:运用语言与患者沟通,引导患者化郁为畅,疏泄情志。

(2)移情易志法:鼓励患者采用一些自我放松的方法,如听音乐、放松操等。

(3)鼓励病友间相互交流体会。

(4)加强肾脏替代治疗的宣教,缓解患者心理压力。

5.常见症状施护

(1)倦怠乏力

1)加强患者安全宣教,采取相关的安全措施。

2)给予艾灸,取关元、足三里等穴。

3)给予穴位按摩,取足三里、三阴交等穴。

4)中药药熨法:适用于脾肾阳虚证:畏寒肢冷,倦怠乏力等症状。

(2)腰酸膝软

1)指导患者起卧势缓。

2)给予穴位按摩,取气海、足三里、三阴交等穴位。

3)给予艾灸,取肾俞、气海、关元等穴位行温和负。

4)给予耳穴贴压,取肾、神门等穴。

(3)恶心呕吐

1)观察及记录呕吐物的色、质、量,及时报告医师。

2)给予穴位按摩,取合谷、内关等穴。

3)给予中药药熨法胃脘部以温经止呕。

(4)皮肤瘙痒

1)协助患者剪指甲,指导患者避免用力搔抓皮肤。

2)给予穴位按摩,取曲池、合谷、血海、足三里等穴。水肿明显者不宜采用。

3)给予中药保留灌肠。

4)给予中药药浴。

5)给予予中药湿敷法,适用于阴虚者,以清热燥湿洗剂湿敷瘙痒处。

(5)水肿

1)监测体重、腹围、出入量等指标。

2)重度水肿者宜卧床休息,头面眼睑水肿者应头高位,下肢水肿明显可抬高足部,阴囊水肿可用阴囊托托起。

3)给予药熨法。

4)给予中药泡洗,重度水肿者禁用。

5)给予中药药熨法以温经活络消肿。

6.康复护理

(1)指导患者晨起做深呼吸屏气运动,在家属或医护人员陪同下散步、练习八段锦等。

(2)指导患者进行自我保健,如按摩足三里、肾俞等穴,早晚各1次,每次15分钟。

(五)健康(出院)指导

1.指导患者积极治疗原发病、增强抵抗力,减少感染的发生,避免使用损伤肾脏的食物和药物。

2.指导患者能根据肾功能检查结果采用合理饮食。

3.向患者及家属详细讲解食物选择的范围。烹调方法、进食量等。

4.注意保暖,避免风寒侵袭,预防继发感染。

5.按时服药,定期门诊复查。

二、肾病综合征

(一)概念

肾病综合征是由于多种原因导致体内水液潴留,泛滥肌肤,引起以眼睑、头面、四肢、腹背甚至全身水肿为主要特征的一类病证。

(二)护理评估与观察要点

1.严密观察患者神志、呼吸、血压、口中气味、水肿、二便、舌脉等变化。

2.尿血时,报告医师,并配合处理。

(三)常见证候要点及治法

1.肺肾气虚证

乏力自汗、易感冒、面浮肢肿、腰酸膝软,舌淡胖或舌边有齿痕,脉沉细。治法:补肺益肾。

2.脾肾气虚证

倦怠乏力,面浮肢肿,气短懒言、腰酸膝软。或自汗、易感冒。舌淡胖或舌边有齿痕,脉沉细。治法:健脾益肾。

3.脾肾阳虚证

倦怠乏力,面浮肢肿。畏寒肢冷,腰部冷痛,脘腹胀满,舌淡胖或舌边有齿痕,脉虚无力。治法:温肾健脾。

4.肝肾阴虚证

手足心热,口干咽燥,心烦少寐,便结,尿短赤,舌红,少苔或无苔,脉弦细数。治法:滋补肝肾。

5.气阴两虚证

神疲乏力、面浮肢肿、手足心热、咽燥口干,少气懒言、腰酸身重、或自汗、易感冒;心烦少寐、便结、尿短赤。舌嫩或胖,偏红,少苔,脉虚、细或偏数。治法:益气养阴。

(四)护理要点

1.一般护理

按内科一般护理常规实施。

2.用药护理

(1)中药汤剂宜饭后温服。阳虚者偏热服。

(2)服药后注意观察药物发生作用的时间、病情缓解程度及患者的反应。

3.饮食指导

(1)肺肾气虚证:宜食益气养阴之物。忌辛辣、生冷、油腻之品。可选用莲子、红枣、山药、木耳等食物。

(2)脾肾气虚证:宜选用补气行气的食物,可选用大枣、香菇、大蒜等。

(3)脾肾阳虚证:以健脾温肾为主,少食肥甘厚味,忌过饱。可选用茯苓、葱、姜等。

(4)肝肾阴虚证:宜选择优质低蛋白饮食,如鱼、肉、蛋、奶等。

(5)气阴两虚证:宜食益气养阴之物,如红枣、百合、山药等。

4.情志护理

(1)避免因气机郁结,进而化火,消烁肺胃阴津而使病情加重,消除久病忧伤,应保持乐观情绪。

(2)指导患者掌握自我排解不良情绪的方法,如转移法、音乐疗法、谈心释放法等。

(3)患者如有紧张、恐惧心理时,向患者讲解与消渴疾病的相关知识,以增强其信心,使其安心养病。

5.常见症状施护

(1)血尿

1)辨尿色、性状。

2)镜下血尿病程多数较长,且症状隐匿。应定期检查尿液,观察尿红细胞量增减、反复与日常生活的相关性,如活动、睡眠、疲劳等,以及有无感染灶等影响。

3)日常应避风寒,防感染,动静相宜,以不疲劳为度。

(2)泡沫尿

1)观察尿泡沫多少及消散时间。

2)注意观察发热、剧烈运动,以及体位改变等因素对患者泡沫尿的影响。

3)温灸足三里、气海穴以补益正气,强肾固本。

(3)水肿

1)及时评估水肿程度,监测体重、腹围、出入量等。重症水肿宜卧床休息,记24小时出入量,重点观察血压、心率、呼吸及肾功能等变化。

2)保持皮肤清洁、干燥,定时翻身,防止皮肤破损、感染发生。

3)使用攻下逐水剂或利尿剂时,应重视血压监测、观察尿量,及大便的次数和量,防止有效血容量减少导致的休克及电解质紊乱。

4)给予中药熏蒸、中药泡洗等特色疗法,改善局部或全身性水肿。

(4)头晕、血压增高

1)头晕、脉弦,血压增高是肝风内扰的表现,但早期症状隐匿,应加强巡视、监测血压。眩晕发生时,尽量使患者卧床休息。若出现头痛剧烈、呕吐、脉弦滑数、血压明显升高、视物模糊、立即报告医师,做好抢救准备。

2)饮食宜清淡,低盐低钠饮食。

3)取神门、肝、降压沟、心、交感等穴位耳穴贴压(耳穴埋豆)改善睡眠,降低血压。

(5)尿量异常(少尿、无尿、多尿、夜尿)

1)对少尿、无尿患者必须关注舌象、脉象、血压、心率、呼吸、神志、24小时出入量等变化,尤其重视有无高钾、高血容量、酸中毒及其对心肺功能的影响。

2)对多尿、夜尿患者应观察尿量、尿比重、尿渗透压、排尿次数等。

3)温灸肾俞、关元、足三里与命门、气海、三阴交两组穴位交替、间歇应用,能益肾气补精气,改善多尿、夜尿症状。

4)多尿、夜尿是肾气(阳)虚弱、下元不固、摄纳无权所致,应注意休息,适度运动,如太极拳等,可增强体质,固护肾气。

(6)腰痛、腰酸

1)行肾穿刺患者术后往往有腰酸胀痛情况,应注意观察尿色、尿量及血压等。一般术后3日内避免在腰部行各项物理治疗。

2)耳穴贴压(耳穴埋豆):取肾、腰骶穴,定时按压刺激,每次1～3分钟。

3)艾条温和灸:选择肾俞、气海俞、关元等穴位,予艾条温和灸,每穴灸15分钟。

4)中药药熨法腰部,改善腰痛、腰酸症状。

6.康复护理

(1)保持病室空气流通新鲜,避风寒,防感冒。

(2)避免肾损害加重因素,如扁桃体症状明显且反复发作者,可于急性炎症控制后,择期手术摘除:慎用肾损害药物等。

(3)适当运动有利于增强体质,如散步、八段锦等。

(4)指导患者进行中医特色的自我保健方法,如按摩足三里、肾俞穴等,补益肾气。

(五)健康(出院)指导

1.指导患者积极治疗原发病、增强抵抗力,减少感染的发生,避免使用损伤肾脏的食物和药物。

2.指导患者能根据肾功能检查结果采用合理饮食。

3.向患者及家属详细讲解食物选择的范围。烹调方法、进食量等。

4.注意保暖,避免风寒侵袭,预防继发感染。

5.按时服药,定期门诊复查。

三、肾风

(一)概念

肾风是因肺脾肾宣化输布功能失调,引起风湿内扰、脉络瘀阻所致。以尿中泡沫增多,或尿血(包括镜下红细胞尿),或眼睑、足跗水肿,或腰酸、腰痛为主要表现。

(二)护理评估与观察要点

1.严密观察患者神志、呼吸、血压、口中气味、水肿、二便、舌脉等变化。

2.尿血时,报告医师,并配合处理。

(三)常见证候要点及治法

1.气阴两虚证

主症:微量泡沫尿(尿蛋白定量小于1.0g/24h)或兼有少量异形红细胞尿。次症:腰酸、乏力,口干、目涩、手足心热,眼睑或足跗水肿,夜尿多。舌脉象:脉细或兼微数,苔薄、舌红,舌体胖,舌边有齿痕。治法:益气养阴。

2.脉络瘀阻证

主症:持续性镜下异形红细胞尿。次症:腰部刺痛,或久病(反复迁延不愈病程1年以上);皮肤赤红缕,蟹爪纹路,肌肤甲错。舌脉象:脉涩,或舌有瘀点、瘀斑,或舌下脉络瘀滞。治法:活血通络。

3.风湿内扰证

主症:尿多泡沫(尿蛋白定量大于1.0g/24小时)或兼有异形红细胞尿。次症:水肿,腰痛、困重,头身/肌肉/肢节酸楚,皮肤瘙痒,恶风。舌脉象:脉弦或弦细或沉,苔薄腻。治法:祛风除湿。

(四)护理要点

1.一般护理

按内科一般护理常规实施。

2.用药护理

(1)中药汤剂宜饭后温服或热服。阳虚血瘀者偏热服。

(2)服药后注意观察药物发生作用的时间、病情缓解程度及患者的反应。

(3)医嘱予丹参、三七总甙等养血活血，敛阴宁络治疗时，护理中应注意观察尿红细胞的增减，观察皮肤、口腔、牙龈有无出血等。

3.饮食指导

(1)气阴两虚证：宜食益气养阴之物。忌辛辣、生冷、油腻之品。可选用莲子、红枣、山药、木耳等食物。

(2)脉络瘀阻证：宜选活血散结、补气行气食物，可用山楂、香菇、大蒜、葱、姜等。

(3)风湿内扰证：以祛风除湿为主，少食肥甘厚味，忌过饱。可选用薏苡仁、冬瓜、茯苓、丝瓜、苦瓜等。肾风病出现肝风内扰时，更应重视低盐饮食。饮食中也可适当补充增强机体免疫力的食物。

(4)针对肾风病(慢性肾脏病 3 期以上)患者，宜选择优质低蛋白饮食，如鱼、肉、蛋、奶等。

4.情志护理

(1)顺情从欲：本病病程长，病情易反复，患者抑郁善忧，情绪不宁，护士应积极疏导患者的不良情绪，以化郁为畅，疏泄情志。

(2)说理开导：使用激素、免疫抑制剂的患者担心不良反应，心理压力大，护士应多与患者沟通，了解患者心理状况，做好针对性解释工作，给予心理支持。

(3)自我放松：鼓励患者采用一些自我放松的方法，如听音乐、放松操等，达到怡养心神、舒畅情志的效果。

(4)分心移情：生活中培养自己的兴趣爱好，鼓励患者参与力所能及的家务和社会活动，如种花植草、烹饪、棋艺等。

5.常见症状施护

(1)血尿：肾风病血尿可分肉眼血尿及镜下血尿。

1)辨尿色、性状。肾风病血尿具有无凝血块、无血丝，一般无疼痛、全程血尿等临床特征，尿检红细胞形态为异形红细胞，要排除药物(如大黄、利福平、口服避孕药等)和女性月经污染所致的红色尿、假性血尿和外科范围的血尿。

2)肾风病肉眼血尿，初发时可伴发热、咽痛等外感风热证候，或与乳蛾(扁桃体炎)急性发作同步出现，应注意观察咽部及体温情况。鼓励饮水，也可用金银花煎液漱口清洁口腔，或遵医嘱中药雾化治疗。

3)肉眼血尿严重者需卧床休息，尚需监测血压、血分析、评估出血量。

4)日常应避风寒，防感染，动静相宜，以不疲劳为度。

(2)泡沫尿(蛋白尿)

1)注意观察发热、剧烈运动，以及体位改变等因素对患者泡沫尿(蛋白尿)的影响。

2)少许泡沫尿多属肾气阴两虚证，医嘱常予补肾气、益肾阴等中药，应观察有无外感、伤食、气滞、湿困等征象，以防补益药滋腻助邪。而泡沫尿持续明显增多是风湿扰肾证的表现，常用祛风除湿中药，护理需重点观察药物毒副反应。

3)饮食上注意优质蛋白的摄入，并观察蛋白质摄入与尿蛋白定量的相关性。

4)重视防止六淫邪气的侵袭，尤其是使用激素及免疫抑制剂的患者，亦可根据医嘱予玉屏风散内服，或温灸足三里、气海穴以补益正气，强肾固本。

(3)水肿

1)及时评估水肿程度,监测体重、腹围、出入量等。重症水肿宜卧床休息,记 24 小时出入量,重点观察血压、心率、呼吸及肾功能等变化。

2)保持皮肤清洁、干燥,定时翻身,防止皮肤破损、感染发生。头面眼睑水肿者应将枕头垫高;下肢水肿明显可抬高足部;阴囊水肿可用阴囊托托起。严重胸腔积液、腹腔积液时宜取半坐卧位。3)可根据水肿程度,予无盐或低盐饮食。出入量保持适当平衡。

4)给予中药药浴、中药熏蒸、中药泡洗、中药药熨法、中药外敷等特色疗法,改善局部或全身性水肿。

(4)头晕、血压玉增高

1)肾风病患者出现郁怒、躁动等肝阳亢盛现象,应避免言语、行为、环境因素等不良刺激。应用降压药物时,还应重点观察服药后的血压动态变化及对肾功能的影响。

2)饮食宜清淡,少食肥甘厚味。

3)温灸足三里、涌泉穴以引血下行,降低血压,缓解头晕头痛症状。

(5)尿量异常(少尿、无尿、多尿、夜尿)

1)少尿、无尿是急进、危重的风湿扰肾症候,应根据医嘱做好祛风湿、利尿、逐水药物的临床用药护理。

2)出现水气凌心射肺危象时,应帮助患者取半坐卧位,吸氧,并做好各种抢救准备。

3)温灸肾俞、关元、足三里与命门、气海、三阴交两组穴位交替、间歇应用,能益肾气补精气,改善多尿、夜尿症状。

4)中药保留灌肠,起到祛风湿、利尿、逐水,改善少尿、无尿症状。

(6)腰痛、腰酸

1)对肾风病有腰痛主诉者,应详细询问病史,并观察疼痛性质、部位、伴发症状,注意区别肾外因素导致的腰痛。

2)耳穴贴压(耳穴埋豆):取肾、腰骶穴,定时按压刺激,每次 1～3 分钟。

3)艾条温和灸:选择肾俞、气海俞、关元等穴位,予艾条温和灸,每穴灸 15 分钟。

4)中药外敷腰部,改善腰痛、腰酸症状。

6.康复护理

(1)保持病室静谧清爽,起居有时,避风寒,防感冒。

(2)保持口腔、皮肤、会阴清洁,防止感染。

(3)适当运动有利于增强体质,如太极运动等。

(4)指导患者进行中医特色的自我保健方法,如按摩足三里、肾俞穴等,补益肾气。

(五)健康(出院)指导

1.指导患者积极治疗原发病、增强抵抗力,减少感染的发生,避免使用损伤肾脏的食物和药物。

2.指导患者能根据肾功能检查结果采用合理饮食。

3.向患者及家属详细讲解食物选择的范围。烹调方法、进食量等。

4.注意保暖,避免风寒侵袭,预防继发感染。

5.按时服药,定期门诊复查。

四、淋证

(一)概念

淋证是指小便频数短涩、滴沥刺痛、欲出未尽、小腹拘急或痛引腰腹的一种病证。多由于外感湿热、饮食不节导致湿热蕴结下焦、膀胱气化不利所致。

(二)护理评估与观察要点

1.观察排尿情况。注意排尿时是频数、淋沥不畅,还是时有突然中断;是热涩刺痛、阵发性绞痛,还是刺痛、疼痛的程度如何;排尿时是否有面色苍白、窘迫难忍、汗出肢冷等症;排尿的次数、尿量、尿色、有否凝块等,并做好记录。

2.观察体温情况。注意有否恶寒发热或潮热盗汗等,做好热型、热势的观察和记录。

3.观察导致淋证反复发作的诱因,按时留取血、尿标本送检,观察肾功能变化。

(三)常见证候要点及治法

1.热淋

小便频数短混,灼热刺痛,尿色黄赤,少腹拘急胀痛,或有寒热,口苦,呕恶,或有腰痛拒按,或大便秘结,苔黄腻,脉滑数。治法:清热利湿通淋。

2.石淋

小便艰涩,尿中带血,时挟砂石,或排尿时突然中断,尿道刺痛,窘迫难受,或腰腹绞痛,小腹拘急,舌红苔薄黄,脉弦或数。若病久砂石不去,可伴见面色少华,精神萎顿,少气乏力,舌淡边有齿印,脉细而弱;或腰腹隐痛,手足心热,舌红少苔,脉细带数。治法:清热利湿,排石通淋。

3.血淋

实证表现为小便热涩刺痛,尿色深红,或夹有血块,疼痛满急加剧,或见心烦,舌尖红,苔黄,脉滑数。虚证表现为尿色淡红,尿痛涩滞不显著,腰酸膝软,神疲乏力,舌淡红,脉细数。治法:清热通淋,凉血止血。

4.膏淋

实证表现为小便混浊,乳白或米泔水,上有浮油,置之沉淀,或伴有絮状凝块物,尿道热涩疼痛,尿时阻塞不畅,口干,舌红,苔黄腻,脉濡数。虚证表现为病久不已,反复发作,淋出如脂,涩痛反见减轻,但形体日见消瘦,头昏无力,腰酸膝软,舌淡,苔腻,脉细弱无力。治法:清热利湿,分清泄浊。

5.气淋

实证表现为小便涩滞,淋沥不畅,少腹满痛,苔薄白,脉多沉弦。虚证表现为少腹坠胀,尿有余沥,面色晄白,舌质淡,脉虚细无力。治法:理气疏导,通淋利尿。

6.劳淋

小便不甚齿涩,但淋沥不已,时作时止,遇劳即发,腰酸膝软,神疲乏力,舌质淡,脉虚弱。治法:补脾益肾。

(四)护理要点

1.一般护理

按内科一般护理常规实施。

2.用药护理

(1)遵医嘱用药,指导患者按时按量服药。

(2)中药汤剂宜两餐之间温服或少量多次服,以减少对胃肠道刺激。

3.饮食指导

(1)热淋:饮食宜清热利湿通络之品,如丝瓜瘦肉汤,车前草煲猪小肚汤汤等。忌辛热燥辣之品,如葱、蒜、胡椒等。

(2)石淋:减少摄入草酸含量高的食物,如菠菜、土豆、红茶、豆类、坚果等。

(3)血淋:给予清热、凉血、止血的蔬菜和水果,如绿豆百合汤。

(4)膏淋:可选食具有清热利湿化浊的食品,如茯苓、冬瓜汤等。

(5)气淋:可选食具有健脾疏肝理气,去湿化浊的食品,如山药、赤小豆等,忌辛辣肥甘生湿的食物及烟酒。

(6)劳淋:饮食宜补脾益肾之品,如兔肉、杜仲等。忌食生冷、肥腻之品。小便频者,宜食益肾固摄之品,如覆盆子炖猪腰,高粱枸杞子粥等。

4.情志护理

(1)调畅情志,劝慰开导,勿抑郁、恼怒、七情过激,保持情绪稳定。

(2)患者急性期和慢性期都很痛苦,多给予热心关怀,耐心劝说安慰,心理疏导,消除紧张、急躁或悲观情绪。

(3)向患者讲解疾病的有关知识、治疗目的、方法及注意事项,消除不良情绪的影响,以便积极配合治疗。

5.常见症状施护

(1)发热

1)卧床休息,直至热退、小便正常。

2)多饮水。每日饮水量至少在200mL以上,以利湿热之邪排出。可饮绿茶或用珍珠草30～60g水煎代茶饮。

3)高热不退时,按医嘱针刺曲池、合谷、风池穴等。

(2)小便涩滞,淋沥不畅

1)病室宜凉爽、干燥,避免对流风。

2)多饮水。饮食清淡,宜偏凉滑利渗湿之品。多食空心菜、萝卜、冬瓜、茭白等,使尿液碱化,减轻尿痛。忌辛辣、烟酒等刺激性食物。

3)中药汤剂宜空腹凉服。

(3)血尿

1)辨尿色、性状。

2)出血多者,应卧床休息。若因出血多而引起心悸、面色苍白、肢冷汗出、脉微欲绝等血脱危象时,应立即报告医生,进行处理。

3)可用大蓟、小蓟、白茅根各30g水煎代茶饮:或鲜藕250g、侧柏叶60g,捣汁服用。

(4)腰痛

1)宜多休息,勿劳累。

2)局部可用热水袋、五子散热敷、拔火罐等。

3)中药汤剂宜温热服。

6.康复护理

(1)注意休息,避免过度疲劳,节制房事。

(2)适当运动有利于增强体质,如散步、八段锦等。

(3)指导患者进行中医特色的自我保健方法,如按摩足三里、肾俞穴等,补益肾气。

(五)健康(出院)指导

1.消除各种外邪入侵和湿热内生的有关因素。如冷暖失宜、忍尿不解、过食肥甘、纵欲过劳、外阴不洁等:注意月经期、妊娠及产褥期卫生;女婴应勤换尿布,避免粪便污染尿道。

2.极致治疗消渴、痨疾等疾患,避免不必要的泌尿道器械操作,以防止淋证的发生。

3.饮食宜清淡、富营养,少食肥腻、香燥、辛辣之品。

4.平时多饮水,勤排尿,以冲洗膀胱和尿道。每次排尿尽量使膀胱排空。

5.注意休息,做到劳逸结合、动静结合。保持情绪稳定。

6.加强体育锻炼,可做有氧体操、太极拳、八段锦、自我保健按摩等,增加机体免疫力。

7.保持精神愉快,学会自我调节。

参考文献

[1]冯灵，等.脑血管疾病全程护理[M].北京：人民卫生出版社.2022.
[2]王秀萍，等.临床内科疾病诊治与护理[M].西安：西安交通大学出版社.2022.
[3]宋丽娜.现代临床各科疾病护理[M].北京：中国纺织出版社有限公司.2022.
[4]章志霞.现代临床常见疾病护理[M].北京：中国纺织出版社有限公司.2021.
[5]陈凌，等.心血管疾病临床护理[M].广州：广东科学技术出版社.2021.
[6]徐贝贝，等.新编临床常见病护理[M].青岛：中国海洋大学出版社.2021.
[7]章志霞编.现代临床常见疾病护理[M].北京：中国纺织出版社有限公司.2021.
[8]张祁，等.普外科常见病临床诊疗方案与护理技术[M].北京：中国纺织出版社有限公司.2021.
[9]全小明.中医常见病护理健康教育和康复指导[M].北京：人民卫生出版社.2021.
[10]钟晓莉，等.中医护理理论与实践指南[M].成都：西南交通大学出版社.2021.
[11]尉伟，等.常见疾病诊疗与临床护理[M].广州：世界图书出版广东有限公司.2020.
[12]杨晓雪.临床中医护理理论与应用[M].长春：吉林科学技术出版社.2020.
[13]崔海燕.常见疾病临床护理[M].北京：科学技术文献出版社.2020.
[14]盖群.全科临床护理技术[M].长春：吉林科学技术出版社.2020.
[15]王晓云.内分泌科岗位管理与临床护理[M].北京：科学技术文献出版社.2020.
[16]王光兰，等.内科常见疾病护理技能与临床实践[M].北京：科学技术文献出版社.2020.
[17]贾文静，等.实用临床常见疾病护理新思维[M].北京：科学技术文献出版社.2017.
[18]刘梅珍，等.中西医临床诊治与护理[M].昆明：云南科技出版社.2017.
[19]郭雅卿，等.临床内科常见病诊疗与护理[M].上海：第二军医大学出版社.2012.
[20]张文霞，等.内科疾病临床诊疗思维及护理[M].北京：中医古籍出版社.2011.